全国高等中医药院校成人教育教材

西医内科学

国家中医药管理局人事教育司委托修订

主编单位：南京中医药大学
主　　编：刘隆棣
副 主 编：钱士明　杨继兵
编　　者：（按姓氏笔画为序）
　　　　　王怡兵　刘隆棣　陈锡钵　吴其标
　　　　　金妙文　周建锋　周希乔　杨继兵
　　　　　钱士明
主　　审：王世成
参　　审：李露言

湖南科学技术出版社

===出版说明

　　根据中医事业发展需要，为促进中医人才的培养，进一步提高全国中医院校函授教育的质量，1983 年，原卫生部中医司指定成都、湖南、湖北、江西、浙江、长春、辽宁、陕西、南京、黑龙江、河南等 11 所中医院校联合编写《全国高等中医院校函授教材》，并确定了教材编审组成员。1984 年元月，各参编单位在长沙举行了第一次编写会议，会议讨论了教材的编写原则和编写体例。会议一致认为，教材的编写要根据中医高等函授教育的目标，切实做到"体现中医特色，确保大专水平，突出函授特点"。为此，在内容分配上要和全日制大专教材相当；在编写过程中要坚持"一家编，多家审"的原则，广泛征求意见，力求重点明确，通俗易懂。为方便函授教学，教材统一设置了一些指导函授教学的栏目，如"自学指导"、"复习思考题"；考虑基层学员查阅文献有所不便，教材各章附有"参考文献摘录"，将与教学内容密切相关的经典著述附录在课文后，供学员借鉴，加深对课文理解。会议确定全套教材共设 19 门课程，按函授教学需要的先后顺序，于 1985 年陆续出版，1988 年 2 月出齐。尔后，根据中医临床的需要和函授师生的反映，经国家中医药管理局同意，决定在 19 门中医课程教材的基础上，增设 5 门西医课程教材，分别由北京、广州、南京、河南、湖南 5 所中医院校主编，并于 1988 年 4 月在长沙举行了编写会议，在坚持整套教材编写原则和体例风格的基础上，会议商讨了有关中医学习西医知识教材编写出版事宜。西医课程教材于 1990 年全部出版。

　　《全国高等中医院校函授教材》的出版对规范函授中医专业教学内容及人才知识结构起到十分重要的作用。因其有重点突出，内容丰富，编写形式适合在职中医人员业余学习等优点，多年来一直被多数中医院校选用。1995 年全国普通高等院校函授部、夜大学教材评估时，对这套教材的编写质量有较高的评价。

　　10 多年来，随着医药科学的发展，知识更新，医学模式转变和中医药教育改革的不断深入，教材内容也需要作相应的修订和完善。1999 年 12 月在成都召开的全国中医药成人教育学会理事会四届一次会议上，全体理事讨论了湖南科学技术出版社提出的《关于修订〈全国高等中医院校函授教材〉的报告》；2000 年 5 月，国家中医药管理局本着政府职能转变的原则要求，为充分发挥学会和中介组织作用，决定委托全国中医药成人教育学会高等教育研究会负责组织《全国高等中医院校函授教材》的修订和编写工作。同

·1·

时，为适应中医药成人教育的需求，决定将教材更名为《全国高等中医药院校成人教育教材》。根据国家中医药管理局的决定，全国中医药成人教育学会高等教育研究会 2000 年 6 月在长沙举行了教材修订主编会议，成都、广州、南京、北京、山东、湖南、河南、辽宁、浙江、黑龙江、湖北、长春、陕西、江西等 14 所中医药院校的主编出席了会议。会议进一步明确了《全国高等中医药院校成人教育教材》是在 1983 年编写的《全国高等中医院校函授教材》基础上的修订和补充编写，要求这次修订编写在原函授教材的基础上保持基本架构不变，重在充实完善，要根据教学实践中发现的问题和新形势下成人教育的需要来修订编写。考虑到成人教育主要是培养基层实用型人才，编写教材要求做到"理论够用为度，便于自学，重在实用"。

修订新版的《全国高等中医药院校成人教育教材》由国家中医药管理局人事教育司（原科技教育司）委托组织编写（修订），实行主编负责制，坚持"一家编，多家审"的原则，强调质量第一。修订后的教材保留适应成人教育、方便业余学习的体例形式，同时结合中医药成人教育改革与发展的趋势，作了进一步改进和完善。为适应当前中医药事业的发展，在课程设置上新教材增设了《推拿学》、《医学心理学》、《药理学》、《预防医学》、《急诊医学》、《卫生法规》等 6 门课程。为了满足不同层次的教学需要，修订新版教材采用"一书两纲"的形式，即一本教材内容定位在本科教学水准，同时考虑专科教学需要，两本大纲分别指导本科、大专两个层次的教学。教学时数分配，本科部分在中医本科成人教育教学计划未发布以前，暂时参照全日制本科教学计划安排；专科部分按国家中医药管理局确定的成人高等专科教育中医学专业教学计划安排。

中医药成人教育是中医人才队伍建设的一个重要组成部分，尽管我们已取得了相当的成绩，积累了许多宝贵经验，前进的道路仍十分漫长，还有许多课题需要我们去探索，还有许多困难有待我们去克服。教材编写是教育事业的一项基础工作，直接关系到教学质量的提高，编好教材不仅需要作者们呕心沥血，更需要教学师生的关心和支持，诸如课程体系设置是否合理、教学内容详略是否恰当、大纲安排是否切合实际等等，都有待广大师生提出批评和建议，以便今后修订再版时更臻完善。

最后，我们要感谢参编院校的领导和各位主编，他们为教材的编写、修订作出了无私的贡献和积极的努力；感谢使用教材的院校领导和师生，他们一直关心教材的编写、修订，并提出了许多宝贵的建议。我们深信，有编者、读者和出版者的共同努力，《全国高等中医药院校成人教育教材》必将成为中医药园地中一朵绚丽的奇葩。

湖南科学技术出版社

全国高等中医药院校成人教育教材《西医内科学》是根据国家中医药管理局科技教育司委托全国中医药成人教育学会高等教育研究会，于 2000 年 6 月在长沙召开的《全国高等中医药院校成人教育教材》主编会议的精神，以全国高等中医院校函授教材《西医内科学》（第一版）为基础，组织有长期教学经验的骨干教师修订编写的。本教材供全国高等中医药院校成人教育教学（本科、专科）使用，亦可供中医自学者参考使用。

考虑到成人教育以培养基层实用型人才为主要目的，本教材在编写过程中贯彻"确保本科水平，理论够用为度，突出成教特色，重在实用，便于自学"的原则，在认真总结全国高等中医院校函授教材和全日制统编教材的编写经验的基础上，充分吸收当今学术界关于课程改革和教材建设研究的优秀成果，尽量反映西医内科学理论与临床发展的新动向，力求体现出思想性、科学性、先进性、启发性和实用性。

本教材共分为十章，每一系统疾病为一章，每个病为一节，在每节前面明确提出了目的要求和自学时数，并在其后归纳总结了该节的重点内容，对难点进行了简要的分析说明，并选择性地介绍了当前的研究进展，以便于学生阅读有关文献深入学习。在每节后均列出了复习思考题以供学完该节后复习，学完全书后还可借助于附篇内的模拟试题以了解学习效果和存在的问题。

本教材传染病、寄生虫病及地方病由金妙文、钱士明等编写；呼吸系统疾病由杨继兵、刘隆棣编写；循环系统疾病由陈锡钵编写；消化系统疾病由王怡兵、周建锋编写；血液系统疾病由钱士明、吴其标编写；泌尿系统疾病及急性中毒由杨继兵编写；内分泌与代谢疾病及神经系统疾病由刘隆棣编写；结缔组织疾病由周希乔编写。

本教材由北京中医药大学王世成教授（主任医师）担任主审，南京军区南京总医院李露言教授（主任医师）担任参审，他们对教材提出了许多宝贵意见和建议，在此表示衷心的感谢。

在教材编写过程中，南京中医药大学校领导、成教学院、第一临床医学院都给予了大力的支持和帮助，原第一版教材主编陈锡钵教授不顾高龄，欣然接受教材的编写工作，并把原教材的编写经验无私地提供给编写人员，在此也一并表示深深的谢意。

面向 21 世纪全国高等中医药院校成人教育，课程教材建设是高等中医药院校成人教育的基础工作，能否通过本教材的学习，培养出适应中医现代化，面向 21 世纪具有创新意识、创新思维、创新知识和创新能力的基层实用型中医药人才，是一项艰巨的任务，也是检验教材质量的尺度。由于时间紧，任务重，再加上编写人员水平有限，不当或错误之处在所难免，衷心希望使用本教材的教师和学生不吝批评指正。

刘隆棣
2002 年 6 月于南京中医药大学

目　录

第一章　传　染　病

　　传染病是指由病原微生物（病毒、立克次体、细菌、螺旋体、真菌等）所致的具有传染特性的一类疾病；寄生虫病是指由寄生虫（主要为原虫和蠕虫）所致的一类疾病.地方病则是指一类发病有明显地方趋向的疾病。本章主要讨论伤寒、细菌性痢疾、霍乱、疟疾、流行性脑脊髓膜炎、钩端螺旋体病、流行性乙型脑炎、血吸虫病、肾综合征出血热、肝炎、艾滋病等疾病的防治知识。

第一节　伤　寒

【目的要求】

　　1．了解本病的病原体、发病机制和病理与临床的关系。
　　2．掌握本病的诊断和鉴别诊断。
　　3．熟悉本病治疗。

【自学时数】

　　2学时。

　　伤寒，又名肠伤寒，是日伤寒杆菌经消化道侵入而引起的急性传染病。基本的病理变化是：持续菌血症与毒血症，单核吞噬细胞系统受累，远端回肠微小脓肿及溃疡形成。典型病例以持续发热、特殊中毒状态、相对缓脉、肝脾肿大、玫瑰疹、白细胞减少等为特征。肠出血、肠穿孔为其重要并发症。

　　中医学中也有"伤寒"的名称，但它是热性病的总称。本节所述的伤寒，属于中医温病中"湿温"的范畴。

【病原学】

　　伤寒杆菌属沙门菌属，革兰染色阴性，长 $1\sim3.5\mu m$，宽约 $0.5\sim0.8\mu m$。周身有鞭毛，活动力强。不形成芽孢，无荚膜。需氧或兼性厌氧。伤寒杆菌在含有胆汁的培养基中生长旺盛，能抵抗低温，但对光、热、干燥及消毒剂的抵抗力较弱；在冷冻环境中可生存数月，阳光直射数小时或煮沸后即死，3%苯酚（石炭酸）能在5分钟内将其杀灭。

　　沙门菌具有复杂的抗原结构，有菌体（O）抗原、鞭毛（H）抗原和表面（Vi）抗原。

三种抗原均可刺激机体产生相应抗体。测定 H 及 O 抗体有辅助诊断意义。Vi 抗体凝集效价较低，对诊断无大价值，90% 带菌者 Vi 抗体阳性，故可用于发现带菌者。

伤寒杆菌菌体裂解时释放内毒素，对本病的发生起着重要的作用。伤寒杆菌不产生外毒素。

【流行病学】

1. 传染源：伤寒杆菌只能感染人类，惟一的传染源是患者和带菌者，不存在人类以外的传染源。患者自潜伏期末即可排菌，在病程 2～4 周内传染性最强。恢复期或恢复期后排菌逐渐减少，仅极少数病例能持续 3 个月以上。排菌时间在 3 个月以内的称暂时带菌者，3 个月以上的为慢性带菌者。后者可长期甚至终生带菌，在伤寒患者中约占 3%。带菌者是引起伤寒不断传播或流行的传染源，在流行病学上的意义比患者更为重要。

2. 传播途径：为粪-口传播。病菌可通过水、食物、日常生活接触，引起疾病传播；苍蝇、蟑螂等昆虫媒介也可传递病原菌而传播。暴发流行多半是由于水源被污染。食物被污染有时也可引起流行。散发病例则以日常生活接触传播较常见。

3. 人群易感性：人群普遍易感，由于暴露机会等因素，发病以青年、年长儿童较多见。病后能获得持久免疫力，很少有第二次发病。伤寒、副伤寒之间无交叉免疫力。预防接种后可产生一定的免疫力。

4. 流行情况和流行类型：伤寒在世界各地都有发生和流行，在热带和亚热带多见，尤以卫生条件较差的地区更为多见。发病率有季节性上升现象，多见于夏秋季。

近 20 年来，发病率呈下降趋势，但在发展中国家仍有地方性流行。目前，在我国散发病例时有发生，偶尔亦有暴发性流行。

水源污染引起的暴发流行，常于短时间内出现大量患者，与使用同一污染水源有密切的关系，可见于任何季节，以夏季为多。暴发前往往先有肠炎、痢疾的流行，病原菌属同一噬菌体型。由于病原经水稀释，症状往往较轻。由食物传播造成的流行，有进同一食物病史和大体相同的潜伏期，可发生于任何季节，临床表现较重。

【发病机制和病理】

伤寒杆菌进入消化道后，未被胃酸杀死的细菌则进入小肠内。肠道内呈碱性，其中有胆汁和营养物质，对伤寒杆菌繁殖增生提供了有利条件。细菌引起小肠粘膜上皮纤毛轻微的退行性变，邻近的细胞膜内陷而包围病原菌。细菌穿透肠粘膜上皮细胞而达到肠壁固有层，迅速为区域淋巴组织（Peyer 淋巴结）吞噬细胞吞噬，在胞质内继续进行繁殖。部分病菌可逸出局部淋巴组织，通过淋巴液进入血循环，此为原发菌血症。由于病菌迅速被肝、脾、骨髓、淋巴结等处的单核吞噬细胞清除，患者不出现症状，相当于潜伏期。

在单核吞噬细胞内繁殖的细菌，随淋巴及单核细胞散布至全身，细菌再次进入血流，此相当于病程第 1 周，患者处于持续菌血症状态，引起发热和全身不适等临床症状。胆囊内大量繁殖的细胞随同胆汁再次进入小肠，除一部分随粪便排出体外，另一部分细菌再度侵入肠壁淋巴组织，使原已致敏的肠壁淋巴组织产生强烈的变态反应，出现肠壁表层坏死、脱落而形成溃疡，溃疡可侵蚀血管引起出血，或深达浆膜层以致穿孔，此时为发病 1 周后，由于细菌迅速繁殖，大量毒素释出，致全身严重中毒状态，相当于病程的第 2～第 3 周，又称极期。随着病程的进展，机体的防御能力逐渐增强，细胞免疫功能增强，抗体效价上升等，菌体在血液和脏器中逐渐消失，肠壁溃疡愈合，临床症状逐渐消失，此时为病程的第 4～第 5 周，即临床上的缓解期和恢复期。

伤寒杆菌的内毒素在伤寒的发病过程中起重要作用。但伤寒持续发热和毒血症，除了血循环中的内毒素外，还与局部伤寒病灶中的单核吞噬细胞（巨噬细胞）释放的内源生致热原有关。病变肠粘膜释放大量 5－羟色胺（血清素），使血管对肾上腺素或去甲肾上腺素的反应性增高，这可能与伤寒的灶性坏死和动脉炎有关。

伤寒最主要的病理改变是全身单核吞噬细胞系统的增生性反应。其中以回肠下段的集合淋巴结及孤立淋巴滤泡病变最为显著。在第 1 周淋巴组织高度肿胀隆起。第 2 周肿大的淋巴结或滤泡发生坏死。第 3 周坏死组织脱落，形成溃疡，此时临床上可发生肠出血、肠穿孔等并发症。第 4 周后，溃疡逐渐愈合，不留瘢痕。肝脾肿大，肝脏有灶性坏死，伴肝细胞混浊肿胀、毛细胆管扩张、巨噬细胞浸润、有伤寒结节。细菌在胆囊中大量繁殖而常无症状，胆道感染大多在 12 个月内自然结束，约 3% 成为慢性带菌者。玫瑰疹于镜下示单核细胞浸润和血管充血。严重者心、肾有中毒变性，肺部可见气管炎或肺炎。

【临床表现】

该病的潜伏期一般为 7～15 日。其长短与感染菌量有关，食物型暴发流行可短至 48 小时，而水源性暴发流行可长达 30 日。典型的、未经治疗的伤寒自然病程约为 4 周，可分为 4 期：

（一）初期（侵袭期）

相当于发病的第 1 周。多数起病缓慢，可先有轻微前驱症状，如全身不适、乏力、食欲减退、咽痛、咳嗽，体温呈梯形上升，于 1 周内高达 39～40℃，脉搏与体温平行。腹部钝痛不适，常有腹胀、便秘，少数有轻、中度腹泻及鼻出血，至第 1 周末，肝脾可扪及。

（二）极期

相当于发病后第 2～3 周。

1. 高热：高热持续于 39～40℃ 达 2～3 周，呈稽留热或弛张热型。

2. 相对缓脉：是由于内毒素作用，使迷走神经兴奋性增高而交感神经兴奋性受抑制所致。约 30%～40% 的患者有相对缓脉，即脉率与体温不呈比例上升，在一般情况下，体温上升 1℃，脉率常增快 10～20 次/分。儿童或并发心肌炎患者，相对缓脉则不明显。少数患者可有重脉。重症者可脉快而弱，常有血压下降，出现循环衰竭。

3. 神经系统中毒症状：伤寒杆菌内毒素作用于中枢神经系统可出现神情淡漠、反应迟钝、耳鸣、听力下降，重者可有谵妄、昏迷，或出现脑膜刺激征。

4. 消化系统症状：患者食欲减退、舌苔黄腻，但舌尖边缘无苔而舌质红，称"伤寒舌"。常有腹部不适、鼓肠，为毒血症引起的肠麻痹所致。多数患者便秘，部分患者可有腹泻，粪便呈黄绿色或棕黄色，伴腥臭，腹痛或腹部压痛以右下腹显著。

5. 玫瑰疹：在病程 6～12 天可见到，淡红色，略高于皮面，大小约 2～5 mm（直径），压之退色。数目常不到 20 个，散在分布于前胸和上腹部，少见于四肢，常分批出现。多在 2～3 天消退。

6. 肝脾肿大：1/3～3/4 的患者有脾大，肝大更多见。质软，可有轻度压痛。肝功能转氨酶常升高，黄疸少见。

本期可有轻度、亚临床型 DIC 及虚性脑膜炎的表现；易出现肠出血、肠穿孔等并发症。

（三）缓解期

约在病程第 4 周左右，病情开始好转，体温下降，其他症状也逐渐减轻。患者身体消瘦衰弱，病程进入缓解期，但需警惕并发症的出现，尤其是肠出血或肠穿孔。

（四）恢复期

病程第 4 周后体温渐恢复正常。症状和体征随之消失，但全身状况的恢复约需 1 个月左右。

值得指出，伤寒复发较常见，约 10％患者在症状消失、体温恢复正常后 1～2 周，由于机体免疫力相对不足，病灶内未被消灭的病原菌再度繁殖，并侵入血流，使临床症状重新出现，血培养复又阳性，称为"复发"。复发多为 1 次，2 次者少见，偶有复发 3～4 次者。复发时症状较初发时轻，病程也较短。氯霉素应用后复发率上升，可能由于氯霉素为抑菌剂，治疗不彻底，或耐药菌株的出现有关。临床上另有一种类型为再燃，指发病后 2～3 周时，体温呈波动下降，尚未恢复至正常时又重新上升，持续 5～7 日后退热，血培养常为阳性，其原理与复发大致相同。

【临床类型】

近年来，国内不典型轻症病例增多，典型的持续热型减少，胃肠道、呼吸道、神经系统等症状显著减少，脾大和玫瑰疹的检出率降低，肝大明显增多。这些变化可能与抗菌药物的广泛应用、早期治疗有关。

由于患者免疫功能状态、感染菌株的毒力和数量、治疗措施以及并发症的有无等，本病可分为下列类型：

1. 轻型：以发热为主要表现，体温一般在 38℃左右，毒血症轻，病程较短，大多为早期治疗患者或经疫苗预防接种者。症状不多，缺乏典型伤寒表现，易致误诊和漏诊。

2. 重型：起病急剧，毒血症严重，病情凶险，可在 1～2 周内死亡，常有过高热、休克、中毒性脑病、中毒性肝炎、中毒性心肌炎、中毒性肠麻痹、DIC 等并发症。

3. 迁延型：常见于合并慢性肝炎、慢性血吸虫病者。氯霉素的疗效较差，需加用小剂量糖皮质激素或抗血吸虫治疗后方可控制病情。此型病程迁延，除与机体免疫功能紊乱有关外，尚与伤寒杆菌隐匿于血吸虫体内或抗菌药物不易清除有关。

4. 逍遥型：毒血症状轻，常可坚持正常生活，部分患者以肠出血或肠穿孔为首发症状。

此外，临床上老人、小儿伤寒患者临床类型多不典型，而有各自的特点。

小儿伤寒特点：小儿年龄越小，越不典型；年龄越大，临床表现越类似成人。易并发支气管肺炎，胃肠道症状明显，肝脾肿大多见，而相对缓脉及玫瑰疹少见，白细胞常无明显下降。婴幼儿甚至白细胞增多，病程较短，并发症也少。

老年伤寒特点：临床表现多不典型，体温一般不高，病程常迁延，虚弱现象明显，常并发支气管肺炎、心力衰竭或持续的肠功能紊乱和记忆力减退，恢复慢，病死率高。

【实验室检查】

（一）血常规

白细胞减少，一般在（3.0～5.0）×10^9/L，并以中性粒细胞减少和嗜酸性粒细胞消失为特征。嗜酸性粒细胞随病情的好转逐渐上升。极期嗜酸性粒细胞＞2%，或绝对值计数超过 $0.04×10^9/L$ 可除外伤寒，但合并血吸虫病者例外。白细胞减少产生机制是，由于细菌内毒素作用于骨髓使粒细胞的生成、释放受到抑制；粒细胞分布异常；破坏增多所致。

（二）尿液

可有轻度蛋白尿及管型尿。

（三）粪便

10%～20%有黑便或肉眼血便，或隐血试验阳性。

（四）细菌培养

1．血培养：血培养阳性是本病确诊的重要依据。疾病早期即可阳性，第 1 周的阳性率最高，可达 80%以上，第 2 周以后，阳性率逐渐下降，第 3 周降为 30%～40%，第 4 周时常为阴性，应于体温上升期，抗生素应用前做血培养，可提高阳性率。采血量不应少于 5mL，对已投药者，可采用血块培养法，以弃去血清中所含抗生素。

2．骨髓培养：因骨髓中有丰富的吞噬细胞，其摄取细菌较多，故阳性率较血培养为高，对已用抗生素治疗，血培养阴性者尤为适用。

3．粪便培养：第 1 周阳性率 10%～15%，第 3～第 4 周时可达 80%左右，病后第 6 周阳性率迅速下降，2～3 个月后尚有 5%～10%的患者继续排菌，3%的患者排菌可超过 1 年。

4．尿培养：早期多为阴性，在第 3～第 4 周约有 25%呈阳性。

（五）肥达反应（伤寒血清凝集反应）

病后第 1 周出现 O、H 凝集素，第 3～第 4 周阳性率可达 90%，其效价随病程演进而递增，第 4～第 6 周达高峰，痊愈后可继续存在数月之久。早期应用抗生素，可以影响抗体效价升高，约 10%患者肥达反应始终阴性。

分析肥达反应临床意义时应注意：

1．地区差异：流行区健康人有抗体存在，但效价较低。应用标准抗原检测，未经免疫者，O 凝集素＞1∶80、H 凝集素＞1∶160 时有诊断价值。

2．动态观察效价依次递增或恢复期效价上升 4 倍以上时有意义。

3．O 抗原为 D 组及部分 A、B 组沙门菌所共有，故 O 凝集素升高提示沙门菌属感染，而 H 凝集素可鉴定沙门菌组别。伤寒疫苗预防接种后，H 凝集素效价明显上升，并可持续存在达数年，在其他疾病时可出现"回忆反应"；而 O 凝集素仅轻度增高，且 3～6 个月后即消失。高效价 O 凝集素常见于伤寒急性期，故 O 凝集素升高提示为急性感染。

4．肥达反应特异性不强：慢性肝炎、风湿病、溃疡性结肠炎、急性血吸虫病等均可出现阳性；而全身情况差，免疫功能低下或免疫球蛋白缺乏者可出现假阴性。

（六）其他

体液中特异性抗原的检测可用来进行早期诊断；对流免疫电泳法检测抗体，较肥达反应敏感、特异和快速；病程中各种免疫球蛋白均明显高于正常，其中 IgM 上升最早，IgG 次之。

肝功能损害以 ALT 升高为主，LDH、AKP、凝血酶原时间等亦可异常。

【诊断】

以临床特征及实验室检查为主，流行病学资料可供参考。

1．流行病学资料：流行地区、流行季节、患者生活习惯、既往病史、预防接种史和接触史等。

2. 临床表现：凡原因不明持续发热 1～2 周以上，特殊中毒状态，腹胀、便秘或腹泻，相对缓脉，玫瑰疹，肝脾肿大等。如出现肠出血或肠穿孔，即使无全身症状，对本病的诊断也有帮助。

3. 实验室检查：白细胞总数减少，嗜酸性粒细胞减少或消失，血培养等发现致病菌是确诊的惟一依据。肥达反应，尤其是 O 凝集素在非流行区未经免疫者效价＞1：80；或流行区＞1：160，或恢复期效价上升 4 倍以上有诊断价值。

【鉴别诊断】

1. 病毒感染：包括上呼吸道感染、肠道病毒感染。发热、头痛、血白细胞减少等与伤寒相似。但起病急，常伴有上呼吸道症状，脾不大，无伤寒的特有症状，如玫瑰疹、明显中毒症状等。肥达反应和细菌培养阴性。病程有自限性。

2. 革兰阴性杆菌败血症：可有发热、全身中毒表现、白细胞总数不高，甚至相对缓脉等酷似伤寒的表现，但该病常见于老年人、小儿或免疫功能不全者，往往先有胆道、泌尿道、肠道等处的原发病灶，病程中易有休克、DIC 等表现；白细胞总数虽可正常或稍低，但中性粒细胞百分比多明显增高，细菌培养阳性为确诊依据。

3. 粟粒性肺结核：粟粒性肺结核患者长期发热，呈消耗病容，中毒症状显著，与本病表现相似。但该病盗汗及消化道症状较突出，脉搏增快，胸片见大小一致、对称、均匀分布的结节性病变。痰涂片及培养可查见抗酸杆菌，抗结核治疗有效。

4. 急性血吸虫病：该病可有发热、腹痛、腹泻。肝大伴压痛，脾大，流行于夏秋季，因此应注意与伤寒鉴别。该病有疫水接触史，热型多为间歇或弛张型，伴有变态反应，白细胞总数增高，嗜酸性粒细胞显著增多，粪便中多可发现虫卵，孵化易得阳性结果。

【并发症】

1. 肠出血：为较常见的严重并发症，大出血发生率为 2.8%。由肠壁淋巴组织溃疡病灶中血管破裂所引起，多见于病程第 2～第 3 周。腹泻、饮食不当为常见诱因。出血量少的，往往无症状或有头晕、脉快。出血量大时，表现为热度骤退，很快回升，面色苍白，口渴、恶心、冷汗、烦躁、四肢厥冷、呼吸急促、脉快、血压下降等休克症状，大便可呈暗红色血。腹痛可有可无。

2. 肠穿孔：是最严重的并发症。抗生素应用前发生率为 10%，现已降至 1%～2%，多见于病程第 2～第 3 周。好发于回肠末端。常先有腹胀、腹泻、肠出血等。穿孔发生时，患者突感右下腹剧痛、恶心、呕吐、出冷汗、脉搏细数、体温初降后升，约经 1～2 小时后，出现腹膜炎征象。患者表情痛苦，腹胀明显，腹壁紧张，广泛压痛及反跳痛，肠鸣音减弱至消失，肝浊音界缩小或消失。X 线检查可见膈下游离气体。血白细胞增高，分类有核左移。有时穿孔范围小而且进展缓慢，休克与腹膜炎表现不很明显，特别是意识不清者更易漏诊，故应细致观察。

3. 中毒性心肌炎：发生率为 3.5%～5%，发生于病程第 2～第 3 周，见于毒血症严重的患者。表现为心率增快，第一心音低纯，心律失常，心尖区可闻及舒张期奔马律，血压降低，心电图呈低电压、P-R 间期延长、T 波改变及 ST 段偏移等心肌损害表现，超声心动图示左心室功能减退。

4. 伤寒肝炎（中毒性肝炎）：25%～50%患者肝脏受累，除细菌内毒素作用外，还与免疫复合物有关。多发生在病程1～2周。伤寒患者同时具有肝炎的临床表现，且肝大或肝功能异常随伤寒的病情好转，于2周内恢复正常。

【治疗】

（一）一般处理

1. 隔离和休息：患者入院后，应按消化道传染病隔离，经治疗在临床症状完全消失后，连续两次粪便培养阴性（两次间隔5日），可解除隔离。

发热期间应卧床休息，退热1周后可以逐渐增加活动量，对排泄物应进行彻底消毒。

2. 护理和饮食：随时观察体温、脉搏、血压、腹部情况及大便性状等。每天要保持皮肤与口腔清洁，防止褥疮及肺部感染。应给高热量、高营养、易消化、少纤维残渣的饮食。发热期给予流质或半流质饮食，要充分保证入水量，如不能口服，则应静脉输液，以供给身体所需的水分、电解质和热量。恢复期患者可见食欲亢进，饮食要特别注意，切忌饮食不节，以免促发肠出血及肠穿孔。

3. 对症处理：高热时适当应用物理降温，如冰敷、乙醇擦身。不宜用大量退热剂，水杨酸盐类慎用，以免引起强烈的体温波动及大量出汗后虚脱，或激发肠道反应。烦躁者适当应用地西泮（安定）、水合氯醛等镇静剂。便秘时用生理盐水低位灌肠，禁用泻药，以免诱发肠穿孔和出血；腹胀时调整饮食，少吃或不吃牛奶及蔗糖类食物，可用松节油涂腹部及肛管排气，禁用新斯的明类药物。毒血症状严重，合并中毒性心肌炎或持续高热者，可在足量、有效抗生素配合下，应用糖皮质激素，如氢化可的松，每日100～200mg，静脉滴注2～3日；也可口服泼尼松（强的松），每日用量依次为1mg/kg、0.6mg/kg、0.3mg/kg，常于用药后1～2日毒血症状显著改善。症状改善后即可停药，疗程1～3日。但显著鼓肠者应慎用，以免诱发肠穿孔或肠出血。

（二）抗菌治疗

1. 氟喹诺酮类药物：该类药物对伤寒杆菌（包括耐氯霉素菌株）有较强的抗菌作用，治疗伤寒退热快，复发少。目前常用的有氧氟沙星（ofloxacin），剂量：300mg，每日2次口服；或200mg，每8～12小时1次静脉滴注，疗程14日。环丙沙星（ciprofloxacin），剂量：500mg，每日2次；或8～12小时1次，口服或静脉滴注，疗程14日。

2. 头孢菌素类：第3代头孢菌素在体外对伤寒杆菌有强大的抗菌活性，毒副作用小，尤其适用于孕妇、儿童、哺乳期妇女以及氯霉素耐药菌所致伤寒。可用头孢曲松（ceftriaxone），剂量：成人1g，每12小时1次，儿童每日100mg/kg，疗程14日。头孢噻肟（cefotaxime），剂量：成人1～2g，每8～12小时1次，儿童每日100～150mg/kg，14日为1个疗程。

3. 氯霉素（chloramphenicol）：目前仍用于治疗伤寒，患者于治疗后1～2日症状改善，3～5日体温恢复正常，病情减轻，肠穿孔减少，病死率降低，但复发率较高。成人剂量为每日1.5～2g，分4次口服，退热后减半，10～14日为一个疗程。如不能口服则改为静脉滴注。亦可用间歇疗法，用药至体温恢复正常后停药，间隔5～7日后，再用半量7～9日。在氯霉素治疗期间，甚至热退后，出血及穿孔仍可发生。遇有复发时，治疗同初次发作时。氯霉素不能降低带菌状态发生率，对慢性带菌者无效。

4．氨苄西林（ampicillin）：通常在耐药株感染或不宜用氯霉素时选用。退热时间平均为6.5～8天。剂量成人每日 2～4g，分 4 次口服或肌内注射，或以全日量静脉滴注，待体温正常后改为口服，并继续用药至 2 周。副作用较少而轻，主要为药物热和药疹。治疗前应先做皮肤试验，避免过敏反应发生。

5．阿莫西林（amoxycillin）：是一种半合成的青霉素，治疗伤寒有效，适用于耐氯霉素病例及尿路带菌者。成人剂量每日 2～4g，分次口服，儿童每日 100mg/kg，2～3 周为 1 疗程。

6．复方磺胺甲噁唑（SMZ－TMP）：治疗伤寒的效果与氯霉素相近似。成人每次 3 片，每日 2 次，退热后改为每次 2 片，用至退热后 7～10 日。偶可发现肝、肾功能损害，一般于停药后可恢复正常。对磺胺过敏，肝、肾功能不良，粒细胞减少者及孕妇忌用。

（三）并发症治疗

1．肠出血：大出血者应暂禁饮食与不必要的口服药，绝对卧床休息。严密观察血压、脉搏、神志变化及便血情况。如出现烦躁或恐惧可用镇静剂。小量出血者，可用一般止血药。如出血较多，应输新鲜血，并注意水和电解质平衡。如经积极治疗仍出血不止者，应考虑手术治疗，但其病死率较高。

2．肠穿孔：争取早期确诊。经鼻插胃管减压，维持水与电解质平衡，纠正酸中毒。加用大量有效的抗生素，如氯霉素或氨苄西林与庆大霉素或阿米卡星联合应用，以控制腹膜炎。根据具体情况考虑及时进行手术。

3．中毒性心肌炎：可在足量、有效抗菌药物治疗的同时，应用糖皮质激素，同时给氯化钾口服。有心功能不全时，可谨慎应用小剂量洋地黄制剂。

（四）慢性带菌者的治疗

肠道慢性带菌者在无胆囊炎、胆石症时，可口服氨苄西林，每日 100mg/kg，疗程 4～6 周，加丙磺舒每日 1.0～1.5g。对耐氨苄西林者，可试用复方磺胺甲噁唑片，每日 2 次，每次 2 片，连服数周至数月。对有胆囊功能不良或结石者，应做胆囊切除，术前数日至术后 2～3 周服用氯霉素或氨苄西林。

【预防】

1．控制传染源：及时发现和隔离患者和带菌者，对控制本病流行有重要意义。患者体温正常后 15 日解除隔离；如有条件，体温恢复正常后须继续进行大便培养 2 次（每隔 5 日 1 次），如均为阴性方可出院。患者的衣服、用具、大便均要进行适当的消毒处理。

检出带菌者对控制本病有重要意义。重点检查饮食行业、保育工作人员，慢性带菌者不能从事上述工作。

2．切断传播途径：是预防和控制伤寒的关键。改善环境卫生，普遍深入、经常地开展爱国卫生运动，特别要做好保护水源及饮水消毒，加强饮食卫生管理。此外，消灭苍蝇、蟑螂，搞好粪便管理等。养成良好的个人卫生和饮食卫生习惯。

3．提高人群免疫力：在本病流行地区，对易感人群普遍进行伤寒菌苗预防接种，通常用伤寒、副伤寒甲、乙三联混合菌苗，皮下注射 3 次（第 1 次 0.5mL，第 2、第 3 次各 1.0mL，相隔 1 周），发病季节前完成。接种后 2～3 周可产生免疫力，维持 1 年左右。为保持足够的免疫水平，每年须加强接种 1 次（1.0mL）。皮内注射同样有效，并可减少反应的发生率。菌苗须用 3 次，每次 0.1mL，其间隔时间与皮下接种同。通过预防接种可大大降低发病率，虽仍可感染发病，但病情较轻、病程缩短。

附：副伤寒

副伤寒包括副伤寒甲、副伤寒乙、副伤寒丙三种，分别由副伤寒甲、副伤寒乙、副伤寒丙杆菌引起。副伤寒的流行病学、发病机制、病理解剖、临床表现、诊断、治疗及预防，基本与伤寒同。

副伤寒甲、副伤寒乙，潜伏期较短，为2～15日，大多数为8～10日。发热以弛张热多见，每日的波动较大。中毒症状较轻。消化系统症状如呕吐、腹痛、腹泻较伤寒多见和显著（副伤寒乙尤为多见）。皮疹较多，较大，出现较早。肠道病灶数目较少，病灶较伤寒为表浅，出血与穿孔不常见。病程较短，平均2～3周，病死率较低。副伤寒甲复发率较伤寒高。

副伤寒丙，临床表现复杂，病多急起，体温迅速上升，热型不规则。较多表现为败血症型，其次可表现为伤寒型或胃肠炎型。胃肠炎型的病程短，大多在2～5天内恢复，败血症型则高热、寒战等较显著，呈弛张热或间歇热，有相对缓脉、白细胞减少。副伤寒丙的并发症较多，较复杂和顽固。通常以肺部并发症、关节及骨的局限性化脓灶为最常见。其他如化脓性脑膜炎、中毒性脑炎、心内膜炎、肾盂肾炎、胆囊炎、皮下脓肿、肝脓肿等亦偶有发生，肠道并发症如肠出血、肠穿孔则少见。

确诊有赖于血、骨髓、大便、脓液等的细菌培养，血清凝集试验也有参考价值，但副伤寒丙的凝集效价较低，少数患者甚至始终不出现。

副伤寒的预后良好，恢复后慢性带菌状态较少见，病死率低于伤寒。

治疗与伤寒相同。

自学指导

【重点难点】

1. 伤寒与副伤寒（甲、乙、丙），分别是由伤寒杆菌与副伤寒甲、副伤寒乙、副伤寒丙杆菌引起的肠道传染病。伤寒临床表现以持续发热、特殊中毒状态、相对缓脉、肝脾肿大、玫瑰疹、白细胞减少等为主要特点；肠出血、肠穿孔为主要并发症。副伤寒的临床表现与伤寒相类似，一般较伤寒为轻。

2. 确诊依据为细菌培养阳性。临床上应注意标本采取的要求，不同时期、不同来源的标本与培养阳性结果有一定关系。血培养、骨髓培养以第1周阳性率为高。为了提高阳性率，尽可能在使用抗菌药物前送检；如已投药，可采用血块培养法，以弃去血清中的抗生素。尿、粪便培养以第3～第4周阳性率最高。肥达反应可以作为辅助诊断依据。阴性反应不能完全排除，阳性结果不能完全肯定诊断，随着病程发展，其效价动态上升有诊断价值。因此，在评价该项指标结果时，应注意分析并正确判断。

3. 典型伤寒的诊断不难，近年来，由于多种因素致典型伤寒不多见，不典型伤寒多见；小儿伤寒、老年伤寒各有其特点。因此，要注意诊断依据与鉴别诊断的要点的掌握，提高诊断准确性，避免误诊与漏诊。

4. 伤寒治疗原则中，一般治疗中有些特殊性，如退热剂不能使用退热作用强、剂量大的药物；腹胀应注意调整饮食，禁用新斯的明类药物；便秘禁用泻药；饮食对伤寒患者亦须严格控制。

5.抗生素可选用氟喹诺酮类、头孢菌素类及氯霉素等，使用过程中应密切观察有无毒副作用的发生。尤其是氯霉素有骨髓抑制的副作用，要注意预防与治疗，对于耐氯霉素菌株的感染以及不宜使用氯霉素的患者可改用其他抗菌药物。

6.伤寒的严重并发症有肠出血、肠穿孔等，往往是死亡的主要原因，其预防、治疗更显得重要。

【学习思考题】

1.伤寒临床表现特点及诊断依据是什么？
2.伤寒应重点与哪些疾病相鉴别？其鉴别要点是什么？
3.伤寒确诊的依据是什么？如何评价肥达反应？
4.伤寒治疗原则是什么？
5.伤寒常见并发症及处理要点是什么？

第二节　细菌性痢疾

【目的要求】

1.了解本病的病原体、传染源、传播途径在流行病学中的重要意义。
2.掌握本病的诊断和鉴别诊断。
3.掌握本病的治疗。

【自学时数】

2学时。

细菌性痢疾简称菌痢，是由志贺菌（又称痢疾杆菌）所引起的以结肠粘膜化脓性溃疡性炎症为主要病变的肠道传染病。临床上常有发热、腹痛、腹泻、里急后重、脓血便等表现，可伴有全身毒血症症状。终年散发，夏秋季可引起流行。

【病原学】

志贺菌，革兰染色阴性，根据生化反应及抗原结构，志贺菌可分为4群：①A群：痢疾志贺菌，其血清型有1~12；②B群：福氏志贺菌，其血清型有：1a~1c、2a~2b、3a~3c、4a~4c、5a~5b、6、X、Y等；③C群：鲍氏志贺菌，其血清型有1~18；④D群：宋内志贺菌。临床上可以特异性血清做凝集反应加以定型。

痢疾杆菌能在普通培养基上生长。无鞭毛，无动力，无荚膜及芽孢形成。

痢疾杆菌存在于患者及带菌者的粪便中。粪便中的其他细菌产酸，能使痢疾杆菌在数小时内死亡。按对外界抵抗力的强弱，宋内志贺菌最强，依次为福氏志贺菌、鲍氏志贺菌及痢疾志贺菌。在外界环境中对热、干燥、日光照射抵抗力较弱，而对寒冷、潮湿耐受力较强，一般消毒剂能将其杀灭。在温度 60℃ 中 10 分钟死亡。在阳光照射下 30 分钟死亡，在 30℃水中存活 20 天，在蔬菜、水果及患者接触过的物品上生存 1~2 周，在阴暗潮湿及冷冻条件下生存 3 个月。在 37℃ 状态下，能在食物上迅速繁殖，造成人群的暴发流行。一般消毒剂能将其迅速杀灭。

各型痢疾杆菌均有细胞毒素、肠毒素（外毒素）和内毒素。痢疾志贺菌并产生神经毒素（外毒素），能产生较严重的临床症状。各型在流行病学上的地位在不断变迁中。在 20 世纪初，以痢疾志贺菌群为主，以言福氏志贺菌群占优势，目前以福氏及宋内菌群为主，后者有上升趋势。鲍氏志贺菌感染很少见。福氏志贺菌群致病的轻型患者多，易转成慢性。宋内志贺菌群感染则多呈不典型发作。痢疾志贺菌的毒力最强。了解菌群变迁和鉴定各次流行中病菌的血清型可有助于查知传染源，有无交叉感染以及用流行的菌型制造菌苗等。

【流行病学】

本病见于世界各地，终年都有散发，在供水和卫生条件差的地区和单位中易有暴发流行。由于菌痢流行因素复杂，人群普遍易感，尚缺乏可靠的特异性预防方法，因此，该病仍然是最常见、多发的肠道传染病。

1．传染源：患者和带菌者是传染源。急性期患者排菌量大，传染性强，容易受到重视。不典型和慢性病例在流行病学上的意义尤大。慢性患者间歇排菌可达数年之久，对本病传播起重要作用。不典型患者易被忽视，是流行期间重要传染源。

"病后带菌" 率达 20％ 左右，带菌期一般为 2~3 周，未经适当治疗者和耐药菌株的带菌期可长达数月，慢性带菌者大都是临床无症状的隐匿型，健康带菌者主要是痢疾患者的接触者，带菌期 2~3 周。

2．传播途径：主要借污染菌的食物、饮水等经口而传播。①食物型传播：多见于学校、工厂等集体伙食单位，以短期内发病率高、流行时间短为特点。②水型传播：水源受污染可造成水型暴发流行，流行程度根据水源污染程度而定。水型与食物型流行多见于夏季。③日常生活接触型传播：主要通过污染的手而传播，此种生活接触是非流行季节中散发病例的主要传播途径。④苍蝇、蟑螂传播。

3．人群易感性：人群普遍易感，以儿童发病率较高。中毒型菌痢主要发生于儿童，偶见于老年病者，任何使免疫功能降低的情况如过度疲劳、营养不良、暴饮暴食等有利于菌痢的发生与流行。患病后仅产生暂时、不稳定的群和型特异的免疫力。

本病全年均可发生，但有明显季节性升高的趋势。主要与以下因素有关：夏季适宜于痢菌生长和苍蝇孳生，人们喜爱冷饮与凉菜、瓜果；天气炎热，大量饮水，胃酸稀释；胃肠功能失调，易致菌痢发生。气候转热较早而持续时间长的地区，该病出现早而流行时间长。因此可以针对上述这些环节，制订预防措施，以有利于制止流行的发生。

【发病机制和病理】

长期以来都认为急性菌痢的发病是由于痢疾杆菌在肠腔内繁殖和产生毒素，经肠粘膜吸收入血循环后引起全身中毒现象，同时毒素通过结肠壁排出引起粘膜损害，肠粘膜及粘膜下血管收缩，以致粘膜上皮缺血、缺氧、坏死，由此产生急性菌痢的典型症状。但是，近年来人们对毒素学说提出了疑问，Fatmal 和 Takiuchi 等通过动物实验提出了侵袭力致病学说，认为决定致病力的主要因素是痢疾杆菌对动物肠粘膜组织有无侵袭能力。1970 年，Gemski 应用动物模型做试验，经病检发现凡具有外毒素并有侵袭上皮细胞能力的菌株，可使豚鼠肠粘膜产生较重的炎性反应及上皮脱落；如仅有外毒素而无侵袭上皮细胞能力的菌株则对肠粘膜不引起任何反应。对肠粘膜上皮细胞具有吸附和侵袭力的痢疾杆菌，在粘膜上皮细胞和固有层中繁殖，其细菌毒素造成粘膜的破坏、坏死和脱落而形成溃疡。病变一般表浅，很少超过粘膜下层，进入的痢疾杆菌被单核吞噬细胞系统的吞噬细胞所吞噬，很少引起菌血症。痢疾杆菌的肠毒素使肠壁通透性增加，引起初期的水样腹泻。肠粘膜的局部痢疾杆菌感染出现脓血便。毒素作用于肠壁自主神经，使肠道功能紊乱，肠蠕动功能失调和痉挛，发生腹痛和里急后重。严重腹泻可引起代谢性酸中毒、电解质代谢紊乱、失水和低血压。

人体肠粘膜表面存在着对抗肠道致病菌的非特异性抗体和特异性抗体。特异性抗体主要是 IgA，它对痢疾杆菌有排斥作用，使痢疾杆菌不能吸附于肠粘膜表面，防止痢疾发生。当肠道免疫防御功能减退后，就有利于痢疾杆菌对肠粘膜的吸附和侵袭。因此，菌痢的发生是与细菌对肠粘膜的侵袭力、痢疾杆菌的毒素以及机体的防御功能等有关。

中毒型菌痢主要见于儿童，发病机制尚不清楚。除痢疾杆菌的毒素作用外，可能与某些儿童特异性体质有关，因而在肠道病变未形成之前，出现一系列严重及危险反应。

菌痢病变部位严重者累及整个结肠，甚至延及回肠末端，一般以乙状结肠和直肠病变较著，急性期结肠粘膜广泛性出血。水肿和炎性渗出，并可出现肠壁粘膜损坏、剥落、上覆由坏死的上皮细胞、纤维蛋白、中性粒细胞和痢疾杆菌融合组成的坏死性假膜，假膜剥落后形成浅表溃疡，深度一般止于粘膜下层，故肠穿孔、肠出血极少见。肠系膜、腹膜后淋巴结常肿大。肝、脾、肾有细胞变性。恢复后溃疡愈合，深溃疡愈合可留有瘢痕。

慢性期患者因肠道病变经久不愈，可致肠壁增厚和息肉形成，部分愈合成为瘢痕，形成肠腔狭窄。如肠腺开口处被阻塞则有囊肿形成，其中病菌可因囊肿破裂而间歇排菌。

中毒型菌痢突出病变为全身小动脉血管壁通透性增加，血管周围组织有严重水肿，以脑干部最为明显，细胞变性、浸润和点状出血，肝脂肪变性，肾上腺充血和皮质萎缩、肾小管上皮细胞变性等。而结肠粘膜仅见水肿和充血，很少有溃疡。

【临床表现】

潜伏期为数小时至 7 日，多数为 1～2 日，症状的轻重缓急，与菌型和细菌数量、人体的健康状况和其反应性有关。

临床分期分型如下：

(一) 急性菌痢

主要症状有全身中毒与肠道症状两方面。根据其严重程度，又可分为普通型、轻型、重型及中毒型四型。

1. 普通型 (典型)：有中度毒血症表现。起病急，畏寒、头痛、发热，体温可高达 39℃，早期可有恶心、呕吐、食欲不振，继之出现阵发性腹痛及腹泻。大便先为稀便，很快转为典型的脓血便，每次量少，每日十余次至数十次，伴里急后重，全腹压痛，以左下腹明显，肠鸣音亢进，病程持续 1 周左右，多能缓解或恢复。严重者大便失禁，有酸中毒、电解质紊乱，神志模糊，呃逆，腹部胀气或凹陷，体温可以很高或常温以下，可因酸中毒或周围循环衰竭而死亡。

个别急性期及恢复期患者，出现渗出性大关节炎，伴全身发热及局部红肿，关节腔穿刺液为无菌性，是菌痢的变态反应，用泼尼松治疗效果好，恢复后不留痕迹。

2. 轻型（不典型）：体温正常或低热、腹泻、腹痛和里急后重均较轻，大便次数约每日3～5次，呈糊状或水样，含少量粘液，一般无脓血，显微镜检有少数红、白细胞。病程3～5日而愈，易误诊为肠炎或结肠炎。

3. 重型：有严重中毒症状，起病急骤、高热、恶心、呕吐、大便频繁以致失禁，粪便呈现脓、血、粘液样，腹痛剧烈，里急后重感显著，失水明显，全腹压痛，尤以左下腹为著，患者极度衰竭，四肢厥冷，意识障碍，血压下降以致休克。

4. 中毒型：多见于2～7岁儿童，平素体质较好，起病急骤，在腹痛、腹泻尚未出现时即可有高热、精神委靡、面色青灰、四肢厥冷、呼吸微弱而浅表，反复惊厥，神志不清，皮肤可见花纹，指甲毛细血管充盈时间延长，可导致呼吸和循环衰竭。本型以重度毒血症、休克和中毒性脑炎为主要症状，而腹泻、呕吐等不一定严重，出现亦较晚。大便次数不一定很多，性状亦未必呈脓血样，呕吐物呈咖啡色。本型可分为：

（1）休克型（周围循环衰竭型）：早期是微循环痉挛引起，面色苍白，四肢厥冷，脉细数，血压正常或稍高，眼底小动脉可见痉挛。晚期由于微循环血流淤滞，出现唇甲发绀，皮肤花纹明显，血压明显下降，少尿或无尿，肺循环淤血引起呼吸困难、咯血；心脏缺血缺氧易于发生急性心力衰竭。

（2）脑型（呼吸衰竭型）：因脑血管痉挛引起脑缺氧、脑水肿、颅压增高，故临床表现以颅压增高或脑疝表现为主。早期有面色苍白、嗜睡、惊厥、血压正常或稍高，很快进入昏迷，双侧瞳孔大小不等，或忽大忽小，对光反应迟钝，呼吸节律不齐、深浅不匀，最后以呼吸衰竭死亡。

（3）混合型：具有上述两型综合征象，为最凶险的一型。

（二）慢性菌痢

凡病程超过2个月以上者为慢性。多由于轻型病例未能诊治，一般病例治疗不及时或不合理造成，也有因菌株耐药，虽经正规治疗仍转为慢性者。凡有营养不良；合并慢性疾患如低酸或无酸性胃炎、胃溃疡、胆囊炎、肠道寄生虫病；福氏菌感染均易于形成慢性。当引起身体抵抗力下降时，如受凉、过度疲劳、神经稳定性失常时，可导致慢性或缓解期转为急性发作的诱因。临床上将慢性菌痢分为3型：

1. 慢性迁延型：表现为不同程度的腹痛、腹胀、长期腹泻，有急性菌痢史，大便经常或间歇带有粘液或脓血，长期间歇排菌，亦为重要传染源。乙状结肠粗厚可触及。患者有不同程度的贫血、维生素缺乏症、自主神经功能不稳定、劳动力减退。

2. 慢性型急性发作：有慢性菌痢病史，常因饮食不当、受凉、劳累等因素诱发，呈急性表现，但症状一般较急性菌痢轻，可通过对大便培养出的细菌做菌种鉴定而与再感染鉴别。

3. 慢性隐匿型：过去有菌痢史，却无症状，但大便培养阳性或乙状结肠镜检有异常，为菌痢重要传染源。

【实验室及其他检查】

1. 血常规：急性菌痢的白细胞总数增高，常在（10.0～20.0）×10^9/L，中性粒细胞亦显著增高，慢性患者可有贫血。

2．粪便检查：急性期典型患者的粪便量少，有脓血、粘液、无粪质、无臭味。显微镜检可见大量脓细胞及红细胞，并有巨噬细胞，培养分离出痢疾杆菌。为了提高培养阳性率应注意做到：尽量在使用抗菌药物之前选取大便的脓血或粘液部分作培养；标本必须新鲜，能取肛拭、床边培养阳性率更高，早期、多次培养大便脓血部分的标本均可取得较高的阳性率；阳性培养结果应做药敏试验，提供临床选用抗菌药物的参考。

3．其他检查：荧光抗体染色技术为快速检查方法之一，较细菌培养灵敏。国内采用免疫荧光菌球法，方法简便，灵敏性及特异性均高。慢性期的患者乙状结肠镜检可见肠粘膜呈颗粒状，有溃疡或息肉形成，自病变部位刮取分泌物培养，可提高检出率。此外，X线钡剂检查慢性期患者，可见肠道痉挛、动力改变、袋形消失、肠腔狭窄、肠粘膜增厚、肠段缩短、或呈节段状如香肠。

【诊断】

1．流行病学：根据流行情况、季节性、接触史等。

2．临床表现：急性典型病例易于诊断。不典型及慢性患者诊断较难，应采取综合诊断法。中毒型多见于学龄前儿童，有突发高热、神经系统、循环系统及呼吸系统的表现，应特别提高警惕，采用肛拭或灌肠取材做检查，以免误诊、漏诊。

3．粪便检查：肉眼观察呈鲜红粘冻状，显微镜下可见红细胞、脓细胞、巨噬细胞，粪便培养痢疾杆菌阳性。

4．乙状结肠镜和钡剂灌肠检查：一般在急性期不采用乙状结肠镜检查。慢性期的粘膜充血较轻，呈颗粒状，有溃疡、息肉与增生。镜检时应采用拭子取渗出物作细菌培养，以增加检出率。钡剂灌肠X线检查仅用于慢性病例，可见肠壁运动增加、肠壁强直、肠粘膜紊乱和肠腔狭窄等。

【鉴别诊断】

1．阿米巴痢疾：细菌性痢疾与阿米巴痢疾的鉴别见表1－1。

表1－1　　　　　　　　　　　细菌性痢疾与阿米巴痢疾鉴别

项目		细菌性痢疾	阿米巴痢疾
流行病学		散发性，可呈流行性	散发性
潜伏期		数小时至7日	数周至数月
症状与体征		起病急，发热，毒血症状较重，大便次数多，腹痛以左下腹为明显，里急后重	起病缓慢，发热不高，少有毒血症症状，大便次数少，腹痛以右下腹为明显，里急后重感较轻
粪便检查	肉眼观察	量少，粘液脓血便，无臭	量多，果酱样，恶臭
	显微镜检	有较多红细胞、脓细胞，并有巨噬细胞	红细胞多，白细胞及脓细胞少，无巨噬细胞，可发现阿米巴滋养体、包囊
细菌培养		痢疾杆菌阳性	痢疾杆菌阴性
血液白细胞		急性期总数及中性粒细胞显著增多	早期正常或增加
乙状结肠镜检		粘膜红肿、肠壁增厚，溃疡表浅，边缘不整	粘膜大多正常，溃疡较深，边缘清楚

2．流行性乙型脑炎：本病有严格的季节性，多集中在炎热的夏季，以突然发病多见，临床表现有高热、意识障碍、抽搐及脑膜刺激征等。因此须与中毒型菌痢鉴别。乙脑很少在1～2日内出现昏迷或循环、呼吸衰竭，脑脊液有改变，大便检查阴性。中毒型菌痢发病更急，进展迅猛，且易并发休克，可用温盐水灌肠，灌出液镜检及细菌培养。

3．败血症：如金黄色葡萄球菌、革兰阴性杆菌败血症，可出现感染性休克，但多数有皮肤等原发病灶可寻，血液培养阳性而粪便培养为阴性。

4．沙门菌属感染：潜伏期短，且常集体发作，呕吐较著，腹泻呈水样，极少有脓血便与里急后重，病程较短，细菌培养可确诊。

5．空肠弯曲菌肠炎：发病率仅次于菌痢，轻者腹痛、水样便伴明显呕吐，前者多见于婴幼儿，后者多见于成人，病程1～5日，可自限，粪便细菌培养和涂片镜检有助于确诊。

6．其他：肠息肉继发感染、菌群失调、日本血吸虫病等可有腹痛、腹泻、大便性状改变，应注意鉴别；结肠癌、直肠癌有排脓血便或血便，更应与慢性菌痢区别，应做肛门指检、钡剂灌肠X线检查、结肠纤维镜检及活组织检查；非特异性溃疡性结肠炎可表现为反复腹泻，大便血多脓少，乙状结肠镜检见肠粘膜松弛，触之易出血，晚期X线检查可见结肠袋消失，呈铅管样变化。

【治疗】

（一）急性菌痢

1．一般治疗：卧床休息。肠道隔离至症状消失后1周或2次粪便培养阴性。饮食以清淡、低脂肪、易消化而无刺激性的流质或半流质为宜。不宜进牛奶，以防腹胀。多注意口腔、皮肤的清洁卫生等护理工作。

2．对症治疗：高热可用物理降温、药物降温。失水明显者，可输入5%葡萄糖盐水或生理盐水。如有水、电解质及酸碱平衡紊乱，应及时纠正，注意补充钾盐。剧烈腹痛者，可予阿托品等药物。对里急后重、大便次数频繁影响睡眠者，适当用氯丙嗪或异丙嗪。

3．病原治疗：自抗菌药物应用以来，对痢疾的防治起了较大的作用。致病性痢疾杆菌有侵入肠粘膜的能力，而肠粘膜内痢疾杆菌同肠腔内抗痢疾杆菌药物不可能直接接触，故口服不吸收的抗痢疾杆菌药物往往无效。目前抗痢疾杆菌药物的选择宜优先选择能由肠道吸收的药物如磺胺嘧啶、四环素族抗生素、氯霉素、氨苄西林等，其疗效肯定；对于不易为肠道吸收的药物如新霉素、链霉素、卡那霉素等疗效不满意。对于重症患者，除口服药物外应加用注射药物，使肠腔内和血液的有效浓度迅速提高，以便增强疗效。临床疗效不仅与有效抗菌药物有关，同时与机体免疫功能有关，因此，疗效与药敏试验不一定一致。克服耐药性，提高疗效，除根据药敏试验结果选用药物外，多采用化学结构不同的药物联合应用，常用有磺胺类加呋喃唑酮或抗菌增效剂。抗痢疾杆菌药物使用，一般应足量用3日，无效时另换他药，不要频繁换药；能口服的应口服，只有病情紧急或口服不吸收时才用注射给药。

（1）氟喹诺酮类：该类药物对痢疾杆菌具有良好杀菌作用，毒副作用少，为成人菌痢的首选药。常用诺氟沙星（每日600～800mg，分2～3次口服）、氧氟沙星（每日600mg，分2次口服）。该类药可能会影响婴幼儿骨骼发育，故不宜用于小儿和孕妇。疗程一般为5日。

（2）磺胺类药：单独用磺胺药仅起抑菌作用，与甲氧苄氨嘧啶（TMP）合用，有协同作用，起杀菌作用，联合应用可以减少磺胺剂量，减少副作用。常用复方磺胺甲噁唑（SMZ

+TMP，SMZ 400mg 和 TMP 80mg），服法每日 2 次，成人和 12 岁以上的儿童每次 2 片；5～12 岁儿童服儿童片（SMZ 100mg 和 TMP 20mg）2～4 片，每日 2 次；2～5 岁每次服儿童片 1～2 片；2 岁以下每次服糖浆（每毫升含 SMZ 200mg 和 TMP 40mg）2.5mL。疗程 6～7 天。

（3）其他抗生素：耐抗生素的菌株世界各地均有所见，多数地区对磺胺药、四环素、氯霉素和链霉素均耐药。细菌一旦出现耐药性后，可通过 R 因子传递。R 因子可在体内、体外以及种内、种外进行传递，不仅发生于痢疾杆菌之间，而且可以在痢疾杆菌和大肠杆菌之间交叉发生，并可在患者之间相互传递。

国内研究表明，宋内志贺菌对抗生素（庆大霉素、卡那霉素和多粘菌素 B）敏感率明显高于福氏菌；庆大霉素、卡那霉素和多粘菌素 B 以及复方磺胺甲噁唑的抗菌活性优于氯霉素、四环素、新霉素和链霉素。在广泛应用抗生素的城市中，是不宜以氯霉素或四环素作为急性菌痢的首选药物，但农村地区四环素和氯霉素的应用仍可有一定疗效。近年有文献报道，痢疾杆菌对 3 种或 3 种以上药物耐药的多重耐药菌有增多趋势，多重耐药菌株自 34.2% 增至 46.4%。庆大霉素的敏感率亦见下降。

氯霉素：每次 0.25g，每日 4 次，5～7 日为 1 疗程，必要时可肌内注射或静脉滴注。用药期间注意白细胞总数的变化，一旦发生白细胞下降至 $4.0 \times 10^9/L$ 即停用，并进行适当治疗。

四环素或土霉素：每次 0.25～0.5g，每日 4 次，5～7 日为 1 疗程。

庆大霉素：160～240mg/d，小儿为每日 3～5mg/kg，分两次肌内注射；5～7 日为 1 疗程；应注意庆大霉素的耳、肾毒性，一旦出现，立即停用。

阿米卡星：成人每日 15mg/kg、小儿为 10mg/kg，分两次肌内注射或静脉滴注；5～7 日为 1 疗程。

氨苄西林：本品经胆道排泄，结肠内有较高的浓度，致病菌对其敏感。成人剂量为 4～6 g/d，小儿为每日 100～200mg/kg，分 4 次静脉滴注；疗程 5～7 日。

头孢噻肟：成人 4g/d，儿童 100～150mg/kg，分 2 次静脉滴注，疗程 5～7 日。

（二）中毒型菌痢的抢救

1958 年以前，本病病死率为 20%～30%。1958 年后采用人工冬眠疗法，病死率降为 4%。1960 年起采用阿托品治疗，病死率降为 1.5%，近年来，我国用山莨菪碱（654-2）代替阿托品解除微细动脉痉挛，纠正急性微循环障碍，配合其他措施，对中毒型菌痢的治疗取得了满意的效果。

1. 扩充血容量和纠正酸中毒：部分患者因微循环障碍，有效循环量减少，急需扩充血容量。常用的液体为 2 份生理盐水、1 份 1/6 mol/L 乳酸钠溶液或 6% 右旋糖酐。首次液体按 15～20mL/kg 体重计算。以较快的速度静脉滴入。重症患者伴有休克者，常同时伴有代谢性酸中毒。表现为呼吸幅度增大且次数增加，成人呼吸深长，小儿多表浅，口唇呈樱桃红色。严重时意识障碍，甚至昏迷。对于重症患者应静脉推注 5% 碳酸氢钠 5mL/kg。首次补液后再自静脉快速滴入生理盐水或含糖盐水 40mL/kg（年龄较大者酌减），直至休克明显改善后，应输注 3:1 维持液（3 份葡萄糖、1 份生理盐水），全日量为 50～80mL/kg。若有酸中毒存在，可再给 5% 碳酸氢钠 3～5mL/kg。补液过程中，酸中毒如得到改善，还可提高血管对升压药物的作用。故纠正酸中毒极为重要。

在输液过程中，应密切观察心脏功能，随时调节输液速度，以免引起心力衰竭。没有明显脱水的患者，为纠正休克，短期内输入液体的剂量约为 30～50mL/kg。个别的根据具体情况而定。休克纠正后，输入液体的剂量应低于生理需要。

输入少量新鲜血液，可增加心肌收缩力，提高血管张力，促使肾上腺皮质激素分泌，有利于纠正休克。必须注意输血应在首剂液体输入后进行。因为过早输血，能增加血液粘稠度，促发 DIC，使病情恶化。

2．治疗呼吸衰竭：保持呼吸道通畅，给氧，严格控制入液量，早期使用脱水剂。用量及间隔时间必须根据具体病情而定。一般用 20% 甘露醇 1.5～2.0g/kg，静脉注射，3～4 小时重复 1 次。颅压增高的症状消失后停用。

必要时给予洛贝林、尼可刹米（可拉明）等肌内注射或静脉注射。重危病例应给予呼吸监护、气管插管或人工呼吸器应用。

3．人工冬眠疗法：本疗法是通过药物与物理降温，对大脑皮质进行保护性抑制。可使基础代谢降低，镇静、减少组织，特别是脑细胞的耗氧量。这样可争取时间，使机体在抗生素及其他药物治疗的作用下，得以恢复。当患者有高热、反复惊厥或持续惊厥不止时，或伴血压下降、肢端发白、发绀，应立即采用人工冬眠疗法。

剂量与方法：首次用氯丙嗪与异丙嗪各 1mg/kg 计算，一般肌内注射，必要时静脉滴注。30 分钟后，如效果不明显，可加大剂量，各按 2mg/kg 肌内注射或静脉注射。病情稳定后延长至 2～6 小时注射 1 次，一般 5～7 次后即可撤除。用药时间宜掌握在 8～24 小时内。需配合物理降温，如使用冰枕，同时用温盐水流动灌肠。体温过高时，加用小量退热剂，烦躁不安时加用水合氯醛，每次 40～60mg/kg，或其他镇静剂，保持体温在 37～38℃。

人工冬眠的要求：快速入眠、深眠、短眠。冬眠期间体温应维持恒定，若体温偏低可暂撤冰袋，体温有回升时则再加冰袋。要保持体表干燥，特别是胸腹部需盖床单，以免受凉而发生肺炎。

4．抗胆碱能药物的应用：山莨菪碱（654－2）、阿托品有拮抗乙酰胆碱、儿茶酚胺、5－羟色胺等血管活性物质对微小动脉的痉挛作用，而改善微循环。因此对面色苍白，血压下降，反复惊厥，呼吸节律不齐、深浅不匀，眼底血管痉挛者可使用。山莨菪碱的成人剂量为 10～20mg/次，儿童早期每次 0.03～0.05mg/kg，晚期每次 1～2mg/kg，阿托品剂量成人为 1～2mg/次，儿童每次 0.03～0.05mg/kg，轻症每隔 30～60 分钟肌内或静脉注射 1 次；重症每隔 10～20 分钟静脉注射 1 次；必要时可加大剂量和缩短时间，待面色转红、皮肤转暖、血压回升稳定后停药，一般用 3～6 次即可奏效。早期用药效果最好，而且需要量小。该类药物升高血压的特点是稳步上升，逐渐达到满足全身各器官血流供应的水平。因此，血压在没有大幅度上升前，组织缺氧和肾循环可能已得到改善。所以休克患者血压上升的幅度，不是判定此类药物是否有效的惟一指标。而面色、脉搏、周围循环改善的情况、尿量多少才是重要的指标。

毒性反应为：高热、兴奋、谵妄、躁动、意识不清、尿潴留等。可用 1% 毛果芸香碱，每次 0.25～0.5mL，15～30 分钟皮下注射 1 次，直至中毒症状解除。山莨菪碱副作用较少，有效剂量与中毒量的差距较大，一般不易引起中毒，其作用则较缓慢。

5．血管活性药物的应用：血管活性药物有缩血管和扩血管两类。休克时，微循环障碍的病理生理基础是小血管痉挛。因此缩血管药物的应用弊多利少，一般在充分扩容的基础上使用扩血管药物，首选多巴胺。若扩血管药物使用后血压仍不回升，可考虑使用缩血管药物，常用的为间羟胺。

多巴胺常用量20mg加入5%葡萄糖液250mL静脉滴注，小剂量开始，每分钟20滴左右（每分钟75～100µg），根据需要，可加快滴速或加大浓度，最大剂量为每分钟500µg。过量（每分钟滴速＞20µg/kg）则主要起兴奋α受体作用，使全身血管痉挛而产生不良后果，亦可诱发心律失常。

间羟胺可以肌内、皮下注射，每次2～10mg；静脉注射，每次0.5～5mg；静脉滴注，15～100mg加入生理盐水或5%葡萄糖液500mL，根据血压调整滴速。

6. 糖皮质激素的应用：经过扩充血容量、纠正酸中毒、血管活性药物使用后，疗效仍不满意时，加用氢化可的松，成人200～300mg/d，儿童每日5～10mg/kg静脉滴注，一般用药3～5日。可减轻中毒症状、降低周围血管阻力、加强心肌收缩、减轻脑水肿、保护细胞和改善代谢。

7. 抗菌治疗：这是治本措施，应抓紧。采用庆大霉素或阿米卡星与哌拉西林或头孢噻肟静脉滴注，剂量、用法同急性期，中毒症状好转后，按一般急性菌痢治疗，改用口服抗菌药物，总疗程7～10日。

8. 其他治疗：酌情进行强心、吸氧、防止出血、保持水和电解质及酸碱平衡。

（三）慢性菌痢的治疗

应多着眼于彻底治疗急性患者，防止发展到慢性期。进入慢性期后，应调节生活规律，注意锻炼，增强体质，避免过度疲劳紧张。食物要易于消化，无刺激性。有肠道寄生虫者应予治疗。

临床上以痢疾症状为主者按急性菌痢治疗，适当延长疗程。持续排菌者做药敏试验。选用未曾用过或较敏感药物交替使用，重复2～3个疗程。以肠道功能紊乱为主者可酌用镇静、解痉或收敛药，避免长期滥用抗菌药。发酵型患者限制乳类和豆制品。大肠杆菌数量减少时可给乳糖和维生素C，肠球菌减少者可给予叶酸。可考虑使用药物灌肠，使药液直接接触病变部位，以起杀菌和刺激新生肉芽的作用。一般常用保留灌肠。可用5%大蒜浸出液100mL或0.5%～1.0%新霉素100～200mL，每日1次，10～15次为1疗程。在灌肠溶液中加入0.25%普鲁卡因10mL可减轻刺激，加入氢化可的松25mg可增加药物的渗透作用而提高疗效。

【预防】

1. 管理传染源：对接触者应医学观察7日，早期发现患者和带菌者，及时隔离和彻底治疗。对从事饮食业、保育和在自来水厂工作的人员应调离原工作，作长期随访，直到能证明其大便培养转阴时方可复职。

2. 切断传播途径：搞好环境卫生、饮食卫生、个人卫生。要重视流行病学的调查、分析，找出流行规律，作相应处理。

3. 保护易感人群：口服菌痢活疫苗，刺激肠粘膜产生分泌型IgA，可以保护人体免受痢疾杆菌的攻击。

自学指导

【重点难点】

1．细菌性痢疾是痢疾杆菌所引起的常见肠道传染病，主要临床表现为发热、腹痛、腹泻、脓血便及里急后重。急性典型病例诊断并不难。中毒型菌痢多见于小儿，起病急，突发高热、抽搐、昏迷，而腹痛、腹泻症状多不明显。临床上按其主要表现而分为3型：即以周围循环衰竭为主的休克型；以呼吸衰竭为主的脑型；上述两型兼有的混合型。中毒型菌痢病情变化快、死亡率高。因此应早期明确诊断，及时组织有效的抢救。

2．夏秋痢疾流行季节，凡小儿突然高热或虽体温不高而伴有寒战，并出现面色苍白、烦躁、四肢厥冷、皮肤花纹症，应考虑中毒型菌痢；腹泻伴有上述症状，血压正常或偏低者，可以按中毒型菌痢治疗；对可疑病例，可用温盐水灌肠，取可疑灌取物作显微镜检查，亦可用棉拭子插入直肠内采取标本镜检；对上述情况作大便培养及涂片检查。凡有红、白细胞而又无其他原因可解释者，可作为确诊病例。

3．与中毒型菌痢流行季节相同，临床起病急，以高热、抽搐为主要表现的疾病有：流行性乙型脑炎，该病有脑膜刺激征，脑脊液有变化等可以此鉴别；脑型疟疾，大便无脓血样，显微镜下不见红细胞、脓细胞及巨噬细胞，血涂片找到疟原虫为确诊依据。

4．中毒型菌痢的治疗，应采用综合性措施，强调争分夺秒地进行抢救。主要措施为：扩充血容量、纠正酸中毒；降低颅压，纠正呼吸衰竭；人工冬眠疗法；抗胆碱能药物的应用；选择使用血管活性药物；足量、短程糖皮质激素的应用；有效抗菌药物联合应用等。

5．近年来，由于痢疾杆菌耐药菌株的出现，因此，细菌性痢疾抗生素应用，应根据当地药物敏感情况，选用由肠道吸收的药物如：磺胺嘧啶、四环素族抗生素、氯霉素、氨苄西林、头孢噻肟等。对于重症患者宜先使用注射药物，并注意采用化学结构不同的药物联合应用，使用氯霉素时，应注意对骨髓造血功能抑制的毒副作用。慢性菌痢的治疗应强调提高机体抵抗力，才能有利于抗菌药物充分发挥功效，使疾病治愈。

【学习思考题】

1．细菌性痢疾的临床类型有哪些？各型临床表现特点是什么？
2．细菌性痢疾与阿米巴痢疾如何鉴别？
3．细菌性痢疾如何选择抗菌药物？
4．中毒型菌痢发病机制、临床表现特点是什么？
5．中毒型菌痢应与哪些疾病相鉴别？鉴别要点是什么？
6．如何早期诊断中毒型菌痢？其抢救措施是什么？

第三节 霍 乱

1. 了解本病的病原体、流行病学、发病机制与病理。
2. 掌握本病的诊断及鉴别诊断。
3. 掌握本病的治疗。

【自学时数】

2 学时。

霍乱是由霍乱弧菌引起的急性肠道传染病。临床表现轻重不一,轻者仅有轻度腹泻;重者剧烈吐泻大量米泔水样排泄物,严重失水、肌肉痉挛与周围循环衰竭等为特征,多呈暴发性流行,病死率高。典型表现在我国目前已不多见,而以轻型散在发病。

霍乱弧菌的两个不同生物型即古典生物型及埃尔·托生物型在形态及血清学方面几乎一样,两种弧菌感染者的临床表现和防治措施基本相同。因此,无须分别命名为霍乱及副霍乱,已统称为霍乱。

【病原学】

1966 年国际弧菌命名委员会正式统一命名,将霍乱弧菌分为两个生物型:①古典生物型是霍乱的病原体;②埃尔·托生物型,是副霍乱的病原体。这两个生物型除某些生物学性状有所不同外,在形态学、血清学等方面几乎相同。两型弧菌均为革兰阴性弧菌,菌体短小,呈弯曲逗点状,长约 $1.5\sim3.0\mu m$,宽约 $0.3\sim0.4\mu m$,直接用患者的米泔水样粪便作涂片检查时,可见弧菌呈鱼群样排列,菌体一端有鞭毛,活动力强。具有嗜碱性和严格的需氧特点,最适宜的 pH 值为 $7.6\sim8.0$,但在 pH6.0~9.0 亦可生长。在碱性蛋白胨水增菌培养基培养 6 小时,即可在液体表面大量繁殖,并形成菌膜;在碱性琼脂培养基上 18~24 小时,出现无色透明或青灰色、光滑、扁平菌落。

两种弧菌对干燥、日光、热、酸及一般消毒剂甚为敏感,在直射光线照射下 1 至数小时死亡,干燥 2 小时或加热 56℃ 10 分钟,弧菌即可死亡,煮沸后立即被杀死。接触 1:5 000~1:10 000 盐酸,1:500 000 高锰酸钾或 2% 漂白粉后 5~10 分钟即死亡。

霍乱弧菌在正常胃酸中能生存 4 分钟,在未经处理的粪便中存活数天。在 pH7.6~8.8 的浅井水中和江河水中古典生物型霍乱弧菌存活 1 周,埃尔·托生物型分别存活 3 周和 5 周。在海水中埃尔·托弧菌可存活 10~13 天,最长者可达 10 个月。霍乱弧菌在新鲜蔬菜、牛奶和鲜肉中能生存数天。

【流行病学】

(一) 传染源

患者和带菌者是霍乱的传染源。中、重型患者的吐泻物中含菌多，急性期患者每毫升粪便含有 $10^7 \sim 10^9$ 弧菌，污染面广，是主要传染源，对本病传播有重要意义，但较易被发现，而随之隔离治疗。轻型患者排菌较重型为少，症状轻，仅有腹泻，偶有呕吐、恶心等症状，极易与胃肠炎混淆，因而延误隔离治疗，而成为传染源。潜伏期为数小时至 5 日，通常为 $2 \sim 3$ 日。本期有排菌现象，可造成早期传播。健康带菌者多不易检出，在散播疾病上起着重要作用。恢复期带菌者，持续排菌时间一般不超过发病后的 4 周，90％以上患者在发病后 2 周内终止排菌，排菌持续时间长短可能与临床类型有关。各带菌者的流行病学的意义，与带菌者本人的职业、居住条件、卫生习惯和文化生活水平等因素有关。

(二) 传播途径

粪－口途径传播。可通过水、食物、生活接触，苍蝇媒介等传播。主要借水传播。饮用水源（井水、河水）受患者的吐泻物和带菌者的粪便污染后，易引起暴发流行。

(三) 人群易感性

人群普遍易感。本病流行期间男女发病率无差异。在新感染区，成人比儿童容易受到感染。而在地方流行区，儿童的发病率显然较成人为高。此外，营养不良、胃酸缺乏、胃大部切除或迷走神经切除术等皆成为霍乱感染的诱发因素。若经过有效的预防接种，或感染本病后在一定时期内，可以产生免疫力，但不持久。

(四) 流行特性

1. 地方性与外来性：霍乱主要在东南亚地区经常流行，由古典生物型所致的霍乱流行于印度恒河三角洲，由埃尔·托生物型引起的霍乱原流行于印度尼西亚的西里伯岛。历次世界性大流行皆由以上地区传播出来。我国发生的霍乱系从国外输入，属外来性传染病。自第一次世界大流行期间（1817~1823 年）霍乱首次传入我国以来，至 1948 年为止，我国曾发生多次霍乱大小流行。建国后，进行了广泛的预防工作，使霍乱迅速得到控制。近年来由于国际交往增多，应警惕本病有传入的可能，1961~1971 年 10 年中副霍乱波及五大洲 60 多个国家和地区，此次被称为第七次"霍乱"世界大流行，也波及到我国。埃尔·托霍乱弧菌引起的第七次世界大流行于 1961 年经广东省阳江市传入我国后，先后发生过三次大流行。第一次流行 1961~1964 年，第二次流行 1978~1981 年，1981 年以后，每年的霍乱发病数都维持在同一水平，但总的呈下降趋势。第三次流行 1993~1995 年。1993 年埃尔·托霍乱在东南亚一些国家全面再次暴发，我国也受到威胁。上述情况表明，在我国发生的这三次流行的病例数逐次增多，波及面越来越广，流行时间与亚洲其他地区颇为一致。

2. 传播方式：霍乱常以水型暴发流行，一般先发生于沿海港口、江河沿岸及水网地区，再借水路交通线传播，所以流行时发病率甚高。近年来增加了经航空线作远距离的传播。

3. 季节性：霍乱为热带地区传染病，全年均可发病，但在各流行地区仍有一定的季节性，主要视气温和湿度是否有利于霍乱弧菌生长、是否易于使水源污染、人群是否密集等而定。

【发病机制与病理】

正常胃酸可杀死霍乱弧菌。当胃酸浓度低下或入侵病菌数量较多时，未被胃酸杀死的弧菌进入小肠，穿过粘膜表面粘液层以后，弧菌产生的特殊寄生因子使之粘附于上皮细胞毛刷状缘表面，借以抵抗肠蠕动及肠液的清除作用。弧菌在碱性肠液中迅速大量繁殖，并释放肠毒素，毒素引起小肠过度分泌是由于激活环磷酸腺苷（cAMP）介质系统的缘故。

当霍乱肠毒素到达小肠粘膜上皮细胞，即与肠粘膜上皮细胞膜的受体在 1 分钟内结合，因而激活粘膜细胞中的腺苷环（化）酶（AC），使三磷酸腺苷（ATP）变成环磷（酸）腺苷（cAMP），因此细胞内环磷酸腺苷含量增多，促使细胞一系列酶反应的进行，使肠细胞分泌功能增强，肠液分泌大量增加，超过肠道再吸收能力，出现剧烈水样腹泻，导致等渗性脱水。因胆汁分泌减少，且肠液中有大量水、电解质及粘液，所以吐泻物呈米泔水样。严重脱水后，血液浓缩，且血管张力减低，因而血压下降，继使肾脏缺血、缺氧，导致肾小管上皮细胞的变性、坏死，造成肾功能减退、少尿、无尿及酸中毒。由于脱水、低钠、低钙使肌肉神经连接点的兴奋性增加而出现肌痉挛。

除肠毒素为本病的主要致病因子外，内毒素、溶血素、粘蛋白酶及其他代谢产物也有一定的致病作用。内毒素及其他酶可作用于肠粘膜，引起粘膜损害及炎症，出现临床的早期腹泻。内毒素经肠吸收后可引起毒血症，使中枢神经系统及自主神经系统调节失常，但本病由于腹泻严重，内毒素吸收量很少，因此其致病作用并不重要。

霍乱主要死亡原因为循环衰竭和尿毒症，突出的病理变化为严重脱水，常见皮肤干而发绀，皮下组织及肌肉极度干瘪，心、肝、脾等脏器均见缩小。肠胃道的浆膜层干燥。肠内充满米泔水样液体，偶见血水样物。肠粘膜轻度发炎、松弛，一般无粘膜上皮脱落或溃疡形成，偶有出血。小肠活检仅显示轻微的非特异性炎症。胆囊内充满粘稠胆汁。肾小球及间质毛细血管扩张，肾小管上皮细胞浊肿、变性及坏死。其他组织、脏器亦可有出血及变性等变化。

【临床表现】

两种生物型弧菌所致霍乱的临床表现基本相同，但埃尔·托生物型所致的霍乱轻型较多。潜伏期为数小时至 6 日，一般为 1～3 日。

（一）典型病例的病程

1. 泻吐期：所有病例均有腹泻，其中绝大多数以剧烈腹泻开始，每日可达十余次，甚至难以计数。腹泻多为无痛性，少数患者可因腹直肌痉挛而引起腹痛；无里急后重；最初腹泻物内含粪质，以后成米泔水样，无粪质，鱼腥味，含大量片状粘液；大便量多，每次超过 1000mL。呕吐多出现在腹泻以后，呈喷射性和连续性，呕吐物呈米泔水样或清水样，此期持续十几小时至 2 日。

2. 脱水期：由于频繁地腹泻和呕吐，大量水和电解质的丧失，患者迅速出现典型脱水和周围循环衰竭表现，烦躁不安、口渴、声嘶、发绀、眼球下陷、两颊深凹、口唇干燥，皮肤弹性消失、手指皱瘪、呼吸增快、神志淡漠或呆滞等，各处肌肉痉挛，尤以腓肠肌及腹直肌为甚。腹呈舟状，似有柔韧感，肠鸣音减弱。脉搏细速而弱、血压下降、心音低弱、尿量减少，体表温度下降，成人肛门温度多在正常范围，或略有升高，80% 儿童的肛温有升高现象。成人神志一般都维持清楚，昏迷多见于儿童。此期约数小时至3日。

3．恢复期（反应期）：若经及时治疗，于脱水纠正后，大多数症状可逐渐消失而恢复正常。患者腹泻次数减少，甚至停止。声音恢复，皮肤湿润，尿量增加，体温回升。约1/3患者可能因残存肠内的毒素重被吸收，有1～3日反应性发热，极少数患者，尤其是儿童可有高热或过高热。

（二）临床类型

霍乱病情表现轻重不一，受感染后可无任何症状，仅呈排菌症状，称为接触带菌者或健康带菌者，属隐性感染。其排菌期一般为5～10日。有临床症状者按脱水程度、血压、脉搏及尿量等将患者分为4型：

1．轻型：患者略感不适。每日腹泻数次，大便稀薄，有粪质，无脱水表现，血压、脉搏均正常，血浆相对密度（比重）在1.026～1.030之间，尿量无明显减少。

2．中型：吐泻次数较多，有典型米泔水样大便，明显脱水，血压降低，收缩压90～70mmHg，脉搏细数，血浆相对密度（比重）在1.031～1.040之间，24小时尿量在500mL以下。

3．重型：患者极度软弱。重度脱水，休克，血压低甚至不能测出，脉细数常不能触及，血浆相对密度（比重）>1.041，尿极少或无尿。

4．暴发型：亦称"干性霍乱"，罕见。起病急骤，不待典型的泻吐症状出现，常因循环衰竭而死亡。

【实验室检查】

（一）血液检查

等渗液的缺少导致低血容量和血液浓缩，后者表现为血细胞比容和血浆相对密度（比重）的升高。白细胞可增至（25～60）×10⁹/L，中性粒细胞和单核细胞比例增高。血清钾、钠、氯化物、碳酸氢盐降低，血pH下降，非蛋白氮或尿素氮增加。治疗前由于细胞内钾离子外移，血清钾浓度可在正常范围内；当酸中毒纠正后，钾离子移入细胞内，即出现低钾血症。

（二）尿液检查

尿液检查可有蛋白、红细胞、白细胞和管型。

（三）细菌学检查

1．病原鉴定：在流行季节，对泻吐患者做常规泻吐物悬滴及染色检查，如发现运动力强，呈穿梭状快速运动，其形态为逗点状，则有助鉴定。将粪便标本直接或于碱性蛋白胨水增菌后接种在肉浸膏琼脂上培养一夜。对生长出的可疑或典型菌落进行糖发酵反应、霍乱红试验和凝集试验，以确定病原。

2．病原鉴别：须做羊红细胞溶血试验、鸡红细胞凝集试验等，对上述试验，古典生物型全部呈阴性反应，而埃尔·托生物型呈阳性反应。第Ⅳ组霍乱噬菌体裂解试验，古典生物型呈阳性反应，埃尔·托生物型呈阴性反应。

（四）血清学检查

常用者为血清凝集试验。5周内未接受预防接种的患者，如凝集效价于病程2周达1:100以上，已接种效价超过1:200以上，或初次检查凝集效价呈低于1:100，但是复查时逐渐升高者皆有诊断价值。除凝集试验外，尚有杀弧菌试验、毒素中和试验等。

【诊断】

按流行病学资料，临床表现和实验室检查作综合分析。

1. 凡有下列其中之一项者即可确诊：①有泻吐症状，粪便培养分离出霍乱弧菌。②在流行期间，流行区域内如患者具备本病的典型症状，即使粪便培养阴性而无其他原因可查者，亦可确诊。③有可疑的腹泻等症状，于发病后 1～2 周内血清凝集效价达 1:100 以上，或复查凝集效价逐渐升高者（患者于 6 周内未给予霍乱预防接种）。

2. 凡有下列两项之一者，即属疑似病例：①非疫区首发病例，具备本病典型症状，在细菌培养尚未肯定前，应先按疑似患者处理。②流行期间，新、老疫区内有腹泻症状而无其他原因可查者，先按疑似患者处理。凡疑似病例，如粪便培养隔天 1 次，连续 3 次阴性，可否定诊断。

【鉴别诊断】

1. 典型霍乱临床表现也可由不凝集弧菌和产肠毒素的大肠杆菌引起。前者生化反应与霍乱弧菌相同，但血清凝集反应阴性；后者可致休克型腹泻，发病初期的临床表现难与霍乱区别，其病程一般少于 36 小时。

2. 细菌性食物中毒：进食不洁食物史，常同餐而集体发病，潜伏期短，呕吐一般在腹泻之前，腹泻常伴明显腹痛，粪便呈黄水样，有恶臭。腹泻量有时虽也较多，但出现明显失水和循环衰竭者不多见。

3. 恶性疟疾胃肠型：除有不同程度发热外，剧烈呕吐和腹泻为其主要表现，部分患者腹痛剧烈，类似急腹症。凶险发作同时呈寒冷型者，由于体温低下并出现循环衰竭现象，易与霍乱混淆。血片和骨髓片寻找疟原虫及粪便悬滴检查和细菌培养可为鉴别诊断依据。

4. 急性细菌性痢疾：腹泻常伴有腹痛和里急后重，粪便量少，呈脓血样，痢疾杆菌培养阳性。

5. 急性砷中毒：主要表现为急性胃肠炎症状，粪便为黄色或灰白水样，常带血；严重者有尿量减少，甚至尿闭、循环衰竭等。检查粪便或呕吐物砷含量可明确诊断。

【并发症】

1. 急性肾功能衰竭：由于低血容量休克得不到及时纠正而引起，低钾也可加重肾脏损害，表现为不同程度的尿量减少和氮质血症，严重者出现尿闭，患者可因尿毒症而死亡。

2. 代谢性酸中毒：严重腹泻，碱离子丢失过多；急性肾脏损害，肾小管排出氢离子和吸收钠离子的功能发生障碍，血中碳酸氢钠浓度降低，体内酸性代谢产物积留致酸中毒。患者主要表现为呼吸深而快，轻度酸中毒者表现软弱、头昏、头胀等症状。中度酸中毒者表现嗜睡、口渴、少尿等症状。严重者出现精神恍惚或躁动不安，最终昏迷。此时脱水貌加重，两颊潮红，口唇呈樱红色，血压下降，脉快而细弱，四肢厥冷。

3. 急性肺水肿：代谢性酸中毒可导致肺循环高压和肺水肿，但较少见；大量不含碱盐水的补充也可加重肺循环高压。为避免肺水肿的发生，应及时纠正酸中毒，同时应注意补液量与速度的掌握。

4．低钾综合征：钾盐大量丧失，血钾显著降低，可出现全身肌肉张力减低、反射消失、鼓肠、心动过速、心搏无力、心律不齐等症状及心电图变化（Q－T时限延长，T波后出现U波，T波平坦或倒置等）。

【治疗】

（一）一般治疗

患者应及时严密隔离，至症状消失6日后，粪便培养隔日1次，连续3次阴性时，可解除隔离出院。对其泻吐物及食具、用具等均需彻底消毒。卧床休息，剧烈呕吐则禁食，一般情况好转可给予茶、米汤等饮料，以后视病情而增改饮食。

（二）补液疗法

补液疗法是治疗霍乱和副霍乱的主要措施。

1．静脉补液法：及时和适当的补充液体和电解质是取得满意疗效的关键。开始静脉输液以生理盐水快速静脉滴注。20世纪60年代开始，国外有人采用2:1溶液来治疗，取得满意疗效，此液含2份生理盐水与1份等渗（1.4%）碳酸氢钠或1/6 mol/L乳酸钠溶液；也有人采用了5:4:1溶液（每升含氯化钠5g、碳酸氢钠4g和氯化钾1g），其电解质浓度与粪便中相应电解质浓度相似，输液开始时应迅速输入，待血压回升后，则减慢输液速度。并可改用3:2:1液体（5%葡萄糖3份、生理盐水2份、1/6 mol/L乳酸钠或1.4%碳酸氢钠1份）。补液量和输液速度根据失水程度而定，病情严重者每分钟的入液量可达50～100mL，直至桡动脉搏动增强而有力时再减慢速度。24小时的补液量在轻型、中型和重型患者分别为3 000～4000mL、4000～8 000mL、8 000～12 000mL。补液量也可根据血浆相对密度（比重）计算，血浆相对密度（比重）上升0.001时（正常值为1.025），成人需补液为4mL/kg体重，婴儿、幼年儿童10mL/kg体重。成人和儿童总量的40%，分别于15和30分钟内输入，余量分别于2小时和3～4小时输完。补液量的不足和时间的拖延促使肾功能衰竭等并发症的增加；补液量过多过快易发生肺水肿。补液期间应密切观察颈静脉充盈情况和肺部听诊，以避免肺水肿的发生。

碱性药物的补充使代谢性酸中毒迅速得到纠正也是治疗成功的重要条件。碳酸氢钠能迅速纠正酸中毒，乳酸盐则于1～2小时内使酸中毒徐缓得到纠正。钾盐可由静脉或口服给予，一般对中度和重度脱水病者，补钾总量约为3～6 g/24小时。

2．口服补液：霍乱患者口服氯化钠溶液后不能吸收，但钾和碳酸盐可以吸收，对葡萄糖吸收能力也无改变，且葡萄糖可促进氯化钠和水分的吸收。因此，对轻、中型患者可予口服补液，对重症患者先给予静脉补液，待休克纠正、情况改善后，再改为口服补液。口服补液配方很多，常用者为每升水中含葡萄糖20g、氯化钠3.5g、碳酸氢钠2.5g、氯化钾1.5g。补液加温后口服或经鼻饲管注入。在第1个小时成人口服补液量为每小时700mL，儿童每小时15～25mL/kg，腹泻严重时补液量可适当增加。以后每6小时口服量按前一个6小时输出液量的1.5倍计算。呕吐并非是口服补液的禁忌，但呕吐量应计算在补液量中。蔗糖可以代替葡萄糖，同样可以取得满意疗效，蔗糖用量为葡萄糖的2倍，因蔗糖在小肠中水解为葡萄糖和果糖，后者并不能促使水和氯化钠的吸收。

3．儿童补液：儿童患者粪便中的钠含量较成人为少，因此补液中钠含量须相应减少，以避免高钠血症的发生。儿童对低钾血症亦较成人敏感，所以钾的补充应及时和足量。儿童补液量易过量，其补液量应计算准确。

（三）病原学治疗

补液疗法是治疗霍乱的第一步措施；使用抗菌药物作为霍乱的病原治疗，已成为第二步治疗措施。虽然四环素族如多西环素对霍乱仍有效，但耐药菌株逐渐增多，故目前常选用喹诺酮类如诺氟沙星 200mg，每日 3 次口服；环丙沙星 250～500mg，每日 2 次口服，亦可静脉滴注，剂量为 200mg，1 日 2 次，以上两药可任选一种，连用 3 日。其他磺胺类药物、氯霉素、红霉素亦可应用。抗生素对肠毒素所致病理过程无治疗作用，但由于上述药物能够抑制霍乱弧菌的生长，故能缩短排菌时间与减少带菌现象。

（四）其他治疗

经足量补液后血压仍未回升，可酌情应用多巴胺等血管活性药物；病情危重者可短期加用糖皮质激素，如氢化可的松 100～400mg 静脉滴注，每日 1 次；出现心功能不全时，除暂停输液外，可用毒毛旋花甙 K 0.25mg 或毛花甙丙（西地兰）0.4mg 加入 25％葡萄糖液中缓慢静脉注射；有肌肉痉挛者，以 10％葡萄糖酸钙 10～20mL 静脉注射；出现急性肾功能不全无尿时，则予透析疗法，并按急性肾功能不全处理；剧烈呕吐而无高热或鼓肠者，可用阿托品；呃逆可用针刺膈俞、乳根穴。

【预防】

1．控制传染源：健全国境及交通检疫，夏、秋季开设肠道门诊，如发现患者及疑似病例，应在 30 分钟内向防疫部门及时报告病情，并就地隔离治疗，对疫区内接触者应隔离观察 5 日。

2．切断传播途径：搞好环境卫生，加强饮水消毒和食物、食品卫生管理。对患者或带菌者的粪便，其他排泄物和用具衣被等应妥善处理。消灭苍蝇，加强个人卫生。

3．降低人群易感性：按疫情、地点及职业，定期普遍进行预防接种，皮下注射霍乱菌苗 2 次，间隔 1～4 周，加强接种每 6 个月 1 次。

自学指导

【重点难点】

1．霍乱是由霍乱弧菌两个不同生物型引起的烈性肠道传染病。临床上典型表现以剧烈泻吐、严重失水、肌肉痉挛与周围循环衰竭等为特征。但目前已少见，而不典型轻型多见。

2．典型病例临床分为泻吐期、脱水期、恢复期。剧烈、无痛性腹泻、米泔样泻吐物为其重要特点。一般诊断不难。但轻型患者临床表现为急性胃肠炎症状，必须加强临床观察，及时作出明确诊断。其确诊依据为粪便培养霍乱弧菌阳性者。对于任何疑似病例，严格隔离、密切观察，及时做出肯定或否定诊断。

3．霍乱的主要并发症为急性肾功能衰竭、代谢性酸中毒、急性肺水肿、低钾综合征，及时预防治疗并发症是治疗取效的关键。

4．治疗原则应严密消毒隔离。补液疗法是主要措施。补液中注意水与电解质、酸碱平衡极为重要。临床应根据不同的情况采用静脉、口服补液。抗菌治疗亦为重要措施，常用抗生素为喹诺酮类药物。

5．建国后，霍乱在我国一度绝迹。但随着国际交往频繁，应加强预防性措施，避免该病由境外传入。一旦发生疫情，应采取紧急措施控制该病传播，管理传染源，切断传播途径，防止疾病流行。

6．目前科学家已经测完了霍乱细菌的全部基因序列。研究人员选择了霍乱弧菌的 ELT 或 N16961 菌株测序，而它们造成了最近霍乱的大流行。其基因组由两条圆形染色体上所包含的不到 4000 个基因所组成，其中较大的染色体 I 包含了大部分的致病基因。这一进展应有助于开发减毒活疫苗以提供快速抗霍乱的免疫力。以前，这种疫苗的开发由于缺乏对基因的认识，至今未能获得进展。

【学习思考题】

1．霍乱各型临床表现特点是什么？
2．霍乱诊断依据、鉴别诊断要点是什么？
3．霍乱主要并发症的特点是什么？
4．霍乱治疗措施是什么？

（钱士明　杨继兵）

第四节　疟　　疾

【目的要求】

1．了解本病的病原学、流行病学、发病机制和病理。
2．掌握本病的诊断和鉴别诊断。
3．掌握抗疟疗法的临床应用。

【自学时数】

2 学时。

疟疾是疟原虫经按蚊传播引起的传染病。主要通过雌按蚊叮咬人体而感染，疟原虫先经血侵入人肝细胞进行裂体增殖，再侵入红细胞内繁殖，引起红细胞周期性大批破裂而发病。临床特征以周期性寒战、高热、大汗为特点，可反复多次发作，久则出现贫血和脾肿大。恶性疟发热不规则，常侵犯内脏，引起凶险发作。

【病原学】

寄生于人体的疟原虫有 4 种：间日疟原虫、三日疟原虫、恶性疟原虫和卵形疟原虫。国内卵形疟原虫少见。

疟原虫的生活史包括无性生殖和有性生殖两个阶段，无性生殖在人体内进行，为裂体增殖；有性生殖在人体内开始，大部分是在雌按蚊体内完成，为孢子增殖。

（一）疟原虫在人体内阶段

1. 红细胞外期（红细胞前期）：子孢子随蚊叮咬人体后进入血液，约在 30 分钟内侵入肝细胞内进行裂体增殖。恶性疟原虫 5～6 日，间日疟原虫 8 日，卵形疟原虫 9 日，三日疟原虫 11～12 日，发育成裂殖体，成熟的裂殖体可分裂成数千到数万个裂殖子。大量裂殖子胀破肝细胞逸出，大部分侵入红细胞，开始红细胞内期，一部分被吞噬细胞吞噬消灭，一部分再度侵入肝细胞，进行裂体增殖，并在肝细胞内持续循环，不断释放裂殖子进入红细胞内，成为复发的根源。故常认为间日疟、三日疟和卵形疟的复发可能与本期有关，而恶性疟无本期，故一般无复发。

2. 红细胞内期：

（1）裂体增殖：裂殖子侵入红细胞内先后发育成小滋养体、大滋养体、裂殖体，裂殖体增殖后产生大量的裂殖子，红细胞被胀破后释放出裂殖子和代谢产物，引起临床典型的疟疾发作，其大部分侵入其他红细胞重复上述裂体增殖而引起周期性临床发作。间日疟原虫、卵形疟原虫，裂体增殖一代需 48 小时，恶性疟原虫约为 24～48 小时，三日疟原虫则为 72 小时。

（2）配子体形成：经过几代裂体增殖后，部分裂殖子侵入红细胞后发育为雌、雄配子体，配子体可生存 60～80 日，随后被吞噬细胞吞噬或退变而消失。如配子体被雌按蚊吸入胃内，则在蚊体内进行有性生殖。

（二）疟原虫在蚊体内的阶段

1. 蚊体内有性生殖：当按蚊叮咬患者时，配子体随血液进入蚊胃，在适宜温度下，雌、雄配子体发育成雌、雄配子，两者在蚊胃中结合成合子，合子发育成动合子，动合子钻至胃壁外膜组织下发育成囊合子。

2. 蚊体内孢子增殖：囊合子经孢子增殖发育成孢子囊，含有很多个孢子，囊被胀破后子孢子便散入体腔，大部分子孢子进入蚊唾液腺内，当蚊叮咬人体吸血时，子孢子随唾液进入人体而感染，所以子孢子具有传染性。

【流行病学】

1. 传染源：疟疾患者及带虫者。

2. 传播途径：经带有子孢子的雌按蚊叮咬人体而传播。国内传播疟疾以中华按蚊、微小按蚊及雷氏按蚊等为主要媒介。中华按蚊为平原及湖沼地区间日疟流行的主要媒介；微小按蚊和雷氏按蚊为长江以南山区疟疾传播的主要媒介。少数可因输血传播，偶见通过胎盘感染胎儿。

3. 人群易感性：人群对疟疾普遍易感。感染后虽有一定免疫力，但不持久。各型疟疾之间无交叉免疫。反复发作后产生 IgM、IgG 和 IgA 抗体，当 IgG 抗体高水平时，不仅可抑制临床症状发作，而且能抵抗同株或同种疟原虫再感染。有阻止原虫侵入红细胞、抑制红细胞内期原虫的增殖及增强细胞吞噬能力的作用。宿主体内的免疫反应不能完全消灭疟原虫，疟原虫的持续存在，反而成为免疫性持续的条件，称为带虫免疫。

4. 流行特征：疟疾几乎遍及全世界，主要流行热带、亚热带地区，其次温带地区。我国除西北高原、西北及北部的干燥沙漠地区、东北山区和西北黄土高原外，均有疟疾流行。间日疟流行最广，遍及热带与温带地区。恶性疟以热带地区为主。三日疟在我国少见，仅在南方山区呈散发性分布；在云南和海南岛偶见卵形疟。我国以北纬 25°以南山区为高疟区，恶性疟多于间日疟，目前主要疟区为黄淮江河平原间日疟流行区。部分地区全年均可发病，大多数地区流行于夏秋季节。农村发病率高于城市。

【发病机制与病理】

以往认为，疟疾发作由于疟原虫裂殖体成熟后，含虫红细胞破裂，裂殖子、疟疾色素、疟原虫代谢产物及细胞分解产物进入血流所引起的异性蛋白反应引起临床典型症状。疟疾发作时间与红细胞内期疟原虫的裂体增殖一代的时间相一致。目前研究认为，疟原虫侵入血循环后即诱导单核吞噬细胞产生白细胞介素－1（IL－1），IL－1则活化T细胞，使其产生白细胞介素－2（IL－2）、干扰素－γ（IFN－γ）等；IL－2又促使肿瘤坏死因子（TNF）产生。IL－1和IFN－γ又联合刺激单核吞噬细胞扩大产生TNF。患者体内TNF大量增加而直接作用于体温调节中枢，引起寒战、高热，继之大汗的临床症状。TNF既可杀伤疟原虫，又可造成氧自由基释放，致血管内皮广泛损伤，各组织器官发生病理改变。TNF亦可抑制骨髓生成红细胞，增强吞噬细胞破坏感染的红细胞及吞噬正常的红细胞，加之原虫本身对红细胞的破坏，导致贫血等一系列临床症状出现。恶性疟原虫繁殖迅速，且能侵犯不同龄的红细胞，在短期内可使10%的红细胞被感染、破坏，故贫血发生早而显著。间日疟常侵犯网织红细胞，受染红细胞一般不超过2%，故贫血较轻；三日疟原虫侵犯衰老红细胞，受染红细胞一般不超过1%，故贫血不显著。贫血有无、轻重，除与疟原虫种类有关外，还决定于感染的轻重、病程的长短及造血系统的代偿能力。鉴于患者贫血程度常远远超过受染红细胞的数量，故有人认为贫血发生机制，与由粘附于红细胞膜的抗原抗体复合物结合补体而导致溶血（Ⅱ型变态反应），或是红细胞生成受到抑制和巨噬细胞加强对感染疟原虫红细胞的吞噬有关。

脑型疟疾的发病机制过去有很多学说，但均缺乏有力的佐证。近年来的研究认为，恶性脑型疟疾因脑血管广泛地含虫红细胞并粘附于血管内皮，阻塞血管，妨碍了脑组织的气体交换，导致脑缺氧，代谢紊乱，加之原虫有毒因子作用等，从而造成严重的脑部病变和神经症状。

现已证明，感染恶性疟原虫的红细胞表面存在某种致密电子物质，并构成感染红细胞表面分布均匀的结节。感染红细胞即通过这些结节粘附于人脑毛细血管内皮细胞上，然后再进一步聚集流过的红细胞，最终造成脑毛细血管床的阻塞，从而引起脑型疟疾的一系列症状。

疟疾的病理改变主要是单核吞噬细胞系统增生所致。疟原虫在人体内增殖引起强烈的吞噬反应，由于间日疟原虫和三日疟原虫红内期裂体增殖在周围血中进行，以致全身单核吞噬细胞系统显著增生，肝脾肿大，骨髓增生。周围血中单核细胞增多，血浆球蛋白升高。恶性疟原虫的红内期裂体增殖多在内脏微血管内进行，以内脏受损为主，特别是脑损害明显。

复发与再燃：疟疾多次发作后，由于产生免疫力，原虫大部被消灭，发作可自行停止，转入隐匿期。残存的红细胞内期原虫，可能因抗原变异，免疫逃避，重新大量繁殖，再次发作，称为再燃。恶性疟易于再燃，间日疟、三日疟如无彻底治疗，亦常再燃。间日疟、三日疟初发患者经治愈或自然痊愈，过一段时间，血中又出现原虫或伴有症状，称为复发。

【临床表现】

潜伏期：间日疟 10～15 日，三日疟 20～28 日，恶性疟 7～14 日。

（一）典型发作

1．间日疟：常呈间日定时寒热发作。

（1）寒战期：突起畏寒，继之剧烈寒战，面色苍白、口唇发绀、肢体厥冷、皮肤呈鸡皮样，虽盖多层衣被，仍觉寒冷，发抖，脉速有力，寒战持续 30～60 分钟。

（2）高热期：寒战末期体温开始升高，寒战停止后，继之高热常达 40℃ 或 40℃ 以上，面色潮红，皮肤灼热，头痛剧烈，全身酸痛，乏力，口渴，烦躁，甚至谵妄，脉速有力，本期持续 2～6 小时。

（3）大汗期：病后 3～7 小时，全身大汗淋漓，大汗后体温迅速下降至正常或正常以下，自觉症状明显好转，但有疲乏感，本期持续 2～3 小时。

整个发作期一般为 6～10 小时，随后为间歇期，此时无明显症状。每隔日发作 1 次，发作数次后可自行停止，但易复发，少数可自愈。

2．三日疟：每隔 2 日发作 1 次，典型发作与间日疟相似，一般症状较间日疟轻，易复发，且复发时限较长，很少自愈。

3．恶性疟：寒战，出汗不明显，主要为发热，热型多不规则，以弛张热多见，可每日或间日寒热发作，可持续发热 36 小时，常无明显的缓解间歇，严重者可致脑型疟疾。贫血和脾肿大明显，治愈后不易复发。

4．典型发作的体征：

（1）脾肿大：多次发作后脾脏肿大，质软，有压痛，病愈后逐渐缩小。反复发作的慢性患者脾肿大明显，质硬。

（2）肝肿大：肝脏轻度肿大，可有压痛，肝脏有不同程度损害，肝功能可有一定的改变。

（3）贫血：反复发作引起贫血。恶性疟最明显，间日疟次之，三日疟最轻。

（4）可有唇鼻部疱疹。

（二）凶险发作

起病急，病情危重，主要发生于恶性疟，偶见于间日疟和三日疟。

1．脑型疟疾：多见于缺乏免疫力或免疫力低下的儿童及初进入疟区的人群，而又未能及时诊治者。急起高热、剧烈头痛、呕吐、抽搐、谵妄或昏迷，脑膜刺激征阳性，并可出现瘫痪、失语、反射亢进及病理反射阳性，严重患者可发生脑水肿、呼吸衰竭而死亡。血片或骨髓片可查见疟原虫。脑脊液压力增高，细胞数多数正常，偶有增加〔（10～20）×10^6/L〕，但生化检查正常。

2．超高热型：体温迅速上升至 41℃ 以上，持续不退。患者呼吸急促，皮肤灼热，干燥或呈青紫色，烦躁不安，谵妄、昏迷，并伴发惊厥或抽搐，大小便失禁，常在数小时内死亡。

3. **胃肠型**：除寒战、高热外，恶心呕吐、腹泻频繁，水样便或血便，可伴剧烈腹痛。部分患者以腹痛为主，而无腹泻，易误认为急腹症。严重者脉搏细弱，血压下降、皮肤湿冷、冷汗、体温下降，少尿或多尿，未及时治疗则死于急性肾功能衰竭。

（三）复发与再燃

1. **复发**：疟疾停止发作进入潜伏期，如血中红细胞内期疟原虫已消失，而继发性红细胞外期的裂殖子，再次侵入红细胞内引起发作称复发。其临床症状与初发相似，一般较轻，或呈不规则发热。间日疟复发多在1年以内，三日疟在2年以内，恶性疟无复发有再燃。

2. **再燃**：疟疾发作数次后，由于患者体内产生一定免疫力或未经彻底治疗而暂停发作，进入潜伏期，但红细胞内疟原虫未完全消失，再经几周后，免疫力相对下降，又出现临床发作称为再燃。其发作临床表现与初发相同，但较轻，再燃多在初发后3个月内出现。

【实验室检查】

（一）血常规

多次发作后红细胞、血红蛋白均降低，白细胞总数正常或减少，单核细胞可增多。

（二）疟原虫检查

疟原虫检查是确诊的依据。恶性疟一般在发热期或退热后数小时内采血涂片，或用划皮法采组织液涂片。其他疟疾，可随时采血检查，涂厚薄片各一，染色后详细镜检。阴性者必要时可采用骨髓涂片。

（三）免疫检测

1. **抗原检测**：以特异的单克隆抗体检测疟原虫的特异性抗原。方法有直接法、竞争抑制法和双抗体夹心法等。WHO推荐应用Dipstick方法诊断疟疾，敏感性达84.2%～93.9%，特异性达81.1%～93.5%，操作简单，易学，且快速稳定，适用于流行病学调查。原理为利用恶性疟原虫能够合成和分泌一种稳定的富组蛋白Ⅱ（HRPⅡ）水溶性抗原，以其制备的单克隆抗体滴于免疫层析条上，经过吸附、洗涤与显色，检测血中的HRPⅡ。缺点是难以检出尚处于潜伏期或血中仅含成熟配子体的恶性疟原虫。

PCR技术及DNA探针技术直接测原虫DNA或抗原蛋白印迹检测皆可应用。

2. **抗体检测**：疟疾发病3～4周后才有明显抗体，对于现症疟疾检测意义不大，可作为血清流行病学检查。

【诊断】

1. **流行病学资料**：好发于夏、秋季节，曾有流行地区居住或停留史，近年来有疟疾发作史，近期接受过输血。

2. **临床表现**：周期性寒战、高热和大汗，继之缓解间歇，脾肿大、贫血、唇鼻部疱疹等。脑型疟疾，急起高热、寒战、抽搐与昏迷等。

3. **实验室检查**：血片发现疟原虫是本病确诊依据。临床上高度疑似疟疾而多次血片检查阴性时，可做骨髓涂片检查疟原虫，其阳性率较血片高。免疫学检测多用于流行病学调查。

4. **治疗性诊断**：临床高度疑似疟疾而血片查不到疟原虫，可应用氯喹或蒿甲醚3日作治疗性诊断。一般在服药 24～48 小时后发热被控制，而未再发作者可能为疟疾。如发热不能控制，基本上可排除疟疾。

【鉴别诊断】

（一）一般疟疾应与下列疾病鉴别

1. 伤寒：起病缓慢，持续高热，一般无寒战、大汗，有特殊中毒状态，相对缓脉，玫瑰疹，白细胞总数减少，嗜酸性粒细胞减少或消失，血肥达反应阳性，血、粪便培养可有伤寒杆菌生长。

2. 血行播散性肺结核：常有结核病史或有与结核患者密切接触史；持续高热、消瘦、盗汗、乏力、食欲不佳、咳嗽、气急等。胸片检查两肺有粟粒状阴影，痰中可找到结核杆菌。

3. 败血症：疟疾不典型者可有稽留热或弛张热，类似败血症，败血症虽有畏寒、发热，但全身中毒症状严重而无缓解间歇期，多有局部感染灶和（或）迁延性化脓病灶，血白细胞总数与中性粒细胞计数常明显增高，但革兰阴性杆菌败血症血白细胞总数不增高，血培养可有致病菌生长。

4. 钩端螺旋体病：平时有疟疾与钩体病流行地区，常于水灾后先后发生两病流行。而钩端螺旋体病急性起病，持续高热，球结膜充血，腹股沟淋巴结肿大，腓肠肌明显压痛，白细胞及中性粒细胞计数可增高，青霉素治疗有效。早期血、尿培养常查见钩端螺旋体，PCR检测以及酶免疫试验检测早期 IgM 抗体阳性；晚期凝溶试验阳性，均有助确诊。

（二）脑型疟疾应与下列疾病鉴别

1. 流行性乙型脑炎：急性发病，持续高热、意识障碍、抽搐、呼吸衰竭和脑膜刺激征阳性。但一般无寒战、大汗，脾脏不肿大，无贫血。脑脊液细胞数（50～500）×10^6/L，蛋白质轻度增高，糖正常或稍高，氯化物正常。血片检查找不到疟原虫，而血补体结合试验阳性。

2. 中毒性痢疾：突起高热、昏迷、抽搐，甚至呼吸、循环衰竭，血白细胞总数升高，肛拭子或粪便镜检有脓细胞、白细胞、红细胞。

【并发症】

（一）黑尿热

疟原虫感染患者先天缺乏葡萄糖－6－磷酸脱氢酶（G－6－PD）或其他红细胞酶使红细胞膜稳定性受到破坏，导致溶血，奎宁和伯氨喹等抗疟药治疗是其诱因。临床表现为寒战、高热、腰痛、呕吐、腹痛，尿量骤减，尿呈暗红色或黑色的血红蛋白尿，尿中出现白蛋白、管型、上皮细胞及血红蛋白。发作期含虫红细胞首先溶解，故血中原虫不易找到。近半数患者有进行性贫血，黄疸及肝功能异常。病后极软弱，恢复慢，易复发。多次复发，可因心力衰竭、急性肾功能衰竭及肝坏死而死亡。

（二）疟疾肾病

1. 急性肾衰竭：恶性疟反复发作，可出现进行性少尿或无尿，无明显溶血及血红蛋白尿。轻者表现为水肿，少尿，血压升高，尿中有蛋白质，红细胞及管型。抗疟原虫药物和血液透析治疗有效。

2. 肾病综合征：主要见于三日疟长期反复发作后，也见于恶性疟，表现为进行性蛋白尿、贫血与水肿，为疟疾抗原抗体复合物沉积于肾小球毛细血管基底膜与血管间质所致。抗疟药治疗在肾病早期可获明显效果，晚期效果差。

【治疗】

发作期应卧床休息，寒战期应加盖衣被，注意保暖，高热时可予物理降温，酌予解热剂，多饮水，流质饮食；吐泻明显者可输液；严重贫血者可输血、给予铁剂及高蛋白饮食。

（一）普通疟疾抗疟原虫治疗

1. 控制发作：采用杀灭红细胞内期疟原虫的药物即可控制发作，常用药物如下：

（1）氯喹（chloroquine）：对红细胞内裂殖体有杀灭作用，能迅速控制各型疟疾症状。本药排泄慢，作用持久，疗程短，副作用少。每片 0.25g（含基质 0.15g），首次 1.0g（4片），第 2、第 3 日各服 0.5g（2片），共 8 片。副作用有头晕、头痛、恶心、呕吐等。过量可引起心律不齐、心动过速。老年与心脏病患者慎用。

（2）哌喹（piperaquine）与磷酸哌喹（piperaquine phosphas）：作用类似氯喹，半衰期 9日，故有长效作用。其基质吸收差，不苦；磷酸盐吸收快，味极苦。哌喹每片含基质 0.3g，磷酸哌喹每片 0.2g（基质 0.15g），口服药剂基质 0.5g，8～12 小时后 0.3g（恶性疟 0.6g）。

（3）甲氟喹（mefloquine）：系由美国研制的 4 - 氨基喹啉类药物，具有杀灭红细胞内期裂殖体作用。因其半衰期约 1 个月，故为长效抗疟药。1 次顿服 6 片（1.5g）。

上述药物实际应用中均会产生不同程度的耐药，尤其是恶性疟原虫，故应用时要及时观察其实际效果。对耐氯喹恶性疟或上述药物治疗无效的耐药原虫株治疗，可采用下述方法。

1）蒿甲醚（artemether）：系我国通过构效关系找到的一种青蒿素衍生物。蒿甲醚抗疟作用为青蒿素的 10～20 倍，毒性较低，但有一定胎毒作用。主要作用于疟原虫滋养体的膜结构，干扰线粒体功能，从而杀死血中裂殖体。本品为油性注射液，每支 80mg（1mL），肌内注射，第 1 日 320mg，第 2 和第 3 日各 160mg。

2）奎宁（quinine）：作用与氯喹相似而药效稍弱，口服吸收快，排泄快，持续时间较短，副作用较大，在氯喹耐药时选用。常用硫酸盐，0.3g/次（每片 0.3g），1 日 3 次，疗程5 日。孕妇、心肌病患者禁用。

3）咯萘啶（malaridine）：系我国研制的苯骈萘啶类药物，每片 100mg，第 1 日 200mg/次，共 2 次，第 2、第 3 日每日 1 次，300mg/次，口服。2～3mg/kg，臀部肌内深部注射；3～6mg/kg，加入 5% 葡萄糖液中，静脉滴注。

4）卤泛群（halofantrine）：对恶性疟多重耐药株均有效，同时对间日疟原虫、三日疟原虫也有效。500mg/次，每隔 6 小时 1 次，共 3 次，既可口服，也可注射。临床上生物耐受性良好，过量服用可出现溶血并对肝脏有损害。

对于多重耐药的恶性疟原虫株可以联合用药治疗，如青蒿琥酯或蒿甲醚与甲氟喹联合应用，或奎宁联合四环素或多西环素治疗。

2. 防止复发：采用杀灭肝内红细胞前期疟原虫的药物即可防止复发。以伯氨喹啉（primaquine）为首选。伯氨喹啉能杀灭肝细胞内红细胞前期与继发性红细胞外期疟原虫及各种疟原虫的配子体，故可防止复发及传播，但对裂殖体作用差，不能控制发作。每片 13.2mg，含伯氨喹基质 7.5mg，3 片/次，每日 1 次，连用 8 日，口服。恶性疟无红细胞外期，为防止复发，可口服伯氨喹啉 4 片，以杀灭配子体。

（二）凶险发作

1．高效快速抗疟治疗：

（1）蒿甲醚注射液：160mg/次，肌内注射，第 1 日 2 次，以后每日 1 次，疗程 3 日。

（2）咯萘啶注射液：3～6mg/（kg·d），加 5% 葡萄糖溶液或生理盐水中，静脉滴注，或分次肌内注射，疗程 2～3 日。

（3）氯喹注射液：每日剂量各为 1.5、0.5、0.5g，稀释为 1mg/mL，静脉滴注，疗程 3 日。

（4）二盐酸奎宁注射液：每日 1.5g，稀释为 1～1.5mg/mL，静脉滴注，滴速不宜过快，疗程 3 日。注意第 1 日剂量应在入院后 12 小时内输入。

上述各药物在患者清醒后，尽早改为口服。可在抗疟治疗同时加用地塞米松，可减轻发热反应。

2．对症治疗：

（1）高热惊厥：可物理降温，或（和）给予安乃近、氯丙嗪、地西泮、地塞米松等。

（2）脑水肿：应用甘露醇等脱水剂，1～2g/（kg·次），20～30 分钟静脉滴注完，视病情 4～6 小时重复 1 次；亦可应用东莨菪碱防治呼吸衰竭，必要时加用洛贝林、尼可刹米等呼吸兴奋剂，吸氧并保持呼吸道通畅。

（三）黑尿热

1．立即停用可能引起急性溶血的药物如奎宁、伯氨喹啉等，如血中仍有疟原虫，则改用氯喹或青蒿素等治疗。

2．糖皮质激素控制溶血。常用地塞米松 10～20mg/次或氢化可的松 200～300mg/次，加入补液内，静脉滴注，1 日 1 次。

3．碱化尿液，防止肾小管阻塞，用 5% 碳酸氢钠 250～500mg/次，1 日 1 次，静脉滴注。

4．肾衰者可给予透析疗法。

5．低分子右旋糖酐 500～1000mL/d，静脉滴注，改善微循环。

6．贫血严重者，小量多次输新鲜血。

7．心力衰竭者，可给予毒毛花苷 K 或毛花苷丙，患者应卧床休息至急性症状全部消失后 10 日，以防心力衰竭。

【预防】

（一）控制传染源

1．根治疟疾患者：对疟疾患者应及时给予根治，常用氯喹与伯氨喹啉联合治疗。

2．根治带疟原虫者：对 1～2 年内有疟疾病史，血中查到疟原虫和脾肿大者，进行抗复发治疗。常用乙胺嘧啶 50mg/次，连服 2 日，共 8 片，并同时服用伯氨喹啉 22.5mg/次（基质），1 日 1 次，连用 8 日，口服。

（二）切断传播途径

消灭蚊虫，彻底消除按蚊寄生场所，并用敌敌畏和马拉硫磷等杀虫剂喷洒灭蚊。

（三）保护易感人群

1. 个人防护：防蚊可用蚊帐、纱窗等；驱蚊用蚊香。在野外或夜间工作时，皮肤外露部位可涂擦驱蚊剂。

2. 预防服药：对高疟区人群在流行季节定期服药，预防感染。选用乙胺嘧啶 50mg/次（基质），每 14 日 1 次，口服，或乙胺嘧啶每次 25mg/次（基质），每 7 日 1 次；氯喹 0.5g（2 片），每 10 日 1 次，口服。接受输血者可用氯喹 0.25g，1 日 1 次，连用 3~5 日，口服。

自学指导

【重点难点】

1. 疟疾是常见病、多发病，疟原虫的无性生殖在人体内进行，为裂体增殖，其有性生殖在人体内开始，则在蚊体内进行。要彻底治愈疟疾，必须控制疟原虫在人体内各阶段的裂体增殖，以杀灭裂殖体，达到控制临床发作及根治的目的。主张氯喹与伯氨喹啉联合疗法，两药同时应用，或氯喹服完后再继服伯氨喹，如疟原虫对氯喹耐药，改用硫酸奎宁、蒿甲醚、咯萘啶与伯氨喹合用，用法同前。在疟疾高发区常用乙胺嘧啶进行预防性治疗。

2. 抗疟药物治疗时应注意下列几个问题：

(1) 氯化奎宁是含有尼古丁的有毒物质，不能服用，与硫酸奎宁不同，因此在市场购买时要分清。

(2) 氯喹的致死量与治疗量比较接近，前者是后者的首次剂量的 4 倍，有报道顿服氯喹 8 片可致死，且氯喹过量可引起严重的中毒反应，如严重心律紊乱、房室传导阻滞，类似阿-斯综合征，甚至心脏停搏死亡。因此，应严格控制氯喹剂量。氯喹剂量有 8 片疗法和 10 片疗法，国外一般采用 10 片疗法，国内在大量临床实践中发现 8 片疗法与 10 片疗法的疗效相似，均可控制临床发作，所以国内一般用 8 片疗法，首次 4 片，第 2、第 3 日，每次 1 片，1 日 2 次，或每次 2 片，1 日 1 次，口服。

(3) 伯氨喹啉治疗剂量一般不易引起毒性反应，顿服大量或疗程过长可出现中毒反应，表现为唇及肢端发绀或畏寒、高热、腰痛、血红蛋白尿、黄疸等急性溶血反应，严重者有少尿、尿闭、昏迷等，可因尿毒症死亡，多见于伯氨喹啉的 8 日疗法，应立即停用伯氨喹啉。发绀可用美蓝治疗。严重溶血反应可用糖皮质激素、5% 碳酸氢钠、少量多次输新鲜血液、低分子右旋糖酐等治疗。因此，要向患者交待清楚伯氨喹啉的毒性反应，特别是门诊患者。

(4) 二盐酸奎宁注射液、磷酸氯喹注射液对心肌有抑制作用，不能静脉注射，只能稀释后静脉滴注，当上述两药加入液体内，应摇匀后再静脉滴注，并有专人护理，密切观察病情变化。每半小时测血压及心率 1 次。

3. 脑型疟疾是疟疾发作中的常见凶险类型，起病急、病情危重，高热、剧烈头痛、呕吐、抽搐、谵妄，很快进入昏迷。因此应首先选用有效抗疟药物静脉滴注，如磷酸氯喹注射液，或磷酸咯啶注射液，或盐酸奎宁注射液，稀释后缓慢静脉滴注，或蒿甲醚注射液肌内注射，患者清醒后改用口服氯喹，同时应用糖皮质激素、低分子右旋糖酐以及对症处理，维持电解质平衡，纠正酸碱平衡失调。

4．疟原虫检查应注意下列几点：

（1）厚片原虫数量多，较易找到，但形态较难识别；薄片原虫数量少，但较易分类识别，故一般应同时在1张玻片上做厚薄涂片各1块，先在厚片中查找有无疟原虫，然后以薄片分类鉴定。

（2）初发患者血片中原虫数量较少，宜多查几次。

（3）部分具有免疫力者，虽带有原虫但无症状，故血中存在原虫仍需结合临床，判定是否确患疟疾。

（4）血片常用罗蔓诺夫斯基（Romanowsky）、吉姆萨（Giemsa）或瑞特（Wright）3种染色法，效果近似，以后者简便，其标本不需事先固定。

【学习思考题】

1．疟疾临床特征是什么？为什么出现疟疾临床发作？
2．叙述普通疟疾的治疗原则。
3．疟疾凶险发作的机制是什么？有哪些主要临床类型？应选用哪些抗疟药物治疗？
4．黑热病的主要临床表现有哪些？其治疗原则是什么？

第五节　流行性脑脊髓膜炎

【目的要求】

1．了解本病的病原学、流行病学、发病机制和病理。
2．掌握本病的诊断和鉴别诊断。
3．熟悉本病的治疗。

【自学时数】

2学时。

流行性脑脊髓膜炎简称流脑，是由脑膜炎双球菌引起的化脓性脑膜炎，致病菌自鼻咽部侵入血循环，形成败血症，最后局限于脑膜及脊髓膜，形成化脓性脑脊髓膜病变。临床主要表现为突起高热、头痛、呕吐，皮肤粘膜瘀点、瘀斑和脑膜刺激征。致病菌可不侵犯脑膜而仅表现为败血症，也可仅局限于鼻咽部，无任何症状，或仅为轻度上呼吸道感染，亦可呈暴发型发作。

【病原学】

脑膜炎双球菌属奈瑟菌属，革兰阴性球菌，肾形或卵圆形，多成对排列，或四个相连。该菌仅存在于人体，可自带菌者的鼻咽部及患者的血液、脑脊液和皮肤瘀点、瘀斑中检出。在脑脊液涂片时病原菌主要见于中性粒细胞内，仅少数在细胞外。病原菌能形成自身溶解酶，如保存在培养基上不予接种，可在数小时内破坏死亡。故采集标本必须及时送检，最好床旁接种。本菌对干燥、寒、热及一般消毒剂极为敏感，此菌能分解葡萄糖、麦芽糖，产酸不产气。

根据菌群特异性多糖抗原，以凝集反应、琼脂扩散试验等方法将脑膜炎双球菌分成 A、B、C、D、X、Y、Z、29E、W135、H、I、K 和 L，共 13 个血清群。A、B、C、W135 和 Y 群为主要致病菌，其中以 C 群致病力最强，B 群次之，Y 群最弱。其他各群常为鼻咽部带菌。在我国，流行菌群以 A 群为主，B、C 群较少。近年发现本菌对磺胺耐药，以 B、C 群最严重，A 群亦上升。

【流行病学】

1. 传染源：带菌者和患者是本病的传染源。带菌者为本病散布传染的主要因素，患者在潜伏期和发病后皆有传染性，病后传染期一般不超过 10 日，由于发病后被迫卧床，与人群接触机会少，故作为传染源的重要性相应减少。流行期间一家有两人以上的发病者占 2%～4%，所以直接由患者传播较少。流行期间人群带菌率显著增高，可达到 50% 以上，而非流行期人群的带菌率较低而稳定。根据国内调查，在非流行期内，B 群常是带菌中最多的菌群，可占 60%～70%，其次为 C 群、A 群及其他新群。流行期间 A 群带菌率可达 30%～50%，而非流行期 A 群带菌率仅在 1%～3%。以上说明流行期间 A 群带菌率与发病成平行关系。

2. 传播途径：病原菌随鼻咽部的分泌物在咳嗽、喷嚏、说话等时排出，由飞沫直接从空中传播。病原菌在体外活力极弱，通过日常用品间接传播的机会极少，密切接触，如同睡、怀抱、喂乳、接吻等对 2 岁以下儿童传播有重要意义。

3. 人群易感性：人出生 6 个月后来自母体的抗体逐渐下降，以后又因受到脑膜炎双球菌的感染而引起抗体上升，这与本病在各年龄组的发病率有着密切关系。本病在新生儿少见，发病年龄从 2～3 个月开始，6 个月至 2 岁时发病率最高，以后随年龄增长而下降。体液免疫是抵抗病原菌发生全身感染的主要因素，而细胞免疫及鼻咽部局部抵抗力亦起一定作用。带菌者和患者感染脑膜炎双球菌 2 周内特异性免疫球蛋白均有升高。人体可携带致病性很弱的非典型菌株而获得主动免疫。

4. 流行特征：无论散发或流行，发病率随冬季来临而增加，从 1 月开始上升，至 3～4 月为高峰，5 月起下降。较多的室内生活，空气不流通，阳光缺少，居住拥挤，人口流动以及上呼吸道病毒感染等均有利造成流行。

【发病机制与病理】

脑膜炎双球菌侵入鼻咽部后，如人体防御功能正常、免疫力强时，则细菌迅速被消灭。如免疫力较弱，细菌在鼻咽部繁殖，大多数人不出现任何症状，成为无症状带菌者；少数人可有轻度上呼吸道感染的表现，均由此获得免疫力而自愈。当机体抵抗力下降或细菌毒力较强时，病原体即从鼻咽部侵入血液，但大多表现为皮肤、粘膜出血点的暂时菌血症，绝大多数可不治而愈，仅极少数发生典型的败血症和脑脊髓膜炎。病原菌在体内迅速繁殖，同时释放出内毒素。

流行性脑脊髓膜炎暴发败血症休克型，过去称为华－佛综合征，曾认为是双侧肾上腺皮质出血和坏死，引起急性肾上腺皮质功能衰竭所致。现证明是由脑膜炎双球菌脂多糖内毒素作用，使血管致敏性坏死，导致微循环障碍，引起内毒素性休克。脑膜炎球菌脂多糖引起瘀点、瘀斑的作用较其他革兰阴性杆菌强 5～10 倍，也较其他内毒素更易激活凝血系统，故在暴发败血症休克早期即可出现弥散性血管内凝血，从而加重休克、出血，所以患者常在起病后短时间内发生皮肤大片瘀斑、腔道出血和休克。

暴发脑膜脑炎型的发生也和内毒素有关，动物实验证明，脑室内注射脑膜炎球菌内毒素可引起脑膜脑炎综合征。

败血症期的主要病理变化为血管内皮损害，血管壁有炎症和坏死，血管内血栓形成，同时有血管周围出血，出现皮肤、皮下、粘膜和浆膜等局灶性出血。

暴发败血症休克型患者的皮肤血管内皮细胞及其腔内可发现大量脑膜炎双球菌。血管内皮细胞坏死和脱落，血管腔有纤维蛋白－白细胞－血小板血栓。皮肤、肺、心、消化道和肾上腺均有广泛出血，亦可见心肌炎和肺水肿。

脑膜炎期病变以软脑膜和蛛网膜为主。脑膜血管细胞充血、出血、水肿和坏死，大量纤维蛋白、白细胞和血浆外渗。脑脊液混浊或脓性。炎症可波及颅神经及脊神经根。

暴发脑膜脑炎型的病变以脑组织为主，有明显充血和水肿，当水肿的脑组织从颅内裂孔（枕骨大孔或小脑天幕裂孔）突出而形成脑疝。

【临床表现】

潜伏期 1～10 日，一般为 2～3 日。

（一）普通型

最常见，约占全部病例的 90％。按其发展过程可分为三个阶段，但常难以明确划分，病情轻重不一。

1．上呼吸道感染期：可无明显症状，部分患者有咽痛、鼻咽部粘膜充血及分泌物增多等，鼻咽拭子培养可发现脑膜炎球菌。持续 1～2 日。

2．败血症期：起病急骤、寒战、高热、头痛、呕吐、全身乏力、肌肉酸痛、食欲不振及神志淡漠等毒血症症状。幼儿则有啼哭吵闹、烦躁不安、皮肤感觉过敏和惊厥等。约 70％患者全身皮肤及粘膜有瘀点或瘀斑，大小约 1～2mm 或 1～2cm，颜色初为鲜红，后为紫红。最早发生于眼结膜与口腔粘膜，病情严重者瘀点或瘀斑迅速扩大，其中央可呈紫黑色坏死或形成大疱。约 10％患者于发病 2 日后在唇周或颈、背等部位出现单纯疱疹，少数患者脾脏轻度肿大，毒血症严重可出现脑膜刺激征。持续 1～2 日后进入脑膜炎期。

3．脑膜炎期：脑膜炎症状与败血症症状同时出现，也可稍迟出现。高热持续不退，剧烈头痛，频繁呕吐，颈项部疼痛，常有嗜睡、烦躁，甚至谵妄、抽搐、昏迷等，亦可出现呼吸及循环衰竭。脑膜刺激征明显，表现为颈项强直、布氏征及克氏征阳性。

婴幼儿的临床表现常不典型，有高热、呕吐、烦躁、啼哭不安、醒时双目发呆、凝视、惊厥、前囟隆起等，而脑膜刺激征可不明显。

（二）暴发型

起病急骤，病情凶险，如不及时抢救常于 24 小时内死亡，死亡率高，多见于儿童。

1．暴发败血症休克型：突起高热、头痛、呕吐、精神极度委靡、面色苍白、口唇发绀、四肢末端厥冷，皮肤花斑，脉搏细速或触不到，常于起病 12 小时内出现遍及全身的瘀点或瘀斑，且迅速扩大，融合成大片皮下出血，或继以坏死。脑膜刺激征常缺如。脑脊液澄清，细胞数正常或轻度增加，实验室检查常 DIC 指标阳性。

2. 暴发脑膜脑炎型：除高热、瘀斑外，突出表现为剧烈头痛、频繁呕吐、烦躁不安、嗜睡，迅速出现昏迷，反复惊厥。常有阳性病理反射，血压升高，眼底检查可见静脉迂曲，甚至视乳头水肿。部分患者发展为脑疝。枕骨大孔疝者则见昏迷加深，瞳孔边缘不整齐，明显缩小或散大，或忽大忽小，四肢肌张力增强，强直性抽搐。并迅速出现呼吸衰竭，表现为呼吸不规则，快慢深浅不等，或暂停，或为潮式呼吸、叹息样呼吸、点头样呼吸。天幕裂孔疝（颞叶疝）临床表现与上述相似，但呼吸衰竭前常有同侧瞳孔扩大，对光反应消失，眼球固定或外展，对侧肢体轻瘫。

3. 混合型：兼有上述两种暴发型的临床表现，常同时或先后出现，病情最严重。

（三）慢性败血症型

该型少见，主要发生于成人。病程迁延数周或数月，常有间歇性发热，每次发热后约12 小时退热，相隔 1～4 日发作 1 次，不发热时一般情况良好。发热后常成批出现皮疹，以红色斑丘疹最为常见，热退后皮疹亦消退。可有多发性关节痛或渗出性关节炎，少数患者脾肿大。

【实验室检查】

（一）血常规

白细胞总数明显升高，一般在 20×10^9/L 左右，中性粒细胞在 80%～90% 以上。病情危重及老年患者白细胞数可正常或低下。

（二）脑脊液检查

脑脊液压力增高，外观呈混浊如米汤样或脓样，细胞数大于 1000×10^6/L，绝大多数为中性粒细胞，蛋白明显增加，糖明显减少或消失，氯化物降低。

（三）细菌学检查

1. 涂片：皮肤瘀点或瘀斑涂片检查阳性率为 70%～80%，脑脊液沉淀涂片检查阳性率为 60%～70%。

2. 细菌培养：血和脑脊液培养的阳性率较低，须在应用抗菌药物前进行。血培养在败血症期及暴发败血症休克型患者阳性率较高。

（四）免疫学检查

1. 特异性抗原：对流免疫电泳，反向间接血凝试验，酶联免疫吸附试验等，检测患者早期血及脑脊液中脑膜炎双球菌特异性抗原，有助于早期诊断。

2. 特异性抗体：用间接血凝试验，杀菌抗体测定等检测，阳性率 70% 左右。而用固相放射免疫法（SPRIA）可定量测定病原菌特异性抗体，阳性率可达 90%。

（五）聚合酶链式反应（PCR）检测脑膜炎双球菌

PCR 利用体外扩增核酸方法，检测微量 DNA 的存在，具有灵敏性及特异性均高的特征。国外报道血脑脊液检测阳性率 90% 以上，且在用药一定时间后仍可获阳性结果。但该法要求一定实验室设备和严格操作规程，临床广泛运用尚待时日。

【诊断】

1. 流行病学资料：本病流行于冬、春季节，多见于儿童。

2．临床表现：突起高热、头痛、呕吐，皮肤、粘膜瘀点或瘀斑，并在病程中迅速扩大，颈项强直及脑膜刺激征阳性。

3．实验室检查：白细胞总数和中性粒细胞明显增多，脑脊液呈化脓性改变，皮肤瘀点、瘀斑，脑脊髓涂片可发现脑膜炎双球菌，血和脑脊液培养可查出脑膜炎双球菌。

【鉴别诊断】

1．其他化脓性脑膜炎：肺炎球菌性脑膜炎、流感杆菌性脑膜炎、金黄色葡萄球菌脑膜炎等多有原发感染病灶存在。如肺炎球菌性脑膜炎多继发于肺炎、中耳炎，葡萄球菌性脑膜炎多有葡萄球菌败血症、心内膜炎等。前述脑膜炎的发病无明显季节性，确切的鉴别诊断有赖于脑脊液、血液、瘀点或瘀斑的细菌学检查，可发现相应致病菌，并有原发病特殊的临床表现。

2．结核性脑膜炎：多有结核病史或与结核患者密切接触史，起病缓慢，以低热、盗汗、消瘦等开始，1～2周后出现头痛、呕吐、脑膜刺激征等，无瘀点、瘀斑。脑脊液外观呈毛玻璃样，静置后有薄膜形成，细胞数为（50～500）×10^6/L，以淋巴细胞为主，脑脊液沉淀或薄膜涂片、培养、动物接种均可找到结核杆菌。X线检查可发现结核病灶。

3．流行性乙型脑炎：有严格的季节性，多发于7、8、9三个月，以高热、意识障碍、惊厥等脑实质受损症状为主，无皮肤瘀点、瘀斑，脑脊液外观清晰，细胞数为（50×500）×10^6/L，蛋白轻度增高，糖正常或稍高，氯化物正常。血清补体结合试验、血凝抑制试验、特异性 IgM 抗体检测阳性可明确诊断。

4．虚性脑膜炎：败血症、伤寒、肺炎、恶性疟疾、斑疹伤寒等严重全身性感染常有严重毒血症而发生脑膜刺激征。但脑脊液检查除压力增高外，一般正常，且以上各病均有独特的症状、体征和实验室检查，可与本病鉴别。

【治疗】

（一）一般治疗

患者应隔离至症状消失后 3 日为止，病室应空气流通，阳光充足。饮食宜清淡，以流质为主。维持水和电解质平衡。注意皮肤清洁，防止瘀斑感染，昏迷者应防止呼吸道感染和褥疮的发生，应密切观察病情变化。暴发型者应给氧气吸入。

（二）对症治疗

高热者冰袋放置体表大血管部位，冰帽置于头部，或温水擦浴，或氯丙嗪和异丙嗪 0.5～1mg/（kg·次），肌内注射。惊厥者给于地西泮 10mg，肌内注射，10％水合氯醛 10～20mL 灌肠。

（三）抗菌治疗

1．普通型：

（1）青霉素：青霉素在脑脊液中浓度一般为血浓度的 10％～30％，注射普通剂量不能使脑脊液中达到有效杀菌浓度，但注射大剂量可使青霉素能在脑脊液中达到有效浓度，治疗效果满意。青霉素成人剂量 20 万 U/（kg·d），儿童 20 万～25 万 U/（kg·d），每 2～3 小时，静脉注射（限青霉素钠盐）或快速静脉滴注 1 次，疗程 5～7 日。青霉素无特殊副作用。但鞘内注射易导致发热、惊厥、蛛网膜下腔粘连等严重反应，不宜采用。脑膜炎球菌对青霉素一般高度敏感，但近年其耐药株在全球各地均相继出现，主要发生于 B、C 群细菌，细菌相对耐药，不影响大剂量青霉素疗效，且我国流行菌群以 A 群为主，故青霉素应为首选。

（2）氯霉素：易于透过血－脑屏障，脑脊液浓度为血液浓度的 30%～50%。且对脑膜炎双球菌有明显抗菌作用，对青霉素过敏者可选用。剂量为 50mg/（kg·d），口服、肌内注射或静脉滴注。疗程 5～7 日。密切注意毒副反应，尤其是骨髓抑制作用。

（3）头孢菌素：第三代头孢菌素抗菌活性强，抗菌谱广，在正常脑脊液中浓度较低，但脑膜炎时，脑脊液可达到有效浓度，适用于重症且对青霉素过敏及病原不明者。头孢噻肟成人 4～6.0g/d，儿童 100～200mg/（kg·d），分 2～4 次，静脉注射或静脉滴注；头孢曲松成人 2.0g/d，儿童 100mg/（kg·d），1 次给药。疗程 5～7 日。

（4）氨苄西林：对脑膜炎双球菌、流感杆菌和肺炎双球菌均有较强抗菌作用，因此适用于病原尚未明确的重症幼儿患者，剂量为 200mg/（kg·d），分 4 次口服、肌内注射或静脉滴注。

（5）磺胺药物：磺胺类药物能较好地透过血－脑屏障，脑脊液中药物浓度可达血浓度的 50%～80%，耐药菌发生率低的地方仍可使用。磺胺嘧啶（SD）成人 2.0g/次，每日 2 次，口服，儿童 75～100mg/（kg·d），分 2 次口服、肌内注射或静脉注射，疗程 5～7 日。复方磺胺甲基异噁唑也可应用。大剂量磺胺药应用后可在尿中产生结晶，损害肾功能。因此，常同时给等量碳酸氢钠以碱化尿液，并补充足量液体，保证尿量每日在 1200mL 以上。治疗有效者常在 24～48 小时内体温下降，症状改善，否则应及时改用其他药。

2．暴发型：

（1）暴发败血症休克型：以大剂量青霉素治疗，20～40 万 U/（kg·d），用法同前。如青霉素过敏，可选用第三代头孢类抗生素。

（2）暴发型脑膜脑炎：抗生素应用同暴发败血症休克型。

3．慢性败血症型：治疗同普遍型。

（四）抗休克治疗

1．扩充血容量：可用低分子右旋糖酐 500mL，快速静脉滴注，一般每日不超过 1000mL，儿童按 5～10mL/（kg·d），以后输入平衡盐液、生理盐水、葡萄糖液。根据中心静脉压及尿量等调整补液量及速度。

2．纠正酸中毒：可先给予 5%碳酸氢钠 250mL，儿童 5mL/kg，以后根据二氧化碳结合力决定用量。

3．血管活性药物的应用：经过上述处理，如休克未纠正，可应用血管活性药物。首选多巴胺，剂量 2～6μg/（kg·min），根据治疗反应调整速度和浓度。若休克仍未纠正，且中心静脉压反有增高或肺底出现啰音等瘀血体征时，可考虑应用苄胺唑啉治疗，剂量 5～10mg/次，以等渗糖液 500～1000mL 稀释后静脉滴注，开始宜慢，以后根据治疗反应调节滴速。亦可用山莨菪碱，为节后胆碱能阻断剂，解除微血管痉挛、改善微循环等。剂量 0.3～0.5mg/（kg·次），重症可用至 1mg/（kg·次），静脉注射，每 15 分钟 1 次。有效者面色及甲床转红、四肢转暖、血压回升，此时可延长给药时间并逐渐停药。若应用 8～10 次后无效，应改用其他血管活性药物。

4．强心药物：经扩容、纠酸、应用血管活性药物等治疗后，患者血压未回升或回升不满意，心音低钝，则应考虑为心功能不全，可给予快速洋地黄药物，如毛花甙丙或毒毛花貳 K。

5. 糖皮质激素：可有减轻毒血症，稳定溶酶体，解痉、增强心肌收缩等作用，对纠正休克也有一定作用。常用氢化可的松 300～500mg/d，静脉滴注，或地塞米松 10～20mg/d，静脉滴注，疗程不超过 3 日。

6. 抗凝治疗：过去主张早期用肝素治疗，目前一般认为有 DIC 实验室证据外并有深部组织出血或血栓形成表现时，开始肝素治疗。剂量为 0.5～1mg/（kg·次），加入 10% 葡萄溶液 100mL 中，静脉滴注，并根据情况每 6 小时重复 1 次，多数患者应用 1～2 次即可停用。用试管法凝血时间测定作监护，同时输鲜血或血浆，补充凝血因子。

（五）脑水肿治疗

为了减轻脑水肿、降低颅内压，应尽早使用甘露醇治疗，剂量 1～2g/（kg·次），静脉注射或快速静脉滴注，据病情每 4～6 小时 1 次，直至呼吸恢复正常，瞳孔两侧大小相等，血压恢复正常及其他颅内高压症状消失为止。甘露醇可与等渗葡萄糖交替应用。利尿剂及肾上腺皮质激素也可应用，常用呋塞米 40～100mg/d，静脉注射，地塞米松 10～20mg/d，1～2 次，稀释后静脉滴注。

对伴有呼吸衰竭的患者应给鼻导管或面罩吸氧，并用呼吸中枢兴奋剂如洛贝林、尼可刹米、回苏林、利他林等，根据病情可单用或联合应用。呼吸极其微弱或呼吸停止时即应做气管插管或气管切开，进行加压气囊人工呼吸，或应用人工呼吸器。

【预防】

1. 控制传染源：早期发现患者，就地隔离至症状消失后 3 日，但不短于病后 7 日。及时治疗患者，对疑似患者，可服足量的磺胺嘧啶，或复方磺胺甲基异噁唑，疗程 5 日。

2. 切断传播途径：流行期间做好卫生宣传工作，注意个人和环境卫生。室内通风良好，阳光充足，勤晒衣被。儿童尽量避免到拥挤的公共场所，外出戴口罩，减少不必要的集会及探亲访友，尤其不能到患者家中或发病的集体单位。患者及带菌者居住房间可用食醋熏蒸消毒。

3. 保护易感者：与流脑患者密切接触者可用磺胺药物预防，如磺胺嘧啶 1.0g/次，每日 2 次，口服，连用 3 日，同时服用等量的碳酸氢钠。或用复方磺胺甲基异噁唑，每次 2 片，1 日 2 次，口服。或利福平成人 600mg/d，儿童 10mg/（kg·d），分次口服，共 2 日。在流行季节易感人群可用盐开水漱口，或用 0.3% 呋喃西林滴鼻，1 日 2～3 次。也可采用中药如大青叶、板蓝根、金银花、野菊花煎服，或口服生大蒜等均有一定的预防作用。

流脑菌苗预防接种，目前国内有 A 群荚膜多糖疫苗，主要对象为 15 岁以下儿童，30μg 皮下注射，以后重复 2 次，每次相间 1 年，接种后保护率 90% 以上，不良反应少，注射后 2 周左右体内可测出杀菌抗体，持续 2 年以上。

自学指导

【重点难点】

1．本病的致病菌是脑膜炎双球菌，对多种抗菌药物敏感，因此，抗菌治疗非常重要，必须及时控制感染，阻断病情发展，降低病死率。

2．至目前，青霉素对脑膜炎双球菌仍为一种高度敏感的杀菌药物，虽有出现耐药，但多发生于B、C菌群。青霉素不易透过血-脑屏障，即使脑膜炎时亦仅为10％～30％药物透过，但如加大药物剂量可在脑脊液中能达到治疗有效浓度，临床上可获较好疗效。尤其用于败血症患者效果更好，成为目前国内治疗流脑患者多采用的高效、低毒及价廉的抗菌药物。

3．磺胺类药物对脑膜炎球菌敏感，由于磺胺药物耐药菌株增加，目前不常用，但其在脑脊液中浓度较高，约为血浓度的50％～80％，口服及注射均有一定疗效。但本类药物对败血症期患者疗效欠佳，急性期患者因颅内压高易呕吐而难以接受此药口服，且有较大的毒副作用，故一般用于对青霉素过敏及轻症患者或流行期间大面积治疗者。静脉应用时用生理盐水稀释成5％磺胺嘧啶液，缓慢静脉注射，切勿用25％～50％葡萄糖液稀释，否则因酸碱反应易析出结晶，从而引起重要脏器的梗死。在应用磺胺药时，应输入足量的液体，以保证每日尿量在1200以上。注意有无血尿、粒细胞减少症、药物皮疹及其他毒性反应的发生。应用磺胺药物后，若一般情况和脑膜刺激征1～2日内不见好转，或于24小时内进行性加重，均应怀疑有耐药菌株存在，应停用磺胺药，而改用其他抗菌药物治疗。

4．暴发败血症休克型临床特点为休克和弥散性血管内凝血引起的出血，因此要用大剂量抗生素药物联合治疗，及时控制感染。休克时尿量明显减少或无尿，此时不宜选用磺胺类药物，只有当休克逆转后才可应用，并同时进行抗休克及抗凝治疗。抗休克治疗首选扩容，纠正酸中毒，在此基础上血压不能回升或不稳定者加用血管活性药物，如多巴胺、异丙基肾上腺素，或（和）山莨菪碱、东莨菪碱等，必要时加用强心药物。抗凝药物多用肝素等。

暴发型脑膜脑炎在应用大剂量抗菌药物的同时，应使用血管扩张剂如山莨菪碱等及脱水剂如20％甘露醇与50％葡萄糖液交替使用，亦可用地塞米松。必要时用呼吸兴奋剂。

【学习思考题】

1．简述流行性脑脊髓膜炎的诊断依据。

2．流行性脑脊髓膜炎与其他化脓性脑膜炎、流行性乙型脑炎、结核性脑膜炎及中毒型菌痢的鉴别要点是什么？

3．暴发型流脑的急救措施有哪些？

第六节 钩端螺旋体病

【目的要求】

1. 了解本病的病原学、流行病学、发病机制、病理及其与临床的关系。
2. 掌握本病的诊断与鉴别诊断。
3. 熟悉本病的治疗。

【自学时数】

2 学时。

钩端螺旋体病简称钩体病，是由不同血清型的致病性钩端螺旋体（简称钩体）所引起的自然疫源性传染病。临床上以起病急骤、发热、全身酸痛、软弱乏力、结膜充血、腓肠肌疼痛及压痛、淋巴结肿大及压痛为特征。约 10% 的患者病情较重，可出现肾炎、肝大、黄疸、肺出血。主要死亡原因为肝肾衰竭和弥散性肺出血。部分患者在疾病恢复期，出现抗原抗体免疫反应，引起的发热、视网膜炎、脑膜炎及脑血管炎等症状。

【病原学】

钩体纤细而长，一般长约 $6 \sim 12 \mu m$，有 10 余个盘绕紧密而规则的螺旋，在一端或两端弯曲呈钩状。在暗视野显微镜下观察，钩体运动活跃，主要循长轴呈波浪状行进或旋转。在电镜下，钩体是由圆柱状菌体、轴丝和外膜组成。外膜位于菌体的最外层，具有较强的抗原性，宿主感染时首先产生外膜抗体，为保护性抗体。钩体革兰染色呈阴性，镀银染色呈黑色或褐色。

钩体培养需氧，生长较慢，孵育最适宜温度为 $22 \sim 30℃$，最适宜 pH 为 $7.0 \sim 7.5$。在 pH$7.0 \sim 7.5$ 的水或湿土中，钩体可生存 4 周至 3 个月。钩体对理化因素抵抗力较弱，可被紫外线、稀盐酸、漂白粉、苯酚、升汞等迅速灭活，对热抵抗力差，而对低温抵抗力较强。

钩端螺旋体属可分为致病性钩端螺旋体和非致病性钩端螺旋体两大类。致病性钩端螺旋体又分为 200 多个血清型。

【流行病学】

1. 传染源：主要为鼠类和猪，野鼠为稻田型钩体病的重要传染源，而猪为雨季型、洪水型钩体病的主要传染源。其他如牛、犬、羊、猫等也能感染本病成为传染源，蛙也有可能成为暂时性传染源。隐性感染者和恢复期患者的尿中可有钩体排出，但污染环境机会少，故作为传染源有一定限度。

2. 传播途径：带菌野鼠的尿液污染外界环境如田水、塘水、沟水及潮湿泥土等成为疫水，人体接触疫水后，病原体即可迅速通过皮肤粘膜，特别是皮肤破损处侵入体内引起感染。在雨季和洪水季节，由猪粪便外溢，污染环境，人体接触疫水后，常引起感染流行。此外，患钩体病的孕妇可经胎盘使胎儿受染或致流产；处理含菌物或受染动物亦可受染。进食被病鼠污染的食物或带菌的水，钩体经过消化道粘膜进入人体引起感染者少见。

3．人群易感性：人群对本病普遍易感。感染后对本型钩体可产生较强免疫力。一般认为型与型之间无交叉免疫，因此仍可发生再感染。由外地进入流行区的人群，由于缺乏免疫力，较本地人易发病。

4．流行特征：钩体遍及世界各地，尤以热带和亚热带为著。我国已有 25 个省、市、自治区发现本病存在和流行，以南方和西南各省较严重。本病以青壮年农民发病率较高，儿童也不少见，亦见于野外工作者。季节性明显，我国多发生夏、秋季（6～10 月），不同地区季节性有所差别。本病可散在发生，也可暴发流行。

【发病机制与病理】

钩体自皮肤或粘膜进入人体后，迅速经淋巴管和小血管进入血循环，并在血液中大量繁殖和裂解，释放出毒性物质（细胞致毒物质、细胞毒性因子、钩体毒素和各种酶），形成早期钩体血症和毒血症。随着病情发展，钩体进入全身各器官繁殖和裂解，释放出毒素物质与器官组织相互作用，进一步导致全身毛细血管、肝、肾、肺、心、肌肉及中枢神经系统损伤，出现复杂的临床表现和不同的临床类型，此即临床的中期称器官损伤期。在恢复期，当免疫反应增强，钩体在体内减少或消失时，部分患者可出现发热，眼及中枢神经系统等后发损伤。

钩体病临床表现的类型和严重程度与感染钩体的类别、毒力、数量有关，亦与不同地区的人群、机体的个体反应差异不同有关。

主要病理变化：肝肿大，重者肝细胞退行性变及坏死，肝窦间质水肿、肝索分离，汇管区炎症反应，胆小管胆汁淤滞，轻者仅有肝细胞灶性坏死。肺肿胀，严重出血者肺表面呈紫黑色，切面呈弥散性出血性实变，镜检可见肺毛细血管呈高度充血、瘀血以至溢血，但无明显血管破裂现象。肾脏亦肿大，肾小管细胞变性坏死，间质有炎性改变和水肿，偶有小出血灶。骨骼肌特别是腓肠肌肿胀，横纹消失，出血、坏死。心脏扩大，心肌纤维浊肿、变性和灶性坏死，间质水肿、出血。脑膜及脑实质有充血、出血灶，神经细胞变性及炎性细胞浸润。

【临床表现】

潜伏期一般为 7～13 日，平均 10 日左右，最短仅 2 日，最长可达 28 日。本病临床表现多样，症状轻重不一，整个病程可分为三期。

（一）早期（感染毒血症期）

早期约在起病后 3 日内。突出表现是全身感染毒血症症候群，为本病各临床类型的早期共同表现。

1．畏寒发热：起病急骤，发热伴畏寒，少数有寒战，体温可达 39℃ 左右，热型多为稽留热，部分为弛张热，热程一般在 10 日以内，脉搏多增快。

2．全身酸痛：全身酸痛和肌痛明显，多见于四肢及腰背部肌肉，头痛常较显著，持续整个发热期，有时在恢复期较长时间仍有头痛。

3. 软弱乏力：全身软弱乏力，尤其是两腿乏力明显，可致行动困难甚至不能站立或行走，常在热退后仍感软弱乏力。

4. 眼结膜充血：发病第一日即可出现，以后迅速加重，充血呈持续性，重者在热退后仍存在，有时有结膜下出血。一般无分泌物、疼痛或畏光感。

5. 腓肠肌疼痛与压痛：为本病主要表现之一。在发病第一日即可出现。轻者仅有小腿酸胀及轻度压痛，中度者可自觉小腿疼痛，压痛明显，重者可呈刀割样剧痛，轻触即痛，不能行走。中度以上的腓肠肌触痛，对本病诊断意义大。

6. 淋巴结肿大与压痛：多在发病第二日出现，以腹股沟淋巴结肿大为最多见，其次为腋窝淋巴结。单侧或双侧，一般如黄豆至蚕豆大小，质软，多有疼痛或触痛，无红肿及化脓。

以上症状及体征可概括为"三症状"（寒热、酸痛、身软），"三体征"（眼红、腿痛、淋巴结肿大）。此外，尚可有咽痛、咳嗽、咳痰或恶心、呕吐、食纳减退、腹泻等。部分患者可出现轻度肝脾肿大或出血倾向，个别患者可出现中毒性精神症状等表现。

（二）中期（器官损伤期）

中期约在起病后 3～14 日。在早期感染毒血症症状的基础上，出现器官损伤表现，为钩体病临床极期严重反应。可分为以下各型，各型之间可有一定交叉重叠。

1. 流感伤寒型：为本病最常见的临床类型，主要表现为早期感染毒血症症状的继续。体温一般在 39℃ 左右，偶可出现血痰，但无明显内脏器官损伤。轻型患者症状不明显，体温多在 38.5℃ 以下。部分重型患者全身毒血症症状显著，体温多在 40℃ 以上，可出现轻度器官损伤表现和皮肤、粘膜出血，少数出现烦躁、谵语、昏迷、抽搐、中毒性心肌炎及急性溶血性贫血等症状。平均病程 1 周左右。

2. 肺大出血型：是钩体病病情最重，病死率最高的一型，以肺弥散性出血为特征。一般发生在病后第 3～第 5 日，初期毒血症症状可轻可重，病情发展可分三期：

（1）前驱期：患者面色苍白（个别潮红），心慌、烦躁逐渐加重，呼吸、心率进行性增快，肺部呼吸音逐渐变粗，继而出现散在干啰音或局限性湿啰音，可有血痰或咯血，X 线胸片呈散在性点片状阴影或小片融合。

（2）极期：或称出血期。患者面色极度苍白或青灰，口唇发绀，心慌、烦躁迅速加重，呼吸、心率显著增快，双肺满布湿啰音，第一心音减弱或出现奔马律；可有不同程度咯血，少数患者亦可无咯血，X 线胸片双肺呈广泛点片状阴影或大块融合。

（3）垂危期：患者极度烦躁不安，神志模糊甚至昏迷，喉有痰鸣，呼吸不规则或明显减慢，重度发绀，继而口鼻涌出大量泡沫状血性液体，心率减慢，最后呼吸、心跳停止。

以上三个时期，短者数小时，长者 12～24 小时，有时三期不能截然分开。如在前驱期或极期能进行及时有效的治疗，病情可望改善而脱险。偶有暴发起病者，在发病 24 小时内迅速出现肺弥散性出血，几小时内口鼻大量涌血而死亡。

3. 黄疸出血型：此型近年已较少见。临床表现以黄疸、出血和肾功能不全为特征。大多数于发病后第 4～第 8 日出现黄疸并逐渐加深，一般黄疸深者预后较差。肝脏呈轻至中度肿大，少数病例有轻度脾肿大，多数患者可有不同程度的肝功能损害，少数肝实质损害严重导致肝功能衰竭，因肝昏迷而死亡。多数病例有不同程度的出血现象，可有鼻出血，皮肤、粘膜瘀点、瘀斑、咯血、尿血、阴道出血、呕血及便血等，消化道大出血可导致休克而死亡。部分患者可同时伴有肺弥散性出血或因严重的肾上腺皮质出血而导致死亡。肾损害轻重不一，轻者仅有蛋白尿、镜下血尿、少量白细胞和管型，重者可发生急性肾功能不全，出现少尿或无尿，血肌酐及尿素氮增高。严重病例可发生酸中毒、尿毒症昏迷而死亡。急性肾功能衰竭是本型最常见的死亡原因，可占本型死亡病例的60%～70%。

4. 脑膜脑炎型：本型在临床上以脑膜炎或脑炎的症状和体征为主要特征。在钩体病毒血症症候群的基础上，一般于病程第4～第7日，出现脑膜炎或脑炎的症状体征及脑脊液改变。以脑膜炎症状为主者较多见，可有剧烈头痛，频繁呕吐及脑膜刺激征阳性等，一般病情较轻，预后较好。以脑炎或脑膜脑炎症状为主者较少见，可有不同程度的意识障碍、抽搐、颅压增高，一般病情较重，预后较差，严重者可发生脑疝导致急性呼吸衰竭而死亡。脑脊液检查压力正常或增高，约有70%患者细胞数和蛋白轻度增加，糖和氯化物多正常。约有半数患者脑脊液可培养出钩端螺旋体。

5. 肾型：本型以肾实质损害和肾功能不全为特征，而其他主要脏器无损伤或损伤轻微。钩体病患者在急性期出现少量蛋白尿、红细胞、白细胞或管型是较普通的现象，仅把明显蛋白尿、血尿、管型尿伴有肾功能损害与氮质血症而无黄疸与休克者才称为"肾型"。单纯肾型在国内少见。本型早期均有钩体病毒血症症状，多在发病3日后出现肾实质损害。轻者除尿液改变外，仅有轻度血尿素氮增高，重者可有少尿或无尿，血浆尿素氮明显增高，危重患者可出现酸中毒、尿毒症昏迷等。平均病程2～3周，一般预后良好。

（三）后期（恢复期或后发症期）

在起病7～14日以后进入恢复期。多数患者在热退后各种症状逐渐消失而获痊愈，不留任何后遗症，但少数患者在热退后几日至6个月内，个别可长达9个月，再次出现一些症状或器官损害，称后发症。主要与变态反应有关。

1. 后发热：在第一次退热后1～5日，出现第二次发热，热度38℃左右，持续1～2日。也可在青霉素治疗过程中发生，与青霉素剂量和疗程无关。极少数患者在病程第13～第17日可出现第三次发热，持续4～10日退热。

2. 眼后发症：多发生在退热后1周至1个月左右，以葡萄膜炎为主。可表现为虹膜睫状体炎、脉络膜炎或葡萄膜炎，大多能恢复，少数可遗留视力障碍。

3. 神经系统后发症：以闭塞性脑动脉炎为最常见也最严重，也可有后发性脑膜炎、多发性神经炎、脊髓炎和脊髓蛛网膜炎等。闭塞性脑动脉炎多见于12岁以下儿童和青壮年，常在病后半个月至9个月出现。多数患者可无钩体病急性期症状，主要表现为偏瘫和失语。可急性起病、突然发生或缓慢起病、渐进加重；也有反复短暂发作性肢体瘫痪、失语。脑血管造影可见颈内动脉远端和大脑前、中动脉近端狭窄，多数在基底节有一特异性血管网。在一些患者的脑动脉内可找到钩体，故有人认为此后发症可能是钩体本身引起。

【实验室检查】

（一）常规检查

血白细胞总数和中性粒细胞正常或增高，血沉增快，以黄疸出血型明显。除大出血者外，一般为轻度贫血。尿常规：急性期常有少量蛋白、红细胞、白细胞或管型，肾功能损害时则明显增多。

（二）肝功能

黄疸出血型胆红素明显增高，血浆总蛋白减少，白蛋白和球蛋白比例倒置；血清谷丙转氨酶增高，凝血酶原时间延长等。

（三）肾功能

肾功能不全者，血中尿素氮、肌酐增高。

（四）病原体分离

病原体可以从急性期患者的血液和脑脊液或恢复期患者的尿中检出，常采用培养法和动物接种法。培养法用含兔血清培养基，一般需 1 周左右；动物接种用幼龄豚鼠或金地鼠，腹腔接种，阳性者常在 7～14 日内死亡，取其肝、肾做切片培养，可找到钩体。

（五）血清学检查

1. 凝集溶解试验（凝溶试验）：有较高的特异性和灵敏性。用不同型别的活钩体作抗原，凝集抗体一般在起病后 1 周出现，逐渐增高，以单份血清效价超过 1:400 或第 2 次血清效价较第 1 次升高 4 倍以上为阳性。

2. 补体结合试验：补体结合抗体在病程第 3 日即可出现，第 3～第 4 周达高峰，经数月后消失。一次血清效价超过 1:20 为阳性，恢复期血清效价较病初升高 4 倍以上者更具诊断价值。本试验对早期诊断、流行病学调查有一定意义。

3. 间接红细胞凝集试验（间接血凝试验）：将从钩体菌体中提取的一种抗原成分吸附于人"O"型红细胞表面，使红细胞致敏，如遇同种抗体即发生红细胞凝集现象。此试验操作简便，阳性结果较凝溶试验出现早，但特异性不如后者。

4. 酶联免疫吸附试验：用超声波将钩体击碎得到抗原，以酶联免疫吸附法测定患者血清中抗体效价。方法简便，比凝溶试验阳性出现早且更灵敏。

5. 分子生物学技术：采用单克隆抗体分子杂交技术、PCR 技术诊断钩体病已经建立并有初步评价，特别是应用 PCR 技术与分子杂交技术相结合以提高检查的特异性，保持对早期诊断的敏感性，初步显示有较好应用前景。

【诊断】

1. 流行病学资料：在本病流行地区、流行季节，发病前 3 周曾有疫水接触史。

2. 临床特点：急性起病，发热、身痛、全身乏力、眼结膜充血、腓肠肌疼痛和压痛、淋巴结肿大和触痛，或出现咯血、皮肤粘膜出血、黄疸、肝肾功能损害、脑膜刺激征等临床类型的症状。

3. 实验室检查：血白细胞总数和中性粒细胞增高或正常，尿常规异常，血清学检查和（或）病原体分离阳性，可确诊。

【鉴别诊断】

1. 流行性感冒：须与钩体病早期或流感伤寒型鉴别。无疫水接触史，无腓肠肌疼痛或压痛，无腹股沟淋巴结肿大。流感病毒分离阳性或血清学相应抗体检测阳性。

2. 伤寒、副伤寒：须与流感伤寒型鉴别。起病缓慢，无钩体病的"三体征"，可有玫瑰疹，血白细胞总数减少，嗜酸性粒细胞明显减少或消失，血培养可找到伤寒或副伤寒杆菌，血肥达反应阳性等。

3. 肾综合征出血热：早期发热、全身酸痛、乏力、眼结膜充血与钩体病相似，应与钩体病早期和流感伤寒型鉴别；少尿期肾功能衰竭应与肾型鉴别。流行性出血热流行高峰季节为11月至翌年1月，发病与疫水接触无关，结膜充血常伴水肿，腓肠肌疼痛较少见，常无腹股沟淋巴结肿痛。血白细胞总数早期降低，以后增高，可出现较多异型淋巴细胞，尿液有大量蛋白或伴有膜状物，青霉素治疗无效。

4．肺结核咯血：须与肺大出血型鉴别。一般起病缓慢，病程长，无钩体病早期毒血症症状和体征，X线胸片检查有肺结核特征性变化，钩体病的血清学检查呈阴性反应。

5．大叶性肺炎：须与肺大出血型鉴别。无疫水接触史，无流行情况，无结膜充血和腓肠肌压痛；常有单侧胸痛，咳嗽伴铁锈色痰，肺实变体征，X线检查呈大叶性实变。

6．急性黄疸型病毒性肝炎：须与黄疸出血型鉴别。无疫水接触史，起病较缓，无腓肠肌压痛和眼结膜充血。食欲不振等消化道症状显著，黄疸出现较迟，肾损害和出血倾向在早期一般很少出现，钩体病的钩体分离和血清学检查阴性。

7．流行性乙型脑炎：应与脑膜脑炎型鉴别。流行性乙型脑炎流行有严格季节性（7月、8月、9月三个月），一般无腓肠肌疼痛、眼结膜充血、淋巴结肿痛，而高热、昏迷、抽搐多见。鉴别有困难时，应进行病原学和血清学检查。

【治疗】

应强调早期发现、早期诊断、早期治疗原则。

1．一般治疗：患者应尽早卧床休息，尤其是有肺大出血先兆者应绝对卧床休息。密切观察病情变化，及时进行处理。应给予高热量、易消化饮食，补充维生素B族和维生素C，鼓励患者多饮水，必要时输入适量液体。

2．病原治疗：青霉素G对本病早期疗效明显，为首选药物。首次剂量40万U，以防止或减轻赫氏反应。如无明显反应，2小时后可再补足剂量。120万～160万U/d，分3～4次，肌内注射。一般用药后1～2日退热，疗程约为1周。重症病例剂量可加大至160万～240万U/d，分3～4次，肌内注射，并可合用链霉素1.0g/d，分2次，肌内注射。对青霉素过敏者，可用庆大霉素16万～24万U/d，分2～3次，肌内注射，亦可用四环素静脉滴注或口服（1.5～2.0g/d，分3～4次），及多西环素、氨苄西林、阿莫西林等，均有较好疗效。近年国内合成的抗钩体化学药物盐酸甲唑醇和咪唑酸酯亦可选用。

3．对症治疗：高热者可给予物理或药物降温。较重患者除黄疸出血型外应给予镇静剂如苯巴比妥钠0.1～0.2g，或氯丙嗪或异丙嗪各25～50mg，肌内注射。烦躁不安明显者可加用哌替啶（呼吸功能衰竭者不宜用）。

毒血症症状严重或有肺大出血前驱表现者应给予糖皮质激素，氢化可的松200～500mg/d，静脉滴注，一般24小时后即可停用。肺大出血型极期为对抗肺弥散性出血的发展，需用大剂量氢化可的松治疗。具体方法是先用氢化可的松100～200mg，缓慢静脉注射，再用200mg加入等渗葡萄糖溶液100mL中，静脉滴注维持，半小时后症状未见缓解可重复静脉注射，直到患者出现颜面潮红、全身大汗、逐渐安静、肺部啰音停止增加或减少，则表示病情已获控制。氢化可的松总量可达1.0g以上。肺大出血极期患者常有低血压状态，血压常降至收缩压67.5mmHg左右，但切忌加快输液速度和应用升压药，如血压回升过快，常促进肺弥散性出血加速发展。此种血压状态可随临床症状的改善和控制逐步回复正常，一般可不必给予处理。

心率大于 120 次/分时，应使用强心药物，可用毒毛花苷 K0.25mg 或毛花苷丙 0.4mg，稀释后缓慢静脉注射。对黄疸、肾功能不全等应按其治疗原则处理。

4．后发症治疗：后发热一般可采取对症治疗，必要时可短程应用糖皮质激素。眼后发症可扩瞳、眼部热敷、糖皮质激素局部应用或口服等。对神经系统后发症应采用较大剂量青霉素，并加用糖皮质激素以及扩血管药物和碘化钾等，并配合中药治疗。

【预防】

消灭鼠类，管理家畜和预防接种等综合措施是减少本病发生和控制流行的关键。

1．管理传染源：采用多种措施消灭鼠类，管理好各种家畜，提倡圈猪积肥，治疗带菌猪和其他家畜；对本病患者作好床边隔离。

2．切断传播途径：结合农田水利建设，改造烂泥田、荒塘、水洼等疫源地；结合施肥和施放农药改变农田性质，消灭土中钩体；防止鼠尿和病畜尿污染饮水和食物。

3．保护易感人群：加强个人防护措施，在流行地区和流行季节禁止在河沟或塘水中游泳。采用与当地流行一致的多价钩体菌苗在流行季节前 1 个月对流行区儿童、农民和外来参加农业生产人员等进行预防接种。

对接触过疫水的可疑患者可用青霉素 80～120 万 U/d，分 2～3 次，肌内注射，连续 2～3 日，可预防发病和减轻病情。

自学指导

【重点难点】

1．钩端螺旋体病是一种严重危及人民健康和生命的自然疫源性（以野生动物为传染源）急性传染病，应重点掌握本病的临床表现、诊断和鉴别诊断。本病流行于夏秋季，发病前 3 周有疫水接触史，起病急骤，"三症状"和"三体征"为早期毒血症典型症状和体征，而各种不同临床类型均是在此基础上出现不同器官损害的表现，如肺弥散性出血、黄疸、脑膜炎和脑炎的症状和体征、肾损害和肾功能衰竭等。"三症状"、"三体征"也是本病与多种疾病鉴别的要点。诊断和鉴别诊断有困难时，应进行病原体和血清学检查。

2．肺大出血型是国内钩体病最主要的死亡原因，垂危期患者死亡率达 100%，极期患者死亡率达 30%，而前驱期死亡极少。故严密观察病情，正确识别前驱期并给予及时有效的处理，可使病情稳定，大大降低死亡率，故应熟悉该型的临床特征和处理原则。对前驱期患者，在青霉素治疗基础上，应采用氢化可的松静脉滴注和镇静疗法等综合措施。

3．钩体病早期青霉素治疗中出现严重的赫氏反应多发生于注射首剂青霉素后 0.5～4 小时，一般在 2 小时内，表现为突然出现寒战、高热、头痛、心率和呼吸增快，严重者可出现低血压、休克等，一般于 0.5～1 小时后消失，但偶也可促进肺弥散性出血。此反应的发生可能是由于大量钩体被杀灭后释出有毒物质所致，并和机体敏感性有关。对早期重症患者、或可疑肺大出血者，首次应用小剂量的青霉素（40 万 U），并同时或先给予镇静剂和氢化可的松以避免或减轻可能发生的赫氏反应。对已发生赫氏反应者，应给予较大剂量氢化可的松静脉注射或静脉滴注，并加强镇静及抗休克等措施治疗。以防止和减轻赫氏反应。

【学习思考题】

1．钩端螺旋体病早期毒血症的典型表现有哪些？
2．简述钩体病肺大出血型的临床表现及处理原则。

第七节　流行性乙型脑炎

【目的要求】

1．了解本病的病原学、流行病学、发病机制和病理。
2．掌握本病的诊断和鉴别诊断。
3．熟悉本病的治疗。

【自学时数】

2 学时。

流行性乙型脑炎简称乙脑，是由乙脑病毒所引起的以脑实质炎症为主的中枢神经系统急性传染病。主要通过蚊虫传播，流行于夏、秋季节，多见于儿童。临床特点为发病急骤，高热、意识障碍、抽搐、脑膜刺激征及病理反射阳性，重症患者常发生呼吸衰竭，可遗留有神经系统后遗症。

【病原学】

乙脑病毒是一种虫媒病毒，属于病毒科黄病毒属，为核糖核酸（RNA）病毒，呈球形，直径 30～40nm。核心含核心蛋白和单股正链 RNA，核心被外膜包裹，主要含膜蛋白（M）和外膜蛋白（E），后者的棘突具有血凝素活性。乙脑病毒的抗原性比较稳定。病毒能在小白鼠脑组织内传代，亦能在鸡胚、猴肾细胞等组织内生长。

乙脑病毒在外界抵抗力较弱，加热 56℃ 30 分钟、100℃ 2 分钟即可灭活。对低温及干燥耐受力强，用冷冻干燥法在 4℃ 冰箱内可保存数年。常用消毒剂均能灭活，如 5% 苯酚、3%～5% 煤酚皂溶液 1 分钟即有很强烈的杀灭作用。

【流行病学】

1．传染源：乙脑是人畜共患的自然疫源性疾病。人和动物特别是家畜、家禽，如猪、马、牛、猫、狗、鸡、鸭等，感染乙脑病毒后均可成为传染源，但猪是本病的主要传染源。动物感染后无论有无症状，均有短期毒血症，在此期间，对人类则起传染作用。通常在人群中流行前 2～4 周已在动物中流行。

2．传播途径：本病主要通过蚊虫叮咬而传播，库蚊、按蚊、伊蚊的某些种都能传播本病，其中以三带喙库蚊为国内主要传播媒介。此外，我国广东、福建、台湾的蠛蠓也可传播本病。本病毒在蚊体内可随蚊虫越冬，并可经卵传代，成为乙脑病毒的长期储存宿主。

3．人群易感性：普遍易感，但感染后仅少数人出现症状，大多数为隐性感染。流行区人群多数经过反复多次隐性感染，有较高的免疫力，故发病者多见于儿童，但近年来由于儿童和青少年广泛接种乙脑疫苗，成人和老年人的发病率相对增加，但总的发病率明显下降。感染后可获得稳定而持久的免疫力。

4．流行特征：乙脑流行地区分布很广，热带、亚热带及温带地区（北纬 42°以北则无）都流行。主要流行于亚洲。我国除了气候寒冷与雨量稀少的地区，如西藏、新疆、东北北部等，其他各地均有本病的发生和不同程度的流行。有严格季节性，主要发生在夏末秋初，患者多集中在 7 月、8 月、9 月三个月，由于气候关系，南方流行偏早，北方稍迟。由于隐性感染的结果，大多数成年人获得免疫力，故发病主要集中在 10 岁以下的儿童，尤以 2～6 岁儿童发病率最高。性别与发病之间无差异。呈高度散发性，同一家庭中同时有两个患者者少见。

【发病机制与病理】

当带病毒的蚊虫叮咬人体后，病毒进入人体，先在单核吞噬细胞内繁殖，继而进入血循环，形成病毒血症。若人体抗病能力强，可不产生任何症状，即隐性感染而由此产生免疫力。若人体抗病能力低下或病毒量多而毒力强，则病毒可经血循环突破血－脑屏障侵入中枢神经系统，利用神经细胞内的营养物和酶进行繁殖，引起中枢神经系统广泛的病变，可以波及大脑至脊髓，但以大脑皮质、间脑、中脑、基底部脑实质病变最为严重，部位越低病变越轻。

基本病变为神经细胞不同程度的变性与坏死，溶解后形成大小不一的软化灶，以后可以钙化或形成空腔。脑内血管常有扩张、充血，血管内瘀血、附壁血栓及出血灶。血管周围淋巴细胞和单核细胞浸润与胶质细胞增生等。由于以上病变的程度及分布部位各有不同，故在临床上症状表现极不一致。

有报道，如注射百日咳菌苗后，或原有脑猪囊尾蚴病或癫痫等，可降低血－脑屏障功能，促使乙脑发病。

【临床表现】

潜伏期：4～21 日，一般为 10～15 日。症状轻重不一，典型临床经过可分下列各期。

（一）初期

起病急，体温在 1～2 日高达 39℃ 左右，伴有头痛、恶心、呕吐、倦怠或嗜睡，部分患者有颈项强直、抽搐，此期相当于病毒血症期。一般持续 1～3 日。

（二）极期

病程 4～10 日，初期症状逐渐加重，主要表现为脑实质受损症状。

1．高热：体温高达 40℃ 以上，呈稽留热，一般持续 7 日左右，重者可达 21 日，高热持续时间越长，病情越重。

2．意识障碍：为本病的主要症状，其程度轻重不一，自嗜睡至昏迷。昏迷程度愈深，时间越长，则病情愈重。可伴定向力障碍、狂躁、谵妄等。神志不清最早见于病程的第1～第2日，但多见于第3～第8日，通常持续1周左右，重者达4周以上。

3．惊厥或抽搐：多见于重症儿童，常与高热同时出现。可有局部如面肌、手、足抽动，或全身阵发性抽搐，或全身强直性痉挛。历时数分钟至数十分钟，均伴有意识障碍，重者可伴呼吸暂停、发绀。多见于病程的第2～第5日。

4．呼吸衰竭：主要为中枢性呼吸衰竭，多见于重症患者，由于脑实质炎症，尤其是延髓呼吸中枢受累、脑水肿、脑疝和低钠血症所致。表现为呼吸浅表、呼吸节律不齐，如双吸气、潮式呼吸、叹息样呼吸、抽泣样呼吸，甚至呼吸暂停及最后呼吸停止。亦可由呼吸肌麻痹或肺部感染而引起周围呼吸衰竭，表现为呼吸先增快后变慢、胸式或腹式呼吸减弱和发绀，呼吸节律始终整齐。

高热、抽搐、呼吸衰竭是乙脑极期的严重症状，三者相互影响，而以呼吸衰竭最为重要，为致死重要原因。循环衰竭少见，表现为休克、低血压和胃肠道出血。

5．脑膜刺激征及颅压增高：脑膜刺激征表现为颈项强直、克氏征及布氏征阳性，重症患者有角弓反张。颅压增高表现为剧烈头痛、呕吐、血压升高、脉搏变慢，婴幼儿仅有前囟隆起。

6．神经反射：浅反射如提睾反射、腹壁反射减弱或消失。深反射如膝反射、肱反射等先亢进后消失。病理反射如巴氏征阳性，重症患者常出现肢体痉挛性瘫痪。深度昏迷者常有膀胱麻痹、尿潴留等。

乙脑的神经系统症状多在病程10日内出现，是乙脑患者最危险的时期，第2周后少有神经系统症状出现。

多数患者在发病第7～第10日，体温开始下降，病情迅速改善，进入恢复期。少数患者因严重并发症或脑组织损害而死于本期。

（三）恢复期

体温多在3～第5日内退至正常，精神、神经系统症状逐日好转，一般2周左右完全恢复。但重症患者仍可留有低热、反应迟钝、痴呆、瘫痪、失语等，但经治疗在6个月内可能恢复。

（四）后遗症期

约5%～20%重症患者在发病6个月以后，仍留有上述精神、神经系统症状和体征者，即为后遗症。

（五）临床分型

1．轻型：体温38～39℃，神志清楚，可有轻度头痛、嗜睡、呕吐，病程5～7日。

2．普通型（中型）：体温39～40℃，头痛、呕吐较重、嗜睡或偶有抽搐、脑膜刺激征及病理反射阳性，浅反射减弱或消失，病程7～14日。多无恢复期症状。

3．重型：体温40℃以上，神志昏迷，有反复或持续抽搐，浅反射消失，深反射先亢进后消失，早期脑膜刺激征明显，病理反射阳性，病程可达2～4周以上，恢复期多有严重的神经精神症状，部分患者可出现后遗症。

4．极重型：起病急骤，体温于1～2日内升至40℃以上，重度昏迷，持续抽搐。常早期出现瞳孔改变及中枢呼吸衰竭表现。本型凶险，常在3～5日内死于呼吸衰竭或（和）循环衰竭，虽经积极抢救成功，也常有严重后遗症。

【实验室检查】

（一）血常规

白细胞总数增高，一般为（10～20）×10^9/L，中性粒细胞在80％以上。

（二）脑脊液

压力增高，外观清或微混，白细胞数多在（50～500）×10^6/L，个别可高达1000×10^6/L以上，白细胞的多少只反映炎症渗出改变情况，与病情轻重及预后无关。分类则早期以中性粒细胞为主，后期以淋巴细胞为主，蛋白轻度增高，糖正常或偏高，氯化物正常。少数病例于病初脑脊液检查正常。

（三）血清学检查

1．补体结合试验：具有高度的特异性和敏感性，但早期阳性较少，3周后阳性率明显增高，无早期诊断价值，一般用作回顾性诊断。因抗体效价5个月后明显下降，持续时间不长，亦可用于当年隐性感染率的流行病学调查。临床上抗体效价双份血清4倍增加为阳性，单份血清1∶2可疑，1∶4为阳性。

2．血凝抑制试验：血凝抑制抗体在发病后第5日出现，第2周达高峰，抗体维持1年以上，可用于临床诊断和流行病学调查，其效价以双份血清上升4倍为阳性时，可确诊。

3．特异性IgM抗体检查：方法有IgM抗体捕获酶联免疫法（ELISA法）、间接免疫荧光法等。特异性IgM抗体在感染后3～4日即可出现，脑脊液中最早在病程第2日可测到，第2～第3周内高峰，可作早期诊断。

4．反向血凝抑制试验：即以乙脑抗原和单克隆抗体致敏的羊血细胞与被检血清混匀即可产生血凝抑制作用。该试验特异性及敏感性均较好，方法简便快速。

【诊断】

1．流行病学资料：流行地区，流行季节7月、8月、9月三个月；多见于10岁以下儿童。

2．临床表现：起病急，高热、头痛、呕吐、意识障碍、抽搐、病理反射及脑膜刺激征阳性等。

3．实验室检查：血白细胞总数及中性粒细胞均增高。脑脊液检查符合无菌性脑膜炎改变。采用IgM捕获酶联免疫法对患者血清和脑脊液检测特异性IgM抗体阳性，是最有效的早期确诊方法。

【鉴别诊断】

1．结核性脑膜炎：无季节性，多有结核病史，或肺结核患者的接触史。起病较缓，发病前1～2周常有低热、乏力、食欲减退、盗汗等。本病病程较长，有明显脑膜刺激征，意识障碍较轻且出现较迟。脑脊液外观呈毛玻璃样，白细胞分类以淋巴细胞为主，糖及氯化物均降低，蛋白增高。脑脊液放置12～24小时可有网状物及薄膜形成，用其涂片及培养可见结核杆菌。X线胸片及眼底检查有时可见结核病灶。

2．化脓性脑膜炎：流行性脑脊髓膜炎有流行季节，皮肤瘀点、瘀斑，与乙脑不同。其他化脓性脑膜炎可根据年龄、原发病灶等与乙脑相鉴别，并可参考脑脊液检查，如外观混浊，细胞数明显增高（1000～100000）×10^6/L，中性粒细胞占90%以上，蛋白明显增高，糖降低或消失，氯化物明显降低。瘀点或瘀斑及脑脊液沉淀物检查可发现致病菌。血和脑脊液培养亦可发现致病菌。早期不典型病例应动态观察病情和复查脑脊液。

3．脑型疟疾：临床主要表现为高热、昏迷、抽搐，与乙脑相似，但脑型疟疾常有不规则高热，多有脾肿大和贫血，血或骨髓涂片可见恶性疟原虫。脑脊液基本正常。

4．中毒型菌痢：发病季节与乙脑相同，但起病更急，多在发病1日内出现高热、抽搐、昏迷、休克等。作肛拭子或生理盐水灌肠粪便镜检可见脓细胞、红细胞。其培养可见痢疾杆菌。一般无脑膜刺激征，脑脊液多正常。

5．其他病毒性脑炎：临床主要表现与乙脑相似，确诊有赖于病毒分离和血清免疫学检查。

【治疗】

目前尚无特效抗病毒药物，但可试用利巴韦林、干扰素等药物。应积极采用对症措施和护理。重点处理好高热、抽搐和呼吸衰竭等危重证候，可降低病死率和防止后遗症的发生。

（一）一般治疗

1．隔离：患者应隔离在已灭蚊并有防蚊设备的病室，空气流通，安静，室温降至30℃以下。

2．护理：患者多有不同程度的意识障碍，作好口腔清洁，防止继发感染。昏迷患者双目不闭者涂以眼药膏，或用消毒纱布盖上，以保护角膜。受压部位放置气垫，注意皮肤清洁、干燥，每日定期擦拭、翻身、拍背、按摩等，防止褥疮发生，记录出入量。

3．饮食：发热期给予清凉、流质饮食。

4．补液：每日补充足够的液体，成人1500～2000mL/d，小儿50～80mL/（kg·d），并酌情补充钾盐，纠正酸中毒。但输液量不宜过多，以防止脑水肿。

（二）对症治疗

1．高热：体温控制在38.5℃（肛温）为宜，以物理降温为主，可置冰袋于头前额、枕部、两侧颈部、腋下、腹股沟等。也可用温水拭浴或冷盐水灌肠。婴幼儿及老年体弱者可用安乃近滴鼻。防止用过量退热药物致大量出汗而引起虚脱。也可服用小剂量的阿司匹林或消炎痛。高热抽搐者可用亚冬眠疗法，氯丙嗪和异丙嗪各0.5～1mg/（kg·次），肌内注射，每6小时1次。若患者呼吸情况欠佳，可用乙酰丙嗪代替氯丙嗪，剂量为0.3～0.5mg/（kg·次）。用药过程中要注意呼吸道畅通。

2．惊厥或抽搐：按不同原因给以相应处理。

（1）脑水肿所致者，以脱水为主：常用20%甘露醇，1～2g/（kg·次），快速静脉滴注或静脉注射（20～30分钟内）。每隔4～6小时重复1次，也可与50%葡萄糖液60～100mL交替使用。亦可加用呋塞米，40～100mg/次，静脉注射，每4～6小时1次。有脑疝者甘露醇为2～4g/（kg·次）。由脑性低钠引起的脑水肿，可用3%氯化钠液或5%碳酸氢钠。

（2）高热引起者：应以降温为主。

（3）呼吸道分泌物堵塞所致者，应以吸痰、给氧为主，保持呼吸道通畅，必要时行气管切开。

（4）止痉药物应用：

1）地西泮：成人 10～20mg/次，小儿 0.1～0.3mg/（kg·次）（每次不超过 10mg），肌内注射，或缓慢静脉注射。

2）水合氯醛：成人 1～2g/次，小儿 100mg/（岁·次）（每次不超过 1.0g），每 4～6 小时 1 次，鼻饲或保留灌肠。

3）苯巴比妥钠：成人 0.1～0.2g/次，小儿 5～8mg/（kg·次），每 4～6 小时 1 次，肌内注射。本品有蓄积作用，不宜久用。可用于预防抽搐。

4）异戊巴比妥钠（阿米妥钠）：成人 0.2～0.5g/次，小儿 5～10mg/（kg·次），稀释后肌内注射，或缓慢静脉注射。本品有抑制呼吸中枢的作用，因此必须密切观察呼吸变化，发现呼吸减慢时即停止注射。

3. 呼吸衰竭：由于引起呼吸衰竭的原因各不相同，应具体分析，进行综合抢救。

（1）属阻塞性呼吸障碍引起者，则应加强保持呼吸道通畅的各种处理，如定时吸痰，体位引流，雾化吸入，鼻饲竹沥水、必嗽平等。必要时气管插管或气管切开。

（2）若由脑水肿、脑疝所致者，则用大剂量脱水剂、糖皮质激素等。有心功能不全者，应先用毒毛花苷 K 或毛花苷丙纠正。

（3）中枢性呼吸衰竭：因延脑麻痹所致，如尚有自动呼吸但减弱者，应用呼吸兴奋剂，如首选洛贝林，成人 3～6mg/次，小儿 0.15～0.2mg/（kg·次），静脉注射或静脉滴注。亦可用尼可刹米、回苏林、利他林等。可单独应用，亦可联合应用。当自主呼吸停止，应立即使用人工呼吸器或人工加压气囊呼吸。

（4）血管扩张剂的应用：常用东莨菪碱、山莨菪碱以改善微循环，减轻脑水肿。东莨菪碱成人 0.3～0.5mg/次，小儿 0.02～0.03mg/（kg·次）；山莨菪碱成人 10～20mg/次，小儿 0.5～1mg/（kg·次）。稀释于葡萄糖液中，静脉注射，每 20～30 分钟 1 次。

4. 循环衰竭：常与脑水肿、脑疝、脱水过度及心功能不全等有关，针对不同原因进行不同处理。可配用血管活性药物多巴胺等。

5. 糖皮质激素的应用：目前只用于重型及极重型患者，氢化可的松 5～10mg/（kg·次）或地塞米松 2～20mg/次，1 日 1 次。葡萄糖液稀释后静脉滴注。当体温控制在 38℃ 以下，持续 2 日，即可逐渐减量，疗程以 6 日左右较为适宜。

（三）抗病毒及其他治疗

1. 利巴韦林（ribavirin）及干扰素（interferon）：病程早期用利巴韦林，15mg/（kg·d）加入 10% 葡萄糖液 200mL 中静脉滴注，连用 3～7 日。该药可通过血－脑屏障，早期应用能有效抑制周围血及中枢神经系统内的病毒复制。或联用人白细胞干扰素，7 岁以下用 3 万 U，7 岁以上用 6 万 U，肌内注射，每日 1 次，连用 5～7 日。可缩短病程、改善预后。抗病毒治疗对病毒造成的病理损害无效，故应强调早期应用。

2. 乙脑病毒单克隆抗体：成人 10mg/次，小儿 5mg/次，加入 10% 葡萄糖液 250mL 中，缓慢静脉滴注，用前肌内注射地塞米松 5mg，疗程仅用 1 次，在病程的 2～5 日内应用，在降温、止痉、缩短神志恢复的时期等方面据报道有效。用乙脑病毒单克隆抗体对病毒已造成的脑实质损害难以奏效，故亦强调早期应用。

【预防】

1. 控制和管理传染源：患者和疑似患者应隔离治疗，加强防蚊、灭蚊措施。一般隔离至体温正常为止。而家畜特别是猪为主要传染源，因此搞好畜舍卫生，以及应用乙脑疫苗对家畜进行免疫，在预防上也有重要意义。

2．切断传播途径：灭蚊、防蚊是预防本病的主要措施，应结合搞好环境卫生，切实消灭蚊虫孳生地。

3．保护易感人群：应用乙脑灭活疫苗提高人群免疫力，疫苗接种对象主要为流行地区6个月以上，10岁以下的儿童。采用皮下接种，一般接种2次，间隔7～10日，第2年加强注射1次，应在开始流行前1个月完成接种。

自学指导

【重点难点】

1．流行性乙型脑炎是由乙脑病毒引起的中枢神经系统急性传染病，其病变以脑实质炎症为主。因此，临床表现为高热、意识障碍、抽搐、呼吸衰竭、脑膜刺激征及病理反射阳性等。目前尚无特异性治疗。故对症治疗尤为重要。高热、抽搐、呼吸衰竭是乙脑最常见的三个危重症状，互为因果关系，如体温升高1℃，基础代谢率升高13.6%，耗氧量升高6.7%，颅压增高5.1%。高热又可引起或加重抽搐，亦可加重脑部病变。抽搐又可加重缺氧和脑部病变，导致或加重呼吸衰竭，因此要求医护人员密切观察病情，做到"三看"，看面色、看神志、看瞳孔及呼吸等变化；"三摸"，摸支肤的热度、摸脉搏、摸膀胱充盈度；"三听"，听痰鸣音、听心脏、听肺部呼吸音改变等，及早地发现病情变化，及时地治疗高热、抽搐、脑水肿、呼吸衰竭等，特别是预防性治疗使病情终止在先兆阶段，才能提高乙脑抢救的成功率。

2．呼吸衰竭是导致本病死亡的主要原因，而引起乙脑呼吸衰竭主要是中枢性的原因，如脑水肿、脑皮质与脑干病变及延脑呼吸中枢损害等。因此立即应用高渗脱水剂，如大剂量甘露醇静脉注射；地塞米松静脉滴注；山莨菪碱或东莨菪碱静脉注射。在有自主呼吸时，用呼吸兴奋剂如洛贝林、尼可刹米等静脉注射或静脉滴注；在自主呼吸停止时，气管插管或气管切开，用人工呼吸器，或人工加压气囊呼吸。

3．腰椎穿刺，以往乙脑、流脑就诊时均作腰穿，目前一般主张疑似患者做腰椎穿刺检查，治疗后不需做腰椎穿刺复查，只要症状、体征消失即可。腰椎穿刺时严格按照操作规程进行，脑水肿明显者，暂不做腰椎穿刺检查，应先用高渗脱水剂如甘露醇治疗，降低颅压后再做腰椎穿刺，否则颅压突然下降，易出现脑疝。目前一般不主张向鞘内注射药物。

【学习思考题】

1．乙脑诊断依据有哪些？如何与其他中枢神经系统感染鉴别？

2．乙脑的主要治疗措施有那些？

第八节　肾综合征出血热

【目的要求】

1. 了解本病的病原学、流行病学、发病机制与病理。
2. 掌握本病的诊断和鉴别诊断。
3. 熟悉本病的治疗。

【自学时数】

3 学时。

肾综合征出血热（HFRS）以往称流行性出血热（EHF），是由出血热病毒引起的自然疫源性急性传染病。临床上以发热、出血、低血压休克及急性肾功能衰竭为主要临床表现。典型病程可分为发热、低血压、少尿、多尿和恢复等五期。本病流行地区广泛，目前世界上有 31 个国家和地区流行本病，我国是重疫区。

【病原学】

出血热病毒属布尼亚病毒科汉坦病毒属。该病毒为单股负链 RNA 病毒，形态呈圆形或卵圆形，平均直径120nm，病毒由囊膜和核衣壳组成，病毒表面为双层脂质囊膜，外膜上有纤突。

该病毒对热、紫外线、乙醇和碘酒等消毒剂敏感。

【流行病学】

全年散发，但有明显季节性，一般每年从 10 月开始，11 月至来年 1 月达高峰，3 月即减少，或（和）4~6 月出现小高蜂，这与鼠类繁殖、活动及人的生产活动有关。

（一）宿主动物与传染源

主要宿主动物为鼠类，其他动物包括狗、猫、家兔、野兔等，这类动物多为继发感染。我国主要以黑线姬鼠、褐家鼠为主，其次为大林姬鼠、小家鼠和实验用的大白鼠。我国的山西、河南和城市疫区以褐家鼠为主要传染源，林区以大林姬鼠、农村以黑线姬鼠为主要传染源。大白鼠为实验动物出血热的主要传染源。

（二）传播途径

1. 接触传播：带毒鼠排泄物直接或间接污染破损的皮肤、粘膜，或急性期患者的血及尿污染医护人员伤口而传播。

2. 呼吸道传播：在带毒鼠密集并大量排毒的情况下，其排泄物如尿、粪、唾液等污染尘埃后形成气溶胶，经呼吸道吸入感染，为本病主要传播途径。

3. 消化道传播：食用被带毒鼠排泄物污染的食物或水，经口或消化道粘膜而感染。

4. 虫媒传播：我国研究证明革螨及小盾纤恙螨能自然感染和叮刺传播汉坦病毒，并揭示有经卵传播出血热病毒的能力，对鼠间传播及鼠—人传播起一定作用。

5. 垂直传播：孕妇感染本病后，病毒可以经胎盘感染胎儿。人间和鼠间均存在垂直传播。

（三）人群易感染性

人群普遍易感。感染病毒后少数人发病，大部分人呈隐性感染状态。发病者主要为男性青壮年农民，占总发病的 2/3 左右。病后能获持久性免疫，再次感染发病者罕见。

（四）流行特征

本病四季均能发病，但有明显季节性，其中黑线姬鼠传播以 11 月至来年 1 月份为高峰，5～7 月为小高峰；大林姬鼠传播以夏秋季为流行高峰；家鼠传播以 3～5 月为高峰。本病发病率有一定的周期性波动，以姬鼠为传染源的疫区，一般相隔数年有一次较大流行；以家鼠为传染源的疫区，周期性尚不明显。

【发病机制及病理】

目前大多数学者认为病毒是始动因子，病理性免疫反应是发病机制中的重要环节。出血热病毒侵入人体血循环后，形成病毒血症，由于病毒直接作用及免疫病理反应（Ⅰ、Ⅱ、Ⅲ和Ⅳ型变态反应）参与，在毛细血管中毒性损伤的基础上，抗原抗体复合物及肾小球基底膜抗体激活补体系统，释放中介物质，加重全身小血管损害，产生一系列病理反应。另外，出血热病毒能诱发机体的巨噬细胞和 T 细胞等释放各种细胞因子和介质，引起临床症状和器官损害，如白细胞介素－1（IL－1）和肿瘤坏死因子（TNF）能引起发热，一定量的 TNF 能引起休克和器官衰竭。

本病发生低血压休克的主要原因，是由于小血管壁损害，血管壁通透性增高，大量血浆外渗，造成组织充血、水肿或出血，血液浓缩，血容量锐减，微循环灌注不良，而导致"中毒性、失血浆性、低血容量性休克"。部分患者由于补体系统被激活，促使激肽、凝血、纤溶系统活化，引起弥散性血管内凝血（DIC），加重微循环障碍，促进休克、出血的发生或发展。此外，酸中毒、肝肾功能衰竭、感染、水和电解质平衡失调等亦参与休克的发生。急性肾功能衰竭是本病的主要特征，其产生原因是，由于有效循环血容量下降，肾脏血流量减少，引起肾小球滤过率下降和缺血性肾小管变性、坏死；免疫复合物沉积在肾脏，激活补体，造成肾小管损伤，堵塞肾小球毛细血管，引起不同程度肾小球肾炎，肾血管壁透性增高，肾间质水肿或出血，压迫肾小管及肾小管中蛋白、管型阻塞；抗利尿激素与醛固酮分泌增加，肾素、血管紧张素Ⅱ激活等。临床上出现少尿、尿闭。由于少尿、尿闭加上血浆体液大量回吸收，常出现高血容量综合征，血压升高，进而导致左心衰竭、肺水肿及中枢神经系统并发症如脑水肿、脑出血。多尿产生的原因是由于肾小管坏死、变性以及其恢复迟于肾小球而引起再吸收功能不足。大量的尿液排出，可引起水和电解质紊乱。

本病的基本病理变化是全身小血管（包括小动脉、小静脉、毛细血管）广泛性损伤。血管内皮细胞肿胀，管壁疏松，有网状变性，管腔有不规则的收缩和扩张，严重者有纤维蛋白样坏死和崩解现象。小血管腔内有微血栓形成，血管周围可有出血和血浆外渗、水肿。

肾脏病变：肾脏肿大，肾脂肪囊、髓质均水肿、出血，后者还可见充血及缺血坏死性坏死。包膜易剥离，表面光滑，可见瘀点或瘀斑，切面皮质呈苍白或灰黄色；髓质暗红。镜下可见肾小球充血，基膜轻度增厚，肾小球囊内有蛋白和红细胞，近曲小管有不同程度的变性和坏死。髓质中间质组织极度水肿、充血及出血，以至肾小管受压而变窄或闭塞，肾盂、肾盏粘膜也有大片出血，并延及输尿管及膀胱。肾上腺皮质亦有不同程度出血、坏死，偶见微血栓。

心脏病变：右心房内膜下出血，镜下可见心肌细胞有灶性肌溶及变性，间质有充血、出血、水肿，传导系统亦有炎性浸润。

其他脏器病变：脑垂体可肿大，主要为充血、出血，凝固性坏死，以前叶为主。肝、胰和脑实质有充血、出血和细胞坏死。

【临床表现】

潜伏期 5～60 日，一般为 1～2 周左右。本病典型经过分为五期，非典型患者可越期而过，而重型患者可出现两期或三期重叠，有的期也可不出现。

(一) 发热期

起病多急骤，有发热、全身中毒、毛细血管中毒及肾脏损害等症状和体征。

发热及全身中毒症状常以畏寒、高热起病，体温多数在 39～40℃，热型以稽留热多见，亦有不规则发热，一般持续 3～7 日。体温愈高，持续时间愈长则病情愈重。早期常有上呼吸道症状，如咳嗽、咽痛。发热的同时出现全身中毒症状，如疲倦乏力、头昏、头痛、眼眶痛、腰痛及全身痛，称之"三痛症"。眼眶痛有自觉痛和压痛，重者视物模糊。两侧肾区有触痛和叩击痛。消化道症状较为突出，常有食欲不振，重者恶心、呕吐、口渴、腹痛、便秘或腹泻。重症患者有嗜睡、烦躁、失眠、神志恍惚、昏迷及谵妄等。热度下降后全身中毒症状未减轻，或反而加重。

毛细血管中毒征主要表现为充血、出血、渗出征。皮肤、粘膜充血常见于颜面、眼结膜、颈部及上胸部，称之"三红征"，重者呈酒醉貌。渗出征表现为眼结膜和眼睑水肿，眼结膜呈胶冻状或鱼泡状，重者向外突出。水肿愈重提示外渗愈重。粘膜出血常见于软腭呈针尖样出血点，眼结膜呈片状出血。皮肤出血多见于腋下、胸部、背部等，常呈点状、簇状、条索状或抓痕样。重者可有皮肤大片瘀斑、鼻出血、咯血、呕血、尿血、便血等，提示有 DIC。

(二) 低血压休克期

约占 1/3～2/3 的患者，一般发生于病程第 4～第 6 日。多数患者在发热末期或热退同时有血压下降，少数在热退后出现。持续数小时至 6 日，一般 1～2 日。常有恶心、呕吐、烦躁、失眠、口干口渴，尿量减少、肢端发凉，组织水肿及出血加重，重者冷汗、粘汗或大汗淋漓，唇及肢端发绀，神志大多清楚，脉搏细弱而数或触之不及。

可出现发热、低血压，或低血压、少尿两期重叠以及发热、低血压、少尿三期重叠。

根据病情可分为下列几种情况：

1. 低血压倾向：收缩压低于 100mmHg，脉压差小于 30mmHg，血管音低；眼结膜轻度水肿，血红蛋白有增高趋势；恶心、呕吐，烦躁不安等；脉搏增快，尚清楚触及。

2. 低血压：收缩压低于 90mmHg，或高血压患者比原有血压降低 20～30mmHg，脉压差小于 20mmHg；恶心、呕吐、烦躁不安等症状较明显；眼结膜水肿，血红蛋白升高，大于 150g/L；脉搏增快而细弱。

3. 休克：收缩压小于 80mmHg，脉压差小于 20mmHg；恶心、频繁呕吐，明显烦躁不安，甚至神昏谵语；球结膜中度或重度水肿；血红蛋白大于 150g/L；脉细弱而沉缓或触之不及；四肢厥冷、口唇肢端发绀、出汗等。

（三）少尿期

约半数以上患者有少尿期，常紧接着低血压期而来，也可由发热期直接进入少尿期，可与低血压休克期重叠，或与发热、低血压休克期重叠。24 小时尿量少于 1000mL 为少尿倾向，少于 400mL 为少尿，少于 100mL 为尿闭。本期症状主要为尿毒症、酸中毒、水和电解质紊乱、高血容量综合征等所引起。本期一般发生在第 5～第 8 病日，持续 2～5 日。

尿毒症主要临床表现为食欲减退、恶心、呕吐、腹胀、便秘，重者有顽固性呃逆。出血倾向日益加重，可有皮肤大片瘀斑、鼻出血、呕血、便血、咯血、尿血等腔道出血，甚至还有颅内出血，并可影响中枢神经系统，引起头昏、烦躁，甚至昏迷、谵语、抽搐、肌颤。由于代谢性酸中毒可使呼吸增快或深大，也可因钠潴留加重组织水肿，颜面、肢体浮肿，亦可有腹水。常有高血钾，出现嗜睡、肌张力下降、反射迟钝、手足感觉异常、心率缓慢、心律失常等，心电图示 T 波高尖，QRS 波增宽，严重者可发生心搏骤停而死亡。亦有少数患者为低血钾、低血氯。并可见体表静脉充盈、脉洪大，血压升高，浮肿，血液稀释，血红蛋白下降，少尿等高血容量综合征的临床表现，重者可诱发心功能不全、肺水肿及脑水肿。

本期病症的轻重与少尿和氮质血症相平行，尿量愈少，持续时间愈长，氮质血症上升幅度愈大，病情愈重。

（四）多尿期

多数患者经过少尿期进入多尿期，部分亦可由发热期或低血压休克期直接进入多尿期。一般尿量达 3000mL/24h 以上，即进入多尿期。本期多发生于第 9～第 14 病日，一般持续 10 日左右，通常尿量为 4000～8000mL/24h。部分患者在本期开始数日氮质血症乃继续上升，临床症状加重，随着尿量继续增加，症状亦渐好转，常有头昏、无力、腰酸、口渴等。

（五）恢复期

在病程第 4～第 6 周，尿量逐渐减少至 3000mL/24h 以下即进入恢复期。尿稀释与浓缩功能、血肌酐、尿素氮逐渐恢复正常，尿蛋白消失。精神、食欲基本恢复，但患者可有头昏、无力、腰酸、食欲不振、心慌、血压偏高等，一般需要 1～3 个月，体力才完全恢复正常。

典型者有五期经过，病程约 1～2 个月，非典型者病程短，可无低血压休克期或（和）少尿期。

按病情轻重可分为下列 5 种类型：

1. 轻型：

（1）体温在 39℃ 以下，中毒症状轻。

（2）除皮肤、粘膜出血点外，无其他出血现象。

（3）血压一直在正常范围内。

（4）轻度肾脏受损，尿蛋白＋～＋＋，无少尿现象。

2. 中型：

（1）体温 39～40℃，全身中毒症状较重，有明显眼结膜水肿。

（2）病程中收缩压低于 90mmHg，或脉压小于 26mmHg。

（3）皮肤、粘膜及其他部位有明显出血现象。

（4）肾脏损害明显，尿蛋白可达＋＋＋，有明显的少尿期。

3．重型：

（1）体温≥40℃，全身中毒症状及渗出现象严重，或出现中毒性精神症状者。

（2）病程中收缩压小于 70mmHg，或脉压差小于 20mmHg，并呈临床休克过程者。

（3）出血现象较重，如皮肤瘀斑，腔道出血。

（4）肾脏损害严重，少尿持续在 5 日以内，或尿闭 2 日以内者。

4．危重型：在重型基础上，出现以下任何严重症候群者。

（1）难治性休克。

（2）出血现象严重，有重要脏器出血。

（3）肾脏损害极为严重，少尿超过 5 日或尿闭 2 日以上；或尿素氮超过 42.84mmol/L 以上。

（4）心力衰竭、肺水肿。

（5）中枢神经系统合并症如脑水肿、脑出血、脑疝形成者。

（6）严重继发感染。

（7）其他严重合并症。

5．非典型型：

（1）发热在 38℃ 以下。

（2）皮肤或粘膜可有散在出血点。

（3）尿常规检查阴性，或尿蛋白±。

（4）血或尿特异性抗原、抗体检测阳性。

【实验室检查】

（一）血常规

早期白细胞总数正常，3～4 病日后明显升高，多在（10～30）×10^9/L，少数危重者可达 $50×10^9$/L。发病早期中性粒细胞增多，核左移，有中毒颗粒。重型患者可见幼稚细胞，呈类白血病反应，第 4～5 病日后，淋巴细胞增多，并出现较多异型淋巴细胞，血小板数下降。发热后期、低血压休克期，由于血液外渗，导致血液浓缩，血红蛋白升高，大于 150 g/L。

（二）尿液检查

早期尿蛋白阳性，且迅速增多，有红细胞、管型或膜状物。

（三）血液生化检查

血尿素氮（BUN）、肌酐（CR）升高。发热中后期二氧化碳结合力下降，低血压休克期及少尿期下降更明显。

（四）凝血功能检查

有 DIC 者开始为高凝阶段，血小板下降，凝血时间缩短，随后转为低凝和继发性纤溶亢进阶段。低凝阶段，血小板下降、凝血酶原时间和部分凝血活酶时间延长、纤维蛋白原定量降低。继发性纤溶亢进表现为血小板明显下降，凝血酶原时间延长、纤维蛋白降解产物增加及优球蛋白溶解时间缩短、纤溶酶原定量明显增高、血浆鱼精蛋白副凝（3P）试验阳性。

（五）病毒分离与抗原检查

1. 病毒分离：发热期患者的血清、白细胞和尿液等标本接种 Vero-E6 细胞或 A549 细胞中，可分离出 EHF 病毒。

2. 抗原检查：早期患者的血清、周围血的中性粒细胞、淋巴细胞和单核细胞以及尿和尿沉渣细胞，应用 EHF 病毒的多克隆或单克隆抗体，可检出 EHF 病毒抗原。常用免疫荧光 EIA（酶免疫）法或免疫金银染色法。由于抗原较抗体出现早，可作临床早期诊断。

3. 特异性抗体检测：包括血清中特异性 IgM 或 IgG 抗体。IgM 抗体 1:20 为阳性，IgG 抗体 1:40 为阳性，一周后滴度上升 4 倍以上有诊断价值。

（六）其他检查

血清 ALT 约 50% 患者升高，少数血清胆红素也升高。心电图多数为窦性心动过速，可有传导阻滞、心肌损害等表现。高血钾时出现 T 波高尖，低血钾时出现 U 波。眼压常增高，若明显增高者常为重型，脑水肿患者可出现视神经乳头水肿。胸部 X 线约 30% 患者有肺淤血和肺水肿表现，约 20% 出现胸腔积液和胸膜反应。

【诊断】

1. 流行病学资料：近 2 个月内到过疫区，曾参加野外作业或留宿，并有与鼠类直接或间接接触，食用鼠类排泄物污染的食物，或有接触带病毒的实验动物史。

2. 临床表现：起病急，发热、头痛、眼眶痛、腰痛、身痛、食欲减退、恶心呕吐、便秘，眼结膜、颜面、颈及上胸部充血，结膜及眼睑部水肿，软腭粘膜及腋、背、胸部皮肤出血点或瘀斑，肾区触痛和叩击痛，五期经过及热退病重等。

3. 实验室检查：血白细胞总数增高，出现异常淋巴细胞，血小板减少。发热后期、低血压休克期血液浓缩，血红蛋白和红细胞增高。大量尿蛋白和尿中膜状物有助于诊断。血清、血细胞和尿中检出出血热病毒抗原和血清中检出特异性 IgM 抗体，可以确诊。特异性 IgG 抗体双份血清效价升高 4 倍以上者有诊断意义。聚合酶链式反应（PCR）检测 EHF 病毒的 RNA，有助于早期和非典型患者的诊断。

【鉴别诊断】

发热期应与流感、流行性脑脊髓膜炎、钩端螺旋体病、败血症等鉴别；低血压休克期应与感染性休克、暴发败血症型流脑等鉴别；少尿期应与急性肾炎、慢性肾盂肾炎等所引起肾功能不全鉴别。

发热期应与下列疾病鉴别：

1. 流行性感冒：起病急，发热伴头痛，全身酸痛、乏力，颜面潮红及轻度上呼吸道症状，与出血热相似，但皮肤、粘膜无出血点、瘀斑及外渗现象。发热持续 3~5 天，热退后，症状好转，无热退病重现象及五期经过。尿常规及肾功能多无明显变化，血白细胞总数正常或减少，下鼻甲粘膜印片查见包涵体，特异荧光抗体检查流感病毒抗原和病毒分离阳性。

2. 流行性脑脊髓膜炎：本病多发生于冬春季节（1~6 月），多见于儿童，起病急，发热、头痛、呕吐、皮肤粘膜瘀点、瘀斑，特别是瘀点、瘀斑在病程中迅速扩大，脑膜刺激征阳性；脑脊液呈化脓性改变，外观米汤样或脓样，压力增高，细胞数达 1000×10^6/L 以上，绝大多数为中性粒细胞，蛋白质明显增高，糖减少或消失，氯化物减少。瘀点、瘀斑、脑脊液涂片染色镜检均可查到脑膜炎双球菌，血和脑脊液培养阳性。

3．钩端螺旋体病：起病急，畏寒、寒战、腰痛、全身酸痛，颜面部充血与出血热相似。但本病多发生于夏秋季节，有疫水接触史，腰痛主要见于腰骶关节，全身关节疼痛明显，无颈胸部充血，有明显腓肠肌疼痛及压痛，浅表淋巴结肿大及压痛，部分患者有咳嗽、咯血，肺部散在干、湿性啰音，有典型的 X 线征象，或有肝肿大和黄疸，治疗后热退病情减轻。血白细胞总数正常或轻度增高，尿蛋白＋～＋＋，有红细胞、管型，无膜状物，热退后尿蛋白等消失。血凝溶试验阳性，血、尿培养可分离出钩端螺旋体，青霉素治疗有效，应用青霉素后 2～3 日体温逐渐下降至正常，其他症状体征随之消失。

4．败血症：多呈散发，无明显季节性，发病前常有感染性原发病灶，如皮肤疖肿、化脓性中耳炎、中毒性肺炎、严重胆道感染等，寒战、高热，热型多为弛张热，毒血症状明显如头痛、盗汗、恶心、呕吐等，出血点散及全身，严重者烦躁、谵妄、昏迷，有原发病的特殊临床表现。血常规绝大多数白细胞总数及中性粒细胞明显增高，尤其是后者。杆菌性败血症白细胞总数正常或减少，但中性粒细胞增高。

【并发症】

（一）腔道出血

呕血、便血最为常见，可引起继发性休克。泌尿道、腹腔、鼻和阴道等出血均较常见。

（二）中枢神经系统并发症

包括发病早期因出血热病毒侵犯中枢神经而引起的脑炎和脑膜炎；休克期和少尿期因休克、凝血功能障碍、电解质紊乱和高血容量综合征等引起的脑水肿，高血压脑病和颅内出血等，可出现头痛、呕吐、意识障碍、抽搐、呼吸节律改变或偏瘫。CT 检查有助于以上诊断。

（三）肺水肿

肺水肿为常见的并发症，临床上有两种情况。

1．心衰肺水肿：可以由肺毛细血管受损，肺泡内大量渗液所致，亦可由高血容量或心肌变损所引起，主要表现为呼吸增快，咳泡沫样粉红色痰，发绀和满肺啰音。

2．急性呼吸窘迫综合征（ARDS）：这是肺毛细血管损伤，通透性增高，使肺间质液大量渗出。此外，肺内微小血管血栓形成和肺泡表面活性物质生成减少均能促成 ARDS。临床表现为呼吸急促，30～40 次/分。早期没有明显发绀和肺部啰音，中期可出现发绀，肺部可闻及支气管呼吸音和干湿啰音。X 线胸片可见两肺斑点状或片状阴影，肺野外带阴影浓，而边缘薄，呈毛玻璃样。血气分析 PaO_2 低于 8.0kPa（60mmHg），并进行性降低。肺泡氧分压明显增高，达 4.0kPa（30mmHg）以上。常见于休克期和少尿期。

（四）其他

包括继发性呼吸系统和泌尿系统感染，自发性肾破裂，胸腔积液、肺不张、心肌损害和肝损害等。

【治疗】

目前尚无特殊治疗，主要针对各期病理生理特点，进行综合性、预防性治疗。应抓好"三早一就"（即早期发现、早期治疗、早期休息和就地治疗），特别抓好发热期治疗，认真把好"四关"（出血、休克、肾功能衰竭、感染）。

（一）发热期

1．一般治疗：早期卧床休息，避免搬动，以防休克。给予高热量、高维生素、易消化饮食，对呕吐不能进食者应静脉补液。一般每日液体1500mL左右，注意纠正酸碱平衡失调以维持内环境稳定。

2．对症处理：高热、中毒症状重者，可选用糖皮质激素，如地塞米松5～10mg/d或氢化可的松100～200mg/d，稀释后静脉滴注，症状缓解后即停用；频繁呕吐者可用甲氧氯普胺注射液10mg，肌内注射，或（和）维生素B₆100～200mg，静脉滴注；烦躁不安者可酌用镇静药物，如地西泮10mg，肌内注射。

3．抗病毒及免疫调节剂治疗：

（1）病毒唑（virazole）：为病毒抑制剂，应尽早应用。剂量成人800～1000mg/d，加入葡萄糖液500mL中，静脉滴注，疗程4～5日。

（2）干扰素：100万U/次，肌内注射，隔日1次，疗程3～6日，亦可与病毒唑联合使用。

（3）特异性免疫球蛋白或血浆：均自恢复期患者血液提取，早期给患者静脉滴注或肌内注射，以减轻毒血症或机体免疫损害，可以缩短病程，提高血小板回升率，减轻尿蛋白，增加越期率及提高治愈率。

（4）其他免疫调节剂：如胸腺素、转移因子、聚肌胞、左旋咪唑等可能有提高细胞免疫或调节体液免疫作用，但确切疗效难以肯定。

4．抗渗出治疗：发热早期为降低血管通透性，应用大量维生素C、路丁；发热后期予以20%甘露醇125～250mL，静脉快速滴注以提高血浆渗透压，减轻外渗和组织水肿。

5．预防DIC：给予低分子右旋糖酐500mL，或丹参注射液40～60g/d，静脉滴注，以降低血液粘滞性。高热、中毒症状和渗出征严重者，不定期检测凝血时间。试管法3分钟以内或激活的部分凝血活酶时间（APTT）34秒以内为高凝状态。可给予小剂量肝素抗凝，一般用0.5～1mg/（kg·次），6～12小时1次，缓慢静脉注射，再次用药前宜测凝血时间，若试管法凝血时间＞25分钟，应当暂停1次。疗程1～3日。

6．预防休克、肾功能衰竭：发热末期渗出体征明显时应及早应用低分子右旋糖酐或706代血浆、新鲜或冰冻血浆等胶体液以预防休克。当尿蛋白剧增、血压尚平稳时可给予小剂量血管活性药物如多巴胺20mg加入10%葡萄糖液250mL中，静脉滴注，以扩张肾血管，增加肾小球滤过率，或用普奈洛尔10～20mg/次，1日3次，口服；或同时应用小剂量利尿剂如呋塞米20mg，以增加尿量，预防急性肾功能衰竭。

（二）低血压休克期

本期治疗以积极补充血容量为主，同时，应针对微循环功能障碍、酸中毒、心功能不全等，进行相应治疗。

1．扩充血容量：宜早期、快速、适量，争取4小时内血压稳定。每日补液量3500～4000mL。

2．纠正酸中毒：选用5%碳酸氢钠，首次补充250mL，可提高二氧化碳结合力4.46mmol/L（10容积%），然后按二氧化碳结合力计算公式结果补给。5%碳酸氢钠溶液渗透压为血浆的4倍，不但能纠酸且有扩容作用。

3. 强心药物：当血容量已基本补足，心率仍在 140 次/分以上，或原有心功能不全者，或年老及幼儿患者，可选用毛花甙丙或毒毛花甙 K。

4. 血管活性药物和糖皮质激素：一般不宜早期应用，经快速补液、纠酸、强心等处理后，血红蛋白已恢复正常，但血压仍不稳定者，可酌情选用血管活性药物如多巴胺（10～20mg/100mL 液体中），间羟胺（10～20mg/100mL 液体中），静脉滴注。山莨菪碱 0.3～0.5mg/（kg·次）静脉注射。同时可用地塞米松 10～20mg，静脉滴注。

（三）少尿期

本期总的治疗原则为稳定机体内环境，促进利尿、延缓氮质血症的发展，防治并发症等，促进肾功能恢复。

1. 稳定机体内环境：

（1）水及电解质平衡：严格控制补液量，每日入量为前 1 日出量加 500～600mL，以高渗葡萄糖为主，根据血钾和心电图变化，限制或补充钾盐，一般限制钠盐。

（2）热量及氮质平衡：

1）高糖、高维生素、低蛋白饮食，蛋白质控制在 0.5g/（kg·d）以下。

2）不能进食者，静脉注射葡萄糖液，可用 20%～25% 葡萄糖液，糖每日不低于 200g，热量不低于 5016kJ，加适量胰岛素。

3）维持酸碱平衡：代谢性酸中毒，二氧化碳结合力低于 13.39mmol/L（30 容积%）者，应给予 5% 碳酸氢钠，静脉滴注，首次补充 250mL，以后按公式计算补给。

2. 促进利尿：

（1）高效利尿剂：少尿初期可用渗透性利尿，20% 甘露醇 100～125mL，静脉注射，观察 3 小时，尿量仍不能达 1000mL 以上者，即应停用，改用高效利尿剂如呋塞米 40～120mg/次，静脉注射，4～6 小时重复 1 次。如尿量不增加可用大剂量冲击疗法，呋塞米 500～1000mg/次，静脉注射，或静脉滴注，如无效可再重复 1 次。

（2）血管扩张剂：可用苄胺唑啉 10～15mg，或山莨菪碱 10～20mg 加入液体内，静脉滴注，每日 2～3 次。普奈洛尔 10～20mg/次，口服，1 日 3 次。

3. 导泻：20% 甘露醇溶液 125mL/次，口服，可加用 50% 硫酸镁 20mL/次，口服，1 日 2～4 次。亦可用中药大黄、芒硝等。对消化道出血者，不宜采用西药导泻。

4. 放血疗法：由高血容量综合征引起的急性心衰肺水肿，可以放血 300～400mL，现已少用。

5. 透析疗法：

（1）透析指征：

1）少尿超过 5 天或尿闭 2 天以上，经利尿等治疗无效或尿量增加缓慢，尿毒症表现日趋严重，血尿素氮大于 28.56～35.70mmol/L，或每日尿素氮上升 10.71mmol/L 以上者。

2）高血容量综合征保守治疗无效，伴肺水肿、脑水肿及肠道大出血者，透析疗法可与药物治疗同时进行。

3）高血钾：血钾≥6.5mmol/L，心电图出现高血钾图形或有高血钾临床表现，用一般方法不能缓解者。

4）有明显尿毒症症状：凡进入少尿期后病情进展迅速，早期出现严重意识障碍、持续性呕吐、顽固性呃逆、大出血等。

（2）方法：血液透析或腹膜透析。腹膜透析较为方便，血液透析要有复杂设备和技术，但疗效较好。

6．高血钾：高渗葡萄糖液（25%～50%）200～500mL，胰岛素10～20U，静脉滴注；10%葡萄糖酸钙10～30mL，缓慢静脉注射；5%碳酸氢钠125～250mL，静脉滴注，或透析疗法等。

7．蛋白同化激素：促进蛋白合成，减少蛋白分解，控制氮质血症，常用丙酸睾丸酮、苯丙酸诺龙。前者25mg/次，1日1次，后者25mg/次，隔日1次或1周2次。

（四）多尿期

当每日尿量大于3000mL时进入多尿期，本期治疗原则为维持水、电解质平衡及防治感染。

1．补充适量液体：以口服为主，不足部分给予静脉补液。一般多尿开始后，补液量可为尿量2/3，以免延长多尿期。注意出入量及电解质平衡。常用液体为各种等渗液体。

2．支持疗法：鼓励患者食用营养丰富、易消化、含钾量较高的饮食，对严重贫血者可酌情输入新鲜血液。

3．尿量大于3000mL/d者，应补钾，以口服为主，必要时可缓慢静滴。同时注意补充钠、钙等电解质。

4．对尿量大于5000mL/d者，可试用氯贝丁酯或双氢克尿噻、去氧皮质酮、垂体后叶素、吲哚美辛等。

5．防治继发感染：由于免疫功能下降，本期易发生呼吸道和泌尿道感染，因此要注意口腔卫生，必要时做室内空气消毒，继发感染后应及时诊断和治疗，忌用对肾脏有毒性作用的抗生素。

（五）恢复期

应增加营养并休息1～3个月左右，定期复查肾功能、血压等，如有异常应及时治疗。

（六）并发症的治疗

1．消化道出血：应用各种止血剂如止血敏、安络血、维生素K、西米替丁、雷尼替丁等。若DIC早期可应用肝素抗高凝状态；DIC消耗性低凝血期，宜补充凝血因子和血小板，可给予含凝血因子的冷沉淀物质和血小板悬液；如为DIC纤溶亢进期，可应用氨基己酸1.0g/次或对羧基苄氨400～500mg/次，静脉滴注，每日2～3次。若是肝素类物质增高致出血，则用鱼精蛋白50～100mg/次，加入5%葡萄糖中缓慢注射，每日1～2次。局部治疗可应用凝血酶4000U/次，用生理盐水100mL稀释后口服，每日2～3次；去甲肾上腺素每次8mg/100mL，冷盐水灌胃，6～8小时重复1次；云南白药口服等。

2．心衰肺水肿及急性呼吸窘迫综合征：

（1）停止输液，必要时减慢输液速度，取半卧位，保持呼吸道通畅。

（2）吸氧。

（3）苄胺唑啉：一般应用5～10mg加入10%葡萄糖液250mL中，缓慢静脉滴注，必要时可用3～5mg加入50%葡萄糖液20～40mL中，缓慢静脉注射。

（4）强心利尿：可选用毒毛花苷K、毛花苷丙、氨茶碱、呋塞米等。

（5）对呼吸急促、烦躁不安者，可应用苯巴比妥钠、吗啡或哌替啶，但有中枢性呼吸衰竭及昏迷患者则应禁用。

（6）呼吸窘迫综合征患者用大剂量地塞米松，人工终末正压呼吸器。

3．中枢神经系统并发症：出现抽搐时应用地西泮 10～20mg/次，静脉注射，或异戊巴比妥钠 0.2～0.4g/次，生理盐水稀释为 20mL 后静脉注射。脑水肿或颅内出血，应用甘露醇 1～2g/（kg·次），静脉注射，每 4～6 小时 1 次。少尿期不宜应用甘露醇，可用 10% 甘油果糖盐水 0.5～1g/kg，缓慢静脉注射，作用可维持 3～4 小时。切忌大剂量输入或输入速度过快，以免发生溶血或肾损害。

4．自发性肾破裂：进行手术缝合。

【预防】

1．作好宣传教育：做好疫区群众的防病知识宣传，一旦患病能自觉地做好"三早一就"。对广大医务人员，宣传普及本病的预防、诊断和治疗知识，以保证及时诊断、合理治疗。

2．灭鼠：应定期、定区、因地制宜地采取以毒鼠为主的措施灭鼠。

3．个人防护：从事本病防治人员，不宜用手接触鼠类，对捕杀和毒死的鼠类应焚烧和深埋。不在草堆和草垛上坐卧，在疫区作业时，要穿上袜子，扎紧裤腿、袖口和腰带，防止皮肤破损，如有破损应即刻进行处理。在疫区冬季不要睡在用稻草垫的床铺。

4．集体防护：在疫区兴修水利、农垦等大型工地进行工作前，应进行调查，采用以灭鼠、防鼠、灭螨、防螨等综合性措施。野外住宿应选择地势高、干燥的地方，尽可能住民房，不住工棚。

5．疫苗注射：使用自动免疫疫苗特别是对疫源性传染为理想的措施，因为从流行病学已经了解到该病为终生免疫，估计其效应可能很好。其次，本病为疫源性，流行为局限性，在相当范围内做全民自动免疫即可控制发病，对进入疫区及从事本病毒实验室工作人员进行疫苗注射，可起个人防护作用。

自学指导

【重点难点】

1．肾综合征出血热是由出血热病毒引起的自然疫源性急性传染病，以发热、出血、肾损害为三大主症。大多数学者认为病毒是始动因子，免疫病理反应是发病机制中的重要环节，各种细胞因子和介质亦起一定作用。部分患者可发生弥散性血管内凝血。目前尚无特异性治疗，仍采用综合性治疗。早期应用抗病毒治疗，中晚期则针对病理生理变化进行治疗。而液体疗法是综合性治疗措施中的一个重要措施之一。发热期维持内环境的平衡，补给足够的液体既有利于排泄毒素，又可改善微循环。一般每日补液量为 1500mL，补充液体为平衡盐溶液、含钠等渗液，尽量口服，不足部分静脉补给。发热后期多有血液浓缩，微循环障碍，补充适量的低分子右旋糖酐或 20% 甘露醇，可预防低血压或少尿的发生。低血压休克期，扩充血容量，力争血压在 0.5～1 小时回升，4 小时左右稳定，早期快速适量补液，见尿补钾，一般每日补液总量为 3500～4000mL 左右，以平衡盐液和低分子右旋糖酐为主，在一般情况下，成人平衡盐液每日输入量在 3000mL 以内，低分子右旋糖酐一般每日不超过 1000mL。输入低分子右旋糖酐后常出现或加重代谢性酸中毒现象。因此在应用低分子右旋糖酐前常规先用或同时用碱性药物（5% 碳酸氢钠 100～200mL）。少尿期严格控制补液量，"量出为入"，过量补液易促进或加重高血容量综合征，诱发心衰肺水肿，补液量为前 1 日出量加 500～600mL，限制或补充钾，限制补钠。多尿期的治疗应维持水、电解质平衡，开始几天补液量约是尿量的 2/3，以后再维持出入量平衡。可避免因过多补液而延长多尿期。钾的补充根据尿量的多少和血钾高低而定，一般 24 小时尿量大于 1500mL，补钾 3.0g；大于 3000mL，补钾 6.0g。尿量大于 2000mL，注意补钠。

2．低血压休克期、少尿期是本病的危重阶段，除液体疗法外，必须采取综合性治疗措施。低血压休克期积极扩充血容量，纠正酸中毒，在此基础上血压不能回升者，应用血管活性药物如多巴胺，必要时加用间羟胺。在大量快速补液时或年老、幼儿及原有心功能不全的患者应加用快速洋地黄制剂如毛花苷丙或毒毛花苷 K。少尿期，除严格控制出入量外，应加强支持疗法，给予足够的热量，每日葡萄糖补入不少于 200g；低蛋白饮食，蛋白摄入量控制在 0.5g／（kg·d）以下，并给予高维生素及能量合剂等；纠正酸中毒；促进利尿，用高效利尿剂；血管扩张剂，如普萘洛尔，苄胺唑啉等；中西药导泻；纠正高血钾或低血钾，并酌情应用蛋白同化激素。必要时采用透析疗法。

【学习思考题】

1．肾综合征出血热发热期、低血压休克期、少尿期治疗原则是什么？
2．简述肾综合征出血热的诊断依据。
3．发热期应与哪些疾病鉴别？并简述其鉴别要点。

第九节　病毒性肝炎

【目的要求】

1．了解各型肝炎病毒的主要特征。
2．掌握本病的诊断依据、鉴别诊断和实验室检查。
3．熟悉本病的防治原则及方法。

【自学时数】

6 学时。

病毒性肝炎是由肝炎病毒引起的以肝脏炎症和坏死病变为主的一组传染病，主要通过粪－口、血液或体液而传播。临床主要表现为乏力、食欲减退、恶心、腹胀、肝区隐痛、肝肿大伴压痛及不同程度的肝功能损害，部分患者有黄疸和发热。隐性感染常见。按病原分类，目前已被确认为病毒性肝炎的病原体共有 5 型，其中甲型和戊型主要表现为急性肝炎，乙、丙、丁型主要表现为慢性肝炎，并可发展为肝硬化和肝细胞癌。1995 年发现第 6 型肝炎病毒，暂定名为庚型肝炎病毒，但其致病性还未确定。1997 年在血清转氨酶升高相关的患者中分离出一种通过输血传播的病毒（TTV），尚未被确定是否为新型肝炎病毒。

【病原学】

（一）甲型肝炎病毒（HAV）

HAV 为甲型肝炎的病原体，是一种核糖核酸（RNA）病毒，1981 年归类为肠道病毒 72 型，最近由于它在生化、生物物理和分子生物学的特征与肠道病毒有所不同而归入嗜肝 RNA 病毒属。

HAV 抵抗力较强，60℃ 10 小时部分灭活，100℃ 5 分钟、紫外线（1.1W、0.9cm 深）1 分钟、氯（1mg/L）30 分钟、3%甲醛 25℃ 5 分钟皆可灭活。

HAV 只有 1 个血清型和 1 个抗原抗体系统。IgM 型抗体仅存在于病毒感染后 3～6 个月内，IgG 型抗体则可保存多年。前者是近期感染的标志，后者是过去感染的标志。

（二）乙型肝炎病毒（HBV）

HBV 为乙型肝炎病原体，是一种脱氧核糖核酸（DNA）病毒。完整的 HBV 颗粒直径为 42nm，又名 Dane 颗粒，分为包膜和核心两部分。包膜厚约 7nm，内含乙型肝炎表面抗原（HBsAg）、糖蛋白和细胞脂肪。核心部分含有环状双股 DNA、DNA 聚合酶（DNAP）、核心抗原（HBcAg）和 e 抗原（HBeAg），是病毒复制的主体。

HBV 抵抗力强，能耐受 60℃ 4 小时及一般浓度的消毒剂，煮沸 10 分钟、65℃ 10 小时或高压蒸汽消毒可灭活。在血清中 30～32℃ 可保存 6 个月，－20℃ 中可保存 15 年。

灵长类动物如猩猩等对 HBV 易感，并可作为实验动物。在体外培养 HBV 尚未取得满意效果，但 HBV-DNA 传染后的许多细胞株则可支持完整病毒的复制和其他的蛋白成分的表达。

HBV 在感染过程中的抗原抗体系统如下：

1. HBsAg 与抗－HBs：成人暴露于 HBV 最早 1～2 周，最迟 11～12 周，血中首先出现 HBsAg。急性自限性 HBV 感染时，血中 HBsAg 持续时间大多为 1～6 周，最长可达 20 周。在慢性患者和无症状携带者可持续存在多年。抗－HBs 出现于 HBsAg 转阴后一段时间，在疾病的恢复期开始出现，6～12 个月内逐步上升至高峰，以后逐步下降，至 10 年内转阴，是一种保护性抗体。约半数患者的抗－HBs 在 HBsAg 转阴后数月才可检出。除血液外，HBsAg 还存在于各种体液和分泌物，如唾液、尿液、精液之中。

2. HBeAg 与抗－HBe：HBeAg 是一种可溶性蛋白，一般仅见于 HBsAg 阳性血清。HBeAg 在血清中出现稍后于 HbsAg，而消失较早，它与 DANP 和 HBV 基因组（HBV-DNA）密切相关，是 HBV 活动性复制和有传染性的重要标记。前 C 区基因发生突变时，HBeAg 可转为阴性而 HBV 仍在活动复制，甚至病情加重。因此 HBeAg 阴性不一定意味着 HBV 的复制停止。急性自限性肝炎时，抗－HBe 在 HBeAg 阴转后与抗－HBs 同时出现，表示 HBV 复制减少，一般仅持续 1～2 年。前 C 区发生突变时，抗－HBe 可以长期存在，因而未必意味着 HBV-DNA 已停止复制，有时反而提示 HBV-DNA 已和宿主染色体 DNA 整合。

3. HBcAg 与抗－HBc：HBcAg 主要存在于受感染的肝细胞核内。血液中的 HBV 颗粒，经处理后亦可检出HBcAg和DNAP，两者都是HBV复制的标记。血清中的抗－HBc于HB-sAg出现后3～5周出现，此时抗－HBs尚未出现 HBsAg已消失，只检出抗－HBc及抗－HBe，此阶段称为窗口期。IgM型抗－HBc只存在于乙型肝炎急性期和慢性肝炎急性发作期，有鉴别诊断意义。IgG型抗－HBc出现较迟，可保留多年。低滴度的抗－HBc是过去感染的指标。高滴度时提示HBV有活动性复制。低水平HBV感染时，血清中可出现单独抗－HBc阳性。

（三）丙型肝炎病毒（HCV）

过去称为输血后或体液传播型的非甲非乙型肝炎病毒，现正式命名为HCV，属于黄病毒科丙型肝炎病毒属。HCV为直径55nm的球形颗粒，去包膜后为直径33nm的核壳蛋白包被的核心部分，内含单股正链RNA基因，长为9.5kb。HCV基因组有一大的编码3010或3011个氨基酸的多元蛋白的开放阅读框架（ORF）。

氯仿（10%～20% V/V）、甲醛（0.1%）6小时及60℃10小时可使HCV灭活。

仅人和猩猩对HCV易感。传统细胞培养不能繁殖HCV，但最近报道用构建的有感染性的HCV基因组全长拷贝传染传代肝细胞株，可持续产生HCV-RNA。

抗原抗体系统：

1．用ELISA法检测：由于HCV在血中浓度低，一直未能在血中检出HCVAg，仅能用针对某一基因片段的单克隆抗体以免疫组化法检出肝细胞上的HCVAg。

2．用重组蛋白印迹法（RIBA）检测：由于抗－HCV的检测结果常出现非特异性的假阳性（如自身免疫性肝炎），因而设计出的RIBA法可同时检出几个来自结构区和非结构区的重组蛋白抗体，并区分来自细菌、酵母等假阳性反应。但由于本法成本较高，一般不用于常规检查。

3．常规试剂盒检测：此法检出的抗－HCV并非保护性抗体，相反它的检出说明血液有传染性。抗病毒治疗后，抗－HCV一般不会在短时间内转阴。

4．HCV-RNA检测：HCV感染时，血清中病毒含量极低，用常规的分子杂交技术难以检出HCV-RNA，PCR技术是目前分子生物学领域中灵敏度最高的一项检测技术，已用于HCV-RNA检测。HCV-RNA在血清中检出，表明血液中有HCV存在，是有传染性的直接证据。抗病毒治疗后如HCV-RNA转阴或在血液中HCV-RNA浓度降低，则是治疗有效的根据。

（四）丁型肝炎病毒（HDV）

HDV是一种缺陷RNA病毒，必须有HBV或其他嗜肝DNA病毒的辅助才能复制，表达抗原及引起肝损害。但在细胞核内的HDV-RNA则无需HBV辅助而能自行复制。

HDV只有一个抗原抗体系统。HDVAg主要在肝细胞核内表达，呈粒状、小球状或弥散状分布，可用免疫组化法检出。在慢性HDV感染时，可在血清中检出高滴度的抗－HDV，包括IgM和IgG。

应用RNA印迹法（northern blot）技术，64%急性病例的病程第1周和82%的慢性病例中在肝组织和血清中检出HDV-RNA；用RT－PCR方法可检出＜10个拷贝的HDV-RNA，表示HDV处于复制状态。可作为抗病毒治疗的疗效观察指标。

（五）戊型肝炎病毒（HEV）

HEV又名肠道传播型非甲非乙型肝炎病毒，1989年东京国际肝炎会议正式命名为

HEV。本病毒曾归类于杯状病毒科，现有人建议应归为风疹病毒科人病毒亚组。HEV 呈球状，无包膜，直径 32～34nm，基因组为单股正链 RNA，全长 7.5kb。

多种猴类和猩猩对 HEV 易感，可作为动物模型。HEV 主要在肝细胞内复制，通过胆汁排出，并持续存在至 ALT 恢复正常。猕猴于感染后第 7 日，胆汁中 HEV-RNA 即为阳性。实验感染 HEV 的猕猴一般于感染后 2 周抗－HEV 阳性，3～4 周后达高峰，然后逐渐下降，并迅速于 1 周后降至正常。

血清学检测：以重组或人工合成多肽为抗原，用 ELISA 法检测戊型肝炎患者血清抗－HEV，阳性率为 86.5%。IgM 抗－HEV 和 IgG 抗－HEV 在血清中基本上同步出现，IgM 抗－HEV 消失较早，IgG 抗－HEV 于 9～12 个月后达低水平。

（六）庚型肝炎病毒（HGV）

HGV 是单股正链 RNA 病毒，是一个新发现的肝炎相关病毒，可感染非人灵长类动物，如猩猩、绢毛猿和恒河猴等。虽然曾从多种人群（健康献血员，静脉药瘾者，单纯血清转氨酶升高及各型肝炎患者）中检出 HGV-RNA 及抗－HGV，但对 HGV 的致病性仍有待进一步研究。

（七）输血传播病毒（TTV）

1997 年日本 Jichi 医学院 Nishizawa 等采用差异分析法，从 1 例输血后肝炎患者血清中分离出一种新的 DNA 病毒，暂称为输血传播病毒（TTV）。可能是诱发非 A～G 型肝炎的一种新病原体。

【流行病学】

（一）传染源

患者和亚临床感染者都可成为 5 型肝炎的传染源。其中甲型和戊型肝炎以急性患者为主要传染源，病毒主要通过粪便排出体外。慢性者和病毒携带者未见报道，作为传染源的可能性较小。乙、丙、丁型肝炎的主要传染源为慢性患者，通过血和体液而排出病毒。

1．患者：甲型肝炎患者在起病前 2 周和起病后 1 周从粪便排出 HAV 数量最多，但至起病后 30 日仍有少数患者粪便中排出 HAV。血液中 HAV 主要出现于黄疸发生之前 14～21 日，黄疸发生后患者血液通常无传染性。

急性乙型肝炎患者在我国少见。这是由于 HBV 急性感染大多数发生于婴幼儿免疫系统未成熟时期，其中绝大多数属于亚临床感染而不显示出症状所致。成人急性患者的传染期从起病前数周开始，并持续于整个急性期。慢性患者和 HBV 携带者是乙型肝炎的主要传染源，其传染性贯穿于整个病程。传染性的大小与病毒复制指标是否阳性有关。

急性丙型肝炎在起病前 12 日即有传染性，起病后血中 HCV-RNA 阳性代表有传染性，而抗－HCV 要到起病后 2 周以上才转阳并代表有传染性。无黄疸型肝炎占急性丙肝 25%，急性丙肝 50% 以上转为慢性。因此，无黄疸型急性患者及慢性丙肝患者是丙型肝炎的主要传染源。

丁型肝炎发生于 HBV 感染的基础之上，以慢性患者和携带者为主。

戊型肝炎以急性患者为主。志愿者实验感染 HEV 后，发病前 9 日至发病后 8 日可从粪便中检出 HEV。HEV 儿童感染后多为隐性感染，成人则多表现为显性感染而成为患者。

由于 HGV 与 HBV 和 HCV 传播途径相似，庚型肝炎患者常同时感染 HBV 和 HCV。

HGV 感染率按其危险因素分析，主要集中在两组人样：①静脉药瘾者和男性同性恋者，其中 50% 同时感染 HBV，67% 同时感染 HCV。②多次输血的珠蛋白生成障碍性贫血患者，21% 同时感染 HCV 和 HGV。

2. 病毒携带者：只有乙、丙、丁、庚型肝炎病毒和 TTV 存在病毒携带者。

（1）HBsAg 携带者：血清 HBsAg 阳性持续超过 6 个月以上称为携带者。国内慢性 HBsAg 携带者，绝大多数同时 HBeAg 阳性，数量上约占人群 10%，因而是主要传染源。HBsAg 携带者传染性的下降，首先表现为 HBeAg、HBV-DNA 的转阴和 HBsAg 滴度的下降。

（2）HCV 携带者：健康人群中抗-HCV 阳性率可达 0.7%~3.1%，在某些地区献血员中甚至高达 10% 以上。经抗-HCV 筛选后，输血后肝炎已显著减少。

（3）HDV 携带者：HDV 携带者伴随着 HBsAg 携带者而出现。

（二）传染途径

1. 粪-口传播：甲型和戊型肝炎是以粪-口为主要传播途径。一般情况下，日常生活接触导致散发性传播。水和食物的传播，特别是水生贝类如毛蚶等是甲型肝炎暴发流行的主要传播方式。饮用水污染是戊型肝炎暴发流行的主要传播方式。

2. 血液和体液传播：HEV、HDV、HCV、HGV 和 TTV 以血液和体液传播为主要传播途径。含有肝炎病毒的体液或血液可通过输血及血制品、集体预防接种、药物注射和针刺等方式而传播。HCV 感染主要通过输血而获得，占输血后肝炎的 90%。生活上的密切接触是次要的传播方式。HGV 和 HCV 感染可同时发生并引起持续性肝炎，在献血员中 HGV 感染率比 HCV 高。

3. 母婴传播：包括经胎盘、分娩、哺乳、喂养等方式所引起的 HBV 感染，约占我国婴幼儿 HBV 感染的 1/3。其余 2/3 HBV 感染，则通过密切生活接触和注射等传播而获得。HCV 亦可通过母婴传播。

性接触传播是体液传播的另一种方式，HBV 和 HCV 均可通过唾液、精液和阴道分泌物排出，因而性接触也是 HBV 和 HCV 的重要传播方式。

吸血昆虫的传播虽有可能，但缺乏足够证据。

（三）人群易感性与免疫力

1. 甲型肝炎：在甲型肝炎流行地区，由于绝大多数成年人血清中都含有抗-HAVIgG 抗体，可通过胎盘从母体传给胎儿，因而 6 个月以下婴儿由于先天性被动免疫对 HAV 不易感。6 个月后，血中抗-HAV 逐渐消失而成为易感者，故在流行地区甲型肝炎发病多集中于幼儿。随着年龄的增长，由于隐性感染血中检出抗-HAV 的人数逐渐增多，易感性下降，故成人发病低于儿童。秋冬两季多见。一般认为甲型肝炎病后可获终身免疫。

2. 乙型肝炎：新生儿通常不具有来自母体的先天性抗-HBs，因而普遍易感。30 岁以后，国人约 50% 可检出抗-HBs。故 HBV 感染多发生于婴幼儿和青少年。到成年后，除少数易感者外，已感染 HBV 者多已成为慢性或潜伏性感染。到中年以后，无症状 HBsAg 携带者亦随着 HBV 感染的逐步消失而逐渐减少。乙肝发病无明显季节性。

3. 丙型肝炎：人对 HCV 普遍易感。由于抗-HCV 为非保护性抗体，所以到目前为止还不了解有关丙型肝炎的免疫情况。

4. 丁型肝炎：血清观察表明，抗-HDIgG 并非保护性抗体，和乙、丙型肝炎一样，主要为慢性经过，发病季节分布不明显。

5. 戊型肝炎：人对 HEV 普遍易感。感染 HEV 后，儿童多表现为隐性感染，成人则多表现为临床性感染。30 岁以上人群隐性感染比例又再上升，提示人群易感性随着年龄增长而下降。但抗 - HEVIgG 在血循环中维持时间通常仅为 1 年，而且人胎盘免疫球蛋白预防戊型肝炎无效，提示病后免疫力不持久。戊型肝炎发病有明显季节性，多发生于雨季或洪水后。

【发病机制】

1. 甲型肝炎：HAV 经口进入人体后，经肠道进入血流，引起病毒血症，约经过 1 周后才到达肝脏，随即通过胆汁排入肠道并出现于粪便中。HAV 引起肝细胞损伤的机制尚未完全阐明。与其他肠道病毒不同，HAV 并不引起细胞病变。HAV 大量复制并从粪便中排出之后，肝细胞损伤才开始出现，提示 HAV 可能通过免疫介导而不是直接引起肝细胞损害。被激活的 T 细胞所分泌的 γ - 干扰素能促进 HLA-I 类抗原在肝细胞上表达，再由细胞毒性 CD8$^+$T 细胞杀伤被 HAV 感染的靶细胞。甲型肝炎急性期和恢复期，血清中的抗 - HAV-IgM 和 IgG 抗体均有中和 HAV 作用，其抗原抗体复合物与肝细胞损伤关系尚不明确。另外脂质过氧化导致的肝细胞膜的损伤，内毒素血症导致的微循环障碍等亦加重肝损伤。

2. 乙型肝炎：HBV 在正常免疫功能的感染者引起急性病变，在异常免疫功能者则发生慢性肝炎、重型肝炎。HBV 不是致细胞病变性病毒，HBV 感染后须经宿主的免疫应答引起病变，并使疾病进展。

急性自限性 HBV 感染时，受感染的肝细胞膜上存在 HBcAg 和 HLA-I 类抗原双重表达，故肝细胞可被 CD8$^+$T 细胞通过双重识别作用而溶解。同时，CD4$^+$T 细胞通过其表面的 HLA-II 类受体与 B 细胞上表达的 HBsAg、HBcAg 及 HLA-II 类抗原结合而被激活，从而促进 B 细胞释放抗 - HBs，清除 HBV 感染终止，故病情呈自限性。

重型肝炎发生在特异性免疫反应亢进的个体。强烈的 T 细胞毒反应，迅速破坏大量 HBV 感染的肝细胞；或由于抗体产生过早过多，短期内形成大量的抗原抗体复合物，引起肝细胞大量的坏死；在此基础上，由于肝内屏障受损，肠源性内毒素侵入体循环而形成内毒素血症。内毒素可促进肝实质缺血性坏死；还可刺激单核吞噬细胞释放肿瘤坏死因子（TNF-α）、IL - 1 和白三烯等细胞因子，能直接或间接促进肝细胞受损害，导致急性大块肝坏死，引起急性重型肝炎。亚急性重型肝炎发病机制与急性重型肝炎相似，惟发展略缓。慢性重型肝炎发病机制更复杂，有待进一步研究。

乙型肝炎慢性化发生机制尚未完全阐明。有证据表明，免疫耐受是关键因素之一。由于 HBeAg 是一种可溶性抗原，其大量产生可使特异克隆的 B 细胞耗竭，产生的少量抗体可被大量的抗原耗竭，而导致免疫耐受。另外，免疫抑制、病毒变异及遗传因素等亦与慢性化有关。

若 T 淋巴细胞呈免疫耐受状态或机体免疫功能缺陷时，病毒与宿主共生，病毒在肝细胞内持续复制，感染的肝细胞却不受免疫损害，因而表现为无症状的病毒携带状态。

近年来注意到各种细胞因子在乙型肝炎发病机制中的作用。在严重肝损害的乙型或丙型肝炎患者，血液中肿瘤坏死因子 α（TNF-α）和白细胞介素 - 1（IL - 1）、白细胞介素 - 6（IL - 6）水平均显著高于健康人及慢性轻度乙型或丙型肝炎患者，这些细胞因子的产生可能与 T 细胞与抗原之间相互作用有关，也可能是机体清除病毒的手段之一。

目前认为 HBV 在肝细胞内的整合可启动肝细胞的癌变，整合后的肝细胞易于受到一系列的刺激而发生转化，此外，某些原癌基因如 N-ras 基因可被激活，某些抑癌基因如 P₅₃基因可产生突变，都可促进癌变的发生。

3. 丙型肝炎：HCV 变异力强，在 HCV 感染过程中，新的变异株不断出现，以逃避宿主的免疫清除作用，此可能是导致 ALT 波浪式升高与慢性化原因之一。HCV 与肝细胞癌的关系也很密切。HCV 与 HBV 不同，其不经过与肝细胞的整合过程。现在认为慢性炎症可能是转变为肝细胞癌的重要因素。因为炎症细胞中的单核吞噬细胞所分泌的羟自由基能破坏细胞 DNA，导致恶性转化。

4. 丁型肝炎、戊型肝炎：研究表明，免疫应答介导可能是 HDV、HEV 导致肝损害的主要原因。

【病理变化】

各型病毒性肝炎病理变化，按病情轻重及病程经过，可分为以下几种。

（一）急性肝炎

肝肿大，表面光滑，肝细胞呈气球样变性，即肝细胞高度肿胀，气球样变，胞浆染色变浅，胞核浓缩。亦可见肝细胞嗜酸性变性，胞浆嗜酸性染色增强，严重者胞体缩小，最后胞核消失，成为红染的圆形小体，即嗜酸性小体。并见肝细胞点状坏死，星形细胞增生，汇管区有炎性细胞浸润，肝血窦内皮细胞增生。黄疸型肝炎的肝细胞和毛细胆管内有淤胆现象。当肝细胞变性、坏死及炎症反应消退后可见肝细胞增生和修复。黄疸一般属肝细胞性，由于肝细胞损害，肝脏摄取和排泄胆红素的功能降低，致使胆红素滞留于血液。此外，因肝细胞肿胀，汇管区细胞浸润和水肿等，使胆汁排出受阻，加之胆管上皮通透性增加，胆汁漏出，胆栓形成，因而有不同程度的阻塞性黄疸。肝脏病变在黄疸消退后 1～2 个月才恢复正常，无黄疸型肝脏病变与黄疸型相似，仅程度较轻。

（二）慢性肝炎

1. 轻度慢性肝炎：过去称为慢性迁延性肝炎，包括两种类型：①典型轻度慢性肝炎：小叶结构接近正常，仅汇管区有致密的炎症细胞浸润，主要为淋巴细胞和一些吞噬细胞，偶见浆细胞、中性粒细胞和嗜酸性粒细胞。肝细胞肿胀，没有肝细胞坏死。②慢性小叶性肝炎：汇管区仅有轻度的炎细胞浸润，肝小叶内肝细胞可出现类似急性肝炎时发生的变性和坏死改变。上述两型的主要特征为肝小叶周边肝细胞界板保持完整，很少或无碎屑状坏死和纤维化。在乙型肝炎时，有时可看到毛玻璃状肝细胞，内含大量 HBsAg。

2. 中度慢性肝炎：过去称为慢性活动性肝炎，主要组织学特点：肝细胞碎屑状坏死，波及到肝小叶靠近汇管区的一层肝细胞（界板），使后者肝细胞呈灶性坏死崩解，引起界板的蚕食状改变；桥形坏死，即两个中央静脉之间，两个汇管区之间或中央静脉与汇管区之间出现相互连接的肝细胞坏死带；汇管区有明显的炎细胞浸润，主要为淋巴细胞和数量不等的巨噬细胞、浆细胞。炎症细胞可使汇管区扩大，并沿界板的碎屑状坏死向小叶内浸润。当病变变得更慢性时，浆细胞浸涟更为突出。可见有淋巴滤泡形成；汇管区纤维细胞沿着界板的碎屑状坏死或桥形坏死向肝小叶内扩展，而逐渐形成纤维隔，小叶结构大部分保存。毛玻璃样肝细胞较轻度慢性肝炎为多，常呈弥漫性分布，胞质内含 HBsAg 和核内含 HBcAg 亦较多。

3．重度慢性肝炎：相当于重型的慢性活动性肝炎。汇管区炎症重或伴重度碎屑状坏死；桥形坏死范围广泛，涉及多数小叶；多数纤维间隔，小叶结构紊乱或形成早期肝硬化。

（三）重型肝炎

1．急性重型肝炎：大量肝细胞坏死，肝脏体积缩小，网状纤维支架塌陷，残余肝细胞淤胆，呈黄色，故名黄色肝萎缩。镜下见肝细胞广泛坏死和溶解消失，而不见纤维组织增生。窦周间隙或血窦内可见炎症细胞浸润，主要为中性粒细胞，残留间质中则有大单核细胞。

2．亚急性重型肝炎：在上述病变的同时，出现肝细胞再生和胶原纤维，形成再生结节，称为亚急性肝坏死。可呈多种形态变化，如片状坏死、桥形坏死或混合性肝细胞坏死。一般仅看到汇管区或小叶内结缔组织增生，与肝硬化有所区别。

3．慢性重型肝炎：在慢性活动性肝炎的基础上，出现亚急性重型肝炎的病理改变。

（四）瘀胆型肝炎

除有轻度急性肝炎变化外，还有毛细胆管内胆栓形成，肝细胞内胆色素滞留，肝细胞内出现小点状色素颗粒。严重者肝细胞呈腺管状排列，肝巨噬细胞肿胀并吞噬胆色素。汇管区水肿和小胆管扩张，中性粒细胞浸润。

（五）肝炎肝硬化

1．活动性肝硬化：肝硬化同时伴有碎屑状坏死，后者见于汇管区周及纤维间隔和肝实质交界处，肝细胞有变性坏死及炎症反应。

2．静止性肝硬化：假小叶周围纤维间隔内炎症细胞很少，间质和实质界限清楚。

1994 年世界胃肠病大会对慢性肝炎的诊断提出新建议，1995 年国内作了相应修订。慢性肝炎的病理诊断应包括病因并按照病变程度分为轻、中、重三度（表 1－2）：

表 1－2　　　　　　　　　　　慢性肝炎分级、分期标准

炎症活动度（G）			纤维化程度（S）	
级	汇管区及周围	小叶内	期	纤维化程度
0	无炎症	无炎症	0	无
1	汇管区炎症（CPH）	变性及少数坏死灶	1	汇管区扩大，纤维化
2	轻度 PN（轻型 CAH）	变性，点、灶状坏死或嗜酸小体	2	汇管区周围纤维化，纤维隔形成，小叶结构保留
3	中度 PN（中型 CAH）	变性、坏死重或见 BN	3	纤维隔伴小叶结构紊乱，无肝硬化
4	重度 PN（重型 CAH）	BN 范围广，累及多个小叶，小叶结构失常（多小叶坏死）	4	早期肝硬化或肯定的肝硬化

PN：碎屑状坏死；BN：桥形坏死；CPH：慢性迁延性肝炎；CAH：慢性活动性肝炎

【临床表现】

潜伏期：甲型肝炎平均为 1 个月（2～6 周）；乙型肝炎较长，平均为 70 日（30～180日）；丙型肝炎的潜伏期，平均 50 日（14～150 日）；戊型肝炎的潜伏期平均为 40 日（10～70 日）；丁型肝炎潜伏期未定。

（一）急性肝炎

1．急性黄疸型肝炎

（1）黄疸前期：起病急，有发热、全身乏力、食欲不振、恶心、呕吐、厌油、腹胀、尿色逐渐加深，至本期末呈浓茶样。部分患者有麻疹、血管神经性水肿、关节痛等，多见于乙型肝炎。本期一般持续5~7日。

（2）黄疸期：发热减退，消化道症状好转，尿色继续加深，巩膜、皮肤出现黄染，1~2周内达高峰。部分患者短期内可出现肝内阻塞性黄疸，黄疸日益加深，大便呈灰白色，皮肤瘙痒。本期体征除黄疸外，主要为肝肿大，伴有压痛及叩击痛，部分患者脾脏轻度肿大。一般持续2~6周。

（3）恢复期：黄疸及其他症状逐渐消失，肝脾逐渐回缩，肝功能亦逐渐恢复正常。本期持续2周至4个月，平均为1个月。儿童恢复较快，约2周。

急性乙型肝炎起病较慢，常无发热，且黄疸前期免疫复合物病样表现如皮疹、关节痛等较急性甲型肝炎常见，其他表现与甲型肝炎相似，但部分病例可转为慢性肝炎。

丙型肝炎与乙型肝炎临床表现相似但较轻，黄疸发生率及转氨酶升高程度较乙型肝炎为低，但慢性化程度较高，约50%患者转为慢性。

急性丁型肝炎表现分两种形式：①与HBV同时感染，称为协同感染。临床表现与急性乙型肝炎相似，恢复后仅5%以下转为慢性。②在HBV感染基础上感染HDV，称为重叠感染。急性HDV重叠HBV感染时病情往往加重，容易转变为重型肝炎，恢复后约70%转为慢性。

急性戊型肝炎临床表现与甲型肝炎相似，但淤胆症状较常见，病情较轻。妊娠后期合并戊型肝炎者，容易发展为重型肝炎。HBV感染者重叠感染HEV时也容易发展为重型肝炎。

2．急性无黄疸型肝炎：本型多见，约占急性肝炎患者90%以上，除无黄疸外，其他临床表现与黄疸型相似，但较轻。部分患者无明显症状，仅有肝肿大和肝功能改变，在普查时发现。一般3个月内恢复正常。也有少数迁延不愈或反复发作转为慢性肝炎。由于本型无黄疸而不易被发现，且发生率远高于黄疸型，故成为重要的传染源。

（二）慢性肝炎

慢性肝炎仅见乙、丙、丁三型肝炎。

1．轻度慢性肝炎：过去称为慢性迁延性肝炎。急性肝炎迁延半年以上，反复出现疲乏、头晕、消化道症状、肝区不适、肝肿大、压痛，也可有轻度脾肿大。少数患者可有低热。肝功能显示血清转氨酶反复或持续升高。肝活检仅有轻度肝炎病理改变，也可有轻度的纤维组织增生，病程迁延可达数年。病情虽有波动，但总的趋势是逐渐好转以至痊愈。只有少数转为中度慢性肝炎（轻型慢性活动性肝炎）。

2．中度慢性肝炎：病程超过半年，各项症状（消化道症状如厌食、恶心、呕吐、腹胀、腹泻等；神经症状如乏力、委靡、头晕、失眠及肝区痛等）明显，肝肿大，质地中等以上，可伴有蜘蛛痣、肝掌、毛细血管扩张或肝病面容，进行性脾肿大，肝功能持续异常，尤其是血浆蛋白改变，肝脏纤维化指标升高，或伴有肝外器官损害，自身抗体持续升高等特征。肝活检有轻型慢性活动性肝炎的病理改变。

3．重度慢性肝炎：除上述临床表现外，还有早期肝硬化的肝活检病理改变与临床二代偿期肝硬化表现。

（三）重型肝炎

1．急性重型肝炎：本型少见，发病率占肝炎患者的0.2%~0.4%，但病死率较高。起病急，黄疸迅速加深，严重厌食，频繁恶心呕吐、腹胀，并迅速出现嗜睡、烦躁、谵妄、尖声叫喊、精神错乱、扑翼样震颤，继之昏迷等中枢神经系统症状，是早期最突出，最有诊断意义的临床表现。肝脏进行缩小，肝臭明显。常可合并有出血倾向、脑水肿、继发感染、腹水、肝肾综合征等。本型病程短，一般不超过3周。

2．亚急性重型肝炎：急性黄疸型肝炎起病10日以上而出现与急性重型肝炎相似的临床表现者。神经系统症状不明显，病程较长，可达数周至数月。黄疸迅速上升，极度乏力，明显食欲减退或恶心呕吐，腹胀明显等。部分患者经治疗后恢复健康，但亦可转变为坏死后肝硬化。

3．慢性重型肝炎：亦称慢性肝炎亚急性肝坏死。表现同亚急性重型肝炎，但有慢性活动性肝炎或肝硬化病史、体征及肝功损害。

（四）瘀胆型肝炎

此型肝炎即毛细胆管型肝炎，症状较轻，病程较长，主要表现为较长（3周以上）的肝内梗阻性黄疸，临床表现为皮肤瘙痒，大便颜色变浅呈灰白色，肝肿大明显等。大部分患者可治愈，少数转为胆汁性肝硬化。

（五）肝炎肝硬化

1．活动性肝硬化：慢性肝炎的临床表现依然存在，特别是转氨酶升高，黄疸，白蛋白减低，肝脏质地变硬，脾进行性增大，伴有门静脉高压征。

2．静止性肝硬化：有或无肝病史，转氨酶正常，无明显黄疸，肝质硬，脾大，伴有门静脉高压征，白蛋白低。

（六）特殊人群肝炎的表现

1．小儿肝炎的特点：由于小儿免疫反应较低，感染肝炎病毒后出现免疫耐受现象，多不表现出症状而成为隐性感染，在感染HBV后则容易成为无症状HBsAg携带者。有症状者一般表现较轻，以无黄疸型或慢性轻度肝炎为主。

2．老年人肝炎的特点：老年人感染肝炎病毒后发病率较其他年龄组为低，但临床上有下列特点：①戊型肝炎常见；②黄疸发生率高，程度深，持续时间长；③淤胆型多见，且并发症多；④重型肝炎比例高，因而病死率也高。

3．妊娠期肝炎的特点：妊娠期肝脏负担加重，感染肝炎病毒后症状较重，尤其以妊娠后期为严重，其特点为①消化道症状明显，产后大出血多见；②重型肝炎比例高，因而病死率也较高；③可对胎儿有影响（早产、死胎、畸胎）等；④妊娠合并戊型肝炎时病死率可高达30％以上，合并乙型肝炎时，胎儿传染机会特别大。

【实验室检查】

（一）血常规

白细胞总数正常或稍低，淋巴细胞相对增多。偶可发现异型淋巴细胞。急性重型肝炎患者的白细胞总数及中性粒细胞数均可增高。部分慢性肝炎患者血小板数减少。

（二）肝功能

1．血清酶检测：以ALT为最常用（正常值＜35U/L）。各型急性肝炎在黄疸出现前3周，ALT即开始升高，逐渐达高峰，可超过500～1000U/L，直至黄疸消退后2～4周才恢复正常。慢性肝炎时ALT可持续或反复升高，有时成为肝损害的惟一表现。重型肝炎患者若黄疸迅速加深而 ALT 反而下降，出现酶-胆分离现象，则表明肝细胞大量坏死。天门冬氨酸氨基转移酶（AST）与 ALT 相同（正常值＜40U/L），但特异性较 ALT 为低。血清碱性磷酸酶（ALP）的显著升高有利与肝外梗阻性黄疸的诊断，从而有助与肝细胞性黄疸的鉴别。在急性肝炎时，血清 γ-谷氨酰转移酶（γ-GT）活动度往往中度升高，治疗后好转时此酶的活动度也逐渐降低。在恢复期若 γ-GT 是惟一升高的酶时，提示肝炎未愈。慢性肝炎和肝硬化若为持续高值，则提示病情不稳定或有恶化趋势。乳酸脱氢酶（LDH）的临床意义与 ALT 和 AST 大体一致。

2．血清蛋白的检测：通过白蛋白、球蛋白的定量分析，如白球比值（A/G）下降，甚至倒置，反映肝功能的严重下降。因此，A/G 比值的检测有助于慢性活动性肝炎和肝硬化的诊断。血清蛋白电泳分析则从另一角度来检测白蛋白、球蛋白各成分的相对比值，起到相同的诊断作用。

3．凝血酶原时间（PT）检测：凝血酶原主要由肝脏合成，肝病时 PT 的长短与肝损害程度成正比。凝血酶原活动度＜40％或 PT 比正常对照延长 1 倍以上时，提示肝损害严重。

（三）病原学诊断

1．甲型肝炎：甲型肝炎患者 ALT 升高前 6 天，用免疫电镜可在粪便中检出 HAV 颗粒，而在 ALT 到达高峰后即消失。故在粪便中检出 HAV 颗粒，可作为急性感染的示志。用放射免疫法测定抗-HAVIgM，仅在起病 6～8 周阳性临床诊断价值最大。抗-HAVIgM 阴性，抗-HAVIgG 阳性时则提示过去感染 HAV 而产生的免疫。抗-HAVIgG 阳性可持续终身。

2．乙型肝炎：

（1）HBsAg 与抗-HBs：HBsAg 阳性表明存在现症 HBV 感染，但 HBsAg 阴性则不能排除 HBV 感染，因为可能有 S 基因突变株存在。抗-HBs 阳性提示可能通过预防接种或过去感染产生对 HBV 的保护性免疫。抗-HBs 阴性说明对 HBV 易感，需要注射疫苗。

（2）HBeAg 与抗-HBe：HBeAg 持续阳性表明存在 HBV 活动性复制，提示传染性强且容易转为慢性。抗-HBe 持续阳性提示①HBV 复制处于低水平；②HBV-DNA 可能已和宿主 DNA 整合，并长期潜伏下来；③或者出现前 C 区突变，HBeAg 不能表达。部分慢性乙肝患者或携带者中，虽抗-HBe 阳性，血循环中仍可检出 HBV-DNA，表明抗-HBe 阳性并不一定无传染性。慢性肝炎、肝硬化及肝癌患者抗-HBe 检出率依次增加，表明抗-HBe 阳性并不一定预后良好。

（3）HBcAg 与抗-HBc：HBcAg 阳性意义同 HBeAg。高效价的抗-HBcIgM 是 HBV 急性或近期感染的重要标志，在慢性肝炎活动期也呈阳性反应。核心抗体不是中和抗体，抗-HBcIgG可持续多年，是既往受 HBV 感染的指标，检测抗-HBc 可提高 HBV 感染者的检出率。

（4）HBV-DNA 和 DNA 聚合酶：血清 HBV-DNA 阳性表明 HBV 有活动性复制，传染性较大。肝细胞内 HBV-DNA 常用原位杂交或原位 PCR 法检测，阳性提示已同宿主 DNA 整合，并长期潜伏下来。DNA 聚合酶在病毒复制过程中起逆转录酶作用，其活性越高，表示病毒复制活动越旺盛。测定 DNA 聚合酶可以较灵敏地反映抗病毒药物的治疗效果。

3．丙型肝炎：

（1）抗-HCV：抗-HCV 是传染性标记而不是保护性抗体。HCV 感染后 4～8 周血中才能检出抗－HCV，抗－HCVIgM 在急性肝炎的检出率比 IgG 型抗体略高（抗－HCVIgM 为 64%，抗－HCVIgG 为 57%）。在自限性经过病例中，抗－HCVIgM 消失，而在慢性化患者中仍为阳性，提示抗－HCVIgM 可作为演变为慢性的指标，对指导抗病毒治疗有一定价值。

（2）HCV-RNA：血清中 HCV-RNA 含量甚微，需用 PCR 方法才能检出。HCV 感染后 1～2 周即可从血中检出 HCV-RNA，治愈后很快消失。肝细胞内 HCV-RNA 常用原位杂交或原位 PCR 检测。

4．丁型肝炎：

（1）HDAg 与抗－HDV：急性 HDV 感染时 HDVAg 仅在血清中出现数日，随之出现抗－HDVIgM，持续时间也较短。同时感染 HBV 和 HDV 时，抗－HBcIgM 同时阳性，重叠感染 HBV 和 HDV 时，常表现为抗－HBcIgM 阴性，抗－HDVIgM 和抗－HBcIgG 阳性。慢性 HDV 感染时，抗－HDVIgG 持续升高。

（2）HDV-RNA：用 HDV-cDNA 探针检测血清中 HDV-RNA 可提高检出率。

5．戊型肝炎：

（1）抗－HEV：常用 ELISA 法检测抗－HEVIgM 和抗－HEVIgG。由于抗－HEVIgG 持续时间不超过 1 年，两者均可作为近期感染的标志。蛋白印迹法（WB）检测抗－HEVIgG 的特异性更高，但目前尚未应用于临床。

（2）HEV-RNA：用 RT-PCR 法检测粪便中 HEV-RNA 已获成功。

（3）直接检测粪便中 HEV：可用免疫荧光阻断法或免疫电镜法直接检测。

另外，超声检查（二维超声，彩色多普勒，介入超声等）、CT、MRI 等都有助于肝炎的诊断。

【诊断】

（一）流行病学资料

食物或水型流行暴发，儿童发病多见以及秋冬季节高峰，有利于甲型肝炎的诊断。有与乙型肝炎患者或 HBsAg 携带者密切接触史或多个家庭成员病史，特别是出生于 HBeAg 阳性母亲的婴幼儿，对乙型肝炎诊断有参考意义。有输血史的肝炎患者，应考虑丙型肝炎可能。持续性水型流行暴发或中年以上的急性肝炎患者，应考虑戊型肝炎的可能。

（二）临床诊断

1．急性肝炎：起病急，有畏寒、发热、纳差、恶心、呕吐等黄疸前期症状，血清 ALT 显著升高，而无过去肝炎病史者应首先考虑甲型或戊型肝炎的诊断。无黄疸者可临床拟诊为急性无黄疸型甲型肝炎。起病较慢，有乏力、恶心、厌食、肝区疼、肝肿大及压痛等症状、体征，血清 ALT 升高，而又排除其它原因引起的肝损害，病程在 6 个月以内者，可临床拟诊为急性无黄疸型乙型或丙型肝炎。

2．慢性肝炎：慢性肝炎是指乙、丙或丁型肝炎病程超过半年，而目前仍有肝炎症状、体征及肝功能异常者。发病日期不明或虽无肝炎病史，但影像学、腹腔镜或肝活体组织病理检查符合慢性肝炎改变或根据症状、体征、化验综合分析亦可作出相应诊断。

参照 Scheuer 建议，按病原学分类，以炎症坏死程度分级（G）、纤维化发展分期（S），将慢性肝炎分为轻、中、重三度。

(1) 轻度慢性肝炎：病情较轻，病状不明显或虽有症状、体征，但生化指标仅 1～2 项轻度异常者。

(2) 中度慢性肝炎：症状、体征、实验室检查居于轻度和重度之间。

(3) 重度慢性肝炎：有明显或持续的肝炎症状，如乏力、纳差、腹胀、便溏等，可有肝掌、蜘蛛痣，肝脾肿大，而排除其他原因且无门静脉高压者。实验室检查血清 ALT 反复或持续升高，白蛋白降低或 A/G 比例异常，丙种球蛋白明显升高。凡白蛋白（A）≤32g/L、胆红素（BiL）>85.5μmol/L。凝血酶原活动度（PTA）40%～60%，三项检测中有 1 项达上述程度者即可诊为重度慢性肝炎。

慢性肝炎实验室检查异常程度参考指标见表 1－3。

表 1－3   慢性肝炎实验室检查异常程度参考指标

项目	轻度	中度	重度
ALT（U/L）	≤正常 3 倍	3～10 倍	>10 倍
BiL（μmol/L）	17.1～34.2	34.2～85.5	>85.5
A（g/L）	≥35	34～33	≤32
A/G	1.5～1.3	1.2～1.0	≤0.9
EP γ－球蛋白（%）	≤21	22～25	≥26
PTA（%）	71～79	61～70	40～60

EP：蛋白电泳。

3．重型肝炎：急性黄疸型肝炎，起病 10 日以内迅速出现重型肝炎表现者，可诊断为急性重型肝炎。病程 10 日以上出现上述表现者可诊断为亚急性重型肝炎。在慢性活动性肝炎基础上出现重型肝炎表现者，可诊断为慢性重型肝炎。

4．肝炎肝硬化：早期肝硬化单凭临床资料很难确诊而必须依靠病理诊断。影像学（B超、CT）诊断及腹腔镜诊断有参考价值。凡慢性肝炎患者具有肯定的门静脉高压证据，如腹壁、食管静脉曲张，腹水。影像学检查：肝脏缩小，脾脏增大，门静脉、脾静脉增宽。且除外其他能引起门静脉高压的原因者，均可诊断临床肝硬化。

（三）病原学诊断

1．甲型肝炎：具备急性肝炎临床表现，并在血清中检出抗－HAVIgM；或急性期抗－HAVIgG阴性，恢复期转为阳性；或从粪便中检出或分离出 HAV 者，可确诊为甲型肝炎。

2．乙型肝炎：具备急慢性肝炎临床表现，而血清 HBsAg、HBeAg、HBcAg、HBV-DNA、DNAP 或抗－HBcIgM 中有一项阳性者，可确诊为乙型肝炎。单项抗－HBe 或抗－HBc阳性时，并同时伴有上述指标的 1 项阳性才能确诊。抗－HBs 单项阳性，而其血清浓度大于 10IU/L 时，可基本排除乙型肝炎。缺乏临床表现而 HBsAg 阳性，伴有或不伴有其他血清标志物时，可诊断为无症状 HBsAg 携带者。

3．丙型肝炎：具备急慢性肝炎临床表现，而同时抗－HCVIgM、抗－HCVIgG 或HCV-RNA阳性时，可诊为丙型肝炎。不具备临床表现，仅血清 HCV 标记物阳性时，可诊断为无症状 HCV 携带者。

4．丁型肝炎：具备急慢性肝炎临床表现，血清 HBsAg 阳性，而同时血清 HDVAg、HDV-RNA、抗－HAVIgM、抗－HDVIgG 其中 1 项阳性；或肝活检免疫组化检出 HDVAg时，均可确诊为丁型肝炎。不具备临床表现，仅血清 HBsAg 和 HDV 血清标记物阳性时，可诊为无症状 HDV 携带者。

5. 戊型肝炎：具备急性肝炎临床表现，而同时血清抗－HEVIgM 或抗－HEVIgG 阳性；或从粪便中检出 HEV 颗粒或 HEV-RNA 者，均可诊为戊型肝炎。

【鉴别诊断】

(一) 黄疸型肝炎

1. 胆道疾病：如胆囊炎、胆石症等，一般多有腹部绞痛发作史，发作时常有寒战、高热，右上腹绞痛，出现黄疸或黄疸加深，胆囊区有压痛，有时可触及肿大的胆囊。随着疼痛缓解，畏寒、发热消失，黄疸消退。血白细胞总数和中性粒细胞增高。血 ALT 增高不及肝炎明显，γ-GT、ALP 明显升高。X 线及超声波检查有助于诊断。

2. 钩端螺旋体病黄疸出血型：有疫水接触史，起病急，发热、眼结膜充血，腓肠肌疼痛及压痛，浅表淋巴结肿大及压痛。血白细胞总数增高，血凝溶试验阳性，血、尿中可分离出钩端螺旋体。

3. 中毒性肝炎：有服化学药物如锑、砷、氯丙嗪、异烟肼等或服用毒物史，或同时有其他严重感染性疾病，如败血症、伤寒等临床表现。当停药或停服毒物，或随其他疾病好转，其临床表现随之消失，实验室检查项目亦恢复正常而痊愈。

4. 肝癌：发病年龄较大，病情发展快，消瘦、贫血，常有肝区疼痛，肝脏进行性肿大，质硬表面高低不平。血碱性磷酸酶升高，甲胎蛋白阳性，CT、B 型超声波检测可见肝内占位性病变。

(二) 黄疸前期及无黄疸型肝炎

此病应与胃肠炎、消化性溃疡、风湿热、急性血吸虫病及引起血谷丙转氨酶增高的其他疾病，如肾综合征出血热、伤寒、疟疾等相鉴别。

【治疗】

病毒性肝炎目前尚无特效治疗，一般采用综合治疗。治疗原则以适当休息、合理营养为主，辅以适当药物，避免饮酒、过度劳累及使用对肝脏有损害的药物。绝大多数患者都可恢复健康。

(一) 急性肝炎的治疗

急性肝炎的治疗以一般及支持疗法为主。应强调早期卧床休息，给予清淡而营养丰富的饮食，注意蛋白质和维生素 C 等的摄入。恶心呕吐影响进食、热量不足者，应每日输液补充，10% 葡萄糖液 1000～1500mL，静脉滴注。根据患者不同症状采用中药成药或辨证论治，对于缓解症状，缩短病程，减少并发症是有利的。一般不主张应用肾上腺皮质激素。绝大多数急性肝炎不需要抗病毒治疗，但急性丙型肝炎应进行抗病毒治疗，早期应用干扰素可取得较好疗效。干扰素应用方法为 300 万～500 万 U/次，隔日 1 次皮下或肌内注射，6～12个月为 1 疗程。加用利巴韦林 (ribavirin) 800～1000mg/d，口服，可增强疗效。

(二) 慢性肝炎的治疗

1. 各型肝炎病情未稳定时，应适当补充维生素 B 族和维生素 C 等。应用能量合剂，能改善组织代谢，促进肝细胞恢复，即辅酶 A 50～100U，三磷酸腺苷 20～40mg，细胞色素 C 15～30mg，胰岛素 10～12U，10% 氯化钾 15mL 加入 10% 葡萄糖液 500mL 中，静脉滴注，

1日1次。

2．抗肝细胞损害药物：

（1）降低转氨酶和胆红素的药物：甘利欣注射液及片剂、联苯双酯、齐墩果酸片、垂盆草冲剂、门冬氨酸钾镁等。如用甘利欣，30mL（150mg）/d，稀释后静脉滴注，或450mg/d，分次口服。长期大量应用时个别患者呈现类激素样副作用；门冬氨酸钾镁10～20mL加入葡萄糖液中缓慢静脉滴注，每日1次，可降低血清胆红素，改善肝功能等。

（2）改善微循环药物如山莨菪碱、低分子右旋糖酐等。

（3）促进肝解毒功能的药物如葡醛内脂（肝泰乐），维丙胺等。

此外，如促蛋白合成的药物如肝安、水解蛋白等可酌情选用，但宜精简，避免使用过多药物。

3．免疫调节药物：非特异性免疫增强剂可选用胸腺肽、白细胞介素－2（IL－2）、猪苓多糖，云芝多糖等；特异性免疫增强剂可试用特异性抗－HBV免疫核糖核酸。一般多不主张应用肾上腺皮质激素。

（1）胸腺肽α－1（Tα－1）：为胸腺素中第5组份，由28个氨基酸组成，分子量3108D。主要作用是促进T组胞成熟，使γ－干扰素、IL－2和IL－3等分泌增加。国产胸腺肽、胸腺因子D均为多肽，分子量为8～15KD，生物活性与Tα－1相似。Tα－1用法：1.6mg，皮下或肌内注射，每周2～3次，疗程6～12个月，疗效与干扰素相似。对慢性丙型肝炎患者应同时使用利巴韦林。

（2）特异性免疫核糖核酸（iRNA）：系用HBsAg免疫动物后从淋巴组织提取，能传递免疫反应信息。用法：1mg/次，皮下注射，每周2次，疗程4～6周。

4．抗病毒药物：绝大多数急性肝炎不需要抗病毒治疗，但急性丙型肝炎应进行抗病毒治疗。慢性肝炎除支持、对症治疗外，可考虑抗病毒治疗。抗病毒药物多选用干扰素和核苷类药物。

（1）干扰素（IFN）：慢性乙型肝炎干扰素使用指征为：①HBV高复制状态（血清HBeAg、HBV-DNA、DNAP阳性）；②ALT升高；③最好无黄疸。方法：300万～500万U/次，连用1周后改为隔日1次，肌内注射或皮下注射，忌用静脉注射，疗程应长，6个月至1年。干扰素仅能抑制HBV复制，使HBeAg、HBV-DNA转阴，但难以使HBsAg转阴。

慢性丙型肝炎使用干扰素的指征为ALT升高，血清HCV-RNA阳性或者肝活检显示有慢性肝炎的患者。慢性丙型肝炎干扰素使用方法同急性丙型肝炎。观察3个月后如ALT复常或HCV-RNA阴转，则疗程应延长至12个月。如果开始治疗并观察3个月后，患者仍无好转，应停止治疗，因为再延长疗程也不会有效。同时联用利巴韦林800～1000mg/d，口服，可增强干扰素对丙型肝炎疗效。

使用干扰素应注意以下几点：①患者年龄以10～60岁为宜，不宜过小或过大；②心、肾功能不全者不宜使用；③用前应先做详细体检和化验检查，疗程第1、第2周要密切观察不良反应，以后每月复查肝功能和血常规，白细胞减少时应给予提高白细胞药物；④重型肝炎及肝硬化失代偿期应禁止使用。

（2）核苷类药物：拉米夫定（Lamivudine）是HBV-DNA合成酶抑制剂，它不抑制线粒体DNA和骨髓，无直接调解免疫作用，因而基本上无不良反应。拉米夫定100mg/次或300mg/次，1日1次，疗程6个月至2年，口服，能够改善慢性乙型肝炎患者的肝组织病理学，使炎症活动度指数和转氨酶下降，血清 HBV-DNA 转阴，部分患者免疫学指标改善，HBeAg 和 HBsAg 转阴或滴度下降。100mg 和 300mg 剂量组的疗效无明显差异，患者耐受性良好；疗程在 1 年以上，能使 HBV-DNA 持续阴转，HBeAg 和 HBsAg 表达量减少，HBV 复制趋向静止状态，并有预防肝纤维化作用。少数患者，尤其是免疫功能缺陷患者长期应用拉米夫定治疗，从血样中可分离得到 HBV-DNA 聚合酶基因突变病毒株。突变株对拉米夫定敏感性有所下降，但对于已出现突变株的患者，拉米夫定不影响其肝组织病理学的疗效。初步研究表明，其他核苷类似物如泛昔洛韦等对 HBV 复制具有短暂抑制作用。

抗病毒治疗的疗效判定：①完全反应：血清中病毒核酸阴转，ALT 复常，停药半年以上上述指标仍保持稳定；②部分反应：血清病毒核酸阴转，ALT 复常，仅在停药半年内保持稳定，然后血清中病毒核酸又阳转，ALT 回复到治疗前水平。

（三）重型肝炎的治疗

1．一般支持治疗：患者应绝对卧床休息，密切观察病情，尽可能减少饮食中的蛋白质，以控制肠内氨的来源。进食不足者，10%～25% 葡萄糖溶液，静脉滴注，补充足量维生素 B、维生素 C 及维生素 K。静脉输入人血浆白蛋白或新鲜血浆。注意维持水和电解质平衡。

2．促进肝细胞再生的措施：

（1）促肝细胞生长因子（PHGF）：PHGF 能启动肝细胞 DNA 合成，促进肝细胞再生；抑制 TNF-α 的活性，减少内毒素血症发生；保护肝细胞膜完整性，有助于肝功能恢复。用法为 80～120mg/d，加入葡萄糖液 200mL 中，静脉滴注，疗程 1～2 个月。

（2）胰高血糖素－胰岛素疗法：胰高血糖素 1mg、正规胰岛素 10U 加入 5% 或 10% 葡萄糖液 500mL 中，静脉滴注，1 日 1 次，疗程 14 日。临床实践显示胰高血糖素－胰岛素疗法对提高急性重肝存活率有较好作用，亚急性其次，对慢重肝患者无效。输注过快常见恶心、呕吐、心悸、低血糖等不良反应。

3．改善肝脏微循环：

（1）前列腺素 E1（PGE1）：PGE1 能够改善肝脏微循环，增加肝肾血流量，又能抑制 TNF-α 生成。100～200μg，加入葡萄糖溶液 250mL 中，静脉滴注，每日 1 次，10 日为 1 疗程。

（2）复方丹参注射液或低分子右旋糖酐等亦可考虑应用。

4．免疫调控疗法：胸腺肽可增强机体抗病能力、减少重肝严重感染发生。20～40mg/d，肌内注射或静脉滴注，或 160～200mg/次，隔日 1 次或每周 2～3 次，静脉滴注。重型肝炎患者忌用肾上腺皮质激素，因可使病情加重。

5．血浆置换疗法：深度黄疸和凝血酶原时间显著延长的患者，采用血浆置换疗法可减轻黄疸与缩短凝血酶原时间。血氨升高者用此疗法也可使血氨下降，但需要反复使用才能维持疗效。

6．人工肝支持系统及肝移植。

7．重型肝炎并发症的防治：

（1）肝性脑病的防治：

1）降低血氨：低蛋白饮食，蛋白摄入量低于 0.5g/（kg·d），口服乳果糖 30～60mL/d，以酸化和保持大便通畅；口服诺氟沙星以抑制肠道细菌；乙酰谷酰胺 400～800mg，溶于液体中，静脉滴注，此药可通过血－脑屏障，在脑内分解出谷氨酸（谷氨酸盐不易通过血－脑屏障），再与氨结合成谷氨酰胺而排出。

2）恢复正常神经递质：左旋多巴（levodopa）可通过血－脑屏障，经多巴脱羧酶变成多巴胺可取代羟苯乙醇胺等假神经递质，从而促进苏醒。剂量 2～5g/d，鼻饲或灌肠，200～600mg/d，静脉滴注，有一定效果。

3）纠正氨基酸失衡：含有多量支链氨基酸和少量芳香氨基酸的混合液静脉滴注，可促进支链氨基酸通过血－脑屏障，而减少芳香氨基酸进入大脑。如肝安 250～500mL/d 静脉滴注，疗程 14～21 日，对慢性重肝疗效较好。

4）防治脑水肿：及早应用脱水剂，如甘露醇和呋塞米，必要时两者合用以提高疗效，但需注意水和电解质平衡。

（2）消化道出血的防治：给予组胺 H_2 受体拮抗剂如甲氰米胍（cimetidine）、雷尼替丁（ranitidine）或氢泵抑制剂如洛赛克（losec）。可静脉注射维生素 K、凝血酶原复合物和多次输入新鲜血。发生 DIC 时应及时处理诱发因素如感染、休克等，输新鲜血液最好，也可谨慎试用低剂量肝素。

（3）急性肾功能不全的防治：避免引起血容量降低的各种因素。少尿时应扩容如低分子右旋糖酐、血浆和白蛋白等，静脉滴注。可并用多巴胺以增加肾血流量。必要时可呋塞米肌内或静脉注射。

（4）继发感染的防治：继发胆系感染时应使用针对革兰阴性菌的抗生素，自发性腹膜炎多由 G－杆菌和（或）厌氧菌引起，应加用甲硝唑（metronidazole）。可选用半合成青霉素如哌拉西林（piperacillin），氯唑西林（cloxacillin）或替卡西林（ticarcillin）等；或第二代头孢菌素如头孢呋辛（cefuroxime）和头孢西丁（cefoxitin）等。严重感染时使用第三代头孢菌素如头孢噻肟（cefotaxime），头孢他定（ceftazidin），头孢曲松（ceptriaxone）等，同时警惕二重感染的发生。合并真菌感染时，应立即停用广谱抗生素并使用抗真菌药物如氟康唑等。

（四）肝炎肝硬化的治疗

参考第四篇消化系统肝硬化的治疗。

（五）瘀胆型肝炎的治疗

1. 试用泼尼松，40～60mg/d，口服，或地塞米松 10～20mg/d，静脉滴注，2 周后如血清胆红素显著下降，则逐步减量。肾上腺糖皮质激素具有非特异性抗炎作用，增加胆汁流量，促进胆汁排泄，从而具有退黄作用。

2. 熊去氧胆酸（ursodeoxycholic acid），500mg/d，分次口服，可减轻患者乏力、腹泻、瘙痒等症状，保持细胞膜的稳定性，减轻肝细胞炎症，增加胆汁分泌，促进黄疸消退。

【预防】

（一）控制传染源

各型急性肝炎患者的隔离期按各型病毒性肝炎的传染期而定。慢性乙型、丙型肝炎患者和无症状携带者，应进一步检测各项传染性指标，如 HBeAg、HBV-DNA、HDV-DNAP、抗－HCV、HCV-RNA、抗－HDV、HDV-RNA 等阳性者应禁止献血和从事托幼、饮食工作。

（二）切断传播途径

1. 甲型和戊型肝炎：重点在于搞好卫生措施，如水源包括饮水消毒、食品卫生、食具消毒，加强个人卫生、粪便管理等。

2. 乙、丙、丁型肝炎：重点在于防止通过血液和体液的传播。

（三）保护易感人群

1. 甲型肝炎：近年来，甲型肝炎疫苗已广泛应用，它具有安全性和免疫力，可产生能防止及中止感染的中和抗体。

2. 乙型肝炎：乙肝疫苗高效安全，可按 0、1、6 月程序。血源疫苗每次 $10\sim30\mu g$，重组疫苗每次 $5\sim10\mu g$。三角肌注射，产生的抗 - HBs 效价与保护作用呈正相关系，一般认为 >10IU/L 才具有保护作用。对于血液透析患者和其他免疫损害者应加大接种剂量和次数。乙型肝炎免疫球蛋白（HBIG）主要用于 HBeAg 阳性母亲的新生儿，可与乙肝疫苗联合使用，国内生产的 HBIG 多数为 $60\sim160IU/mL$，用量为 $0.075\sim0.2mL/kg$，HBIG 也适用于已暴露于 HBV 的易感者。

自学指导

【重点难点】

目前已被确认为病毒性肝炎的病原体共有甲、乙、丙、丁、戊 5 型。其诊断主要是利用病原学的检测，结合临床表现加以区分。

1. 甲型肝炎：甲型肝炎为自限性疾病，大多数患者在数周内恢复正常。好发于儿童、青少年。临床表现分为急性黄疸型，无黄疸性，瘀胆型及急性重型肝炎。用酶联免疫吸附法检测抗 - HAVIgM 特异性高，在发病早期即明显升高，可作为 HAV 近期感染的指标。抗 - HAVIgG 是保护性抗体，病后 1 个月可检出，3 个月后达高峰，维持 2～10 年。抗 - HAVIgG 阳性是既往 HAV 感染和机体有免疫力的标志。到目前为止，国内外均未发现甲型肝炎的慢性患者，并有较强的免疫力，未见第二次感染。

2. 乙型肝炎：乙型肝炎临床类型有急性、慢性、重型肝炎之分，急性乙型肝炎慢性化主要取决于初次感染年龄、免疫状态及病毒水平。婴儿期感染易发展为慢性，应用免疫抑制剂和细胞毒药物患者、血透的慢性肾衰患者，常缺乏明显的急性期表现，病情迁延。病毒复制标志 HBV-DNA 的血清水平升高，较易发展为慢性肝炎。

HBV 感染者血清转氨酶升高前 2～8 周，血清中即可检出 HBsAg。HBsAg 是急性 HBV 感染较早出现的抗原，一般持续 2～6 个月转阴。慢性肝炎，肝炎肝硬化以及 HBsAg 携带者血清中均可出现阳性反应并持续半年以上。HBsAg 阳性是 HBV 感染的标志之一，但并不能反映病毒复制，传染性及预后。抗 - HBs 出现于 HBV 感染恢复好转期或接种乙肝疫苗后，是中和抗体，反映机体对 HBV 具有保护性免疫力。抗 - HBs 的效价与保护能力呈平衡关系，滴度低于 10IU/L 时，不能防止 HBV 感染。少数患者受染后早期出现抗 - HBs 与 HBsAg 形成的免疫复合物，引起皮疹、关节炎、肾炎等。一过性 HBsAg 阳性的患者，血清中可能检测不出抗 - HBs。慢性 HBV 携带者由于免疫耐受 B 细胞形成抗体能力缺陷，难以产生抗 - HBs。患暴发性肝炎时，机体的免疫反应亢进，可产生高滴度的抗 - HBs。

血清中 HBeAg 阳性可见于急、慢性肝炎和无症状携带者。自 HBV 感染潜伏期的早期至临床症状出现 10 周，在血清中可以检测到，以后逐渐减弱至消失。急性乙型肝炎发病后 3~4 个月后 HBeAg 转阴表示预后良好。HBeAg 持续阳性提示肝脏炎症向慢性化发展。HBeAg 与 HBV-DNA、DNAP 活性及 Dane 颗粒密切相关，为病毒血症标志，表明患者具有传染性。抗－HBe出现于 HBeAg 消失后，抗－HBe 阳性表明传染性减弱或消失。但 HBeAg 与抗－HBe 的转换有时是由于前 C 区发生突变而不一定意味着感染的减轻。

HBcAg 是 HBV 的核心成分，含有病毒核酸。HBcAg 阳性时表示病毒复制，有传染性。由于循环中 HBcAg 外面包裹 HBsAg，以及少量游离的 HBcAg 可转化为 HBeAg 或与抗－HBe 结合成免疫复合物，因此用一般方法不能从患者血清中检出 HBcAg，而只有在肝细胞中才能检出。HBsAg 高滴度、HBeAg 阳性者，HBcAg 多为阳性。抗－HBc 是乙肝病毒核心抗原的总抗体，感染 HBV 后最早出现的是 IgM 型核心抗体（抗－HBcIgM），高效价的抗－HBcIgM是 HBV 急性或近期感染的重要指标，在慢性肝炎炎症活动期也呈阳性反应。核心抗体不是中和抗体，低滴度的抗－HBc 阳性提示为过去感染，高滴度抗－HBc 阳性则提示 HBV 有活动性复制，可能是低水平的。血清 HBV-DNA 或 DNAP 阳性提示 HBV 有活动性复制，传染性较大。

HBV 的现症感染，可根据下列任何一项指标阳性而确定：①血清 HBsAg 阳性；②血清 HBV-DNA 或 DNAP 阳性；③血清 IgM 型抗－HBc 阳性；④肝内 HBcAg 和（或）HBsAg 阳性，或 HBV-DNA 阳性。

3．丙型肝炎：由于 HCV 在血中浓度低，一直未能在血中检出 HCVAg。抗－HCV 不是保护性抗体而是传染标志。抗－HCV 于丙型肝炎恢复或治愈后仍持续存在。抗－HCVIgM 仅存在于急性期，治愈后消失。丙型肝炎病毒感染较乙型肝炎病毒感染更易慢性化。对急性丙型肝炎随访观察 5 年，肝脏病理检查证实 60% 发展为肝硬化。由丙肝至肝细胞癌一般需 20~25 年左右。

【学习思考题】

1．简述乙型肝炎血清学检查的抗原－抗体系统的临床意义。

2．简述重型肝炎的治疗原则。

3．下列血清学检测结果：①抗－HBc 阳性；②HBsAg 阳性、HBeAg 阳性、抗－HBc 阳性；③HBsAg 阴性、抗－HBs阳性；④HBsAg 阳性、抗－HBe 阳性。哪组提示乙型肝炎有较大的传染性？为什么？

（金妙文）

第十节　艾　滋　病

【目的要求】

1．了解本病的病原学、流行病学、发病机制和病理。

2．掌握本病的诊断和鉴别诊断。

3．熟悉本病的治疗。

【自学时数】

2 学时。

艾滋病（AIDS）是获得性免疫缺陷综合征的简称，是由人类免疫缺陷病毒引起的一种严重传染病。艾滋病通过性接触及输血或血制品等方式侵入人体，特异性地破坏辅助性 T 淋巴细胞（CD_4^+），造成机体细胞免疫功能严重受损。临床上由无症状病毒携带者发展为持续性全身淋巴结肿大综合征和艾滋病相关综合征，最后并发严重机会性感染和恶性肿瘤。本病目前尚无有效防治方法，病死率极高，已成为当今世界最为关注的公共卫生问题。

【病原学】

1983 年法国 Montagnier 从 AIDS 患者血液中分离出病毒，并命名为 LAV。1986 年世界卫生组织统一命名为人类免疫缺陷病毒（HIV）。近年从西非艾滋病患者分离出另一种类似病毒，称为 HIVⅡ型（HIV_2），而将原病毒称为 HIVⅠ型（HIV_1）。HIV_2 与 HIV_1 的结构蛋白有差异，尤其膜蛋白差异较大。HIV_2 不同株别亦有差异存在。

HIV 对外界抵抗力较弱，加热 56℃ 30 分钟和一般消毒剂如 0.5% 次氯酸钠、5% 甲醛、70% 乙醇、2% 戊二醛等均可灭活，但对紫外线不敏感。

【流行病学】

（一）传染源

艾滋病患者和无症状携带者为传染源。病毒存在于血液及各种体液（如唾液、泪水、乳汁、精液、子宫阴道分泌物和尿液）中，均具有传染性。

（二）传播途径

1．性接触传播：这是本病的主要传播途径。欧美地区以同性恋和双性恋为主，约占 73%～80%，异性恋仅占 2% 左右。非洲及加勒比海地区则以异性恋传播为主，占 20%～70%。由于异性恋传播比同性恋传播涉及面要广泛得多，故对社会人群威胁更大。

2．通过血液传播：药瘾者感染发病的占艾滋病总数 17% 左右，系通过共用污染少量血液的针头及针筒而传播。输血和血液制品如第Ⅷ因子等亦为重要传播途径。

3．母婴传播：亦本病重要传播途径。感染本病孕妇在妊娠期间（经胎盘）、分娩过程中及产后哺乳传染给婴儿。

4．其他途径：医护人员护理艾滋患者时，被含血针头刺伤或污染破损皮肤传染，但仅占 1%。应用病毒携带者的器官移植或人工授精亦可传染。

（三）易感人群

人群普遍易感。同性恋和杂乱性交者、药瘾者、血友病患者以及 HIV 感染者的婴儿为本病的高危人群。此外遗传因素可能与发病亦有关系，艾滋病发病者以 $HLADR_5$ 型为多。

（四）流行特征

本病于 1981 年首先发现于美国，但回顾性研究发现在非洲中部 1959 年保存至今的血清中已有此病抗体。本病呈世界性分布，各大洲均有病例发生。其中以美国流行最严重，其次是非洲和欧洲。亚洲地区日本、东南亚和我国香港、台湾也有病例发生。近年来我国大陆已有数百人血清 HIV 抗体阳性，并有少数病例发病死亡。据专家估计，2000 年时我国的感染者达 80 万以上。据世界卫生组织估计，目前世界上 HIV 感染者 500 万～1000 万人，在 142 个国家中艾滋病患者已达 13 万人以上，并以每 6～10 个月递增一倍的速度增加。艾滋患者和无症状携带者之比约为 5:100，发病年龄以 20～50 岁青壮年居多，男女之比在欧美约为 14:1，在非洲男女患者大致相等。

【发病机制和病理】

病毒侵入细胞后，通过逆转录酶的作用合成 DNA，并与宿主基因整合，进行复制增殖。病毒大量释放入血，引起病毒血症，可广泛侵犯淋巴系统及 T 细胞。受感染的 T 细胞表面可出现 GP_{120} 表达，并与其他 T 细胞发生融合，细胞膜通透性增加，发生溶解不死。由于 CD_4^+ T 细胞具有重要的免疫调节功能，CD_4^+ T 细胞破坏，导致免疫调节障碍，最终引起全面的免疫功能受损。单核吞噬细胞也可受到 HIV 的侵袭，成为病毒储存场所，并可携带病毒进入中枢神经系统，引起神经系统病变。HIV 感染除可直接导致细胞病变外，还可诱导抗淋巴细胞抗体的产生，也可引起针对宿主的主要组织相容性复合体（MHC）Ⅱ类抗原的免疫病理反应，从而导致免疫调节紊乱和功能的异常。由于患者免疫功能缺陷，因而易发生各种机会性感染以及多种恶性肿瘤如卡氏肉瘤、淋巴瘤等。

病理解剖可见多种机会性感染所造成的病变或卡氏肉瘤浸润。淋巴组织早期反应性增生，继之淋巴结内淋巴细胞稀少，生发中心破裂，脾脏小动脉周围 T 细胞减少，无生发中心，胸腺可有萎缩和退行性或炎性病变。

【临床表现】

感染 HIV 后 80％患者不表现临床症状，因体内带有 HIV，能传给他人，具有重要的流行病学意义。本病潜伏期较长，感染病毒后需 2～10 年才发生以机会性感染及肿瘤为特征的艾滋病。其潜伏期长短与感染 HIV 剂量有关。经输血感染的潜伏期相对较短，性接触感染剂量较少，故潜伏期较长。

（一）急性感染期

起病多急骤，有发热、出汗、不适、厌食、恶心、头痛、咽痛及关节肌肉痛等症状，同时可有红斑样皮疹和淋巴结肿大，血小板可减少，CD_4^+:CD_8^+ 比值下降或倒置。

（二）无症状感染期

持续 1～10 年，平均 5 年，无自觉症状，仅血清抗 HIV 抗体阳性。

（三）艾滋病前期

主要表现为持续性淋巴结肿大。全身包括腹股沟有两处以上淋巴结肿大，持续 3 个月以上，且无其他原因可以解释。肿大的淋巴结多对称发生，直径 1cm 以上，质地韧，可移动，无压痛。部分病例 4 月至 5 年后，可发展为艾滋病。常伴有间歇性发热、乏力、盗汗、消瘦和腹泻，肝脾肿大，亦可出现原因不明的神经系统症状。

（四）典型艾滋病（艾滋病期）

主要表现为由于免疫功能缺陷所导致的继发性机会性感染或恶性肿瘤的症状。

1．机会性感染：机会性感染是艾滋病患者最常见的且往往最初的临床表现。主要病原体有卡氏肺囊虫、弓形虫、隐孢子虫、念珠菌等。其中卡氏肺囊虫性肺炎最为常见，起病缓慢，以发热乏力、干咳和进行性呼吸困难为主要症状，而肺部体征不明显。血气分析常有低氧血症。诊断可做痰液检查及经支气管镜活检或肺泡灌洗，必要时开胸活检。其他机会性感染临床表现常呈多系统、播散性、进行性和复发性炎症，可引起肺炎、食管炎、肠炎、直肠肛管炎、皮肤损害、脑炎、脑膜炎、颅神经炎甚至全身性感染等，并常有多种感染及肿瘤同时存在，使临床表现复杂多样。

2．恶性肿瘤：

（1）卡氏肉瘤：最为常见，多见于青壮年，起病缓慢，肉瘤呈多灶性，不痛不痒，除皮肤广泛损害外，常累及口腔、胃肠道、淋巴等。

（2）其他恶性肿瘤：包括原发性脑淋巴瘤、霍奇金病，霍奇金淋巴瘤和淋巴网状恶性肿瘤等。

（3）其他：如自身免疫性血小板减少性紫癜、儿童慢性淋巴细胞性间质性肺炎等。

HIV 感染者在 5 年内有 20%～50%发展为艾滋病相关综合征，10%～30%发展为典型艾滋病。一旦发生并发有机会性感染及恶性肿瘤的典型艾滋病，则预后极差。发病后 1 年病死率 50%以上，4～5 年接近 100%。

【诊断】

（一）流行病学
患者的生活方式尤其性生活史，有否接触传染源、输血或血制品的病史，药瘾者等。

（二）临床表现
有或无早期非特异症状，出现全身淋巴结肿大或反复的机会性感染（1 个月以上），或 60 岁以下患者经活检证明有卡氏肉瘤者。

（三）实验室检查

1．血常规：多有红细胞、血红蛋白降低，白细胞多下降至 $4 \times 10^9/L$ 以下，分类中性粒细胞增加，淋巴细胞明显减少，多低于 $1 \times 10^9/L$。少数患者血小板可减少。

2．免疫学检查：迟发型皮肤超敏反应减弱或缺失；丝裂原诱导的淋巴细胞转化反应（如链激酶、植物血凝素等）减弱，T 淋巴细胞减少，CD_4^+ 细胞明显下降，$CD_4^+ : CD_8^+ <$ 1（正常 1.5～2）；β_2 微球蛋白和新喋呤（neopterin）升高。

3．特异性诊断检查：

（1）抗 HIV 抗体测定：方法有酶联免疫吸附试验（ELISA）、放射免疫试验（RIA）、免疫转印（Immunoblxtting，IB）及固相放射免疫沉淀试验（SRIP）等。常用 ELISA 或 RIA 作初筛，再用 IB 或 SRIP 确诊，如仍为阳性有诊断意义。说明被检查者已感染 HIV，并具有传染性。

（2）抗原检查：多用 ELISA 法。可于早期特异性诊断。

（3）病毒分离：从外周血淋巴细胞、精液、宫颈分泌物、脑脊液可分离到 HIV，但难以作为常规。

（4）核酸杂交：用聚合酶链反应检测 HIV RNA。

【鉴别诊断】

本病需与原发性免疫缺陷综合征和多种原因如感染、恶性肿瘤、长期接受放疗或化疗等所引起的继发性免疫缺陷相鉴别。

【治疗】

目前尚无特效疗法。可试用以下方法：

1. 抗病毒治疗：目前国外惟一获准使用的为叠氮脱氧胸苷（AZT）。本药为逆转录酶抑制剂，可口服和静脉滴注，有延长寿命效果，副作用较少。

2. 重建或增强免疫功能：可用骨髓移植、同系淋巴细胞输注、胸腺植入等免疫重建疗法。亦可用白细胞介素－2、胸腺素、异丙肌苷等提高免疫功能。

3. 合并症治疗：卡氏肺孢子虫肺炎可采用戊烷咪或复方新诺明，或两药联合应用；隐孢子虫可用螺旋霉素；弓形虫病可用乙胺嘧啶和磺胺类；鸟分枝杆菌病可用祥霉素与氯苯吩嗪联合治疗；巨细胞病毒感染可用丙氧鸟苷（gancyclovir）；卡氏肉瘤可用阿霉素、长春新碱、博莱霉素等，亦可同时应用干扰素治疗。

4. 中医中药：中医中药辨证论治及针灸治疗，可使病情有所好转，值得进一步研究。

【预防】

1. 管理传染源：加强国境检疫，禁止 HIV 感染者入境。隔防患者及无症状携带者，对患者血液、排泄物和分泌物进行消毒处理。避免与患者密切接触。

2. 切断传播途径：加强卫生宣教，取缔娼妓，禁止各种混乱的性关系，严禁注射毒品。限制生物制品特别是凝血因子Ⅷ等血液制品进口；防止患者血液等传染性材料污染的针头等利器刺伤或划破皮肤。推广使用一次性注射器。严格婚前检查，限制 HIV 感染者结婚。已感染的育龄妇女，应避免妊娠、哺乳。

3. 保护易感人群：HIV 亢原性多肽疫苗及基因疫苗正研究之中，距大规模临床应用为时尚远。因此目前主要措施应加强个人防护，并定期验查。加强公用医疗器械和公用生活物品的消毒。

自学指导

【重点与难点】

艾滋病诊断标准：艾滋病病毒抗体阳性，又具有下述任何一项者，可为实验确诊艾滋病患者。①近期内（3～6 个月）体重减轻 10% 以上，且持续发热 38℃ 达 1 个月以上；②近期内（3～6 个月）体重减轻 10% 以上，且持续腹泻（每日达 3～5 次）1 个月以上；③卡氏肺囊虫肺炎（PCR）；④卡波济肉瘤 KS；⑤明显的霉菌或其他条件致病感染；若抗体阳性者体重减轻、发热、腹泻症状接近上述第 1 项时，可为实验确诊艾滋病患者。①CD_4^+/CD_8^+

（辅助/抑制）淋巴细胞计数比值<1，CD_4^+细胞计数下降；②全身淋巴结肿大；③明显的中枢神经系统占位性病变的症状和体征，出现痴呆，辨别能力丧失，或运动神经功能障碍。

自感染至症状出现经过的时间不断延长，这可能与诊断技术提高、患者发现越来越早有关。报道的无症状生存期越来越长，最初估计成人的潜伏期约为8~10年，而5岁以下儿童一般在两年内出现症状。历来对同性恋及异性恋男性的研究表明，约半数人在开始感染HIV后10年未发生AIDS，并且，其中一项研究发现，感染的男性中8%的人在10~15年均正常。伦敦皇家医院报道一项大规模的调查结果，无症生存可达20~25年。最近也有人认为实际上所有感染者最终将出现AIDS的表现。因此，当有感染的指征时，应即时应用治疗，预防机会性感染发生，如出现机会感染和肿瘤则应给予相应的治疗。

AIDS患者存活时间在逐渐延长，不同地区调查的不完全相同，存活时间的长短与卫生保健水平、感染时间、最初诊断疾病有关，最重要的是早期诊断能延长患者存活时间。树立战胜疾病的信心，保持乐观的人生观，对于延长存活时间也起着重要的作用。

预防分为特异性预防及综合预防。特异性预防有：①随着1993年美国CDC分类诊断标准，扩大了AIDS的诊断范围，有利于AIDS的预防及治疗，依据CD_4^+T淋巴细胞减少，给予一定的投药。②艾滋病疫苗。美国对含有gp120成分的两种艾滋病疫苗进行了第二期296人的试验，由于已有6人发生了感染，而暂时终止。泰国正进行UBI合成疫苗试验。③阻断母婴传播。CD_4^+T淋巴细胞>200/μL的艾滋病孕妇，用AZT于产前，产程内及婴儿治疗，有一定的保护效果。综合预防有：①普及宣传艾滋病的预防知识，了解传播途径和临床表现及预防方法；②加强道德教育，禁止滥交，尤其与外籍人员性乱行为，取缔暗娼；③避免与HIV感染者、艾滋病患者及高危人群发生性接触；④禁止与静脉药瘾者共用注射器、针头；⑤使用进口血液，血液成分及血液制品时，必须进行HIV检测；⑥国内供血者严格排选，应逐步做到检测HIV阴性方能供血，严防HIV传播；⑦献血、献器官、献组织及精液者应做HIV检测；⑧建立艾滋病检测中心；⑨提倡使用避孕套和避免肛交；⑩艾滋病或HIV感染者应避免妊娠，出生婴儿应避免母乳喂养。

【学习思考题】

1．如何预防艾滋病？
2．艾滋病目前的治疗方法有哪些？

（杨继兵）

第二章　呼吸系统疾病

呼吸系统在人体的各系统中与外界环境接触最频繁，接触面积很大。成人静息状态下，每日有10000L左右气体进出呼吸道。有3亿～7.5亿肺泡（总面积约100m²）与肺毛细血管进行气体交换，从外界环境中吸取氧，并将二氧化碳排至体外。在呼吸过程中，外界环境中的有机和无机粉尘，包括各种微生物、蛋白变应原、粉尘及有害气体等，均可进入呼吸道和肺部引起疾病。而近年来大气污染、吸烟、人口老龄化及其他因素，使呼吸系统疾病发病率增加。资料显示，呼吸系统疾病约占内科疾病的1/4。根据我国1998年死亡原因调查，呼吸系统疾病（不包括肺癌）在城市的死亡率占第4位，而在农村则占第1位。本章主要讨论支气管炎、支气管哮喘、肺炎、支气管肺癌、肺结核、呼吸衰竭等。

第一节　支气管炎

【目的要求】

1. 了解急、慢性支气管炎的病因、发病机制、病理改变以及临床的关系。
2. 掌握急、慢性支气管炎的诊断及鉴别诊断。
3. 熟悉急、慢性支气管炎的防治。

【自学时数】

3学时。

支气管炎根据病程的长短可分为急性和慢性支气管炎，两者病因、病理进程并不完全相同，急性者病程短，最长不超过1个月，如迁延不愈或反复发作可发展成慢性支气管炎。而慢性支气管炎反复发作迁延不愈可达数年数十年，往往在后期发展成阻塞性肺气肿、肺心病等，严重地危害着广大人民群众的身体健康。

急性气管－支气管炎

急性气管－支气管炎是由感染、物理化学刺激或过敏引起的气管－支气管粘膜的急性炎症。临床主要症状为咳嗽、咳痰，短期内多可恢复。常见于寒冷季节或气候突变之时诱发，也可由急性上呼吸道感染迁延而来。

【病因和发病机制】

1.感染：可由病毒或细菌直接感染，也可由引起急性上呼吸道炎症的病毒或细菌的蔓延引起本病。先期的病毒感染可为细菌感染创造条件，炎症主要为细菌感染引起，常见致病菌为流感嗜血杆菌、肺炎链球菌、肺炎球菌、葡萄球菌等，呼吸道的病毒则多由腺病毒、流感病毒、副流感病毒、鼻病毒、呼吸道合胞病毒、疱疹病毒等引起。其中健康成人多半由腺病毒或流感病毒引起，儿童则以呼吸道合胞病毒或副流感病毒为多见。

2.物理化学因素：过冷空气、粉尘、刺激性气体或烟雾（如二氧化硫、二氧化氮、氨气、氯气等）的吸入，对气管、支气管粘膜急性刺激亦可引起。

3.过敏反应：常见的致敏原包括花粉、有机粉尘、真菌孢子等的吸入；钩虫、蛔虫的幼虫在肺部的移行；或对细菌蛋白质的过敏，引起气管、支气管的过敏性炎症反应。

【病理】

主要病理改变为气管和支气管粘膜充血、水肿，纤毛上皮细胞损伤脱落，粘膜下层白细胞浸润，粘膜腺体肥大，分泌物增多。炎症消退后粘膜的结构和功能可恢复正常。

【临床表现】

1.症状：起病较急，全身症状一般较轻，可有发热、体温38℃左右，多于3~5天降至正常。常先有急性上呼吸道感染症状（如鼻塞、喷嚏、咽痛、声嘶等）。当炎症累及气管、支气管粘膜，则出现咳嗽、咳痰，先为干咳或少量粘液性痰，后可转为粘液脓性、痰量增多，咳嗽加剧，偶见痰中带血。咳嗽和咳痰可延续2~3周才消失。如支气管发生痉挛，可出现程度不等的气促。

2.体征：呼吸音多正常，可有散在干、湿性啰音。较大支气管有粘液分泌物时，可有粗的干性啰音；小支气管有较稀分泌物积留时，则在肺部听到湿性啰音。啰音的部位常不恒定，咳痰后可减少或消失。

【实验室和其他检查】

1.血常规：白细胞计数和分类多无明显改变。继发感染较重时，白细胞总数和中性粒细胞可升高。

2.痰液：痰涂片或培养可发现致病菌。

3.X线检查：大多数正常或仅有肺纹理增粗。

【诊断和鉴别诊断】

（一）诊断

根据病史、咳嗽、咳痰等呼吸道症状及两肺散在的干、湿啰音，结合血常规白细胞计数正常或稍高，X线检查无异常发现，可临床诊断。进行病毒和细菌的检查，可以确定病因诊断。

（二）鉴别诊断

1.流行性感冒：起病急骤。全身中毒症状较显著，发热较高，白细胞数正常或偏低，常有流行病史，并依据病毒分离和血清学检查，可供鉴别。

2. 急性上呼吸道感染：鼻咽部症状较明显，一般无咳嗽、咳痰，胸部无异常体征。

3. 支气管肺炎、肺结核、肺癌、肺脓肿、麻疹、百日咳等多种疾病可伴有急性支气管炎的症状，应详细检查，以资鉴别。

【治疗】

1. 一般治疗：休息、保暖、多饮水、进易消化富营养的饮食，提供足够的能量。

2. 对症治疗：可用喷托维林（咳必清）每日 3 次，每次 25mg，口服，如效果不佳时，可用可待因每日 3 次，每次 15～30mg，口服，但要避免久用成瘾；痰稠不易咳出者，可用氯化铵每日 3 次，每次 0.3～0.6g 口服；也可用溴己新（必嗽平 bromhexine）等或雾化帮助祛痰。如有支气管痉挛时，可用氨茶碱（aminophyline）每日 3 次，每次 0.1g，口服。高热可服对乙酰氨基酚（acetaminophen，扑热息痛）、阿司匹林（aspirin）等。

3. 抗菌药物治疗：合并细菌感染时，可根据感染程度，选用适当抗菌药物口服或注射治疗。

慢性支气管炎

慢性支气管炎简称慢支，是指气管、支气管粘膜及其周围组织的慢性非特异性炎症；临床上以咳嗽、咳痰或伴有喘息及反复发作的慢性过程为特征；疾病进展，常并发阻塞性肺气肿，甚至肺源性心脏病。1992 年国内普查的部分统计资料提示，患病率大概为 3.2%。

【病因和发病机制】

1. 大气污染：刺激性烟雾、粉尘、二氧化硫、氯、二氧化氮、臭氧等对呼吸道粘膜有刺激性细胞毒性作用，易诱发慢性支气管炎。长期接触工业粉尘和有毒气体的工人其慢性支气管炎的患病率较无接触者为高，大气污染严重的大城市较郊区农村为高。

2. 吸烟：现今国内外一致认为吸烟为慢性支气管炎另一重要因素，有资料说明，吸烟者慢性支气管炎的患病率比不吸烟者高 2～8 倍。实验证明，吸烟能使支气管痉挛，呼吸道粘膜上皮细胞纤毛变短、不规则、运动减弱，支气管杯形细胞增生，粘液分泌多，气道净化功能减弱，同时亦能削弱肺泡吞噬细胞的吞噬、灭菌作用，降低局部抵抗力，为细菌移植到支气管创造有利条件。

3. 感染：慢性支气管炎发生发展与呼吸道感染关系密切，主要为病毒和细菌感染，肺炎支原体和新近发现的肺炎衣原体有时也可能致病。因感冒引起慢性支气管炎急性发作者中平时以鼻病毒、粘液病毒、腺病毒和呼吸道合胞病毒为多见，在流感流行季节中则以流感病毒为主。病毒感染恒上呼吸道粘膜受损，降低了防御能力，易引起细菌的继发感染。有资料报道流感嗜血杆菌和肺炎球菌，为本病急性发作的主要病原菌。

4. 气候：慢性支气管炎发病和急性加重常见于冬季寒冷季节特别是气温骤然降低时。寒冷空气刺激呼吸道粘膜，使小血管痉挛，血液循环障碍，导致呼吸道防御功能降低，同时使粘膜上皮的纤毛运动功能障碍，分泌物排出困难，净化清除作用减弱，这些均有利于病菌入侵而继发感染。

5. 过敏因素：慢性支气管炎与过敏有一定关系，尤其是喘息型慢性支气管炎往往有过敏史，患者痰液中嗜酸性粒细胞数量与组胺含量都有增高倾向，对多种抗原的皮试阳性率高于对照组。尘埃、螨虫、细菌、真菌、寄生虫、花粉等，都可以成为过敏因素而致病。

6. 其他：除上述主要因素外，尚有机体内在因素参与慢支的发生。①自主神经功能失调，可使副交感神经功能亢进，气管反应性较正常增高，对正常不起作用的微弱刺激，可引起支气管收缩痉挛，分泌增多，产生咳痰、气促症状；②老年人性腺及肾上腺皮质功能衰退，呼吸道防御功能降低，单核吞噬细胞系统功能减退，可使慢性支气管炎的发病率增加；③营养状态不佳，维生素A、维生素C缺乏使呼吸道粘膜上皮修复能力减退等，溶菌酶活力降低，均为慢性支气管炎的发病提供内在条件。④遗传也可能是慢性支气管炎的易患因素。

【病理改变】

早期支气管粘膜上皮的纤毛发生粘连、倒伏、折断、甚至脱落，杯形细胞明显增生，向终末细支气管延伸，粘液腺肥大、增生，浆液腺发生粘液化，分泌功能亢进；炎症反复发作，引起上皮细胞空泡变性，坏死、增生、鳞状化生。炎症由支气管壁向周围扩散，严重者粘膜下层平滑肌束断裂、萎缩；有些病例可见软骨发生退行性变化、萎缩、骨化或钙化；周围纤维组织增生，造成管腔塌陷，病变蔓延至细支气管和肺泡壁，引起肺组织结构破坏或纤维组织增生，进而发生阻塞性肺气肿和间质纤维化。

电镜检查可见Ⅰ型肺泡上皮细胞肿胀、变性，Ⅱ型肺泡上皮细胞增生；毛细血管基膜增厚，内皮细胞损伤，血栓形成和管腔纤维化、闭塞；肺泡壁纤维组织弥散性增生。这些变化在并发肺气肿和肺心病者尤为显著。

【病理生理】

早期，临床症状不明显者，常规肺功能检查大多正常。但有些患者小气道功能如闭合气量测定可出现异常。随病情加重，气管狭窄，阻力增加，常规肺功能检查如最大通气量、第1秒用力呼气量（FEV_1）、最大呼气中期流量可有不同程度异常。

【临床表现】

（一）症状

多缓慢起病，病程较长，反复急性发作而加重。主要症状有慢性咳嗽、咳痰、喘息。开始症状轻微，部分患者起病前有急性上呼吸道感染史。患者常在寒冷季节或气温骤变时发病，出现咳嗽、咳痰、痰多呈白色粘液泡沫状，有时粘稠不易咯出。在急性呼吸道感染时，症状加剧，痰量多，若痰转为黄色粘液脓性，多提示继发细菌感染。偶可痰中带血丝。痰量以夜间或清晨较多，主要是因为夜间睡眠后副交感神经相对兴奋，支气管腺体分泌增多，管腔内痰液潴留，起床后由于体位改变，痰液流动，引起反射咳出大量痰。喘息型慢性支气管炎有支气管痉挛时可引起喘息。早期一般无呼吸困难，若并发肺气肿，随着病情进展，则呼吸困难逐渐加重。

（二）体征

早期多无体征。有时在背部及肺底部可听到湿性和干性啰音，喘息型慢性支气管炎发作时，可听到较广泛的哮鸣音，缓解后消失。长期发作并发肺气肿病例可有肺气肿的体征。

（三）临床分型和分期

根据临床表现，慢性支气管炎可分为两种类型，即单纯型与喘息型，前者主要表现咳嗽、咳痰；后者除咳嗽、咳痰外尚有喘息症状，并有哮鸣音。

根据病情、病程又可分为三期：

1．急性发作期：指在 1 周内出现脓性或粘液脓性痰，痰量明显增加，或伴有发热等炎症表现；或 1 周内"咳"、"痰"或"喘"任何一项症状明显加剧。

2．慢性迁延期：指有不同程度的"咳"、"痰"、"喘"症状迁延 1 个月以上者。

3．临床缓解期：指病情自然缓解或经治疗后症状基本消失，或偶有轻微咳嗽和少量痰液，保持 2 个月以上者。

【实验室检查和辅助检查】

1．X 线检查：早期无异常发现，随着病变的进展，可有肺纹理增多、增粗、紊乱，呈网状或条索状，延伸到肺野周边。继发感染时，表现为不规则斑点状阴影，重叠于肺纹理之上，下肺野多于上肺野。

2．肺功能检查：本病早期常规肺功能检查往往无异常，如有小气道阻塞时肺顺应性降低，最大呼气流速－容量曲线在 75% 和 50% 肺容量时流量降低，闭合容量增加。随着病情加重，就有阻塞性通气功能障碍，表现为第 1 秒用力呼气量（FEV_1）降低，最六通气量、最大呼气中期流速也明显降低。

3．血液检查：慢性支气管炎缓解期血常规无变化，若急性发作或并发肺部感染时，可见白细胞计数及中性粒细胞增多。

4．痰液检查：痰液涂片或细菌培养对临床抗生素选择有指导意义，过去认为肺炎球菌、流感嗜血杆菌、甲型链球菌及奈瑟球菌为慢性支气管炎四大优势菌，20 世纪 80 年代后期，报道从慢性支气管炎继发细菌感染患者痰液中分离到的病原菌，以流感和副流感嗜血杆菌最为常见，其次为肺炎链球菌和卡他莫拉球菌。

【诊断】

主要依靠病史和症状，凡咳嗽、咳痰或伴有喘息，每年发病持续 3 个月，连续 2 年以上，并排除其他心、肺疾患（如肺结核、支气管哮喘、支气管扩张、肺癌、心脏病、心功能不全等时），可诊断。如每年发病持续不足 3 个月，而有明确的客观检查依据（如 X 线、呼吸功能等）亦可诊断。

【鉴别诊断】

1．肺结核：具有低热、盗汗、乏力、消瘦、咯血等肺结核的表现，结合胸部 X 线检查与痰结核菌检查，容易与慢性支气管炎鉴别。但老年肺结核的毒血症状不明显，慢性咳嗽，咳痰症状常易被慢性支气管炎的症状相混淆与掩盖，长期未被发现。因此，应特别引起注意。

2．支气管哮喘：喘息型慢性支气管炎应与支气管哮喘相鉴别。支气管哮喘常于幼年或青年发病，常有个人或家族过敏性疾病史，发病的季节性较强，一般无慢性咳嗽、咳痰史，以发作性哮喘为特征，支气管扩张剂效果明显，缓解后可无症状。喘息型慢性支气管炎多见于中老年人，咳嗽、咳痰为主要表现，伴有喘息，单纯的平喘药物治疗效果不佳，感染控制后，症状多可缓解。典型病例不难区别，但支气管哮喘并发慢性支气管炎或肺气肿时则难以鉴别，可诊断为慢性阻塞性肺病（COPD）。

3. 支气管扩张：本病也有慢性咳嗽、咳痰，胸片也可表现为双肺中下野纹理增粗、紊乱或伴有小斑点状阴影易与慢性支气管炎混淆。但大多数支气管扩张患者有咳大量脓性痰或反复咯血的病史。肺高分辨 CT 检查有助诊断，支气管碘水（油）造影可确诊。

4. 肺癌：患者年龄在 40 岁以上，有多年吸烟史，发生刺激性咳嗽，常有反复发生或持续的痰中带血，或者慢性咳嗽性质发生改变。X 线检查可发现有块状阴影或结节状阴影或阻塞性肺炎，经抗菌药物治疗，未能完全消散，应考虑肺癌的可能。查痰脱落细胞及经纤支镜活检一般可明确诊断。

5. 硅沉着病及其他肺尘埃沉着病：有粉尘接触和职业史，X 线检查肺部可见矽结节，肺门阴影扩大及网状纹理增多，可作鉴别。

【治疗】

（一）急性发作期的治疗

1. 控制感染：应视感染的主要致病菌和严重程度或根据病原菌药敏选用抗生素。常用的抗生素有青霉素类、大环内酯类、氟喹诺酮类、头孢菌素类、氨基甙类等，轻者可选用口服，较重患者肌内注射或静脉滴注。对严重感染应强调依据痰菌培养与药敏试验的结果选用抗生素，使用原则为及时、有效、足量，感染控制后即予停用。以免产生细菌耐药或导致二重感染。

2. 祛痰、镇咳：慢性支气管炎患者除刺激性干咳外，不宜单纯采用镇咳药物如可待因，因痰液不能排出，反而加重病情。应用祛痰止咳药物，常用的药物有氯化铵（ammonium chloride），棕色合剂，复方甘草片，溴己新（bisolvon，broncokin）或乐舒痰（losolvan）等，或用超声雾化吸入，稀释气管内分泌物，促进其排出。

3. 解痉、平喘：与祛痰剂合用有利于痰液的排出及通气功能的改善。因此慢性支气管炎患者常规应用氨茶碱或茶碱控释片，有喘息者，还可使用糖皮质激素或 β_2 受体激动剂等。

（二）缓解期治疗

以增强体质，提高机体抗病能力和预防复发为主。加强锻炼，提高耐寒能力，避免各种诱发因素的接触和吸入，采用气管炎菌苗、卡介苗素及中医扶正固本治疗对预防感冒，减少慢性支气管炎的急性发作均有一定疗效。

【预防】

戒除吸烟的习惯，注意保暖，避免受凉，预防感冒；改善环境卫生，加强个人劳动保护，消除及避免烟雾、粉尘和有害气体对呼吸道的影响；开展体育锻炼，增强体质，提高抗病能力。

自学指导

【重点难点】

1. 急性气管－支气管炎是指气管、总支气管及肺叶支气管粘膜的急性炎症。应重点掌握本病的诊断要点及治疗。根据本病的临床表现如刺激性干咳、胸骨后灼痛，轻度全身中毒症状、X线检查肺部无异常等诊断并不困难，病程短，一般为3～5日最长不超过1个月。病愈后支气管粘膜的病理改变可完全恢复正常。临床上要注意与上呼吸道感染鉴别诊断。"上感"主要包括普通感冒、急性咽炎、疱疹性咽峡炎、细菌性扁桃体等，大多为病毒感染，一般无咳嗽咳痰症状，肺部无异常体征。本病的治疗主要应参照血常规检查结果。如血常规中性粒细胞高多考虑为细菌感染，常选用抗生素治疗；如中性粒细胞正常或偏低，多考虑为病毒感染，常选用中药治疗为主。积极预防和治疗本病及"上感"可明显降低慢性支气管炎的发病率。

2. 慢性支气管炎（慢支）是指支气管粘膜及周围组织的慢性非特异性炎症，其病因及发病机制至今尚未完全阐明。慢性支气管炎的病理改变是难点。其病理改变不像急性支气管炎仅局限于粘膜，而是广泛波及粘膜下平滑肌，软骨并向其他周围组织扩散。慢支特征性的病理改变为粘液腺增生肥大及具有分泌功能的杯形细胞增生，造成支气管分泌亢进，痰量增多，所以慢支的主要症状是咳嗽、咳痰。如慢性支气管炎伴有过敏因素则引起支气管平滑肌痉挛出现哮喘症状。慢支的急性感染可表现为全身的中毒症状伴有白细胞计数及中性粒细胞增高。但临床上亦有不少慢支患者，因年老体弱，长期卧床，机体的抵抗力低下和反应性很差，虽有严重感染，但却无发热等临床中毒症状，查其体温不升，白细胞计数不高或偏低，但中性粒细胞一般仍偏高，故应加以注意。慢支的诊断标准及治疗是应重点掌握的内容，慢性咳嗽、咳痰或喘息症状持续发作3个月以上，连续2年以上，在排除其他心肺疾病之后即可诊断。注意，如有明确的客观检查依据，亦可诊断，而不必拘泥。另外还应注意，慢支急性发作期的抗感染治疗时，一旦感染完全控制，则应及时停用抗生素，这不仅可防止长期使用抗生素引起的毒副作用，亦可防止耐药菌株的产生，避免机体内菌群失调而继发霉菌及革兰阴性杆菌的二重感染。根据目前的临床资料，本病尚无特效治疗，而且常合并有严重并发症，是危害人民健康的常见病、多发病。因此，应采取各种预防措施，如戒烟、消除大气污染、加强耐寒及体育锻炼、积极防治上呼吸道感染、清除体内的慢性感染病灶等。

【学习思考题】

1. 急性支气管炎的病理特点是什么？
2. 试述急性支气管炎的诊断与鉴别诊断。
3. 试述慢性支气管炎的诊断标准与临床分型分期。
4. 慢支急性发作期的治疗原则是什么？

第二节　支气管哮喘

1. 了解本病的定义、病因、发病机制及与临床的关系。
2. 掌握本病的诊断及鉴别诊断。
3. 掌握重症哮喘的处理。

【自学时数】

2 学时。

支气管哮喘（哮喘）是由嗜酸性粒细胞、肥大细胞和 T 淋巴细胞等多种炎性细胞参与的气道慢性炎症。这种炎症使易感者对各种激发因子具有气道高反应性（BHR），并可引起气道狭窄，表现为反复发作性的喘息、呼吸困难、胸闷和咳嗽等症状，常在夜间和（或）清晨发作、加剧，常常出现广泛多变的可逆性气流受限，多数患者可自行缓解或治疗后缓解。如长期反复发作可使气道（包括胶原纤维，平滑肌）重建，可导致气道不可逆性缩窄，成为阻塞性肺气肿。

本病常见，全球约有 1.6 亿患者，我国的患病率为 1%～4%，约半数在 12 岁以前发病，成人男、女患病率大致相同。约 40% 的患者有家族史。合理的防治至关重要，全球性哮喘防治建议（global initiative for asthma，GINA）已成为目前防治哮喘的指南。

【病因和发病机制】

哮喘的病因和发病机制尚未完全阐明，近年认为，与多基因遗传有关，同时受遗传因素和环境因素双重影响。其发病机制不完全清楚，多数人认为哮喘与变态反应、气道炎症、气道高反应性及神经等因素相互作用有关。其发作机制可概括为：有过敏体质的人接触变应原后，在 B 淋巴细胞介导下，浆细胞产生 IgE，后者附着于肥大细胞和嗜酸性粒细胞上。当再次接触该变应原时，钙离子进入肥大细胞内，细胞释放组胺、嗜酸性粒细胞趋化因子（ECF），等使平滑肌立即发生痉挛，哮喘发作，此为速发性哮喘反应。其迟发反应，一般发生在变应原吸入后 3～4 小时，历时 20～24 小时，更多炎性细胞（嗜酸性粒细胞、中性粒细胞、肺泡巨噬细胞和血小板等）被激活，释放多种炎性介质，如白三烯（LTS）、前列腺素（PGS）、血栓素（TX）及血小板活化因子（PAF）等，引起微小血管渗漏，支气管粘膜水肿，腺体分泌增加，渗漏物和分泌物可阻塞气道，甚至形成粘液栓，使管腔狭窄和阻塞，导致通气障碍和气道高反应性。气道炎症可致上皮损伤，神经末梢暴露，释放神经肽、P 物质等，进一步加重粘膜水肿、腺体分泌和支气管平滑肌痉挛（图 2－1）。

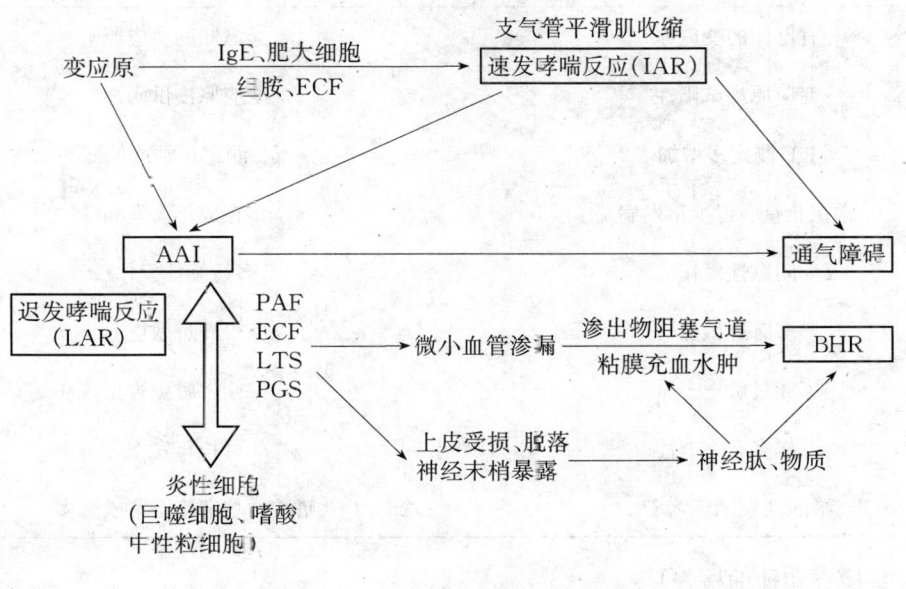

图 2-1

【病理】

尸体解剖可见支气管被粘液栓、渗出物和细胞阻塞，气道上皮损伤脱落，有时可见鳞状上皮化生，基底膜增厚，支气管壁细胞浸润，以嗜酸性粒细胞和淋巴细胞为主，平滑肌肥大，肌纤维增多，粘液腺和粘液分泌细胞体积增大，支气管壁增厚。肺泡极度膨胀。纤维支气管镜活检标本见，支气管上皮细胞破损、脱落，粘膜下层增厚和炎性细胞浸润，肥大细胞、中性粒细胞增多，活化的 T 细胞和嗜酸性粒细胞增多。

【临床表现】

过去将哮喘分为外源性及内源性，外源性哮喘常在儿童、青少年时发病，多有家族过敏史，为Ⅰ型变态反应。内源性哮喘者多无已知变应原，在成年人发病，无明显季节性，鲜有过敏史，可能由体内感染灶引起。常在儿童、青少年发病。无论何种哮喘，轻症者，发作后可逐渐自行缓解，无并发症者，缓解期无任何症状和体征（表 2-1）。

1. 症状：发作时出现呼气性呼吸困难、胸闷、咳嗽，严重者被迫采取端坐位，咳嗽，吐大量白色泡沫痰，甚至出现发绀等。有时严重发作可持续 1～2 日之久，称为"重型哮喘"。发作时咳嗽为惟一症状者，称为"咳嗽变异型哮喘"；有些青少年，其哮喘症状表现为运动时出现胸闷和呼吸困难，称为"运动性哮喘"。

2. 体征：胸部呈过度充气状态，有广泛的哮鸣音，呼气延长。危重患者呼吸肌严重疲劳，哮鸣音可消失，出现胸腹矛盾运动、奇脉、不能讲话，呼吸、脉搏更快，血压下降，神志焦躁或意识障碍，大汗淋漓，严重脱水，此时应积极抢救。

表2-1	外源性和内源性哮喘
外源性	内源性
有已知的变应原	无已知的变应原
变应原皮试阳性	变应原皮试阴性
IgE 测定多增加	IgE 测定正常或偏低
常在儿童、青少年发病	多在成年人发病
间歇性发作	多持续性发作
多有过敏史	少有过敏史
家族过敏史多见	家族过敏史少见
发作多有季节性	可长年发作
嗜酸性粒细胞增多	嗜酸性粒细胞正常或增多

【实验室检查和辅助检查】

1. 血液常规检查：发作期可有嗜酸性粒细胞增多，并发感染时可有白细胞总数增高，中性粒细胞比例增加。

2. X 线检查：早期，患者发作时两肺透亮度增加，缓解期多无异常，合并感染时，可见肺纹理增多增粗，或炎性浸润阴影，多为支气管肺炎表现。并发肺气肿、气胸、纵隔气肿等时，可有相应 X 线表现。

3. 痰液检查：涂片染色显微镜下可见较多嗜酸性粒细胞，尖棱结晶（Charcort-Leyden 结晶体），粘液栓和透明的哮喘珠。如合并细菌感染，细菌培养可发现致病菌，药物敏感试验可有助于病原菌诊断及指导选用抗生素。

4. 呼吸功能检查：发作期 1 秒钟用力呼气量（FEV_1）、1 秒钟用力呼气量占用力肺活量比值（$FEV_1/FEC\%$）、最大呼气中期流速（MMFR），25% 和 50% 肺活量时的最大呼气流量（$MEF_{25\%}$ 和 $MEF_{50\%}$），以及呼气流速峰值（PEFR）均减少。有效的支气管扩张剂可使上述指标改善，缓解期可逐渐恢复。可行肺活量减少，残气容积增加，功能残气量和肺总量增加，残气占肺总量百分比增满。测定最大呼气流量（PEF）日内变异率或昼夜波动率，有助于了解昼夜病情变化，评价病情轻重。计算方法：

$$PEF 昼夜波动率 = \frac{日内最高 PEF - 日内最低 PEF}{1/2\ (同日内最高 PEF + 最低 PEF)} \times 100\%$$

5. 血气分析：发作期如有缺氧 PaO_2 可降低，因过度通气 $PaCO_2$ 可下降，pH 值上升，表现为呼吸性碱中毒。重症者气道阻塞严重，CO_2 可潴留，$PaCO_2$ 上升，表现为呼吸性酸中毒。严重缺氧时可合并代谢性酸中毒。

6. 变应原试验和抗体测定：缓解期可选用变应原作皮肤划痕、皮内试验或吸入激发试验，可做出变应原诊断。但应注意诱发哮喘或过敏性休克。用免疫学方法可测定血清或呼吸道分泌物中的特异性 IgE 水平，对诊断有参考价值。

【并发症】

支气管炎和肺炎是哮喘常见的并发症；有时支气管内的粘液可引起节段性肺炎和肺不张。局部栓塞时间过长，可使栓塞远端支气管壁破坏，引起支气管扩张。肺过度充气，肺大泡破裂，可发生自发性气胸、纵隔气肿。长期反复发作可并发肺气肿、肺源性心脏病、肺纤维化等疾病。

【诊断】

1. 根据哮喘反复发作史，发作多与接触变应原、冷空气、理化刺激、上呼吸道感染、运动等有关，发作时喘息，呼气性呼吸困难，可自行或使用支气管舒张剂后缓解等病史特征，观察到的急性发作时的情况和双肺有散在或弥漫性的哮鸣音等体征，如能除外造成气喘和呼吸困难的其他疾病，一般诊断不难，但过敏原常不明确。对症状不典型者，具备下列之一可以诊断：①支气管激发试验或运动试验阳性；②支气管舒张试验阳性（经吸入 β_2 肾上腺素受体激动剂时，FEV_1 增加 15% 以上，且 FEV_1 增加绝对值 >200mL）；③PEF 日内变异率或昼夜波动率 >20%。

2. 支气管哮喘的分期：根据临床表现，支气管哮喘可分为急性发作期和缓解期。缓解期系指经过治疗或未经治疗症状、体征消失，肺功能恢复到急性期发作前水平，并维持 4 周以上。

3. 支气管哮喘病情的评价：

(1) 非急性发作期病情的总评价：许多哮喘患者即使没有急性发作，但在相当长的时间内总是不同频度和（或）不同程度地出现症状（喘息、咳嗽、胸闷），因此需要依据就诊前临床表现。肺功能以及控制其症状所需用药对其病情进行总的评价，见表 2－2。

表2－2　　　　　　　　　　非急性发作期哮喘病情的评价

严重度分级	治疗前临床表现	肺功能
第 1 级间歇发作	每周发作小于 1 次，两次发作间无症状且 FEF/PEF 正常，夜间症状每月小于或等于 2 次	FEV_1/PEF >预计值 80%，PEF 变异率 <20%，用 β_2 激动剂后正常
第 2 级轻度持续	每周哮喘发作 2～6 次，每月夜间哮喘发作大于 2 次	FEV_1/PEF >预计值 80%，PEF 变异率在 20%～30%
第 3 级中度持续	每天发作哮喘，每周夜间哮喘大于 1 次，每天需使用 β_2 激动剂，发作时活动受限	FEV_1/PEF 在预计值 60%～80%，PEF 变异率 >30%，治疗后可接近正常
第 4 级重度持续	经常持续发作，夜间症状频繁，近期有危及生命的大发作，活动受限	FEV_1/PEF <预计值的 60%，PEF 变异率 >30%，经积极治疗仍低于正常

注：一个患者只要具备某级的一个特点较严重，则可将其列入该级之中。

(2) 哮喘急性发作期时严重程度的评价：哮喘急性发作是指气促、咳嗽、胸闷等症状突然发生，常有呼吸困难，以呼气流量降低为其特征。常因接触变应等刺激物或治疗不当所致。其程度轻重不一，病情加重可在数小时或数天内出现，偶而可在数分钟即危及生命，故应对病情作出正确评估，以便给予及时有效的紧急治疗。哮喘急性发作时严重程度评估，见表 2－3。

表2-3		哮喘急性发作分度的诊断标准		
临床特点	轻度	中度	重度	危重
气短	步行，上楼时	稍活动	休息时	
体位	可平卧	喜坐位	端坐呼吸	
讲话方式	连续成句	常有中断	单字	不能讲话
精神状态	可有焦虑/尚安静	时有焦虑或烦躁	常有焦虑，烦躁	嗜睡或意识模糊
出汗	无	有	大汗淋漓	
呼吸频率	轻度增加	增加	常>30次/分钟	
三凹征	常无	可有	常有	胸腹矛盾运动
哮鸣音	散在，呼吸末期	响亮，弥漫	响亮，弥漫	减弱，乃至无
脉率	<100次/分钟	100~120次/分钟	>120次/分钟	>120次/分钟或脉率变慢或不规则
奇脉	无，<10mmHg	可有，10~25mmHg	常有，>25mmHg	
使用扩张剂后PEF占正常预计值	>70%	50%~70%	<50%	
PaO_2（吸空气）	正常	60~80mmHg	<60mmHg	
$PaCO_2$	<40mmHg	≤45mmHg	>45mmHg	
SaO_2（吸空气）	>95%	91%~95%	≤90%	

注：1mmHg=0.133kPa

【鉴别诊断】

1. 心源性哮喘：多见于左心衰竭，有原发性高血压、冠状动脉粥样硬化性心脏病、风湿性心脏病等病史和体征。常咳粉红色泡沫痰，两肺广泛湿啰音和哮鸣音，胸部X线示心脏扩大，肺淤血。如一时难以鉴别可注射氨茶碱，待症状缓解后进一步检查，禁用肾上腺素和吗啡。

2. 慢性支气管炎：喘息型慢性支气管炎，多见于中老年人，长期咳嗽、喘息，有时加重，多有肺气肿体征及两肺湿啰音。咳嗽变异型哮喘有时可误诊为慢性支气管炎，但前者常夜间或凌晨发作，运动、冷空气等诱发加重，X线胸片正常，支气管激发试验或舒张试验阳性，抗生素治疗无效，激素和支气管舒张剂治疗有效。

3. 支气管肺癌：中央型肺癌由于肿瘤压迫导致支气管狭窄或伴有感染时，可出现喘息和肺部哮鸣音，但其发作无诱因，症状为持续性，进行性加剧，常有血痰，痰中可找到癌细胞，X线胸片、CT和MRI或纤维支气管镜检查多可确诊。

4. 变态反应性肺浸润：见于热带嗜酸性粒细胞增多症、肺嗜酸性粒细胞增多性浸润、外源性变态反应性肺泡炎等。致病原因为寄生虫、原虫、花粉、化学药品和粉尘等。多有相应接触史，常有发热，X线示肺部多发性和多变性浸润阴影，可自行消失和再发，肺活检有助诊断。

【治疗】

支气管哮喘的防治原则为除去病因和诱因、控制发作、预防复发。在哮喘的防治工作中，务必做好宣教工作，控制环境促发因素，监测病情和系统的合理治疗。治疗目标是：①尽快控制哮喘症状至最轻，乃至消失；②使哮喘发作次数减至最少，甚至不发作；③β_2 激动剂用量减至最少，乃至不用；④所用药物副作用最小，乃至没有；⑤活动不受任何限制。

（一）常用抗炎解痉药物

1. 糖皮质激素（激素）：激素是目前最有效的抗炎药物，可吸入、口服或静脉给药。

（1）吸入：常用吸入剂有丙酸培氯松（beclomethasone）和普米克（pulmicort），借助定量雾化吸入器或干粉剂吸入，通常需要连续、规则吸入1周后才能起效，故常与 β_2 激动剂或茶碱类合用，先吸入 β_2 激动剂，5～10 分钟后再吸入激素。中度以上哮喘需要长期吸入（200～600μg/d）。激素吸入也可用于预防哮喘发作，对季节性哮喘，可在预计发作前 2～4 周开始连续、规则地吸入。对长期口服激素依赖者，吸入可减少用量或代替之。吸入用药主要作用于呼吸道局部，剂量轻小，全身性不良反应少，局部不良反应为口腔念珠菌感染，声音嘶哑或上呼吸道不适，喷药后清水漱口，可减少局部反应和胃肠吸收。吸入剂是目前推荐长期抗炎治疗的最常用药。近年来，有人提出，大量吸入治疗（>600μg/d）可提高疗效，但长期应用可能对肾上腺皮质功能轻度抑制。

（2）口服：急性发作病情较重者，可口服激素，如泼尼松（prednisone）每日旦晨 30～40mg，也可用于吸入无效的患者，病情控制后及时减量，停药。持续口服激素应慎重，只有在其他方法无效，且已证实口服激素确能减轻病情或减少严重发作次数时方可考虑。少数患者需较长期口服维持时，可采用每日或隔日清晨顿服，如泼尼松（prednisone）最好＜10mg/d，以减少对脑垂体－肾上腺轴的抑制作用。

（3）静脉用药：严重哮喘发作时，应及早静脉给予激素，如先静脉注射琥珀酸氢化可的松 100～200mg，然后琥珀酸氢可的松 100～200mg 或地塞米松（dexamethasone）10～20mg 加入 5% 葡萄糖液 500mL 静脉滴注，视需要每日用药可 2～3 次，但注射后 4～6 小时才能起效，故应及早用药，并同时给予支气管舒张剂。待病情控制或缓解后，再逐渐减量，改为口服。连续用药 2 周以上者，不宜骤然停药，应先减量维持，以免复发。

2. β_2 受体激动剂（β_2 激动剂）：β_2 激动剂可舒张支气管平滑肌，可以吸入、口服和注射给药。

（1）吸入：吸入短效 β_2 激动剂，如沙丁胺醇（salbutamol）、特布他林（terbutaline），每次吸入 200～400μg，通常 5～10 分钟见效，维持 4～5 小时。可用于轻度哮喘急性发作，或预防运动性哮喘发作。轻度以上哮喘急性发作，用药剂量，次数需增加者，提示哮喘加重，勿过分增加剂量，需合用激素。长效 β_2 受体激动剂如沙美特罗（salmeterol 施立稳）、福莫特罗（formoterol），丙卡特罗（procaterol）等吸入后作用维持 8～12 小时，适用于夜间或清晨哮喘发作或加剧的患者。

（2）口服：口服剂如沙丁胺醇、特布他林，一般用量 2～2.5mg，疗效维持 4～6 小时，每日 3 次。长效制剂有 volmax，broxaterol，其效力可维持 12 小时以上；对夜间发作者尤为适用。

（3）注射：哮喘严重发作时，由于气道阻塞，吸入效果较差，可肌内注射或静脉注射给药，如沙丁胺醇，1 次 0.5mg，滴速 2～8μg/min，但全身不良反应率较高，应尽量少用。由于长期应用 β₂ 受体激动剂可引起 β₂ 受体功能下调和气道反应性增高，因而多不主张长期应用。

3. 茶碱（黄嘌呤）类药物：茶碱（theophylline）可舒张支气管平滑肌，还有强心、利尿、扩张冠状动脉、兴奋呼吸中枢和呼吸肌的作用，近年发现小剂量茶碱还有抗炎和调节免疫作用。茶碱的有效安全浓度是 6～15mg/L，>20mg/L，则不良反应明显增多。其血浆半衰期个体差异很大。

（1）口服：用有氨茶碱（aminophylline）和控释型茶碱，用于轻度和中度哮喘发作。通常剂量每日每千克体重 6～10mg，常用氨茶碱 0.1g，每日 3 次。口服茶碱缓释片，血浆茶碱半衰期为 12 小时，可 12 小时服药 1 次，长效控释茶碱优喘平等可每日 1 次口服（400mg），昼夜血液浓度稳定，作用持久，尤其适用控制夜间哮喘发作。

（2）静脉用药：用于哮喘急性发作，一般氨茶碱 0.25g 加入 10% 葡萄糖液 20～40mL 中缓慢静脉注射，注射时间不少于 10 分钟，或氨茶碱 0.25g 加入 10% 葡萄糖液 250～500mL 中静脉滴注。重症患者 24 小时内未用过氨茶碱时，首剂可每千克体重 4～6mg，继以每小时每千克体重 0.6～0.8mg 维持静脉滴注。注射过快或浓度过高可致严重心律失常或猝死。茶碱和激素、抗胆碱药合用有协同作用，但慎与 β₂ 激动剂合用，以免诱发心律失常。老年，幼儿，发热，妊娠，心、肝、肾功能不全，甲状腺功能亢进者，或合用红霉素、氟喹诺酮类抗生素以及西米替丁时，茶碱半衰期延长，故有条件宜监测茶碱血药浓度。氨茶碱每日总量不超过 1.2～1.5g。

4. 抗胆碱能类药物：目前常用吸入剂，如溴化异丙托品（ipratropine, atrovent, 爱喘乐）或溴化氧托品，通过降低迷走神经张力而扩张支气管，还可防止吸入刺激物引起的反射性支气管收缩，其扩张支气管作用较 β₂ 受体激动剂弱，起效也较缓慢，不良反应少。可与 β₂ 激动剂联合使用，如异丙托溴铵吸入，每次 20～40μg，每日 3～4 次，见效快，可持续 4～6 小时，尤其适用于夜间发作和痰多的患者。

5. 其他：

（1）色甘酸钠（cromoglycate, sodium）：是一种非激素类抗炎药，可用干粉或定量雾化吸入器吸入，每日 3～4 次。主要用于预防哮喘发作。

（2）钙拮抗剂：如维拉帕米、硝苯吡啶等可舒缓气管收缩，对运动性哮喘较好。

（3）酮替酚（ketotifen）：拮抗组胺和慢反应物质对支气管平滑肌的收缩作用，本品在发作前 2 周服用，每日 2 次，每次 1～2mg，4～6 周后无效则停药。

（4）其他：白三烯调节剂药物也可应用，如扎鲁司特（zafirlukast）20mg，每日 2 次，或孟鲁司特（montelukast）10mg，每日 1 次，主要能抑制 5－脂氧合酶阻止白三烯合成，临床发现能改善轻、中度哮喘的临床症状和肺功能，减少 β 受体激动剂的用量。

（二）急性发作期的治疗

哮喘急性发作时病情演变迅速，应密切观察症状和体征变化，有条件者监测呼吸功能（FEV₁ 或 PEF）和动脉血气变化，以随时调整治疗方案。过去多以口服注射给抗炎解痉药，近年提倡吸入给药，其起效快，用药剂量小，全身不良反应较轻，但应正确掌握吸入技术，才能达到疗效。

1. 轻度发作：按需吸入 β₂ 受体激动剂，效果不佳时口服 β₂ 激动剂控释片；或口服小剂量控释茶碱；或每日定时吸入糖皮质激素（200～600μg/d）；夜间哮喘者可吸入长效 β_2 激动剂或加用抗胆碱药异丙托溴胺气雾剂吸入。

2．中度发作：规则吸入 β_2 受体激动剂或口服长效 β_2 激动剂，必要时使用持续雾化，口服控释茶碱或静脉滴注氨茶碱；应用抗胆碱药物；或吸入大剂量激素（＞600μg/d）或口服激素。

3．重度及危重度：病情复杂危重，要及时合理抢救，其措施包括：①持续雾化吸入 β_2 激动剂或静脉滴注沙丁胺醇；②静脉滴注氨茶碱；③静脉滴注激素，病情控制后改为口服，最后吸入用药；④维持水电解质平衡，患者可能出现失水和低钾血症等，要及时纠正；⑤患者因缺氧、失水等可发生代谢性酸中毒，可用5%碳酸氢钠（sodium bicarbonate）静脉滴注或静脉注射；⑥患者多伴有呼吸道感染，可选用对病原体敏感的抗生素。但对于无合并细菌感染的哮喘患者不应使用抗生素，如青霉素等使用不当有时可诱发哮喘，当然也有报道红霉素、罗红霉素等大环内酯类抗生素具有一定抗哮喘作用。⑦一般鼻导管给氧，PaO_2＜4.7kPa（35mmHg）时，应面罩或鼻罩给氧，使 PaO_2＞8kPa（60mmHg）。必要时机械通气，其适应证：经上述处理后，全身情况进行性恶化，神志改变，呼吸肌疲劳，$PaCO_2$ 由低于正常转为正常甚或＞6.0kPa。可以先试用鼻罩或面罩等非创伤性通气方式。若无效，应及早插管机械通气，并加用适当呼气末正压通气（PEEP）。

（三）促进排痰的措施

痰液阻塞气道，不但加重缺氧，还使炎性介质产生增加，加重气道痉挛，因而要促进排痰。

1．祛痰剂：常用溴己新8～16mg，日服3次，或氯化铵合剂10mL，日服3次。

2．雾化吸入：可湿化气道，稀释痰液，有利排痰。可选用溴己新4mg、乙酰半胱氨酸（acetycysteine）100～200mg，或5%碳酸氢钠等雾化吸入。

3．机械性排痰：鼓励患者咳嗽排痰。帮助患者翻身拍背，有利引流，必要时导管吸痰。

（四）长期治疗方案的选择

根据患者平素病情轻重程度，从下列方案中选择较合适的治疗方案。此后，还要根据病情变化和治疗反应及时调整治疗方案。

（1）间歇轻度发作者可选用的方案：①按需吸入 β_2 受体激动剂，或口服 β_2 受体激动剂；②口服小剂量控释茶碱；③可考虑每日定量吸入小剂量激素（＜200μg/d）。

2．中度发作者，可选用的方案：①需吸入 β_2 受体激动剂，效果不佳时，可改口服 β_2 受体激动剂缓释片；②口服小剂量控释茶碱；③每日定量吸入激素（＜200～600μg/d）；④夜间哮喘可吸入长效 β_2 受体激动剂或加用抗胆碱药物。

3．严重发作者，可选用：①规律吸入 β_2 受体激动剂，或口服 β_2 受体激动剂控释片；②必要时持续雾化吸入 β_2 受体激动剂；③联合使用抗胆碱药物；④口服激素或吸入大剂量激素（＞600μg/d）。

（五）哮喘非急性发作期的治疗

一般哮喘经过急性期治疗症状得到控制，但哮喘的慢性炎症病理生理改变仍然存在，因此，必须制定哮喘的长期治疗方案，按病情不同程度选择合适的治疗方案。目的是巩固疗效，防止或减少复发，改善呼吸功能，提高生活质量。

1．间歇至轻度：根据个体差异吸入 β_2 受体激动剂或口服 β_2 受体激动剂以控制症状。小剂量茶碱口服也能达到疗效。亦可考虑每日定量吸入小剂量糖皮质激素（≤200μg/d）。在运动或与环境中对已知抗原接触前吸入 β_2 受体激动剂或色甘酸钠。

2．中度：除按需吸入 β_2 受体激动剂，效果不佳时改用口服 β_2 受体激动剂的控释片，口服小剂量控释茶碱外，可加用白三烯拮抗剂，如孟鲁司特、扎鲁司特和 5-脂氧酶抑制剂（zilenton）口服剂。此外可加用抗胆碱药。每天定量吸入糖皮质激素（$200\sim600\mu g/d$）。

3．重度：应规律吸入 β_2 受体激动剂或口服 β_2 受体激动剂或茶碱控释片，或 β_2 受体激动剂联用抗胆碱药或加用白三烯拮抗剂口服，每日吸入糖皮质激素量 $>60\mu g/d$。若仍有症状，需规律口服泼尼松或泼尼松龙，长期服用者，尽可能将剂量维持于 $\leqslant 10mg/d$。

另外，还可采用特异性免疫治疗，对已知变应原者，如花粉和尘螨等，可作为减敏治疗，以减轻或减少哮喘发作，一般用 1:5000，1:1000，1:100 等几种浓度，从低浓度起，开始 $0.05\sim0.1mL$ 皮内注射，每周 $1\sim2$ 次，每周增加 $0.1mL$ 至 $0.5mL$ 后，增加一个浓度注射，15 天为 1 疗程。连续 $1\sim2$ 个疗程，亦可连续数年。应注意制剂的标准化和严重副反应，包括全身过敏反应及哮喘严重发作。

以上方案为基本原则，但必须个体化，联合应用，以最小量、最简单的联合、副作用最少、达到最佳控制症状为原则。每 $3\sim6$ 个月对病情进行一次评估，病情缓解后应继续吸入维持剂量的激素，最少 $3\sim6$ 个月。鼓励患者每日定时测量 PFF，监视病情变化，记录哮喘日记，一旦有发作先兆，及时用药。增强体质，参加必要的锻炼，稳定情绪，避免接触过敏原，防止哮喘发作。色甘酸二钠吸入、酮替酚口服有较强的抗过敏作用，对外源性哮喘有较好的预防作用。此期患者还可选用一些确有疗效的中药配合治疗，防止发作。

【哮喘的教育与管理】

哮喘患者的教育与管理是提高疗效，减少复发，提高患者生活质量的重要措施。根据不同的对象和具体情况，采用适当的、灵活多样的、为患者及其家属乐意接受的方式对他们进行系统教育，使患者了解或掌握以下内容：①通过长期、适当、充分的治疗，完全可以有效地控制哮喘发作；②了解哮喘的促（诱）发因素，结合每个人具体情况，找出各自的促（诱）发因素，以及避免诱因的方法；③简单了解哮喘的本质和发病机制；④熟悉哮喘发作先兆表现及相应处理办法；⑤学会在家中自行监测病情变化，并进行评定，重点掌握峰流速仪的使用方法，有条件的记录哮喘日记；⑥学会哮喘发作时进行简单的紧急自我处理方法；⑦了解常用平喘药物的作用、正确用量、用法、副作用；⑧掌握正确的吸入技术（MDI 或 Spacer 用法）；⑨知道什么情况下应去医院就诊；⑩与医生共同制定出防止复发，保持长期稳定的方案。

【预后】

合理治疗，可减轻发作或减少发作次数，部分患者可以治愈。据统计 $25\%\sim78\%$ 的儿童患者，经过治疗或到成年期可完全缓解，如原发因素未能消除，反复发作而逐渐加重，可并发肺气肿、肺源性心脏病，致心肺功能不全，预后较差。

自学指导

【重点难点】

支气管哮喘是一种慢性气道非特异性炎症性疾病，如何理解哮喘概念的更新是个难点。哮喘的主要特征是气道高反应性，发病机制之一变态反应中迟发相哮喘反应在气道炎症的形成和加重方面较速发相哮喘反应更为重要。易感者可表现为不同程度的可逆性气道阻塞症状，临床表现为反复发作伴有哮鸣音的呼气性呼吸困难，胸闷或咳嗽，可自行或治疗后缓解。若长期反复发作可使气道（包括胶原纤维、平滑肌）重建，导致气道增厚与狭窄，成为阻塞性肺气肿。过去认为哮喘主要由于气道平滑肌痉挛，在指导临床治疗时，并没有降低哮喘的病死率，相反有增加的趋势；现认识到常规的β受体激动剂虽能控制哮喘的发作症状或预防运动或过敏原等诱发的急性支气管痉挛，但这些药物并不影响发作时存在的气道炎症，因而不能逆转哮喘的基础病理改变。只有支气管扩张剂与抗炎药物（糖皮质激素等）同时应用，才能取得哮喘的根本缓解。故近年来吸入皮质激素在治疗哮喘中的作用和优点越来越受到重视。根据有无变应原和发病年龄的不同，临床上仍把哮喘分为外源性和内源性，两者可混合存在，使哮喘长年发作，无明显季节性。而重型哮喘是哮喘发作危重的表现，持续时间长，症状重，一般平喘药不能缓解，若不及时抢救，有生命危险。哮喘的诊断和治疗是重点，可根据反复发作病史，典型的急性发作症状和体征，排除可造成气喘或呼吸困难的其他疾病，一般诊断不困难，但变应原常不明确。对症状不典型者，具备下列之一可以诊断：①支气管激发试验或运动试验阳性；②支气管舒张试验阳性；③PEF日内变异率或昼夜波动率＞20％。其防治原则包括消除病因、控制急性发作、巩固治疗、改善肺功能、防止复发、提高患者生活质量。根据病情，因人而异，采取综合措施。哮喘急性发作时应兼顾解痉、抗炎，可单用或联用β受体激动剂、茶碱类药物、抗胆碱能药物、糖皮质激素、抗过敏平喘药等，同时注意去除气道粘液栓、保持呼吸道通畅、防止继发感染等。除重度哮喘和危重型外，目前主张糖皮质激素局部吸入法给药，以减轻副作用，对重度哮喘，必须及时合理抢救：包括补液、静脉糖皮质激素应用、氨茶碱、β受体激动剂雾化吸入或用抗胆碱能药吸入、祛痰剂、抗生素应用、纠正酸中毒、氧疗、必要时机械通气等。缓解期抗炎治疗更应重视，小剂量的糖皮质激素的吸入或色甘酸钠等吸入、脱敏治疗、加强锻炼等。

【学习思考题】

1. 试述支气管哮喘的定义、气道高反应性、迟发相哮喘反应。
2. 外源性支气管哮喘与内源性支气管哮喘有什么区别？
3. 试述支气管哮喘的诊断标准。
4. 试述支气管哮喘的治疗原则。常用平喘、抗炎治疗药物有哪些？
5. 简述重症哮喘（哮喘持续状态）的治疗。

第三节　慢性肺源性心脏病

【目的要求】

1．了解本病的病因和发病机制。
2．掌握本病的诊断及鉴别诊断。
3．熟悉本病的防治原则。

【自学时数】

3学时。

慢性肺源性心脏病（肺心病）是由于慢性肺、胸部疾病或肺血管疾病引起肺组织结构和功能的异常，产生肺循环阻力增加，肺动脉高压，进而导致右心室肥厚、扩大。晚期出现右心衰竭的一种心脏病。

在我国肺心病是较常见的一种心脏病，患病率为 0.4%，随年龄的增长，患病率增高，患者年龄大多在 40 岁以上，吸烟比不吸烟者患病率明显增多，男女无明显差异。绝大多数患者是从慢性支气管炎、阻塞性肺气肿发展而来的。从肺部基础疾病发展到肺心病一般需10 年以上的过程，个别长达 50 年或短至 1 年。急性发作以冬、春季多见，急性呼吸道感染常为该病呼吸衰竭、心功能功能衰竭的主要诱因。

【病因】

1．支气管、肺疾病：最为常见，可分两类。①阻塞性疾病：病变主要原发于支气管，引起气道狭窄阻塞、肺泡膨胀过度或破裂而形成肺大泡，如慢性支气管炎、肺气肿和晚期支气管哮喘等；②限制性疾病：病变主要发生于肺实质或间质，引起肺泡弹性减弱或肺泡扩张受限，如重症肺结核、弥漫性肺间质纤维化、支气管扩张、硅沉着病、农民肺、结节病、结缔组织病等。

2．胸廓运动障碍性疾病：较少见。脊柱结核，严重的脊柱后、侧凸，类风湿关节炎，胸膜广泛粘连，胸廓改形术后使胸廓或脊柱严重畸形活动受限、肺脏受压、支气管扭曲变形，导致肺功能受限、气道引流不畅，反复肺部感染，或可发生肺纤维化、肺不张、肺气肿等，引起肺泡通气不足、缺氧，从而发生肺血管收缩或狭窄，肺高压形成，乃至肺心病。

3．肺血管疾病：甚少见。原发性肺动脉高压、结节性多动脉炎、广泛或反复发生的多发性肺小动脉栓塞、肺小动脉炎等，均可使血管内膜增厚、管腔狭窄、阻塞，引起肺动脉高压、右心负荷加重，发展为肺心病。

4．神经肌肉疾病：极为罕见。如脑炎、脊髓灰质炎、格林－巴利综合征、重症肌无力、肌营养不良等，造成呼吸中枢的兴奋性降低、或神经肌肉传递功能障碍、或呼吸肌麻痹，导致肺泡通气不足，机体缺氧。

【病理和病理生理】

肺心病产生的病理基础主要是肺循环阻力逐渐增大，引起肺动脉高压，致使右室负荷加大，继而出现右室肥厚和扩大及心力衰竭。

（一）肺动脉高压的形成

1. 肺血管的解剖学改变：我国肺心病绝大多数白阻塞性肺病引起，长期、反复发作的支气管周围炎症及肺间质炎症常波及邻近的肺动脉八分支，引起动脉壁炎症、肥厚、纤维化、管腔狭窄、甚至闭塞；随着肺气肿的加重，肺泡内压增高，压迫肺泡毛细血管，也造成管腔狭窄或闭塞；这些导致肺循环阻力增加，产生肺动脉高压。肺泡壁的破裂造成毛细血管网的毁损，虽不是肺血管阻力增加的主要因素，但当毛细血管床总横断面积减少超过 70% 时则增大肺循环阻力。促使肺动脉高压的发生。长期肺循环阻力增加，又可使小动脉中层增生肥厚，从而加重肺循环阻力造成恶性循环。

此外，肺血管性疾病如原发性肺动脉高压、反复发作的肺血管栓塞、肺间质纤维化、肺尘埃沉着病肺等均可引起肺血管腔狭窄或闭塞，导致肺循环阻力增加，发展成肺动脉高压。

2. 肺血管的功能性改变：缺氧和呼吸性酸中毒时，可使肺血管收缩，导致肺动脉压增高。近年对缺氧性肺血管收缩的机制国内外有均有不少报道，归纳主要有体液因素、组织因素和神经因素。目前认为体液因素在其中占重要地位。特别受到重视的是激活的肥大细胞、嗜酸性粒细胞、嗜碱性粒细胞和巨噬细胞，以及肺血管内皮细胞受损时释放的一系列介质，如组胺、血管紧张素 B（AT－B）、5－羟色胺（5－TH）、血小板激活因子（PAF）、内皮素（ET）、一氧化氮（NO）以及花生四烯酸代谢产物包括血栓素（TX）、白三烯、前列腺素（$PGF_{2\alpha}$、PGE_1、PGI_2）等，在缺氧性肺血管收缩、肺动脉高压形成中起到重要作用。但 PGE_1 和 PGI_2 则使肺血管扩张，然而缺氧性肺血管收缩反应并非完全取决于某种缩血管物质的绝对量，而很大程度上取决于局部缩血管物质和扩血管物质的比例。组织因素：缺氧可直接使肺血管平滑肌膜对 Ca^{2+} 的通透性增高，Ca^{2+} 内流增加，引起肺血管收缩。酸中毒时，H^+ 浓度增高不但对肺循环有直接加压作用，而且还增加肺动脉对缺氧的敏感性，使肺动脉压增高。神经因素：缺氧和高碳酸血症可刺激颈动脉窦和主动脉体化学感受器，反射性地通过交感神经兴奋，儿茶酚胺分泌增加，使肺循环阻力增加，产生肺动脉高压。慢性缺氧还可以使肺非肌型微动脉肌化，肌型微动脉和肺细小动脉的平滑肌细胞肥大或萎缩，细胞间质增多，内膜弹力纤维及胶原纤维增生等肺血管重构。肺血管重构后，使得延伸到周围细小血管的平滑肌对刺激表现强烈的反应，从而加重肺动脉高压。

解剖学上的病变和功能性改变，对肺循环的综合作用可使肺动脉压力按几何级数递增。但是如果能够解除缺氧和酸中毒两个因素，即使解剖因素不变也可使肺动脉压力明显降低。因此，肺心病患者的肺动脉高压在一定程度上是可逆的。这也是肺心病临床处理的重要病理生理基础。

3. 血容量增多和血液粘稠度增加：由于长期慢性缺氧，促红细胞生成素分泌增加，导致继发性红细胞增多，当红细胞比容超过 0.55~0.60 时，血液粘稠度明显增加，血流阻力亦随之增高。缺氧和高碳酸血症，通过交感神经兴奋使肾小动脉收缩，肾血流量减少，促使水、钠潴留而增加血容量，加重右心室负荷。

（二）心脏病变和心力衰竭

肺循环阻力增加时右心室为了克服肺动脉压升高的阻力而发生心肌肥厚、心室扩大以发挥其代偿功能。早期，右心室尚能代偿、舒张末期压仍正常。随着病情的进展，特别是急性加重期，肺动脉压严重、持续升高，一旦超过右心代偿极限，即出现右心排血量下降，收缩末期余血量增加，舒张末压增高，右心功能衰竭。

关于肺心病左心室是否受累，国内外均有争议，意见不一。根据国内现有肺心病尸检资料表明，左、右心室均可发生室壁增厚，但右室肥厚、扩张更为突出。从病理生理角度分析，长期缺氧、二氧化碳潴留，反复的肺部感染、细菌毒素作用、酸碱失衡、电解质紊乱所致心律失常等因素均可影响左室。但肺心病易发于老年人，与冠心病发病年龄重叠，要排除该病的影响，若无病理资料证实，十分困难。国外资料显示，对尸体解剖的肺心病，进行左心室体积、肌纤维直径、心肌细胞线粒体和面积的分别测量，证明肺心病的左室可以不受累。

3．其他重要器官的损害：反复呼吸系统感染，细菌毒素作用，缺氧和二氧化碳潴留等还可对脑、肝、肾、内分泌和血液系统造成损害，甚至诱发多器官功能衰竭（参见呼吸衰竭章节）。

【临床表现】

1．肺、心功能代偿期（包括缓解期）：此期主要是慢性阻塞性肺气肿的表现，患者常有慢性咳嗽、咳痰和喘息，稍活动即感心悸、气促、乏力，劳力、耐受力下降，并有不同程度发绀等缺氧症状。咯血少见。

查体，可见明显肺气肿体征，常可听到干、湿性啰音，肺动脉瓣区第二心音亢进，提示有肺动脉高压存在。剑突下见心脏搏动，提示有右心室肥厚和扩大。因肺气肿胸腔内压升高，阻碍了腔静脉的回流，可出现颈静脉充盈。又因膈肌下降，肝上界及下缘明显地下移，肝下缘可在右肋缘下触及，酷似右心功能不全体征，应注意与右心衰竭的肝淤血征相鉴别。

2．肺、心功能失代偿期（包括急性加重期）：本期临床主要表现以呼吸衰竭为主，可有或无右心衰竭表现。

【辅助检查】

1．X线检查：除肺胸基础疾病征象外，尚有肺动脉高压的表现。如右下肺动脉干扩张，其横径＞l5mm，其横径与气管横径之比值＞1.07，肺动脉段明显突出或其高度＞3mm，右前斜位肺动脉圆锥突出＞7mm；右室增大征；均为肺心病诊断的主要依据。少数患者心力衰竭控制后可见心脏影有所缩小。

2．心电图检查：主要表现是右心房、右心室肥大的改变，前者表现为肺型P波，后者表现为电轴右偏，额面平均电轴≥＋90°，重度顺钟向转位，$RV_1 + SV_5 \geqslant 1.05mV$，aVR呈QR型，$V_1 \sim V_3$呈R型，$V_4 \sim V_6$呈rS型。也可见右束支传导阻滞及低电压图形。在$V_1 \sim V_3$有时可出现QS波，酷似陈旧性心肌梗死图形，应注意鉴别。

3．心电向量图检查：主要表现为右心房、右心室增大的图形。随右心室肥大的程度加重QRS方位由正常的左下前或后逐渐演变为向右，再向下，最后转向右前，但终末部仍在右后。QRS环自逆钟向运行或"8"字形，发展致重度时的顺钟向运行。P环多狭窄，左侧与前额面P环振幅增大，最大向量向前下、左或右。一般说，右心房肥大越明显，则P环向量越向右。

4．超声心动图检查：较心电图和X线胸片敏感，其主要诊断指标有右心室流出道内径增宽（>30mm），右心室内径增大（≥20mm），左心室、右心室内校比值变小（<2.0），右肺动脉内径或肺动脉干增宽及右心房增大等。

5．肺阻抗血流图及其微分图检查：肺心病时肺阻抗血流图的波幅欧姆值及其最大微分值降低，Q－B（相当于右心室射血前期）时间延长，B－Y（相当于右心室射血期）时间缩短，以及Q－B/B－Y比值增大。

6．动脉血气分析：肺心病肺功能代偿期可出现低氧血症或合并高碳酸血症，当PaO_2<8.0kPa（60mmHg）、$PaCO_2$>6.7kPa（50mmHg），表现有呼吸衰竭。

7．血液检查：周围红细胞、血红蛋白增多，并有全血粘度增高和红细胞电泳时间延长，合并感染时白细胞计数和中性粒细胞增高。血清电解质多有变化，多数低于正常。急性加重期进行痰细菌学检查，有利于抗生素的选择。

【并发症】

1．肺性脑病：当呼吸衰竭导致严重缺氧和二氧化碳潴留时，可引起的精神障碍和神经系统症状的综合征，为慢性肺心病晚期严重的并发症之一。多数患者发作前具有明确的诱因，如急性呼吸道感染、严重支气管痉挛、电解质紊乱、氧疗或镇静剂使用不当等，使原有的呼吸功能衰竭进一步加重，动脉氧分压明显降低；二氧化碳分压显著增高是其突出的血气改变。本病应注意与脑动脉硬化、严重电解质紊乱、单纯性碱中毒、感染中毒性脑病等相鉴别。肺性脑病是肺心病死亡的首要原因，应积极防治。

2．酸碱失衡及电解质紊乱：肺心病出现呼吸衰竭时，最常见的是呼吸性酸中毒。但是，随着缺氧和二氧化碳潴留逐渐加重，以及体内代偿情况的改变或并存其他疾病的影响时，还可出现不同种类的酸碱失衡和电解质紊乱，如呼吸性酸中毒并代谢性酸中毒、呼吸性酸中毒并代谢性碱中毒、低K^+血症、低Cl^-血症等，这将使肺心病病情恶化，因此，在肺心病治疗中应积极采取治疗措施，密切监测和防治酸碱失衡及电解质紊乱。

3．心律失常：在肺心病失代偿期，低氧血症、高碳酸血症、酸碱失衡和电解质紊乱等影响下，患者常发生心律失常，以房性期前收缩最常见，其次是室性期前收缩、阵发性室上性心动过速，也可表现为房颤或房扑。严重时可出现心室颤动甚至心跳骤停，特别是合并冠心病者，心律失常发生率高而且严重。严重心律失常可增加肺心病的病死率。

4．消化道出血：由于缺氧和高碳酸血症，以及右心衰所致的体循环淤血，造成消化道粘膜糜烂坏死或溃疡形成引起出血；氨茶碱、激素、解热镇痛药和某些抗生素等药物所致的药物性胃炎，以及DIC等亦可诱发消化道出血，也会增加病死率。临床主要表现为黑便、呕血或休克征象。

5．休克：肺心病休克并不多见，一旦发生，预后险恶。主要原因有：呼吸道严重感染，细菌毒素导致的感染中毒性休克；严重心衰，心律失常或心肌损伤所致的心源性休克；以及消化道大出血引起的失血性休克。

6．弥散性血管内凝血（DIC）：详见血液系统有关章节。

【诊断】

失代偿期肺心病诊断一般不困难，但对于早期患者，诊断有时很难肯定，必须结合病史、体征及各项辅助检查进行全面分析。肺心病诊断主要依据：①具有慢性肺、胸疾病或肺血管病变的基础（主要根据病史、体征、X线、肺功能、血气分析以及其他有关检查判定）；②肺动脉高压、右心室增大的依据（根据体征、X线、心电图、心向量图、超声心动图或肺阻抗血流图等作出判断）；③右心功能不全的表现如颈静脉怒张、肝肿大压痛、肝颈静脉反流征阳性、下肢浮肿及静脉压增高等。上述三项中若有①、②两者即可诊断，但须注意排除其他引起右心室肥大、右心衰的心脏疾患。

【鉴别诊断】

1. 冠状动脉粥样硬化性心脏病：本病和肺心病一样多见于老年人，有些临床表现与肺心病相似，部分患者可同时有慢性支气管炎和老年性肺气肿，使鉴别较困难。但如有慢性肺、胸疾病史，体征、X线、心电图和超声心动图等检查提示有右心室肥厚，血气分析有动脉血氧分压降低，二氧化碳分压增高，则有助于诊断肺心病。

2. 风湿性心脏病：风湿性心脏病三尖瓣病变应与肺心病的相对性三尖瓣关闭不全相鉴别，前者一般还有其他瓣膜病变如二尖瓣、主动脉瓣病变，加以可能有风湿性关节炎和心肌炎病史以及 X线、超声心动图等检查的特殊表现，绝大多数易区别。

3. 原发性心肌病：本病多为全心扩大、无慢性呼吸道疾病史，缺乏肺部疾病在 X线与肺功能检查方面的特征。

4. 非肺性脑病的昏迷状态：并发肺性脑病昏迷时需与脑血管意外昏迷、肝昏迷、尿毒症昏迷等鉴别。后者一般都有其原发病的特点，不难鉴别。

【治疗】

(一) 急性加重期的治疗

1. 控制呼吸道感染：抗菌药物的选择可参考痰菌培养和药物敏感试验，但在没有培养结果前，经验用药也是很重要的，可根据痰涂片革兰染色和感染环境如医院外感染以革兰阳性菌占多数，医院内感染则以革兰阴性菌为主来选用抗生素，原则上选用窄谱抗生素为主，选用广谱抗生素时须注意可能继发的真菌感染。常用的抗生素有青霉素类、大环内酯类、氟喹诺酮类、头孢类、氨基糖苷类等。

2. 通畅气道、改善呼吸功能：采取综合措施，包括缓解支气管痉挛、清除痰液、通畅气道、持续低浓度吸氧（25%～35%）、应用呼吸兴奋剂等。必要时施行气管切开、气管插管和机械呼吸器治疗等（详见呼吸衰竭节）。

3. 纠正心力衰竭：大多肺心病右心衰竭的患者在积极控制感染、改善呼吸功能后心力衰竭便能得到改善。但部分较重的患者尚需配合使用利尿剂、强心剂或血管扩张剂。

(1) 利尿剂：利尿剂应用原则是：缓和、小量、短程。一般可给氢氯噻嗪（hydrochlothiazide，双氢克尿塞）25mg，1～3次/d，尿量多时需加用氯化钾口服或用保钾利尿剂，如氨苯喋啶（jatropur）50～100mg，1～3次/d，个别重度水肿口服治疗无效，可经静脉应用呋塞米（furosemide）。水肿大部消退后应及时停用利尿剂。

(2) 强心剂：应掌握其应用指征：①感染已被控制，呼吸功能已改善，利尿剂不能取得良好的疗效而反复浮肿的心力衰竭患者；②以右心衰竭为主要表现而无明显急性感染的患者；③出现急性左心衰竭者。宜选择作用短，排泄快的制剂。剂量虽小，一般为常规量的

1/2～2/3。常用制剂有去乙酰毛花苷（deslanoside，西地兰）0.2～0.4mg 或毒毛花苷 K（strophanthin K）0.125～0.25mg 加入 10% 葡萄糖液 20mL 中静脉缓慢推注。用药前应注意纠正缺氧，防治低钾血症，以防药物中毒。洋地黄制剂对减慢肺心病患者心率作用不明显，故不宜以心率作为衡量洋地黄制剂应用和疗效考核的惟一指征。

（3）血管扩张剂的应用：临床上常用的血管扩张剂有酚妥拉明（phentolamine）、硝普钠（sodium nitroprusside）、硝酸甘油和转换酶抑制剂等，但由于造成体循环血压下降等限制了在肺心病的临床应用。而钙通道阻滞剂、中药川芎嗪、一氧化氮（NO）等也有一定降低肺动脉压效果而无副作用。

4. 控制心律失常：经积极控制感染，纠正缺氧，心律失常多可自行消失，若持续存在，可根据其类型选用药物，但 β 受体阻滞剂应慎重使用，以免诱发支气管痉挛。

5. 降低血液粘度的药物的应用：在临床上对其疗效尚有争议。一般用肝素 25～100mg 或肝素 50mg、山莨菪碱（anisodamine）10mg 加入 10% 葡萄糖液中每日静脉滴注，共 7～10 日，可降低痰及血液粘滞性、解除支气管痉挛、抗炎抗过敏，但同时需测定凝血酶原时间以免导致出血。

6. 营养支持治疗：适当补充维生素，复方氨基酸、脂肪乳剂乃至白蛋白以期加强营养，改善免疫功能及呼吸肌疲劳。

7. 并发症的处理：

（1）肺性脑病：除采取控制呼吸衰竭的治疗措施外，还要注意以下几点：

1）严重呼吸性酸中毒：经上述处理无效，而血中 pH 显著降低（pH<7.2），或呼吸性酸中毒合并代谢性酸中毒时，应审慎使用小量碱剂。一般用 5% 碳酸氢钠 150～200mL（先补一半）静脉滴注，纠正至 pH>7.2 即可。切勿过量，以免发生代谢性碱中毒。因碳酸氢钠有加重二氧化碳潴留之弊，故应与支气管舒张剂和呼吸兴奋剂同用。

2）出现脑水肿：可用 20% 甘露醇（mannitol）150～250mL 快速静脉滴注（30 分钟内滴完），必要时 6～8 小时重复 1 次。配合应用地塞米松 5～10mg 静脉滴注，每 6～8 小时 1 次，用至患者清醒后减量，连用 3～5 日。

3）兴奋躁动或抽搐：宜谨慎应用镇静剂，避免应用对呼吸中枢有抑制作用的药物，通常用奋乃静 4mg 口服或 10% 水合氯醛 10～15mL 保留灌肠。

（2）呼吸性酸中毒合并代谢性碱中毒：肺心病呼吸衰竭并发的呼吸性酸中毒合并代谢性碱中毒，主要是由低钾、低氯血症引起，故治疗主要是补充钾、氯离子。

1）一般用 10% 氯化钾（potassium chloride）10～20mL 口服，每日 3～4 次。在严重低钾血症时，若每日尿量在 500mL 以上，可静脉滴补钾，每日补钾量可按 40～80mg/kg 计算，浓度不超过 3g/L、滴速不超过 1 g/h 为宜。

2）严重低氯血症，可用 0.9% 氯化铵（ammonium chloride）300mL 静脉滴注，或盐酸精氨酸 20g 加入等渗液 500mL 中静脉滴注。

3）伴有抽搐时，可用 5% 氯化钙（calium chloride）20mL 缓慢静脉滴注，每日 2～3 次，或稀释后静脉滴注。

其他并发症，如休克、上消化道出血、DIC、功能性肾功能衰竭、心律失常等的处理可参阅有关章节。

（二）缓解期的治疗

主要目的旨在提高机体抗病能力，消除诱发因素，避免或减少急性加重的发生，防止肺心病发展，最大可能改善心肺功能。

【预防】

积极防治慢性支气管炎、阻塞性肺气肿及支气管哮喘等肺心病的基础疾病是肺心病预防的重要环节。

自学指导

【重点难点】

慢性肺源性心脏病是指肺部、胸廓或肺动脉的慢性病变引起肺循环阻力增高，导致肺动脉高压及右心负担加重，造成右心室肥大，最后发生右心衰竭的一种心脏病，其病因以慢性支气管炎并发阻塞性肺气肿最常见，肺动脉高压的形成机制是难点。其肺动脉高压形成的机制与肺小动脉痉挛、肺血管的病理性改变以及血容量增多和血液粘稠度增加等有关，其中肺小动脉痉挛是肺心病急性加重期肺动脉高压急剧升高的原因。缺氧、二氧化碳潴留可使肺小动脉痉挛加剧，而感染可使缺氧、二氧化碳潴留加重，控制感染可使缺氧、二氧化碳潴留减轻，从而使肺动脉压下降。肺心病发展缓慢，可分为代偿期和失代偿期两个阶段，早期呼吸和循环功能尚能代偿，晚期则出现呼吸衰竭和心力衰竭。其并发症主要有肺性脑病、酸碱平衡失调及电解质紊乱、心律失常、休克、消化道出血等，其中肺性脑病为肺心病死亡的主要原因。肺心病的诊断及治疗是重点。诊断主要根据慢性肺、胸疾患的病史和体征，肺动脉高压，右心室肥大，以及X线、心电图、心电向量图、超声心动图和肺阻抗血流图等检查而确立，倘伴有右心衰竭则更易确诊。同时须注意与风湿性心脏病、冠心病等鉴别。肺心病的治疗在缓解期可根据不同的肺、胸疾病给予应有的治疗措施，预防肺、心功能的继续损害。应注意预防呼吸道感染，适当调整和安排工作、生活条件，包括戒烟、鼓励开展适合患者体力的腹式呼吸锻炼等。对于急性加重期的治疗，控制感染是治疗的关键，应采取联合用药，最好根据痰培养和药敏结果选用有效抗生素，长期应用抗生素要防止真菌的感染。对于呼吸衰竭及并发症的处理可参阅本章第四节。肺心病心衰的处理与一般充血性心力衰竭处理有所不同，一般肺心病患者在积极控制感染改善呼吸功能后，心功能常能改善，不需使用利尿剂和强心剂，但较重患者或经治疗无效者可适当选用，利尿剂宜选用缓和制剂，小剂量，短疗程，用药期间密切观察血气与电解质的变化，使用排钾利尿剂要适当补充钾离子、氯离子。对中、重度水肿患者可临时选用氢氯噻嗪、呋塞米等，需要时与保钾利尿剂同用。肺心病患者由于慢性缺氧及感染，对洋地黄类药物耐受性很低，疗效差。且易发生心律失常，故剂量宜小，一般为常规剂量的 $1/2 \sim 2/3$，同时选用作用快、排泄快的强心剂。目前一些血管扩张剂应用于肺心病的治疗也有一定效果，一些抗凝剂也应用于改善微循环及降低血粘度。对并发症的处理参考有关章节。

1．肺心病肺动脉高压形成的机制是什么？
2．试述肺心病的诊断标准。
3．肺心病的并发症有哪些？
4．为什么说肺心病急性发作期治疗抗感染是关键？
5．肺心病心衰的处理有哪些特点？

第四节　慢性呼吸衰竭

【目的要求】

1．了解慢性呼吸衰竭的病因、发病机制。
2．掌握慢性呼吸衰竭的临床表现及诊断根据。
3．熟悉慢性呼吸衰竭按动脉血气分析结果的分类方法及诊断标准。
4．熟悉本病的治疗原则。

【自学时数】

2 学时。

慢性呼吸衰竭是各种原因引起的肺通气和（或）换气功能严重障碍，以致在静息状态下不能进行有效的气体交换，导致缺氧伴（或不伴）二氧化碳潴留，从而引起一系列生理功能和代谢紊乱的临床综合征。其诊断主要依靠动脉血气分析，一般认为在海平面大气压下，于静息条件下呼吸室内空气，并排除心内解剖分流和原发于心排血过低等情况后，动脉血氧分压（PaO_2）低于 8kPa（60mmHg），不伴或伴有二氧化碳分压（$PaCO_2$）高于 6.65kPa（50mmHg）即为呼吸衰竭（简称呼衰）。

呼衰按病程可分为急性和慢性。急性呼衰主要指原来呼吸功能正常，由于某种突发原因引起的呼吸衰竭，其中以急性呼吸窘迫综合征（ARDS）为代表。慢性呼衰多继发于慢性呼吸系统疾病，病情逐渐进展，呼吸功能损害愈重。虽然有 PaO_2 降低或伴 $PaCO_2$ 升高，但患者通过代偿适应，仍能从事轻的工作或日常生活活动，称为代偿性慢性呼衰。一旦并发呼吸道感染或其他诱因致使呼吸功能受损急剧加重，则失代偿，此时 PaO_2 明显降低，$PaCO_2$ 显著升高，称为失代偿性慢性呼衰。慢性呼衰在我国最为常见，本节将重点讨论。呼衰还可根据其动脉血气分析结果分为两个类型：Ⅰ型：仅有缺氧〔PaO_2 低于 8kPa（60mmHg）〕不伴二氧化碳潴留甚至二氧化碳降低（$PaCO_2$ 低于正常）；Ⅱ型：既有缺氧，又有二氧化碳潴留〔$PaCO_2$ 大于 6.65kPa（50mmHg）〕。

【病因和发病机制】

慢性呼吸衰竭最常见的病因为支气管肺疾病，如慢性阻塞性肺病、重症肺结核、广泛肺间质纤维化、肺尘埃沉着病等，胸部病变如胸部手术、外伤、广泛胸膜增厚和胸廓畸形等亦可导致慢性呼衰。

缺氧和二氧化碳潴留发生机制有：肺通气不足，通气/血流 $\dot{V}/\dot{Q}$ 比例失调，气体弥散障碍以及肺动－静脉样分流和氧耗量增加。

1．肺通气不足：健康成人在静息状态下呼吸室内空气时，总肺泡通气量约为 $4L/min$，才能维持正常的肺泡氧分压和二氧化碳分压。肺泡通气量减少时，肺泡氧分压下降，二氧化碳分压上升。慢性阻塞性肺病、尤其是气道急性炎症时，气道壁粘膜充血、水肿、分泌物增多，加重气道阻塞以及肺实质的部分破坏，使辐射状牵引减退或丧失和支气管的痉挛等因素造成气道部分狭窄引起肺泡通气不足。严重的胸膜、胸廓疾病、肺间质纤维化及呼吸驱动力减弱如神经肌肉疾病等因素引起肺－胸廓顺应性降低，亦可使肺泡通气不足。肺泡通气不足的后果是缺氧和二氧化碳潴留。

2．通气/血流（$\dot{V}/\dot{Q}$）比例失调：静息状态下，正常成人每分钟肺泡通气量（$\dot{V}$）为 4L，肺毛细血管血流量（$\dot{Q}$）5L，两者之比为 0.8。比例协调，才能保证有效的气体交换。慢性阻塞性肺病时，肺部有的区域由于肺泡壁毛细血管床总面积减少，血流灌注不足，使 $\dot{V}/\dot{Q}$ 比例增大，形成无效腔通气，其结果是缺氧。而另外一些区域的末梢细支气管阻塞陷闭，使 $\dot{V}/\dot{Q}$ 比例减少，形成肺动静脉样分流，此时肺静脉血氧分压的下降远较二氧化碳分压的增加为显著，再因其他健全的肺泡可代偿性过度通气，排出通气不足时肺泡内潴留的二氧化碳，但由于健全的肺泡毛细血管内血氧饱和度已处于氧离解曲线的平坦段，即使肺泡通气量增加，吸入空气血氧饱和度增加也比较少。因此对健全的通气过度的肺泡来说，是不能代偿那些通气不足的肺泡所致的摄氧不足的，因而也产生缺氧，但一般无二氧化碳潴留。可见 $\dot{V}/\dot{Q}$ 比例失调总是导致缺氧。

3．弥散障碍：广泛肺实质病变、严重肺气肿、肺不张等使弥散面积减少，以及肺间质纤维化、肺水肿等使弥散膜增厚均可引起弥散障碍，由于二氧化碳弥散能力为氧的 20 倍，故弥散障碍时，常为单纯缺氧。

4．肺动－静脉样分流：由于存在肺泡萎陷如肺不张或肺泡腔充满液体如肺水肿、严重肺炎或肺泡内出血等，该部分肺泡通气不全但血流灌注存在，其未氧合的血混入肺静脉造成缺氧。

5．氧耗量增加：急性呼吸道、肺感染时，寒战、高热增加耗氧量，患者因呼吸困难，如严重喘促，不得不增加呼吸肌做功以此缓解缺氧，但相反也增加了耗氧量。这些因素可使原来缺氧的程度进一步加重。

【病理生理】

慢性呼衰可使机体任何器官和组织受到不同程度的损害，其主要病理生理改变的基础是缺氧和二氧化碳潴留对机体的影响。

1．对中枢神经系统的影响：脑组织耗氧量占全身耗氧量的 1/5～1/4。每分钟 100g 脑组织耗氧 3mL，因此，中枢神经对缺氧耐受性差。急性缺氧如吸入纯氮 20 秒钟内出现深昏迷和全身抽搐。如果逐渐减少吸氧浓度，症状出现就较缓慢，轻度缺氧可引起注意力不集中、智力减退、定向障碍，随缺氧加重，动脉血氧分压低于 6.66kPa（50mmHg）可致烦躁不安、神志恍惚、谵妄；当低于 3.99kPa（30mmHg）时，即神志丧失而陷入昏迷；低于 2.66kPa（20mmHg）则产生不可逆转的脑细胞损伤。

二氧化碳潴留使脑脊液与 H^+ 浓度增加，引起酸中毒。脑细胞外 H^+ 内移，加重细胞内酸中毒，当脑脊液 pH 值降至 6.8 时，脑电活动几乎停止。二氧化碳潴留对中枢神经影响最先是直接抑制大脑皮质，使其兴奋性降低；随着二氧化碳增加，皮质下刺激增强，间接引起皮质兴奋；当二氧化碳浓度继续增高，皮质及皮质下均受到抑制。中枢神经处于麻醉状态，即临床上所谓"二氧化碳麻醉"。在"二氧化碳麻醉"前，呼衰患者常有失眠、兴奋、烦躁不安等先兆症状。

早期缺氧和二氧化碳潴留都可扩张脑血管，减少脑循环阻力，增加血流量，起到有利的代偿。但当病情加重尤其严重缺氧时，脑细胞"离子泵"的作用减弱，脑血管通透性增加，出现脑水肿，导致颅内高压，这不但会使脑组织挤压，还压迫脑血管，减少脑血流量，形成恶性循环。

2．对心脏、循环的影响：早期缺氧和二氧化碳潴留均可代偿性地使心率增快，心排血量增加，血压升高。也引起肺动脉小血管收缩，增加肺循环阻力，加重右心负荷。严重缺氧或二氧化碳潴留均能使心肌受到抑制，心排血量减少，血压下降，心率减慢，甚至诱发严重心律失常。

3．对呼吸的影响：呼吸中枢对缺氧的敏感性较低。在缺氧时通气量增加主要是通过主动脉窦和主动脉体化学感受器的刺激反射作用来实现的，如果缺氧程度逐渐加重，这种反射迟钝。二氧化碳是呼吸中枢强有力的兴奋剂，吸入气中，二氧化碳稍增加，通气即见增加，随吸入气中二氧化碳浓度增加，通气量成倍增加，当吸入气中二氧化碳浓度超过 10％ 时，通气量不再增加，呼吸中枢处于被抑制状态。慢性呼衰时，由于动脉血二氧化碳分压缓慢升高，通气量的增加不如急性者明显，当二氧化碳分压很高时〔$PaCO_2 > 10.7 \sim 13.3kPa$（80～100mmHg）〕，通气量无相应增加，甚至还下降。其原因往往与长期二氧化碳潴留，导致呼吸中枢或周围感受器敏感性和反应性减迟有关。

4．对造血系统的影响：慢性缺氧可刺激肾脏产生红细胞生成因子，其作用于肝脏再生成促红细胞生成素原，转变为促红细胞生成素，刺激骨髓，引起继发性红细胞增多，代偿性地增加氧的运输能力，但同时增加了血液粘稠度，可加重右心室负荷。长期严重缺氧还可导致血管内皮损害，血小板吸附、凝集增加，易诱发 DIC。

5．对肝、肾的影响：呼衰时常可见肝功能异常，如丙氨酶氨基转移酶升高，多为功能性改变，随缺氧改善可恢复正常。不过，严重缺氧时也可发生肝细胞坏死。

轻度动脉血氧分压降低和二氧化碳潴留时，可致肾血流量、肾小球滤过量、尿量均有所增加。但当严重缺氧 $PaO_2 < 5.3kPa$（40mmHg）或二氧化碳潴留 $PaCO_2 > 8.64kPa$（65mmHg）时，肾血流量减少，肾功能障碍。

6．对酸碱平衡和电解质的影响：呼吸衰竭的酸碱失衡和电解质变化是相当复杂的，而且相互影响，但最基本变化总与缺氧和二氧化碳潴留有关。在严重缺氧时，细胞能量代谢的中间过程受到抑制，细胞有氧代谢降低，无氧酵解加强，供能减少。无氧酵解产生乳酸增多，从而引起代谢性酸中毒。同时，由于细胞能量不足，细胞离子泵功能受到损害，Na^+ 和 H^+ 进入细胞内。细胞内 K^+ 转移到组织间液或血液中，可造成细胞内酸中毒及高钾血症。

碳酸及碳酸氢盐是机体内环境的主要缓冲系统。pH 值取决于碳酸氢盐与碳酸的比值，前者主要靠肾调节，需1~3日，后者靠肺调节，仅需数小时，两者比值如能保持20∶1，pH值就能维持正常。慢性呼吸衰竭时，当二氧化碳潴留缓慢发展，通过肾脏调节，可保持pH值稳定，故虽有明显二氧化碳潴留，pH值还可能正常或接近正常。此时，因血中HCO_3^-增加，则Cl^-相应降低，产生低氯血症。如果慢性呼衰急性加重或急性衰竭，往往二氧化碳潴留与代谢性酸中毒同时存在，故pH值常明显降低。

【临床表现】

呼衰的临床表现除了原发病的症状和体征外，主要是由缺氧和二氧化碳潴留引起的多器官功能紊乱。

1. 缺氧：呼吸困难常见，表现为呼吸频率加快，辅助呼吸活动加强，严重时有呼吸节律紊乱。并发二氧化碳麻醉时，可出现浅慢呼吸或潮式呼吸。发绀是缺氧的典型症状，当动脉血氧饱和度低于90%时，可在血流量较大的口唇、指甲出现发绀，发绀常受贫血、红细胞增多等因素影响，故与缺氧的程度不一定完全平行。一定程度缺氧对循环有兴奋作用，心率加快、血压升高、缺氧严重时，心率减慢，血压下降，甚至休克。心律不齐也较常见。缺氧还可引起中枢神经系统症状，急性呼衰者较慢性者明显。典型表现为注意力不集中，智力减退以及定向障碍，严重时烦躁不安、神志恍惚、谵妄甚至昏迷。

2. 高碳酸血症：高碳酸血症加重上述缺氧所致的中枢神经系统或循环系统功能紊乱，常表现为先兴奋后抑制的现象。常有失眠、烦躁、头痛、睡眠颠倒，但此时忌用镇静或催眠药，以免加重二氧化碳潴留。由于颅压增高可见视盘水肿、肌肉震颤、粗大的阵挛性抽搐动作和扑翼样震颤等。二氧化碳潴留可使皮肤周围血管扩张，有时肢端多温暖红润，掩盖循环衰竭现象，临床上需加注意。

此外还可见多脏器损害，如肝肾功能不全、消化道出血、DIC等的表现。

【实验室检查】

(一) 动脉血气分析

1. 动脉血氧分压 (PaO_2)：指物理溶解于血液中氧分子所产生的压力。健康人PaO_2随年龄的增长逐渐降低，并受体位等生理影响。根据氧分压与血氧饱和度的关系，氧合血红蛋白离解曲线呈S形态，当$PaO_2 > 8kPa$ (60mmHg) 以上，曲线处平坦段，血氧饱和度在90%以上，PaO_2改变5.3kPa (40mmHg)，而血氧饱和度变化很少，说明氧分压远较氧饱和度敏感；但当$PaO_2 < 8kPa$ (60mmHg) 以下，曲线处陡直段，氧分压稍有下降，血氧饱和度急剧下降，故PaO_2小于8kPa (60mmHg) 作为呼衰的诊断指标。

2. 动脉血氧饱和度 (SaO_2)：是单位血红蛋白的含氧百分数，正常值为97%。当PaO_2低于8kPa (60mmHg)，血红蛋白氧解离曲线处于陡直段时，血氧饱和度才反映出缺氧状态，故在重症呼衰抢救时，用脉搏血氧饱和度测定仪来帮助评价缺氧程度，调整吸氧浓度使患者SaO_2达90%以上，以减少创伤性抽动脉血作血气分析，这对合理氧疗和考核氧疗效果起积极作用。

3. 血氧含量 (CaO_2)：每升动脉全血含氧的毫摩尔数，包括物理溶解的氧及血红蛋白结合的氧的总和，代表血液带氧量。血氧含量的高低与PaO_2及血红蛋白量的多少有关。正常动脉血氧含量为8.6mmol/L (19.3mL%)。

4. 动脉血二氧化碳分压（$PaCO_2$）：指物理溶解在血液中的二氧化碳分子所产生的压力。二氧化碳的弥散能力强，肺泡与血流之间二氧化碳可以毫无障碍地自由弥散，故 $PaCO_2$ 基本上可以反映肺泡二氧化碳分压（P_ACO_2）。$PaCO_2$ 正常值为 $4.53 \sim 6.0$ kPa（$34 \sim 45$ mmHg）。大于 6.0 kPa（45mmHg）为通气不足，提示呼吸性酸中毒；小于 4.53 kPa（34mmHg）为通气过度，提示呼吸性碱中毒。

（二）pH 值

pH 值为血液中氢离子浓度的负对数值。正常范围为 $7.35 \sim 7.45$，平均 7.40。低于 7.35 为失代偿性酸中毒，高于 7.45 为失代偿性碱中毒，但不能说明是何种性质的酸碱中毒。临床症状与 pH 的偏移有密切相关。

（三）实际重碳酸盐（AB）

AB 是在实际二氧化碳分压及血氧饱和度下人体血浆中所含的碳酸氢根的含量。正常值为 $22 \sim 27$ mmol/L，平均值为 24mmol/L，HCO_3^- 为血浆缓冲碱之一，当体内固定酸过多时，可通过 HCO_3^- 缓冲而使 pH 保持稳定，而 HCO_3^- 含量则减少。所以 AB 受呼吸和代谢双重影响。

（四）标准碳酸氢盐（SB）

SB 系指隔绝空气的全血标本，在 38℃，$PaCO_2$ 为 5.3kPa（40mmHg），血红蛋白 100% 氧合的条件下，所测的血浆中碳酸氢根（HCO_3^-）的含量，正常值为 $22 \sim 27$ mmol/L，平均 24mmol/L，SB 不受呼吸因素的影响，其数值的增减反映体内 HCO_3^- 储备量的多少，因而说明代谢因素的趋向和程度。代谢性酸中毒时 SB 下降；代谢性碱中毒时 SB 升高。AB＞SB 时，表示有二氧化碳潴留。

（五）缓冲碱（BB）

BB 指血液中具有缓冲作用的碱的总和（即具有缓冲作用的阴离子的总和），包括碳酸氢盐、磷酸盐、血浆蛋白质及血红蛋白等。碳酸氢盐约占缓冲碱的一半左右，它可以通过呼吸进行调节，称为开放性缓冲对，其余缓冲对称非开放性缓冲对。全血缓冲碱正常值为 45mmol/L。

BB 是反映机体对酸碱总的缓冲能力，代表机体碱的总储量，是一个非常全面的指标，但受血浆蛋白量、血红蛋白浓度及其他电解质的影响，因此，不是理想的指标，代谢性酸中毒时 BB 值减少，代谢性碱中毒时 BB 值增高。

（六）剩余碱（BE）

BE 指在 38℃、$PaCO_2$ 为 5.32kPa（40mmHg）、血红蛋白 100% 氧合条件下，用酸或碱将全血或血浆滴定至 pH7.40 时，所需要的滴定酸或碱的量（mmol/L）。若用酸滴定，所需的酸量为正值，表示血液中碱量较正常增加，为碱剩余（base excess, BE）；若用碱滴定，所需碱量为负值，表示血液中碱量较正常减少，为碱缺乏（base deficite, BD）；因此，BE 实际上是代表测出的缓冲碱（BB），其与正常人缓冲碱的差值，反映机体碱储量的增多或减少，是反映代谢性酸碱失衡的良好指标，BE 正常值为 0 ± 3 mmol/L，BE 负值增大，提示代谢性酸中毒，正值增大，提示代谢性碱中毒。

【诊断】

根据患者有呼吸系统慢性疾病和其他导致呼吸功能障碍的病史，以及缺氧和二氧化碳潴留的临床表现，结合实验室检查，对呼衰的诊断一般不困难。动脉血气分析不但能确定呼衰的性质和程度，而且对指导治疗有重要意义。

【治疗】

慢性呼吸衰竭大多有基础疾病，常因某些原因而急性加重。因此，慢性呼衰处理原则应是：在尽快去除或控制引起呼衰的肺部或肺外的致病原因的同时，保持呼吸道通畅，积极改善和纠正缺氧、二氧化碳潴留及代谢功能紊乱，防治并发症。具体措施结合患者具体情况而定。

（一）保证呼吸道通畅和人工气道的建立

多数慢性呼衰患者伴有不同程度的气道阻塞，而气道阻塞又是呼衰加重的重要环节，因此在氧疗和改善通气前，必须及时采取措施，保证呼吸道通畅。如鼓励患者咳嗽，加强翻身、拍背和协助排痰，或可用多孔导管通过口腔、咽喉部，将分泌物或胃内反流物吸出；痰粘稠不易咳出者，可用环甲膜穿刺保留塑料管注入生理盐水稀释分泌物促使排出；或给予支气管扩张剂雾化吸入以解除支气管痉挛，必要时可给予激素。有条件时还可用纤维支气管镜将分泌物吸出。若上述措施仍不能起效时，可考虑建立人工气道。

建立人工气道的目的是解除上气道的阻塞，保护无正常咽喉反射患者不致误吸，充分有效地气管内吸引排痰，提供机械通气时必要的通道等。常见的人工气道有经鼻或口气管插管和气管切开术后置入气管导管。临床上根据病情的需要，选择何种方式，估计在 72 小时内可拔管者应选用鼻或口插管以避免手术；当需要机械通气，估计需在 3～4 周以上者，则宜行气管切开置入气管导管，对于慢性阻塞性肺病患者反复发生呼衰时是否应进行气管切开和人工辅助通气尚有争议，但经鼻导管（或鼻塞）给氧不能改善呼衰时，应考虑建立人工气道和辅助通气。

（二）氧疗

氧疗是纠正缺氧的针对性措施，通过提高肺泡内氧分压，增加氧弥散量，提高血氧饱和度，改善组织缺氧。

氧疗原则：是尽可能以较低的吸氧浓度，提高患者动脉血氧分压至安全水平，而又不引起毒副作用。

1. 缺氧伴有二氧化碳潴留（Ⅱ型呼衰）：氧疗原则是低浓度（<35%）持续给氧。其原理是：传统的观点认为，由于慢性二氧化碳潴留，呼吸中枢对二氧化碳的刺激已不敏感，呼吸主要靠低氧血症对主动脉体和颈动脉窦化学感受器刺激来维持，若吸入高浓度氧解除了缺氧对周围化学感受器的刺激，使通气量减低，因而，动脉血二氧化碳分压随之上升，加重病情。但有研究观察提示，还可能与下列因素有关，这类患者吸入高浓度氧后，肺内低 V/Q 比值区由于氧弥散增多，原收缩的血管舒张，血流量明显增高，减少通气正常区域的血流，造成新的 V/Q 比值升高区，或使一些区域 V/Q 比值更高，结果死腔量增加，有效通气量降低。其次高 PaO_2 时形成的氧合血红蛋白携带二氧化碳的能力下降，使血中滞留的二氧化碳增多。高流量氧疗易使痰变粘稠，加重气道阻塞，有时也导致 $PaCO_2$ 升高。另外根据血红蛋白氧离解曲线的特征，严重缺氧时，PaO_2 与 SaO_2 的关系处于氧离曲线的陡直段，PaO_2 值稍有上升，SaO_2 便有较多的增加，达到安全水平，但仍有缺氧，能刺激化学感受器，减

少因缺氧纠正对肺通气的影响。还有实验证明间歇氧疗并不能防止二氧化碳进一步潴留，反而加重缺氧和二氧化碳潴留。因此，目前Ⅱ型呼衰主张给予持续低浓度氧疗。然而，临床上亦偶有遇到低流量吸氧引起二氧化碳麻醉的情况，主要见于全身状态差或极度疲劳的患者。这种情况宜及早进行人工通气治疗。

2. 缺氧不伴有二氧化碳潴留（Ⅰ型呼衰）：这类型缺氧多因通气与血流比例失调或弥散障碍引起，一般气道阻塞轻，呼吸中枢兴奋性主要由二氧化碳调节，迅速提高动脉血氧分压不致引起通气量减少和二氧化碳分压升高，因此，可适当给予较高浓度氧疗（35%～45%）以期尽快纠正低氧血症。

3. 氧疗方法：最常用的给氧方法是通过鼻导管或鼻塞吸氧，其吸氧浓度可粗略按公式计算即：$FiO_2 = 21 + 4 \times$ 吸入氧流量（L/min），它受每分钟通气量影响，结果并非十分准确，仅供临床参考。氧气面罩供氧，优点为能保持吸入气中的氧浓度相对稳定，缺点是进食、咳痰、吸痰不便。

（三）增加通气量，减少二氧化碳潴留

二氧化碳潴留主要是由于肺泡通气不足引起的，目前临床上常通过使用呼吸兴奋剂和机械通气来改善肺泡通气功能。

1. 呼吸兴奋剂的应用：呼吸兴奋剂通过刺激呼吸中枢或周围化学感受器，提高呼吸中枢兴奋性，增加肺泡通气量。由于增加通气量的同时，患者的氧耗量和二氧化碳产生量也相应地增加，因此其临床疗效评价不一。对于慢性阻塞性肺病或其他慢性肺部疾病（如肺结核、支气管扩张等）所致呼衰急性加重时的通气功能严重障碍，近年来认为在保持气道通畅和解除气道痉挛前提下，在氧疗的同时，给予呼吸兴奋剂是可行的。若系神经传导系统和呼吸肌病变，以及肺炎、肺水肿和肺广泛间质纤维化的换气功能障碍者则呼吸兴奋剂有弊无益，不宜应用。若系中枢抑制所致的低通气呼衰，使用呼吸兴奋剂能有较好效果。

临床常用的有尼可刹米（nikethamide，又名可拉明）、山梗菜碱（lobehine）、多沙普仑（doxapram）等。在使用呼吸兴奋剂的过程中，应密切观察神志、呼吸和动脉血气的变化，若动脉血二氧化碳分压下降，说明有效，若经12小时无效，则应停止使用呼吸兴奋剂，考虑采用机械通气治疗。

2. 机械通气：机械通气的目的在于①维持合适的通气量，保证提供维持患者代谢所需要的肺泡通气；②改善氧合功能，保证提供高浓度氧气以纠正低氧血症，改善组织缺氧；③减轻呼吸做功，代替过度疲劳的呼吸肌完成呼吸作用，减轻心肺功能上和体力上的负担，缓解呼吸困难症状等；④维持心血管功能稳定。其治疗呼衰的疗效已被充分肯定。对于神志尚清，能配合的呼衰者，可采用非创伤性机械通气，如做鼻或口鼻面罩机械通气，病情危重、神志不清或有呼吸道大量分泌物者，应及时建立人工气道，如气管插管机械通气，需长期机械通气支持的患者，应考虑气管切开，长期留置气管套管机械通气治疗。目前常用的通气模式有控制/辅助通气（C/A）、呼吸末正压通气（PEEP）、间隙指令/同步间歇指令（IMV/SIMV）以及压力支持通气（PSV）等。应结合患者的具体情况，在机械通气的不同时期，选择不同的通气模式。同时还应注意防治分泌物阻塞气管、呼吸道严重感染、高压肺创伤等并发症。

（四）纠正酸碱失衡和电解质紊乱

1. 呼吸性酸中毒：纠正呼吸性酸中毒的根本措施是改善通气量。

2．呼吸性酸中毒合并代谢性酸中毒：治疗仍以改善通气，消除呼衰加重诱因为主，但若酸中毒严重（pH<7.20）可考虑补碱如给予 5% 碳酸氢钠，补碱原则宁少勿多，密切注意动脉血气变化，调整用量，否则易造成二氧化碳潴留加重。

3．呼吸性酸中毒合并代谢性碱中毒：其防治措施首先是防止以上医源性因素，低 K^+ 时补充氯化钾，纠正电解质紊乱。若 pH 升高，低氯明显，可给盐酸精氨酸 15～20g/d。

4．呼吸性碱中毒：多见于呼吸衰竭治疗过程中，机械通气应用不当，造成二氧化碳排出过多过快，或严重支气管痉挛，呼吸道阻塞突然解除，导致过度通气等。如果二氧化碳迅速排出，二氧化碳分压低于正常，此时肾脏又来不及代偿或因肾功能障碍 HCO_3^- 仍处于较高水平，此时表现为呼吸性碱中毒合并代谢性碱中毒。

（五）抗感染治疗

抗感染治疗是呼吸衰竭治疗的重要环节。抗生素的选择请参阅肺部感染有关章节。

（六）其他治疗

慢性呼衰急性加重期应尽量避免使用镇静剂，一旦出现呼吸抑制应给予人工通气。对呼吸中枢有明显抑制作用的药物如吗啡、哌替啶及巴比妥类药物应忌用。

糖皮质激素能减轻支气管粘膜水肿，抑制腺体分泌，解除支气管痉挛，促进肺部炎症吸收，降低颅内压减轻脑水肿，以及改善慢性缺氧继发的肾上腺皮质功能不全，对肺性脑病尤为有利。但其副作用如加重感染或导致二重感染、消化道出血等易出现，应避免其发生。

对于严重缺氧和二氧化碳潴留患者，应常规给予保护胃粘膜的药物，以预防上消化道出血，若大便隐血试验阳性（排除饮食或药物影响）或者出现呕血、便血者，应按消化道出血积极治疗。

许多患者往往表现营养不良，导致免疫功能低下，感染不易控制，呼吸肌疲劳，以致发生呼吸泵功能衰竭，使抢救失败或病程延长。因此应尽可能为患者补充营养，至少应补够每日消耗的热量，有呼吸肌疲劳者应加强营养支持治疗，必要时做静脉高营养治疗。

自学指导

【重点难点】

呼吸衰竭是指各种原因引起的肺通气和换气功能的严重障碍，导致低氧血症或伴有二氧化碳潴留而引起的一系列临床综合征。但不包括先天性心脏病右向左分流引起的低氧血症，亦不包括高山环境下的低氧血症及呼吸碱中毒代偿而引起的高碳酸血症。呼衰的分类目前主要根据动脉血气分析结果分类。Ⅰ型：仅有缺氧〔PaO_2 低于 8.0kPa（60mmHg）〕不伴二氧化碳潴留甚至二氧化碳降低（$PaCO_2$ 低于正常）；Ⅱ型：既有缺氧，又有二氧化碳潴留〔$PaCO_2$ 大于 6.7kPa（50mmHg）〕。此种分类法对了解呼衰时的病理生理改变及指导临床治疗有着特别重要的意义。呼衰的病理机制是难点，其发生与肺通气不足、通气/血流比例失调、弥散障碍、肺动-静脉样分流、氧耗量增加有关。呼衰又可分为急性与慢性，前者多发生于既往无肺心疾病的患者，如 ARDS 等，而本节仅讨论慢性呼衰，诊断主要依据动脉血气分析结果来判断。呼衰的治疗是重点。主要应针对缺氧及二氧化碳潴留这两个主要环节进行。Ⅰ型呼衰可较高浓度给氧，而Ⅱ型呼衰只能持续性低流量吸氧，以防发生呼吸中枢因低氧血症突然解除而被抑制。呼衰时呼吸兴奋剂应用的前提是气道必须通畅，只有在患者呼吸中枢有明显抑制或伴有严重通气不足时方可应用。呼衰患者夜间烦躁不安，失眠的主要原因系低氧血症及二氧化碳潴留所致，应采取持续性低浓度给氧措施来改善低氧血症，绝不要盲目应用镇静及安眠药物，尤其是吗啡、巴比妥类等对呼吸中枢有较强抑制作用的药物。对于严重呼衰患者，机械通气是抢救患者生命的重要措施，要求医务人员必须熟悉呼吸机性能及操作方法，掌握应用指征，密切监护，才能成功。其他控制感染、纠正酸碱平衡失调和电解质紊乱、合并症的治疗、营养支持等也是治疗的重要环节。

【学习思考题】

1．试述慢性呼吸衰竭的定义。
2．慢性呼吸衰竭的发病机制有哪些？呼衰的临床表现有那些？
3．Ⅱ型呼吸衰竭的给氧特点是什么，为什么？
4．试述呼吸衰竭的一般处理。

第五节　肺炎球菌肺炎

【目的要求】

1．了解本病的病因及发病机制，病理改变。
2．掌握本病的诊断及鉴别诊断。
3．熟悉感染性休克（中毒性肺炎）的处理。

【自学时数】

2 学时。

肺炎主要是指包括终末气道、肺泡腔及肺间质等在内的肺实质的炎症。可由多种病因引起，常见病因是致病微生物，也可由物理、化学、过敏等原因引起。肺炎是一种常见病，在我国肺炎在各种致死原因中居第五位。老年机体免疫力低下（用免疫抑制剂、器官移植、肿瘤、艾滋病、药瘾、嗜酒、糖尿病和尿毒症等久病体衰者）及医院内获得性肺炎，病死率更高。

【分类】

（一）按病因分类

1．感染：①细菌性肺炎：常见需氧革兰阳性球菌如肺炎球菌、金黄色葡萄球菌、甲型溶血性链球菌等；②病毒性肺炎：由腺病毒、呼吸道合胞病毒、麻疹病毒、巨细胞病毒、单纯疱疹病毒等引起。③支原体肺炎：内肺炎支原体引起。④衣原体肺炎：由肺炎衣原体等引起。⑤真菌性肺炎：由白色念珠菌、曲霉菌、放线菌引起。⑥其他病原体所致肺炎：由立克次体（如 Q 热立克次体）、弓形虫（如鼠弓形虫）、寄生虫（如肺包虫、肺吸虫、肺血吸虫、卡氏肺孢子虫）等引起。

2. 物理因素：胸部接受大剂量放射线治疗（超过 20Gy），可损伤肺组织，发生放射性肺炎，进一步发展可致广泛肺纤维化。

3. 化学因素：某些化学物质吸入，包括刺激性气体或液体，可导致化学性肺炎，严重时可致呼吸衰竭，如类脂性肺炎、尿毒症性肺炎等。

4. 过敏因素：机体可以对变应原（某些外界侵入的、感染性的或自身免疫性的）发生变态反应而发生肺炎。如狼疮性肺炎、风湿性肺炎、过敏性肺炎等。

（二）按解剖分类

1. 大叶性（肺泡性）肺炎：指炎症累及一个或整个肺段、肺叶，致病菌一般为肺炎球菌，偶然有葡萄球菌、结核杆菌、某些革兰阴性杆菌。病原菌首先在肺泡内引起炎变，再通过肺泡间孔（Cohn 孔）向其他肺泡蔓延。以致整个肺叶或肺段发生炎变。典型病例表现为肺实变。

2. 小叶性（支气管性）肺炎：病原体经支气管入侵，炎症累及细支气管、终末细支气管及肺泡，常累及两侧下肺，小片状分布，而有融合倾向。病原体有肺炎球菌、葡萄球菌、腺病毒、流感病毒、肺炎支原体等。常继发于其他疾病，如支气管炎、支气管扩张、上呼吸道病毒感染，以及长期卧床的慢性患者。常于两侧下肺部闻及湿啰音，无实变体征，X 线显示沿着肺纹理分布的不规则的斑片状阴影，边缘密度浅而模糊，无实变征象。

3. 间质性肺炎：指肺间质的炎症，包括支气管壁、支气管周围的间质组织和肺泡壁，伴有细胞增生、间质水肿。可由细菌或病毒引起，常并发于小儿麻疹或成人慢性支气管炎。由于病变在肺间质、呼吸道症状较轻，异常体征也不多；X 线表现为一侧或两侧肺下部不规则索条状阴影，从肺门向外伸展，可呈网状，其间有许多小片肺不张阴影。

在各种病因中，细菌性肺炎多见，且致病菌大多为肺炎球菌，但自抗生素广泛应用以来，致病菌发生很大变化，一些罕见新病原体相继出现，一些非致病菌也在适宜条件下成为机会致病菌。肺炎球菌感染有所下降，而革兰阴性杆菌感染明显增多，在非细菌性感染中，病毒性、支原体性肺炎很常见。近年来肺真菌病的发病率亦逐步上升，如白色念珠菌、曲霉菌等。本节重点介绍临床上常见的肺炎球菌肺炎。

肺炎球菌肺炎是由肺炎球菌（又称肺炎链球菌）引起，故亦称肺炎链球菌肺炎，是医院外感染的细菌性肺炎中最常见的一种，约占医院外感染的半数；以往常作为大叶性肺炎的典型，为肺叶或肺段的急性炎性实变。临床表现为突然起病、寒战、高热、胸痛、咳嗽、咳铁锈色痰，并有肺实变体征。近年来，由于抗生素的广泛应用及医疗和生活条件的改善，临床上症状及起病方式均不典型。

【病因和发病机制】

肺炎球菌为革兰阳性球菌，常成对排列，也可呈短链排列或单个存在，故旧称肺炎双球菌。菌体外有荚膜，荚膜多糖体可保护细菌。免受机体吞噬细胞及体液中杀菌因素影响，又能促使细菌在体内繁殖致病，荚膜多糖体有特异抗原性，根据血清试验，现已知共有 86 个血清型，成人中致病菌多属 1～9 及 12 型，其中第 3 型可产生大量荚膜，毒力最强。常致严重肺炎，病死率高。儿童中致病菌常为 6，14，19 及 23 型。有 20%～40% 的健康人鼻咽部可分离出肺炎球菌，属于正常菌群，但在机体免疫力降低时可大量繁殖，有毒力的肺炎球菌入侵人体而致病，少数发生菌血症或感染性休克，若未及时恰当治疗，可导致死亡。

肺炎球菌在干燥的痰中能存活数月，但阳光直照 1 小时，或加热至 52℃、10 分钟，即被杀灭，对一般消毒剂如苯酚、高锰酸钾等亦很敏感。

发病大多在冬季或春初季节，这些季节，健康人呼吸道肺炎球菌带菌率高，患者常为健康的青壮年、老人和婴幼儿，男性较多见。多数患者先有上呼吸道病毒感染、受寒、饥饿、疲劳、酒醉、吸入有害气体、昏迷、麻醉、大手术、肿瘤、血液病、糖尿病、肝肾疾病、免疫抑制治疗、全身衰竭等，这些都会削弱机体免疫能力，成为发生肺炎的诱因。肺炎球菌主要通过吸入进入下呼吸道，达到肺泡后，细菌在肺泡内生长繁殖，肺毛细血管扩张充血，大量水肿液和浆液向肺泡内渗出，均有利于细菌繁殖，含菌的液体通过肺泡孔或呼吸性细支气管向邻近肺组织蔓延，甚至累及整个肺段或肺叶。

【病理】

典型的病理改变有四期。①充血期：主要是肺毛细血管扩张充血。肺泡内浆液渗出；②红色肝样变期：由于充血期后大量红细胞渗出到肺泡内而呈现红色肝样改变；③灰色肝样变：随后大量纤维蛋白渗出，大量白细胞和吞噬细胞在肺泡内聚集，形成灰色肝样改变；④消散期：最后纤维蛋白渗出物溶解，吸收和排除，肺泡重新通气。临床实际上四个病理阶段并无绝对分界，往往见到不同发展阶段同时存在。近年由于抗生素广泛应用，典型病理改变已不多见，以肺段性炎症多见，实变也不明显。少数病例由于机体反应性差，肺泡内白细胞不多，蛋白溶解酶减少，纤维蛋白不能完全溶解和吸收，发生延迟消散或消散不全，甚至有成纤维细胞形成，发生纤维化，成为机化性肺炎。老人及婴幼儿感染可沿支气管分布，形成支气管肺炎。因病变开始于肺的外周，容易累及胸膜，偶可形成脓胸。少数病例，细菌经淋巴管－胸导管进入血液循环，形成如脑膜炎、关节炎、心包炎、心内膜炎、腹膜炎、中耳炎等肺外感染病灶。

【临床表现】

一般患者多有受京、雨淋、劳累、酗酒、精神刺激或病毒感染史，大多数患者先有数日上呼吸道感染先驱症状。起病多急骤、高热，约半数有寒战，体温在数小时内上升到 39～40℃，多为稽留热。患者可有胸痛，性质多为刺痛，咳嗽和深呼吸时加重，下叶肺炎时疼痛可放射至肩部或上腹部，有时可被误诊为急腹症。早期有干咳，以后有少量粘液痰，部分病例有铁锈色痰，咯血少见。因通气/血流比例减低等原因，可出现气急、发绀。全身症状有头痛、全身肌肉酸痛、全身衰竭感。少数出现恶心、呕吐、腹胀、腹泻等胃肠症状。

患者呈急性热病容，呼吸浅快，鼻翼煽动，有时口唇周围出现单纯疱疹，常有轻度发绀、心率增快，可有心律不齐。早期肺部无明显异常本征，或仅有胸廓呼吸运动度减弱，轻度浊音，呼吸音减弱。肺实变时，局部语颤增强，叩诊浊音，可闻及支气管呼吸音。累及胸膜时，可闻及胸膜摩擦音。消散期可有湿啰音。

轻型和不典型病例仅表现为不同程度发热、咳嗽、胸痛，局部叩诊浊音，呼吸音减弱，闻及湿啰音。严重感染可伴发休克、急性呼吸窘迫综合征（ARDS）等，可有高热，也可体温不升、血压下降、四肢厥冷、多汗、口唇发绀。有时出现神经精神症状，如嗜睡、谵妄、烦躁不安、神志模糊、昏迷等。

当人体对肺炎球菌荚膜抗原产生足够的特异性抗体后，抗体和细菌结合，在补体参与下，有利于吞噬细胞对细菌的吞噬，故自然病程5～10日，此时体温骤降或逐渐下降，症状减退。早期抗菌治疗，可减轻症状，大大缩短病程，体温可在2～3日内恢复正常。

【并发症】

肺炎球菌肺炎的并发症已较少见。可并发胸膜炎，胸液多为浆液纤维蛋白性渗出液，脓胸罕见。并发感染性休克时，有相应表现（见上述）。并发心肌炎时有心动过速、心律紊乱。并发化脓性脑膜炎、心包炎等者更少见。

【实验室检查和辅助检查】

1. 血常规检查：外周血白细胞计数多在（10～20）×10^9/L 甚至达 $40×10^9$/L 以上，中性粒细胞多在80%以上，并有核左移现象或胞浆内可见中毒颗粒。年老体弱、酗酒、免疫力低下者，白细胞计数可以不高，但中性粒细胞百分比常高，白细胞数减低者预后差。

2. 病原学检查：痰涂片革兰染色可见大量中性粒细胞，成对或短链排列的革兰阳性球菌，细菌在细胞内者更有诊断意义。痰培养在24～48小时可获阳性结果，但宜多次培养或定量培养，必要时直接从下呼吸道取分泌物培养。血培养阳性率一般不高，只在病程早期短暂菌血症时或并发败血症时，血培养才阳性，早期应用抗生素时血培养阳性率更低。聚合酶链反应（PCR）检测DNA，荧光标记抗体检测抗原和检测痰中特异性多糖体有助诊断。

3. X线检查：X线胸片，在早期仅见肺纹理增深，或受累肺叶肺段稍淡薄阴影。典型表现为大叶、肺段或亚肺段分布的均匀致密阴影。近年，典型大叶实变少见。消散期阴影密度逐渐减低，变为散在不均匀的片状阴影，在2～3周或1个月左右完全消散，老年人吸收较慢，或可成为机化性肺炎。并发胸膜炎时，可有肋膈角变钝或胸腔积液征象。

【诊断】

典型病例，依据症状、体征、血常规改变及X线征象，临床诊断不难，痰内分离出肺炎球菌可以确诊。

【鉴别诊断】

1. 干酪性肺炎：患者也可有发热，肺实变体征，易与肺炎球菌肺炎混淆，但结核病常有低热、乏力，血白细胞多不增高，X线显示病变多在肺尖，锁骨上、下区，密度不均，可有空洞和支气管播散病灶，病变久不消散，痰内易找到结核杆菌。

2. 其他病原体引起的肺炎：除肺炎球菌肺炎外，常见细菌性肺炎有金黄色葡萄球菌肺炎和肺炎克留白杆菌肺炎，二者均致肺化脓坏死，临床表现重，多见于年老体弱者，前者病变多累及双肺，痰呈脓性或脓血性，胸片上病变处有单个或多个气囊。痰中可分离出血浆凝固酶阳性葡萄球菌；后者为常见的革兰阴性杆菌肺炎，常累及上叶，特别是右上叶，典型痰液为血液和粘液均匀混合的砖红色痰，呈冻胶样。X线胸片上，病变肺叶有叶间裂弧形下坠。痰培养可见本菌。病毒性肺炎和支原体肺炎一般病情较轻，血白细胞常不增多，痰液病原体分离，PCR 检测 DNA 以及免疫学试验有诊断价值。

3. 急性肺脓肿：早期临床表现与肺炎球菌肺炎相似，但随着病情进展，可出现大量脓臭痰，胸片显示有脓腔和液平，痰液中分离出厌氧菌、金黄色葡萄球菌、绿脓杆菌等。

4. 肺癌：少数周围型肺癌的 X 线影像与肺炎相似，但通常无明显的急性感染性中毒表现，一般说来，肺癌患者年龄较大，多有长期吸烟史，有刺激性咳嗽和痰中带血，但毒血症状不明显，与炎症程度不相称，肺癌伴阻塞性肺炎时，抗菌治疗后炎症消退，肿瘤阴影逐渐明显。故临床上，对于有效抗菌治疗炎症久不消散，甚至扩大，出现新病灶或消散后又出现者，或伴有肺门淋巴结肿大，肺不张者，应疑及肺癌，宜做纤维支气管镜、CT、MRI、痰脱落细胞等检查，甚至肺活检，以免耽误诊断。

5. 其他疾病：肺炎伴胸痛时需与渗出性胸膜炎、肺梗死鉴别，前者有胸腔积液体征和相应 X 线征象有助于鉴别；后者常有静脉血栓形成的基础，咯血较多见，很少出现口唇疱疹。肺炎伴有腹痛时，应与胆囊炎、胰腺炎、阑尾炎、腹膜炎、膈下脓肿等鉴别。

【治疗】

（一）抗生素治疗

一经诊断即予抗生素治疗，不等待培养结果。首选抗生素是青霉素 G（benzylpenicllin），因为耐青霉素的肺炎球菌极为少见。剂量及途径依病情而选定，对于成年轻症患者，80 万～160 万 U 肌内注射，每日 2～3 次，或者普鲁卡因青霉素（procaine Benzylpenicllin）每 12 小时内肌内注射 80 万～160 万 U；稍重者，240 万～480 万 U 青霉素 G 静脉注射，每 6～8 小时 1 次；重症者，可以每日青霉素 G1000 万～3000 万 U，分 3～4 次静脉注射。如静脉滴注青霉素，每次用量尽可能在半小时内滴完，以保持其疗效。如患者对青霉素过敏，轻症可选用红霉素（erythromycin）、林可霉素（lincomycin）第 1 代头孢菌素，或 SMZ。红霉素可每日口服 2g，分 4 次口服，或静脉滴注 1.5g；林可霉素可口服、肌内注射或静脉滴注，每日 2g。重症者可用第 1 代或第 2 代头孢菌素，如每日头孢呋辛（cefuroxime）或头孢他丁（ceftazidine）4～6g，分 2～3 次肌内或静脉注射；或头孢呋新 3～6g，分 2～3 次静脉注射。第 3 代氟喹诺酮类药物也甚有效，如氧氟沙星（ofloxacin），每日 0.6g，分 3 次口服，或 0.2g 静脉滴注，每日 2 次；环丙沙星（ciprofloxacin）0.25 或 0.5g 每日服 2 次，或 0.2g 静脉滴注，每日 2 次。

抗生素治疗疗程一般为 5～7 日，或在退热后 3 日停药或由静脉用药改为口服，维持数日。应用恰当的抗生素药治疗后，高热一般在 24 小时内开始下降，数日内恢复正常。抗生素治疗后，如体温持续不退，或退后再升，应考虑其他细菌肺炎，或混合感染、并发症、并存疾病，或药物热。

（二）对症和支持治疗

患者应卧床休息，注意保持足够的蛋白质、热量和维生素等的摄入。观察血压、心率、呼吸和尿量，防止发生休克。高热患者，首选物理降温，慎用解热剂（如阿司匹林等），以免大量出汗、脱水，干扰真实热型，引起临床误判。胸痛明显时，可给少量镇痛剂，如可待因 l5mg 口服，或限制患侧呼吸运动。鼓励饮水，每日 1～2L，轻症患者不必常规静脉输液，确有失水者可输液。有明显呼吸困难和发绀者，应予氧吸入，若有呼吸衰竭，必要时气管插管、气管切开及机械通气。失眠、烦躁不安者可给镇静剂，如地西泮 5mg 或水合氯醛 1～

1.5g 口服，禁用抑制呼吸的镇静药。

（三）并发症处理

部分患者可并发胸腔积液，少量积液可自行吸收，中等量以上积液应穿刺抽液，并作常规检查。少数患者可并发脓胸，需穿刺抽液，必要时闭式引流，或局部冲洗、给药。如并发化脓性心包炎、脑膜炎、关节炎等，应加强抗生素治疗或局部处理。

（四）感染性休克的治疗

肺炎并发感染性休克时，应积极抢救，注意掌握好以下方面。

1. 补充血容量：一般先输右旋糖酐 40（低分子右旋糖酐）或生理盐水，以补充血容量，减低血液粘稠度，预防弥散性血管内凝血。有明显酸中毒者，予以 5% 碳酸氢钠。注意监测中心静脉压。临床上血容量补充已足的指标是：口唇红润，肢端温暖，收缩血压 > 90mmHg，脉压差 > 30mmHg，脉率 < 100 次/分，尿量 > 30mL/h，血红蛋白和血细胞比容恢复至基础水平。输液速度不宜太快，以免引起心力衰竭和肺水肿。

2. 控制感染：应给予广谱、足量的抗生素，且有效途径给药。诊断明确者，可加大青霉素 G 剂量（每日 400 万～1000 万 U），分次静脉给药。对于严重感染者，病因不明者，多选用 2～3 种抗生素联合使用，或用第 3 代头孢菌素如头孢噻肟（cefotaxime）、头孢哌酮（cefoperazone）或头孢他丁。待确定病原菌后再调整抗生素。

3. 血管活性药物的应用：在补充血容量和抗生素治疗下，必要时给予血管活性药物，如间羟胺、多巴胺、异丙肾上腺素等以帮助恢复血压，保证重要器官的血供，在补充血容量的情况下，亦可用血管扩张剂，如酚妥拉明、多巴胺等，以改善微循环，并避免大量长期使用血管收缩剂。

4. 糖皮质激素的应用：对病情危重，全身毒血症状严重的患者，上述治疗仍不能控制时，可静脉滴注氢化可的松 100～200mg 或地塞米松 5～10mg。

5. 纠正电解质失衡和酸碱紊乱：随时检测并纠正钾、钠、氯紊乱及酸、碱中毒。

6. 积极防治呼吸衰竭、急性肾功能衰竭、心力衰竭和脑水肿。

【预防】

避免淋雨、受寒、酗酒、过度疲劳等诱发因素。对于年老体弱和免疫功能减退者，如糖尿病，慢性心、肺、肝、肾疾病患者和器官移植者，可注射多型组合的纯化荚膜抗原疫苗。

自学指导

【重点难点】

肺炎球菌性肺炎是细菌性肺炎中最常见的一种，占医院外感染性肺炎 90% 左右。难点是典型病理改变可分为四期，但目前由于抗生素的广泛应用，典型的大叶性肺炎球菌性肺炎已少见，故四期的表现与区别并不明显，有的仅呈肺段分布的阴影或片状影。重点是肺炎球菌肺炎的诊断与鉴别诊断及治疗。肺炎球菌性肺炎临床上特征性表现为稽留热及咳铁锈色血痰；而葡萄球性肺炎咳脓性或脓血痰；肺炎克留白杆菌性肺炎咳粘稠红色胶状痰；绿脓杆菌性肺炎咳绿色脓性痰；阿米巴肺脓肿咳巧克力色痰等。而这些肺炎临床上所共有的症状皆为畏寒、发热、咳嗽、呼吸困难及全身中毒症状等。因此在鉴别诊断中一定要抓住不同肺炎的特征性临床表现及痰中细菌检查结果。肺炎球菌性肺炎的治疗首选青霉素，应用青霉素的停药指标，一般认为是体温降温至正常后 3 天左右，不必等待 X 线检查肺部炎症完全吸收后再停药，以免造成抗生素的浪费。肺炎球菌性肺炎虽然亦可引起中毒性肺炎，但中毒性肺炎更常见葡萄球菌性肺炎、肺炎克留白杆菌性肺炎、大肠杆菌及绿脓杆菌性肺炎、老年性肺炎。在抢救中毒性肺炎时，在病原菌未确立前，抗生素的选用要注意足量、联合、广谱的原则，以防贻误抢救时机，老年性肺炎常表现为支气管肺炎，其临床表现特点是发热不高或不发热，但咳痰量较多，常伴有意识障碍及心功能不全，有时易误诊为心肌梗死或急性脑血管病。白细胞计数升高亦不明显，上述这些特点，应引起临床医生的高度注意。痰液的细菌学检查及药物敏感试验对确立肺炎的诊断及指导治疗有重要意义，因此在采集痰标本时，一定要力求准确，注意留取患者呼吸道深部的痰，并注意痰标本及时送检。

【学习思考题】

1．试述肺炎球菌性肺炎的典型病理改变及临床症状、体征和 X 线表现。
2．试述中毒性肺炎的临床表现和急救处理。
3．试述肺炎球菌性肺炎、葡萄球菌性肺炎、肺炎克留白杆菌性肺炎的鉴别诊断要点。

第六节 肺 结 核

【目的要求】

1．了解本病的病因、发病机制、病理变化及与临床分型的关系。
2．掌握肺结核的诊断及鉴别诊断。
3．掌握主要抗结核药物的应用及大咯血的处理。

【自学时数】

4 学时。

结核是由结核杆菌引起的慢性传染病，可累及全身多个脏器，但以肺结核最为常见。排菌患者为其重要社会传染源。人体感染结核菌后不一定发病，仅在抵抗力低下时方始发病。本病病理特点是渗出、干酪样坏死及其他增殖性组织反应，可形成空洞。除少数急起发病外，临床上多呈慢性过程。常有低热、乏力等全身症状和咳嗽、咯血等呼吸系统表现。20世纪 50 年代以来，我国结核病总的疫情虽有下降，但由于人口众多，各地区控制疫情不均衡，它仍为当前一个重要的公共卫生问题，是全国十大死亡病因之一。

【病原学】

结核菌属于分支杆菌，肺结核的致病菌是结核杆菌，结核杆菌分为人型、牛型、马型、鼠型等。对人致病者主要是人型菌，牛型菌感染较少见。可侵犯全身多个脏器，但以肺结核最为常见。因涂片染色具有抗酸性又称抗酸杆菌。牛型结核菌可经饮用未消毒的带菌牛乳引起肠道结核感染。

结核杆菌经抗酸染色后呈红色微弯细长杆状。生长缓慢，在改良罗氏培养基上培养需4~6周才能繁殖成明显的菌落。涂片染色具有抗酸性，亦称抗酸杆菌。镜检为细长、稍弯的杆菌。对外界抵抗力较强，在阴湿处能生存 5 个月以上；但在烈日曝晒 2 个小时，5%~12%甲酚皂接触 2~12 小时，70%乙醇接触 2 分钟，或煮沸 1 分钟，即可被杀灭。最简单的灭菌方法是将痰吐在纸上直接烧掉。

【发病机制】

结核杆菌的致病性受诸多因素影响，但其菌体成分可能是致病性的物质基础。菌体成分有：①类脂质：其中糖脂衍生的索状因子可能与其致病力有关，磷脂可增强菌体蛋白的致敏作用，使结核病变发生干酪样坏死；②蛋白质：菌体蛋白与蜡脂结合能引起强烈变态反应，菌体蛋白是结核菌素的主要成分；③多肽、多糖复合物：是引起特异性免疫反应的抗原物质的主要成分。

其致病性与以下几个方面有关：

（一）耐药性

其主要原因是化疗方案不合理、服药规则及单一用药等。以往未用过某种抗结核药，结核杆菌对该药却具有耐药性，这个称为原始耐药。敏感菌株接触抗结核药物后产生变异形成耐药，称继发耐药。耐药机制可能在于结核菌在繁殖过程中由于染色体上基因突变出现极少量天然耐药菌，单一用药可杀灭大量敏感菌，但是天然耐药菌却不受影响，可继续生长繁殖，最终菌群中便以耐药菌为主，抗结核药物失效。耐药性形成的另一机制是药物与结核菌接触后，有些菌发生诱导变异逐渐适应在含药环境中继续生存。结核病灶中菌群常包括数种不同生长速度的结核菌。代谢旺盛不断繁殖的结核菌（A 群）致病力强，传染性大，也易被抗结核药物（异烟肼、利福平、链霉素）所杀灭；在吞噬细胞内酸性环境中受抑制的结核菌（B 群）和偶尔繁殖菌（C 群）只对少数药物敏感（吡嗪酰胺、利福平），可为日后复发的根源；休眠菌（D 群），一般耐药，逐渐被吞噬细胞所消灭。

（二）L 型变异

结核菌处于不适宜环境下可以不同程度地产生适应性，以改变代谢环节，并在形态、毒力、抗原性及药物敏感性等方面发生变异，形成 L 型菌。L 型菌的致病力尚有争论，常在慢性空洞和治疗不佳的病灶中发现，推测它可能与久治不愈或病情反复有关。L 型菌在常规培养基上不生长。当 L 型菌在体内隐伏，病变不能愈合时，常规培养阴性并不代表细菌真正转阴。条件适宜时 L 型菌可复归为强毒力的亲代结核菌，造成病变复发或恶化。

（三）感染途径

呼吸道感染是结核菌主要感染途径，排菌的肺结核患者是重要传染源。健康人吸入患者咳嗽、打喷嚏时喷出的带菌飞沫，可引起肺部结核菌感染。传染的次要途径是经消化道进入体内。少量毒力弱的结核菌多能被人体防御功能杀灭，只有受大量毒力强的结核菌侵袭而人体免疫力低落时，感染后才能发病。

（四）人体的反应性

1. 免疫与变态反应：人体对结核菌的自然免疫力是非特异性的。接种卡介苗或经过结核菌感染后所获得的免疫力具有特异性，能将入侵的结核菌杀死或包围，制止其扩散，使病灶愈合。获得性免疫强于自然免疫，但两者对防止结核病的保护作用都是相对的。人体感染结核菌后由于免疫的存在而不发病，锻炼身体可有助于增强免疫；反之，当机体患糖尿病、艾滋病、硅沉着病或使用免疫抑制剂、糖皮质激素时，免疫功能减弱，很容易感染而发病，或引起原已稳定的病灶重新活动。

细胞免疫是结核病的主要免疫，表现在淋巴细胞的致敏和吞噬细胞作用的增强。入侵的结核杆菌被吞噬细胞吞噬后，经加工处理将抗原信息传递给 T 淋巴细胞使之致敏，当再次接触结核菌时便释放出一系列的淋巴因子，使巨噬细胞聚集在细菌周围，吞噬并杀灭细菌，转变为类上皮细胞和郎罕巨细胞，最终形成结核结节使病变局限化。

结核菌侵入人体后 4～8 周，机体组织对结核菌及其代谢产物所发生的敏感反应称为变态反应。如果反应强烈可引起组织细胞损伤，呈现局部渗出炎症、浸润进展、干酪坏死、空洞形成。临床表现为结核中毒症状加重，还可表现为结核性风湿样关节炎，皮肤结节性红斑，疱疹性结膜炎、角膜炎，结核菌素试验强阳性。

结核菌体的多肽、多糖复合物与其免疫反应有关，而其蜡质及结核蛋白则与变态反应有关。引起两者的抗原成分不同，但免疫与变态反应则常同时存在。如卡介苗接种后可产生免疫力，同时结核菌素反应（变态反应）也转为阳性。免疫的出现对人体起保护作用，而变态反应的出现则通常伴有组织的破坏，但对细菌也不利。严重疾病、营养不良或使用免疫抑制剂均可削弱免疫力，变态反应也同时受到抑制，表现为结核菌素试验的无反应。当全身情况改善或停用抑制免疫反应的药物后，随着免疫与变态反应的恢复，结核菌素反应亦变为阳性。免疫与变态反应有时亦不尽平衡，这与人体复杂的内外环境、药物的影响以及感染菌量及毒力等因素有关。总之，入侵结核核菌的数量、毒力及人体的免疫力、变态反应的高低，决定感染后结核病的发生、发展与转归。人体抵抗力处于低下时，结核病常常易于发展；反之，感染后不易发病，即使发病亦比较轻，且易于治愈。

2. 初感染与再感染：给豚鼠初次接种一定量的结核菌，最初几天可无明显反应，10～14 天后，注射局部发生红肿，逐渐形成溃疡，经久不愈，结核菌大量繁殖，到达局部淋巴结，并沿淋巴结及血液循环向全身播散，豚鼠易于死亡，表明豚鼠对结核菌无免疫力。

如将同量结核菌注入 4～6 周前已受少量结核菌感染的豚鼠体内，则所发生的反应显然与上述不同。注射后，动物高热，2～3 天后，注射局部出现组织红肿、溃疡、坏死等剧烈反应，但不久即可愈合、结痂、局部淋巴结并不肿大，不发生全身结核播散，亦不致死亡。这种由于再感染引起的局部剧烈变态反应，通常易愈合，亦无全身播散，均为豚鼠对结核菌已具有免疫力的结果。机体对结核菌再感染与初感染所表现出不同反应的现象，称为科赫（Koch）现象。

肺部首次（常为小儿）感染结核菌后（初感染），细菌被吞噬细胞携至肺门淋巴结（淋巴结肿大），并可全身播散（隐性菌血症），此时若机体免疫力低下，可能发展为原发性进性结核病。但在成人（往往在儿童时期已受过轻度结核感染，或已接种卡介苗），机体已有一定的免疫力，此时的再感染，大多不引起局部淋巴结肿大，也不易发生全身的播散，在再感染局部可发生剧烈组织反应，病灶多渗出性，甚至干酪样坏死、液化而形成空洞。

【病理】

（一）基本病理变化

1．渗出为主的病变：多发生于肺结核早期或病变恶化阶段。表现为充血、水肿和白细胞浸润。此时病灶和吞噬细胞内易找到结核杆菌。渗出性病变可以完全消散吸收。

2．增生为主的病变：典型表现是结核结节形成。结核结节是结核病特征性病变，往往发生在菌量少、人体细胞免疫占优势的情况下。结核结节中不易找到结核菌。

3．变质为主的病变：往往发生在渗出或增生性病变基础上。当人体抵抗力降低或菌量过多、变态反应过于强烈时，上述渗出性病变与结核结节连同原有组织结构一起坏死，形成干酪样坏死。当干酪样坏死液化后结核杆菌繁殖迅速。液化物经支气管、气管咳出形成空洞；结核杆菌还可经支气管扩散到其他肺组织形成新的病灶；干酪性病灶周围形成纤维包膜呈球形故称"结核球"，直径多在 2～4cm。干酪样坏死液化经支气管扩散形成小叶或大叶性干酪性肺炎。

上述三种基本病变可同时存在于一个病灶中，以某一病变为主，可相互转变。

（二）结核病变的转归

结核病变的转归取决于人体免疫力、变态反应及细菌的致病力等几种力量的对比，如前者占优势，病灶则可吸收、缩小、纤维化、钙化，趋于稳定和治愈。反之，病灶扩散、增多、溶解、干酪样坏死、空洞形成。

（三）肺结核播散途径

1．支气管播散：最常见，可引起干酪性肺炎、支气管内膜结核，并可导致大小不等的新病灶出现。

2．淋巴管播散：可导致肺门淋巴结、支气管淋巴结结核。

3．血行播散：当病灶侵蚀血管后，大量结核菌进入血循环，引起急、亚急和慢性血行播散型肺结核或全身粟粒性结核。

4．直接播散：肺结核病灶向邻近肺组织或胸膜直接蔓延，使病灶扩大，或可引起结核性胸膜炎。

当大量含结核菌的痰被进入消化道，也可引起肠结核、腹膜结核等。

【结核菌感染与肺结核的发生、发展】

结核杆菌首次（常为小儿）侵入肺内即发病，此时机体无特异性免疫，亦无变态反应，此种肺结核称为原发性肺结核。当机体已形成变态反应及特异性免疫反应时（已受过轻微结核感染或接种过卡介苗）发病，称为继发性肺结核。常见的临床类型如下。

（一）原发型肺结核（Ⅰ型）

结核菌初次感染而在肺内发生病变。此时人体的反应性低，病灶局部反应轻微，结核菌常通过淋巴管引起淋巴结炎。肺部的原发灶、淋巴管炎和局部淋巴结炎，统称为原发综合征。原发型肺结核多见于儿童，症状多轻微而短暂，有低热、咳嗽、食欲不振等，大多数预后良好。X线可见肺部原发病灶（多在上叶底部、中叶或下叶上部）、淋巴管炎和肺门淋巴结肿大,呈"双极征"或"哑铃形"。大多数病灶逐渐自行吸收成钙化。

原发型肺结核的肺部原发病灶,特别是肺门淋巴结的结核菌常少量进入血循环,从而播散到身体各脏器,常因人体抵抗力强,仅产生肺上部、骨、脑、肝、泌尿生殖器官的孤立性病灶而逐渐愈合,但其中结核菌可存活数年之久,具有潜在复发的可能,形成继发结核灶。

(二) 血行播散型肺结核 (Ⅱ型)

多由原发性肺结核发展而来,但成人更多见的是由续发性肺或肺外结核病灶贲破到血管引起。

急性血行播散型肺结核(急性粟粒型肺结核)是大量结核菌一次进入血液循环引起急性全身血行播散型结核病的一部分。X线显示双肺细小如粟粒、等大、均匀的结节。临床表现为起病急,以高热为主,可有寒战、大汗、衰弱等全身毒血症状。当人体免疫力较高,少量结核菌分批经血行进入肺部时,两肺上中部对称部位出现大小不等、密度不一、分布不均、新旧不一的点片状病灶,称亚急性或慢性血行播散型肺结核。临床上病情发展较缓慢,当新病灶形成、稳定病灶恶化具有活动性时,可出现毒性症状和呼吸道症状。

(三) 浸润型肺结核 (Ⅲ型)

当人体免疫力低落时,原先潜伏在病灶内的结核菌重新繁殖(内源性感级),引起以渗出和细胞浸润为主,伴有不同程度的干酪样病灶。原发病灶也有直接进展成酷似浸润型肺结核。另外,也有少数人是由于与排菌患者密切接触,反复经呼吸道感染(外源性感染)而发病的。病灶多在锁骨上、下,X线显示片状、絮状阴影,边界模糊。临床上成年患者多见,一般均有典型的结核毒性症状及呼吸道症状,由于病变活动性不同表现亦相差较大。多数起病缓慢。

(四) 慢性纤维性空洞型肺结核(慢纤洞型肺结核,Ⅳ型)

肺结核未及时发现或治疗不及时、不合理,空洞长期不愈,洞壁逐渐增厚,病灶吸收、修补与恶化,进展交替发生。X线显示影像多样性,一侧肺或两肺单个或多个厚壁空洞,肺门向上牵拉,肺纹理呈垂柳状阴影,纵隔向病侧牵引。随着病灶时好时坏,结核毒性症状及呼吸道症状亦时轻时重,常有咯血、呼吸困难。Ⅳ型肺结核经常大量排菌,成为肺结核重要传染源。

(五) 结核性胸膜炎 (Ⅴ型)

常由于结核杆菌感染胸膜或结核病变累及胸膜而引起的胸膜炎症。临床上将胸膜炎分为渗出性及干性两型。

1. 渗出性胸膜炎:由于浆液纤维蛋白的渗出可引起大量胸腔积液,本病起病急,主要临床表现为发热(呈中度或高热),可伴有畏寒、胸痛、干咳及呼吸困难等症状。同时出现胸腔积液的体征:患侧胸廓饱满,肋间隙膨隆。呼吸运动减弱,气管纵隔向健侧移位。语颤减弱,叩诊呈实音,呼吸音减低或消失。X线检查:如胸腔积液<300mL以下,则无异常发现;如积液在300~500mL,则可出现肋膈角度变钝;>500mL以上,则可呈现反抛物线(Ellis曲线),外高内低均匀一致的致密阴影。

2. 干性胸膜炎:胸膜腔以纤维蛋白渗出为主,亦可伴有少量浆液渗出,临床上症状较渗出性胸膜炎轻,可有轻度或中度发热、干咳、胸痛及胸膜摩擦音等表现。胸膜摩擦音以腋前、后线的下方及胸廓运动度最大的区域为明显,深呼吸时听最清楚。X线检查,早期可正常,后期常出现肋膈角变钝及胸膜腔粘连。

【临床表现】

（一）症状

早期或轻度肺结核可无症状。而典型肺结核起病缓慢，病程经过较长，有低热、乏力、食欲不振、咳嗽、少量咯血。

1. 全身中毒症状：表现为低热、盗汗乏力、食欲不振、体重减轻。一般不伴畏寒。多有全身不适。在血行播散时可有高热，妇女可有月经失调或闭经。

2. 呼吸系统症状：①咳嗽咳痰：常为干咳或少量粘液痰，继发感染时可有大量脓痰，支气管内膜结核咳嗽剧烈呈呛咳；②咯血：约1/3患者有不同程度咯血，系炎性病灶毛细血管通透性增高，引起痰中带血；小血管损伤可有中等量咯血；空洞壁动脉瘤破裂可发生大量咯血；有时钙化的结核病灶因硬结机械损伤血管或因结核性支气管扩张而咯血；③胸痛：病变累及壁层胸壁时，相应胸壁有刺痛，一般并不剧烈，部位较固定，随呼吸和咳嗽而加重；④呼吸困难：病变范围广泛，肺功能减退，可出现呼吸困难，并发气胸或大量胸腔积液时，则急骤出现呼吸困难。

（二）体征

中毒症状较明显时，可有面颊潮红；大咯血后患者面色苍白；久病者可有贫血、消瘦、营养不良。胸部检查早期病灶小或位于肺组织深部时，多无异常体征。如病变范围变大、纤维化、或胸膜增厚粘连时，患侧胸廓可凹陷，肋间隙变窄，呼吸运动减弱，气管移位。若病变大而浅，叩诊呈浊音，听诊呼吸音减低，或有支气管肺泡呼吸音、湿啰音。如锁骨上下、肩胛间区叩诊略浊，咳嗽后闻及湿啰音，对诊断也有参考价值。

（三）特殊表现

1. 变态反应性表现：亦称结核性风湿症，临床表现类似风湿热，多见于青少年女性。表现为多发性关节痛或关节炎，以累及四肢大关节为主。皮肤损害表现为结节性红斑及环形红斑，前者多见，好发于四肢尤其是伸侧面及距小腿关节附近，间歇出现，常伴低热。非甾体消炎药治疗无效。

2. 无反应性结核：又名结核性败血症，是一种严重的单核吞噬细胞系统结核病，多见于极度免疫抑制患者。临床表现为持续高热、骨髓抑制或类白血病反应。肺部为血行播散型结核表现，但症状与X线表现常不典型或缺如。

【实验室检查和辅助检查】

（一）结核菌检查

痰中找到结核菌是确诊肺结核的主要依据。排菌量多（每毫升10万条以上），直接涂片检查可获阳性结果，厚涂片法可提高发现率。痰量较少（每毫升1万条以下）可用集菌法。培养法（每毫升100条结核菌即可获阳性结果）更精确，除能了解结核菌有无生长繁殖能力，还可行药物敏感试验和菌型鉴定。但通常需要4～8周才能报告。用聚合酶链反应（PCR）体外扩增微量结核菌（40条）DNA诊断肺结核、敏感性高、特异性强、快速、简便，2天可出结果，还可作菌型鉴定。不足之处是也有假阳性和假阴性。

无痰或儿童不会咳痰，可采用清晨胃洗涤液查找结核杆菌；成人可用纤维支气管镜检查或从冲洗液中查找；合并胸腔积液可从胸液中查找。

（二）影像学检查

1. 胸部 X 线检查：是发现肺结核的重要方法，也是肺结核分型的重要依据。有助于确定病变部位、范围、性质、发展情况和治疗效果。除透视和胸部 X 线摄片外，必要时还可采用点片、特殊体位摄片、体层摄片及支气管造影，以提高诊断的准确性。必须指出，不同病因引起的肺内病变，可能呈相似的 X 线影像，故不能仅凭 X 线检查轻易确定肺结核的诊断。

2. 肺结核常见 X 线表现有：①浸润性病灶，表现为片状或云雾状，密度较低，边缘模糊。②纤维钙化病灶，呈斑点、条索、结节状、密度较高，边缘清晰。③干酪性病灶和空洞，表现为较高密度且不均匀的大结节或斑块状阴影，可形成有环形边界的透光区。肺结核病灶大多在肺野上部。存在时间较长，常有多种性质不同的病灶混合存在。

3. CT 检查：有助发现微小或隐蔽性病变，了解病变范围和组成，对鉴别诊断也有帮助。病变有改变或有浸润、干酪样变和空洞形成，属于活动性病变。此时痰中常可找到结核菌。条索状、结节状病灶经一定时间观察稳定不变，或已纤维硬结，痰菌阴性，属于非活动性病灶。

（三）结核菌素试验

结核菌素（亦称结素）是从生长过结核菌的培养液中提炼出来的结核菌代谢产物，主要含有结核蛋白。过去使用的旧结核菌素（OT）杂质较多，非特异性反应较多见。结核菌的纯蛋白衍生物（PPD）为纯结核菌素，非特异性反应较少出现，已取代 OT。

1. 结核菌素试验测验法：我国常用的是皮内注射法，以 1:2000 的结核菌素稀释液 0.1mL（一般用 5IU）在左前臂内侧皮内注射，使局部形成皮丘，48～72 小时后测量皮肤硬结直径。

2. 结核菌素试验判断：结核菌素可引起局部、病灶和周身三种反应。结核菌素试验是利用其局部反应。临床诊断一般使用 5IU，如无反应可在 1 周后再用 5IU 皮试（产生增强效应），若仍为阴性大多可除外结核感染。OT 试验判断标准：硬结直径 <5mm 为阴性；5～9mm 为弱阳性（+）；10～19mm 为阳性（+），>20mm 或局部有水疱与坏死者为强阳性（+++）。PPD 试验硬结直径 >5mm 为阳性，>15mm 为强阳性。

3. 结核菌素试验的临床意义：①结核菌素试验阳性反应仅表示曾有结核感染，并不一定患病，强阳性反应，常提示体内有活动性结核。3 岁以下强阳性反应，应视为有新近感染的活动性结核病，须给予治疗；②结核菌素试验阴性，特别是高剂量（10～100IU）反应阴性时，大多可否定结核菌病，但结核菌素试验阴性还可能为结核菌侵入体内时间尚不到 4～8 周，变态反应还没有充分建立，应用糖皮质激素或抗肿瘤化疗药物等免疫抑制剂，严重结核病或各种危重患者或淋巴细胞免疫系统缺陷者（艾滋病、淋巴瘤等）对结核菌素无反应。

（四）其他检查

纤维支气管镜检查对发现支气管结核、了解有无肿瘤、吸取分泌物、解除阻塞或做细菌检查，以及获取活组织做病理检查等有重要价值。浅表淋巴结活组织检查，有时对结核病鉴别诊断有必要。酶联免疫吸附试验（ELISA）检出结核患者血清和体液中特异性抗体。对诊断结核病可提供参考。红细胞沉降率（简称血沉），在活动性肺结核可增快，但对诊断无特异性价值，血沉正常也不能排除活动性肺结核。

【诊断】

（一）诊断依据

1. 结核中毒症状及呼吸系统症状、体征的存在为诊断提供重要线索。

2. X线检查可为诊断、分型、确定病灶活动性、部位、范围等提供重要依据。按X线检查可将肺结核分为五型。Ⅰ型：原发性肺结核；Ⅱ型：血行播散型肺结核；Ⅲ型：浸润型肺结核；Ⅳ型：慢性纤维空洞型肺结核；Ⅴ型：结核性胸膜炎。按右、左两侧，分上、中、下肺野记述X线提示的病灶范围和空洞位置。

3. 痰菌检查阳性是确诊肺结核的特异性指标，也是观察疗效、确定传染性、随访病情的重要指标。

（二）病灶活动性

确定肺结核有无活动性在治疗和管理上十分重要。应综合患者的临床表现、X线表现及痰菌决定，而主要依据痰菌和X线。一般将肺结核分为进展期、好转期、稳定期。

1. 进展期：新出现活动性病灶；病灶较前增多、恶化；新出现空洞或空洞扩大；痰菌转阳或菌量增多。凡具备上述一项，即属进展期。

2. 好转期：病变较前吸收好转，空洞缩小或闭合，痰菌减少或转阴。凡具备上述一项即属好转期。

3. 稳定期：病变无活动性；空洞闭合。痰菌连续阴性（每月至少查痰1次）达6个月以上；若空洞仍存在，则痰菌需连续1年以上。

（三）诊断格式

肺结核诊断首先确定类型，再描述病变部位，痰菌检查结果，最后记录病变活动性。病变按右、左侧，分上、中、下肺野记述。右侧病变记在横线以上，左侧病变记在横线以下。以第二和第四前肋下缘内端水平将两肺分为上、中、下肺野，将病变分别填写在相应的肺野中，一侧无病变以"（−）"表示。有空洞者在相应肺野部位加"0"号。痰菌阳性或阴性，分别用（＋）或（−）表示，以"涂"、"集"、"培"分别代表涂片、集菌和培养法。若无痰或未查痰时，应注明"无痰"或"未查"。

诊断举例：浸润型肺结核 $\dfrac{上\,0\ 中\,0}{上\quad中}$ 涂（＋）进展期

上述举例表示患者是慢性纤维性空洞型肺结核，在右肺上、中野有空洞性病变，左肺野亦有病变，左肺上野有病灶，中野有结核球。涂片法查痰结核杆菌阳性，病变性质为进展期。

【鉴别诊断】

肺结核可酷似任何肺病，尤其是临床表现不典型者，容易误诊，下列疾病尤应仔细鉴别。

1. 肺癌：中央型肺癌常有痰中带血，肺门附近有阴影，与肺门淋巴结结核相似。周围型肺癌肺部可有球状、分叶状块影，需要与结核球鉴别。弥漫型肺泡癌两肺满布小结节状病灶，颇似粟粒型肺结核。鉴别要点：①肺癌多发生在40岁以上吸烟男性，无明显中毒症状；②肿块边缘分叶状，或毛刺状；③痰结核菌、脱落细胞、纤维支气管镜检查、活组织检查、结核菌素试验有助于鉴别诊断。肺癌与肺结核并存的情况亦需注意发现。

2. 肺炎：肺炎患者有咳嗽、发热，X线上有片状阴影，需与浸润型肺结核、干酪性肺

炎鉴别。鉴别要点：①肺炎球菌性肺炎起病急骤，咳铁锈色痰；②痰中结核杆菌阴性，而肺炎球菌等病原菌阳性；③有效抗生素治疗病灶短期内可消失；④支原体肺炎在短期内（2～3周）可自愈，冷凝集试验，荧光素标记抗体检查可予证实；⑤各类肺炎症状、病变在短期内变化明显，有别于肺结核。⑥干酪性肺炎则多有结核中毒症状，起病慢，咳黄色粘液样痰，X线提示病变多位于右上叶，可波及右上叶尖、后段，呈云絮样，密度不均，可出现虫蚀样空洞，抗结核治疗有效，痰中易找到结核菌。

3. 肺脓肿：伴有空洞的肺结核应与肺脓肿鉴别。肺脓肿特征是：①一般起病急，中毒症状重，咳大量脓臭痰；②X线上空洞多在下肺野，空洞周围炎症病变明显，空洞内常有液平面；③血常规检查白细胞及中性粒细胞计数增多；④痰中无结核菌，但有多种其他细菌；⑤抗生素治疗有效。而肺结核空洞则多发生肺上叶，洞内很少有液平面。慢性纤维空洞型肺结核合并感染时易与慢性肺脓肿混淆，后者痰结核菌阴性。

4. 支气管扩张：有慢性咳嗽、咳痰及反复咯血史，需与慢性纤维空洞型肺结核鉴别。但支气管扩张的痰结核菌阴性，X线胸片多无异常发现或仅有局部肺纹理增粗或卷发状阴影，CT检查有助于确诊。

【并发症】

干酪性病灶破溃到胸膜腔，可引起脓气胸；慢纤洞型肺结核可引起肺气肿自发性气胸，因肺组织破坏广泛，通气和换气功能障碍，可导致肺源性心脏病乃至呼吸衰竭。肺结核病灶反复进展及纤维化，致使肺内支气管正常结构破坏，可引起继发性支气管扩张，常反复咯血。艾滋病（AIDS）在世界各地蔓延，患者免疫力降低，容易继发结核菌和非结核分支杆菌感染。

【预防】

1. 控制传染源、切断传染途径：控制和消灭传染源是肺结核预防的基本原则。排菌的肺结核患者，尤其是涂片阳性者，是结核病的主要传染源。因此，早期发现，彻底治疗患者是控制和消灭传染源的重要方法。许多患者并无症状，须主动寻找才能发现。集体肺部X线检查可以发现早期患者；对结核菌素强阳性儿童的家庭成员，或痰涂片阳性而未经治疗者的周围接触者进行检查，常可发现肺结核患者，但多数患者还是因症就诊而被发现。应随时对可疑症状者查痰或做X线检查。加强综合医院医生重视肺结核的发现与诊治工作有现实意义。

确诊病例应给予合理化疗，治愈涂片阳性患者是切断传染链最有效的方法。对肺结核患者应进行登记，加强管理，WHO于1995年提出"控制传染源"和"监督治疗－短程化学治疗"（directly observed treatment ＋ short course chemotherapy，DOTS）战略，其优越性在于增进医患双方合作，对非住院患者实行经济、统一、制度化的全面督化治疗，从而保证患者规律用药，提高治愈率。

另外，带菌牛乳是致病的另一传染源。随着农村养牛个体户的增加，应加强对牛乳的管理，淘汰病牛，推行低温消毒灭菌，以免牛型菌病流行的可能。

2. 卡介苗接种以增强免疫力，降低易感性：抗结核的免疫力包括自然与人工两种。自然免疫受遗传基因控制；人工免疫只能在活菌感染后获得，我国普遍采用的卡介苗接种就是典型例证。卡介苗是活的无毒力牛型结核菌疫苗，接种后可使人体产生对结核菌的获得性免疫力。接种对象是未受感染的人，主要是新生儿、儿童和青少年。我国规定新生儿出生后即接种卡介苗，阴性者加种。

卡介苗并不能预防感染，但能减轻感染后的发病和病情。新生儿和婴幼儿接种卡介苗后，比没有接种过的同龄人群结核病发病率减少约 80%，其保护力可维护 5～l0 年。卡介苗的免疫是"活菌免疫"。接种后随活菌在人体内逐渐减少，免疫力也随之减低，故隔数年对结核菌素反应阴性者还须复种。复种对象为城市中 7 岁和农村中 12 岁儿童。卡介苗的免疫效果是肯定的，但也是相对的。液体菌苗有效期为 4～6 周，冻干菌苗有效期为 1 年。菌苗应在低温（2～10℃）和避光条件下运输和保存；不可使用过期失效的菌苗。卡介苗接种常用 0.1mL（含 0.5mg/mL 菌苗）皮内注射在左臂三角肌外缘下端。接种后结核菌素阳转率高达 90% 以上。无论是液体菌苗还是冻干菌苗，均应含足够的活菌量；接种卡介苗后 2～3 周，一般局部出现红肿、破溃，常在数周内自行结痂痊愈。

3. 化学药物预防：化学药物预防对象：①与新近发现肺结核患者有密切接触，结核菌素反应中等以上阳性反应的儿童，尤其是 3 岁以下者；②新近结核菌素阳转者，尤其是青年人；③糖尿病、硅沉着病、结核菌素反应阳性者；④非活动性结核病正在接受长期大剂量糖皮质激素或免疫抑制剂者。一般可服用异烟肼 6～12 个月，儿童每日 5～10mg/kg 顿服，成人每日 300mg 顿服。异烟肼的预防效果明显且是长期的。服药期间宜定期复查肝功能。

【治疗】

治疗包括：①抗结核药物合理使用，以杀灭或抑制细菌；②外科手术切除破坏性病变，防止病变扩散和造成传染源；③对症治疗。其中化学药物治疗对结核病的控制起着决定性作用，同时也是消灭传染源、控制结核病流行的重要措施。

（一）化疗原则

化疗的主要作用在于缩短传染期、降低死亡率、感染率及患病率；对于每个具体患者，则为达到临床及生物学治愈的主要措施，合理化疗是指对活动性结核病坚持早期、联用、适量、规律和全程使用敏感药物的原则。所谓早期主要指早期治疗患者，一旦发现和确诊后立即给药治疗；联合是指根据病情及抗结核药的作用特点，联合两种以上药物，以增强与确保疗效；适量是指根据不同病情及不同个体规定不同给药剂量；规律即患者必须严格按照化疗方案规定的用药方法，有规律地坚持治疗，不可随意更改方案或无故随意停药，亦不可随意间断用药；全程乃指患者必须按照方案所定的疗程坚持治满疗程，短程化疗通常为6～9 个月。一般而言，初治患者按照上述原则规范治疗，疗效高达 98%，复发率低于 2%。活动性肺结核是化疗的适应证。对硬结已久的病灶则不需化疗。至于部分硬结、痰菌阴性者，可观察一阶段，若 X 线病灶无活动表现、痰菌仍阴性、又无明显结核毒忆症状，亦不必化疗。

（二）化疗方法

1."标准"化疗与短程化疗：过去常规采用 12～18 个月疗法，称"标准"化疗，但因疗程过长，许多患者不能完成，疗效受到限制。自利福平问世后，与其他药物联用，发现 6～9 个月疗法（短程化疗）与标准化疗效果相同，故目前广泛采用短程化疗，但该方案中要求必须包括两种杀菌药物，异烟肼及利福平，具有较强杀菌（对A菌群）及灭菌（对B、C菌群）效果。

2. 间歇用药、两阶段用药：实验表明，结核菌与药物接触数小时后，常延缓数天生长。因此，有规律地每周用药3次（间歇用药），能达到与每天用药同样的效果。在开始化疗的1~3个月内，每天用药（强化阶段），以后每周3次间歇用药（巩固阶段），其效果与每日用药基本相同，有利于监督用药，保证完成全程化疗。使用每周3次用药的间歇疗法时，仍应联合用药，每次异烟肼、利福平、乙胺丁醇等剂量可适当加大；但链霉素、对氨基水杨酸钠、乙硫异烟胺等不良反应较多，每次用药剂量不宜增加（表2-4）。

3. 督导用药：抗结核用药至少半年，偶需长达1年半，患者常难以坚持。医护人员按时督促用药，加强访视，取得患者合作尤为必要。强化阶段每日一次用药。即可形成高峰血药浓度，较每日分次用药疗效尤佳，且方便患者，提高患者坚持用药率及完成全程。

（三）化疗药物与分类

目前国内常用的抗结核药有10余种，其名称、剂量、作用机制及主要副作用见表2-4。近年一些新的抗结核药物陆续问世，如环戊哌嗪利福霉素（利福喷汀）在人体内半衰期长，每周口服1次，疗效与每日服用利福平相仿。螺环哌啶利福霉素（利福布汀）对某些已对其他抗结核药物失效的菌株比用利福平强。氟喹诺酮类（氧氟沙星、环丙沙星）药物有中等强度的抗结核作用，在常用药物已耐药的病例可加入联用方案。

表2-4　　　　　　　　　　　常用抗结核药物成人剂量和主要副作用

药名（缩写）	每日剂量（g）	间歇疗法1日量（g）	抗菌作用机制	主要副作用
异烟肼(H, INH)	0.3	0.6~0.8	DNA合成	周围神经炎偶有肝功能损害
利福平(P, RFP0)	0.45~0.6	0.6~0.9	mDNA合成	肝功能损害，过敏反应
链霉素(S, SM)	0.75~1.0△	0.75~1.0	蛋白质合成	听力障碍、眩晕、肾功能损害
吡嗪酰胺(Z, PZA)	1.5~2.0	2.0~3.0	吡嗪酸抑菌	胃肠道不适、肝功损害、尿酸血症、关节痛
乙胺丁醇(E, EMB)	0.75~1.0**	1.5~2.0	RNA合成	视神经炎
对氨水杨酸钠(P, PAS)	8~12***	10~12	中间代谢	胃肠道不适，过敏反应、肝功能损害
丙硫异烟胺(1321Th)	0.5~0.75	0.5~1.0	蛋白质合成	胃肠道不适、肝功能损害
卡那霉素(K, KM)	0.75~1.0△	0.75~1.0	蛋白质合成	听力障碍、眩晕、肾功能损害
卷曲霉素(Cp, CPM)	0.75~1.0△	0.75~1.0	蛋白质合成	听力障碍、眩晕、肾功能损害

＊体重<50kg用0.45，≥50kg用0.6；S、Z、Th用量亦按体重调节；△老年人每次0.75；

＊＊前2个月25mg/kg，其后减至15mg/kg。

＊＊＊每日分2次服用（其他药均为每日1次）。

对代谢活跃、生长繁殖旺盛的结核菌群具有杀灭作用的药物，称杀菌剂。既能杀灭细胞内又能杀灭细胞外结核菌的药物，称全价杀菌剂，如异烟肼、利福平。链霉素在偏碱的环境中方能发挥最大杀菌作用，很少渗入吞噬细胞，对细胞内结核菌无效。吡嗪酰胺可渗入吞噬细胞，但只在偏酸环境中才有杀菌作用。因此两药都只能作为半价杀菌剂。乙胺丁醇、对氨水杨酸等药物段。药物前数字为用药月数，每个药右下角数为每周用药次数，未写数字则表示每日1次。初治涂阴病例若培养也为阴性，但X线及临床表现提示活动性肺结核者，应慎重排除其他肺部疾患。除粟粒性肺结核或有明显空洞者可采用初治涂阳病例化疗方案外，其他初治涂阴病例可用以下较弱方案：2HRZS/2H2R2、2H3R3Z3/2H3R3、1SH/11HP（E），并随访痰菌。复治病例：初治失败或正规化疗已超过6个月，痰菌仍为阳性，病情恶化者；临床治愈后又复发或不正规治疗累计超过3个月者均应复治。由于病变迁延反复，细菌继发耐药，复治病例的效果不如初治有效。临床上应根据患者既往用药详细的情况，选出过去未用的或很少用过的，或曾规则联合使用过的药物，另订方案，联用两种或两种以上敏感药物。与二线药〔如卡那霉素（kanamycin）、丙硫异烟胺（prothionamide）、卷曲霉素（capreomycin）、氨硫脲（thiacetazone）、氟喹诺酮类药物等〕联用，疗程6~12个月。痰菌阴转、或出现严重药物毒副作用不能耐受时则为停药指征。

4．对症治疗：

（1）毒性症状：肺结核患者结核中毒症状，在强有力的化疗后，大多在1~2周内消退，不需特殊治疗。对于干酪性肺炎、急性粟粒型肺结核、结核性脑膜炎等有严重结核毒性症状，以及结核性胸膜炎伴大量胸腔积液的患者，可在使用有效抗结核药物的同时，加用糖皮质激素如泼尼松5mg每日3~4次口服，以减轻毒性症状、炎症和过敏反应。症状减退后，逐渐减量，至6~8周停药。

（2）咯血：小量咯血通过安静休息，消除紧张情绪，往往也可自行停止。必要时可用小量镇静剂、止咳剂。但年老体弱、肺功能不全者，慎用强镇咳药，以免抑制咳嗽反射和呼吸中枢，使血块不能咯出而发生窒息。

咯血量较大时，应采取患侧卧位，轻轻将存留在气管内的积血咳出。神经垂体激素10U加入50%葡萄糖20~30mL中，缓慢静脉推注；然后以10~40U神经垂体激素加入5%葡萄糖液500mL静脉滴注。2%普鲁卡因溶液4~10mL，稀释后静脉推注或滴注，适用于神经垂体激素禁忌者。肾上腺色胺10mg肌内注射，每日2或3次。神经垂体激素收缩小动脉，减少肺血流量，从而减少咯血。其副作用为引起子宫、肠道平滑肌收缩，高血压、冠状动脉粥样硬化心脏病及孕妇忌用。

如咯血量过大，根据血红蛋白和血压测定酌情输血。大咯血不止者，可经纤维支气管镜明确出血部位后，用浸有稀释肾上腺素的海绵压迫或填塞出血部位，亦可用冰生理盐水灌洗；或在局部应用凝血酶或气囊压迫止血。反复大咯血用上述方法无效，对侧肺无活动性病变，肺功能储备尚佳又无禁忌证者，可在明确出血部位的情况下考虑手术治疗。

在抢救大咯血时，特别应注意保持气道通畅。一旦出现窒息先兆征象，应立即取头低脚高体位，尽快清出呼吸道（口、咽、喉、鼻部）血块，必要时做气管插管或气管切开。

5．手术治疗：近年来外科手术在肺结核治疗上已较少应用。有下列情况可以考虑行肺叶或全肺切除：①大于3cm的结核球与肺癌鉴别困难；②复治的单侧纤维厚壁空洞、长期内科治疗无效；③单侧毁损肺伴支气管扩张，反复咯血或继发感染；④大咯血抢救。手术禁忌证有：支气管粘膜活动性结核病变，而又不在切除范围之内；全身情况差或有明显心、肺、肝、肾功能不全。

自学指导

【重点难点】

肺结核是呼吸系统的慢性传染病，目前仍是第三世界国家的常见病，多发病。其主要病理改变为渗出、增殖和干酪性坏死，以上三种病变往往共存。临床表现特征为起病隐袭，病程较长，且易复发。肺结核的诊断与分型、治疗是重点，也是难点。目前确诊主要依靠痰中找到结核杆菌。但近年来临床上阳性痰菌中约有5%为非结核分支杆菌。临床表现与结核相似，多数对抗结核药耐药。主要包括见光产色菌（如堪萨斯分支菌）、暗产色菌（如瘰病分支菌）、不产色菌（如鸟－胞内复合分支）和快速生长菌（如偶然分支菌）。如多次痰菌检查阴性，即使X线检查符合肺结核的诊断，也只能算可疑病例。传统的靠X线检查来诊断肺结核及各种客观因素的影响可靠性较差。有人统计：肺内的非结核病变被误诊为肺结核者占20%左右。两肺部确实为肺结核病变而被漏诊者亦占20%左右。而且医生们之间读片差异较大，有时即使同一人，而在不同的时间读同一张胸片，其结果也有较大差异。虽然X线检查不能确诊肺结核，亦不能完全判断结核病变的活动程度，但对早期发现肺结核及指导肺结核的分型和治疗仍有重要价值。结核菌素试验如呈强阳性反应，不论对成人或儿童都有重要参考价值，年龄愈小，则诊断意义愈大，3岁以下小儿，如未接种过卡介苗，结核菌素试验阳性，则可按活动性结核治疗。肺结核应用抗结核药物治疗的总原则是早期、适量、联合、规则、全程。目前国内外均主张采用短程化疗，因为此疗法的具有药量小、疗效好、副作用少、患者易于接受等优点。短程化疗的强化阶段，应首选杀菌力强的异烟肼、利福平、其次为链霉素，吡嗪酰胺；其他抗结核药物如乙胺丁醇、氨硫脲类，卡那霉素等可配合应用。但主要用于化疗的第二阶段（巩固疗效）。对氨水杨酸（PAS）因疗效差，用药量大，副作用多而基本被淘汰，常用氨硫脲（TB）代替。短程化疗的总疗程不能短于6个月，因为疗程太短其复发率明显升高。大咯血是肺结核常见并发症，应用垂体后叶素治疗止血效果较好，但对冠心病、原发性高血压或孕妇禁用。此时可用其他止血剂治疗。临床上对大咯血患者，应严密观察，特别要注意有否窒息的先兆，一旦发现窒息，则应有进行体位引流、气管插管、气管切开等应急措施，尽快清除支气管内的凝血块，畅通气道。并注意及时吸氧和呼吸兴奋剂的应用。

近年，为适应当前结核病控制和临床工作的需要，中华医学会结核学分会于1998年制定了新的分类法，现举例如下：①原发型肺结核（Ⅰ型）原发型结核为原发结核所致的临床病症，包括原发综合征及胸内淋巴结核；②血行播散型肺结核（Ⅱ）：此型结核包括急性血行播散型肺结核（急性粟粒型肺结核）及亚急性、慢性血行播散型肺结核；③继发型肺结核（Ⅲ型）：继发型肺结核是肺结核中的一个主要类型，可出现以增殖病变为主、浸涧病变为主、干酪病变为主或以空洞为主等多种病理改变；④结核性胸膜炎（Ⅳ型）：为临床上已排除其他原因引起的胸膜炎，在结核性胸膜炎发展的不同阶段，有结核性干性胸膜炎、结核性渗出性胸膜炎、结核性脓胸；⑤其他肺外结核（Ⅴ）：其他肺外结核按部位及脏器命名，如骨结核、结核性胸膜炎、肾结核、肠结核等。

【学习思考题】

1. 试述肺结核的临床分型和各型临床表现特点。其诊断肺结核的主要依据有哪些？
2. 为什么对肺结核的治疗主张短程化疗？
3. 肺结核化疗的总原则是什么？为什么？
4. 肺结核并发大咯血和窒息应如何急救处理。

第七节　原发性支气管肺癌

【目的要求】

1. 了解本病的病因，发病机制、病理改变。
2. 掌握本病的诊断与鉴别诊断。
3. 了解本病的治疗原则。

【自学时数】

3 学时。

原发性支气管肺癌简称肺癌，是肿瘤细胞原发于支气管粘膜或腺体的最常见的肺部恶性肿瘤。近几十年来世界各国肺癌发病率和死亡率增长迅速为各类恶性肿瘤之首。1999 年 WHO 报告肺癌是癌症第一位的死亡原因，而我国肺癌死亡占癌症死亡病因的第三位，城市占第一位，农村占第四位。

【病因和发病机制】

病因和发病机制迄今尚未明确，一般认为肺癌的发病与下列因素有关。

1. 吸烟：已经公认吸烟是肺癌的重要危险因素。流行病学研究显示，吸烟量越大，吸烟年限越长、开始吸烟年龄越早、患肺癌的危险性越高。国内调查证明 80% ～90% 的男性肺癌患者与吸烟相关。而戒烟者患肺癌的危险性随戒烟年份的延长而逐渐降低，戒烟持续 15 年才与不吸烟者相近。吸烟者肺癌死亡率比不吸烟者高 10～13 倍。被动吸烟引起肺癌的危险性增加 50%，吸烟与环境中其他致癌物质有协同作用。经病理学证实，吸烟与支气管上皮细胞纤毛脱落、上皮细胞增生、鳞状上皮化生、核异形变密切相关。纸烟中含有各种致癌物质，苯并芘为致癌的主要物质。

2. 空气污染：空气污染包括大气污染和室内小环境污染。城市中汽车废气、工业废气、公路沥青都有致癌物质存在，其中主要是苯并芘。许多资料显示，城市肺癌发病率明显高于农村，大城市又高于中、小城市。城市大气污染应包括吸烟、职业暴露等因素。室内小环境污染包括被动吸烟、燃料燃烧及烹调油烟。有资料表明，室内用煤、烹调时加热所释放出的油烟雾，室内氡气及氡子体都是致肺癌的危险因素，尤其是对女性肺癌。

3. 职业致癌因子：目前公认的致人类肺癌的职业致癌因子有石棉、无机砷化合物、铬、镍、煤烟、芥子气、氡及氡子体、芥子体、焦油、矿物油、二氯甲醚、氯甲甲醚、氯乙烯及烟草的加热产物等。近年来比较受到重视的是石棉。目前研究认为短纤维的石棉粉尘具有引起肺癌及胸膜间皮瘤的作用。且证明吸烟与石棉有致癌的协同作用。

4. 其他：大剂量电离辐射可引起肺癌，如 α 射线。另外部分人的癌症是由于营养因素造成的。食物中如缺少维生素 A 类，机体对致癌物质的敏感性增强。维生素 A 及其衍生物 β 胡萝卜素能够抑制化学致癌物诱发的肿瘤。不但能作为抗氧化剂直接抑制甲基胆蒽、苯并芘、亚硝胺的致癌作用和抑制某些致癌物与 DNA 结合，拮抗促癌物的作用，直接干扰癌变过程，还可控制许多上皮组织的正常分化和生长，对基因表达有调控作用，并对机体免疫系统有作用。肺癌与遗传因素也有关，已经证明在肺癌中几个癌基因家族中均有异常，包括引起突变的 ras 族，增强表达的 myc 族及抑癌基因 P_{53} 等。此外，各种微生物反复感染，肺结核的瘢痕，机体免疫功能降低，内分泌失调，家族因素及心理因素对肺癌的发生可能也起一定的作用。一般认为鳞癌是由于上述因素的作用，支气管粘膜反复损伤和慢性感染，柱状上皮纤毛失去，外来的致癌物在该处沉积并被吸收，随后发生化生—增生—不典型增生——原位癌。最后基膜可被破坏，产生明显浸润。腺癌来自支气管腺体，其病因多强调它与慢性炎症、结核、支气管扩张、慢性脓肿和各种原因引起的肺纤维化有关。

【病理和分类】

(一) 按解剖部位分类

1. 中央型肺癌：发生在段支气管以上至主支气管的癌称为中央型，约占 3/4，以鳞状上皮细胞癌和小细胞未分化癌较多见。

2. 周围型肺癌：发生在段支气管以下的癌称为周围型，约占 1/4，以腺癌较多见。

(二) 按组织学分类

1. 鳞状上皮细胞癌 (简称鳞癌)：分Ⅰ、Ⅱ、Ⅲ级，临床最常见，约占原发性肺癌的 40%～50%，多见老年男性患者，与吸烟关系十分密切。鳞癌有向管内生长的倾向，常早期引起支气管狭窄，导致肺不张或阻塞性肺炎。鳞癌生长相对缓慢，转移晚，手术切除机会相对多，5 年生存率较高，但对放射治疗和化学药物治疗不如小细胞未分化癌敏感。

2. 腺癌：占原发性肺癌的 25%，以女性多见，与吸烟关系不大。腺癌多生长在肺边缘小支气管的粘液腺，因此，常表现为周围型。腺癌倾向于管外生长，也可循肺泡壁蔓延，常在肺边缘部形成 2～4cm 的肿块。腺癌富血管，故易局部浸润，远处转移较多、较快。细支气管-肺泡癌 (简称肺泡癌)，是腺癌的一个亚型，病变常分散于多肺叶或双侧肺，呈弥漫性肺炎样浸润，或呈小结节状，占原发性肺癌的 2%～5%，发病年龄较年轻，男女发病率近等。

3. 小细胞未分化癌 (简称小细胞癌)：在肺癌中恶性程度最高，约占原发性肺癌的 10%～15%。患病年龄多在 40～50 岁，多有吸烟史。小细胞癌好发于肺门附近大支气管，趋向粘膜下浸润；生长较快，远处转移较早；可引起各种副癌综合征；本型对放射治疗和化学药物治疗较敏感。

4．大细胞未分化癌（简称大细胞癌）：包括巨细胞型和透明细胞型，可发生在肺门附近或肺边缘的支气管。

5．其他：类癌、支气管腺体癌等。

（三）肺癌的转移

主要有直接蔓延、淋巴转移、血行转移和种植转移。

【临床表现】

（一）症状与体征

肺癌的临床表现与其发生的部位、大小、病理类型发展阶段、有无转移和并发症有密切关系。中央型肺癌症状出现早且重，周围型肺癌症状出现晚且较轻，甚至无症状。肺癌的症状主要包括以下几方面。

1．咳嗽：为最常见的早期症状，肿瘤在管径较大的支气管内典型的表现为阵发性刺激性干咳；肿瘤引起远端支气管狭窄，咳嗽加重多呈持续性；咳嗽呈高音调金属音是气道完全阻塞的特征表现。当有继发感染时痰量增加，可有粘液脓痰。

2．咯血：由于癌肿组织血管丰富而致，其特点是间断性、反复或持续性少量痰中带血，如肿瘤侵蚀大血管可引起大咯血。

3．胸闷、气急：见于肿瘤引起支气管阻塞，特别是中央型肺癌，或弥漫性肺泡癌，或合并大量胸腔积液、心包积液者，如原有慢性阻塞性肺病等气急更为严重。

4．发热：一般肿瘤坏死可引起发热，但多数发热是由于继发性肺炎所致，抗生素治疗效果不佳。

5．胸痛：肿瘤侵犯胸膜、肋骨和胸壁可引起不同程度的胸痛，部位往往固定。

6．咽下困难：肿瘤侵犯或压迫食管可引起咽下困难。

7．声音嘶哑：多见于纵隔淋巴结转移、主动脉弓下淋巴结转移或肿瘤直接压迫或侵犯喉返神经（多见左侧）而造成。

8．上腔静脉阻塞综合征：肺癌侵犯纵隔，压迫上脉静脉使其回流受阻，表现为面颈部和上肢水肿及颈、胸部静脉曲张，可引起头痛、头昏或眩晕症状。

9．霍纳（Horner）综合征：位于肺尖部的肺癌称为上沟癌（Pancoast癌）压迫颈部交感神经，引起病侧眼睑下垂、瞳孔缩小，眼球内陷，同侧额部与胸壁无汗或少汗。也常伴同侧臂丛神经侵犯造成腋下为主向上肢内侧放射的火灼样疼痛，在夜间尤甚。

10．脑转移：表现为头痛、呕吐、失语、复视、一侧肢体无力，也可表现为性格或精神上的改变。严重时可出现颅内高压的症状。

11．淋巴结转移：锁骨上淋巴结是肺癌转移的常见部位，可毫无症状。典型的是位于前斜角肌区，固定而坚硬，逐渐增大增多，可以融合，淋巴结的大小不一定反映病期早晚。多无痛感。

12．非转移性肺外表现：又称副癌综合征，包括内分泌、神经肌肉、结缔组织、造血系统和血管异常改变。最常见的为骨关节肥大、杆状指，伴指端疼痛、甲床周围环绕红晕，又称肥大性肺性骨关节病。还可分泌促性激素、促肾上腺皮质激素样物及血管升压素，引起男性乳房发育、库欣综合征、血管升压素分泌不当综合征。其余如神经肌肉病变、高血钙、低血糖、类癌综合征（多见于腺癌中5－羟色胺分泌过多造成）等。

13．其他：骨转移以肋骨最常见，其次为脊柱、骨盆，出现局部疼痛和压痛；肝转移可表现为厌食、肝区疼痛、黄疸，肝肿大、腹水等。

（二）胸部 X 线表现

1．中央型肺癌：肺门肿块是中央型肺癌的直接征象。多为一侧肺门增宽或类圆型阴影或不规则肿块，边缘毛糙，有时有分叶表现。肿块可与肺不张或阻塞性肺炎并存形成下缘呈"S"形的典型的肺癌 X 线征象。肿块所致支气管完全阻塞或部分阻塞可引起阻塞性肺不张、阻塞性肺炎、局限性肺气肿等间接征象。X 线体层摄片、支气管造影可见支气管壁不规则增厚、狭窄、中断或腔内肿物，视支气管阻塞的程度不同可见有鼠尾状、杯口状或截平状中断。

2．周围型肺癌：早期往往表现局限性小斑片状阴影，边缘不清，密度较淡，易误诊为炎症或结核。动态观察病灶增大形成结节、肿块、边缘清楚但不规则常呈分叶状，有切迹或毛刺，密度增高。如发生癌性空洞者多为偏心空洞，洞壁厚薄不一，内壁不规则，呈虫蚀样可伴有液平面。

3．细支气管－肺泡癌：有两种特殊的表现。结节型表现为肺边缘部孤立结节状阴影，密度低而不均匀，边缘模糊不清。弥漫型可见一侧或双侧肺内多个大小不等的结节，多分布在中下肺野，密度中等，边缘模糊，增大时则逐渐清楚，常伴有增深的网织状阴影。

（三）肺癌的自然生长史

分为四期，（根据肺癌从单一细胞恶变至肿瘤的倍增时间）。

1．无法查出期：肺癌从单一细胞恶变开始经过 20 次（10^6 细胞）倍增发展到直径 0.1cm 直径，重量 1mg，X 光胸片不能发现，临床无症状，在显微镜下能看到，痰脱落细胞可阳性。

2．可查出期：肺癌从单一细胞经过倍增 30 次（10^9 细胞），直径 1cm，重量 1g，X 光片可发现，但临床无症状。

3．一般能诊断期：肺癌从单一细胞经过倍增 35 次（$10^{10.5}$细胞），直径 3cm，X 光片有较明显的肿瘤征，临床多有症状，尤其是中心型者，可分为肺内和全身症状两类，有全身症状者多为晚期，但少数人虽有全身症状仍为早期，因此种肺癌体积虽小，已有内分泌变化。

4．致命期：肺癌从单一细胞倍增 40 次（10^{12}细胞），直径 10cm，重量 50g，有长的临床前期和短的临床期（数月至 10^+月）。

综上所述，肺癌由单一细胞发展到直径 1cm 大小时，虽然通常可能被 X 线片诊断为早期肺癌，实际上肿瘤已经历了它自然生长的 3/4 时间，举个例子，一个球型阴影如直径增加 1 倍，实为增加 8 倍。一般多数肿癌发生后约 10 年才能被发现，但由于类型不同，倍增速度不一，其后果则不一。如两者均为 40 岁发病，一个倍增 1 次为 30 天，1 个为 100 天。前者 3 年后即 43 岁时能发现肺内肿块阴影，而后者则需 10 年即 50 岁可发现肿块阴影（表 2－5）。

表2－5　　　　　　　　　　　　　　肺癌的倍增时间与细胞类型

细胞型	倍增一次时间范围	平均时间
鳞癌	7～381 天	100 天
腺癌	17～590 天	183 天
未分化大细胞癌	48～112 天	92 天
燕麦细胞癌	17～71 天	30 天

【实验室检查和辅助检查】

（一）细胞学

包括痰、胸水和支气管肺泡灌洗液（BALF）的细胞学检查。

1.痰脱落细胞学检查：简便易行，可初步鉴别细胞学类型。要求反复送新鲜标本3～4次以上，非小细胞癌的阳性率较小细胞癌的阳性率高，可达70％～80％。中央型肺癌阳性率高于周围型，下叶高于上叶。

2.胸液细胞学检查：对明确诊断癌性胸膜炎有一定帮助。肺癌的癌性胸腔积液多见于腺癌，阳性检出率为70％。但胸液中腺癌细胞和间皮细胞易于混淆，必须详细观察，多次检查才能做出结论。

3.支气管肺泡灌洗液（BALF）细胞学检查：是近年开展起来的检查方法，对诊断原发性或继发性肺癌均有较好帮助，尤其是对纤维支气管镜（纤支镜）检查不能窥见的肿瘤，包括周围型肺癌、肺泡癌、肺转移癌。阳性率为60％～80％。

（二）影像学

1.胸部X线检查：最常用的胸部X线检查也是发现肺癌的首选方法，可发现肿块或可疑肿块，初步明确肿块的性质和部位。X线体层摄片有助于明确肿块的形态，支气管通畅、变形等情况。高电压摄片容易了解肺不张和胸腔积液中的肿块。

2.电子计算机体层扫描（CT）：现在已作为肺癌术前估计肿瘤胸内侵犯程度和范围的常规方法。其优点在于能发现普通X线不易发现的病灶如肺尖，心后区、脊椎旁沟、奇静脉食管窝内、后肋膈角与膈重叠部；显示病变累及的范围，肺门和纵隔淋巴结有无肿大，有助于判断肺癌能否切除。

3.磁共振（MRI）检查：在对肺癌的诊断上，MRI与CT的价值基本相同，主要特点是可区分血管或实质性病变。因此，只适用于以下情况：①临床上确诊为肺癌，需进一步了解肿瘤与心脏大血管、支气管及胸壁的关系，评估手术可否切除者；②疑为肺癌而胸片、CT均为阴性者。

（三）纤维支气管镜（简称纤支镜）检查

纤支镜检查是目前诊断肺癌的有效手段。通过纤支镜可观察肿瘤的部位和范围，获取组织和细胞供病理诊断；还可了解声带活动、气管有无受压、隆突是否增宽而推测手术切除的可能性，对手术方式的选择也有十分重要的参考价值。对位于近端气道内的肿瘤经纤支镜钳夹活检和刷检阳性率为90％～93％。对位于远端气道内而不能直接窥视的病变，可在X线监视下活检或支气管冲洗或灌洗脱落细胞学检查，对直径小于2cm的肿瘤组织学阳性诊断为25％，对于较大肿瘤阳性率为65％。也可采用经纤支镜针刺吸引。

（四）活组织检查

对外周病灶可在X线、CT或B超引导下经胸壁穿刺活检，成功率达90％；对疑有淋巴结转移者可行淋巴结活检；疑癌肿累及胸膜时可做胸膜活检；经多种检查仍不能确诊又高度怀疑肺癌者可开胸探查，但必须根据患者年龄、肺功能、手术并发症等仔细权衡利弊后决定。

（五）基因诊断

近几年发展起来的基因诊断方法具有标本量少、敏感性高、特异性强之特点。P_{53}抑瘤基因与 ras 瘤基因是肺癌中特别受到重视的基因。有资料表明，P_{53}基因突变发生率肺鳞癌为 55%、腺癌 58%、大细胞癌 50%、小细胞癌高达 73%；K-ras 基因突变主要发生于肺腺癌为 30%～60%。

（六）其他检查

如癌胚抗原、磷酸已糖异构酶及谷胱甘肽 S-转移酶对肺癌的诊断缺乏特异性，只能作为观察病情变化的参考指标。血清及 BALF 中神经元特异性烯醇化酶测定可作为肺癌标物用于临床。

【诊断】

肺癌的诊断目前仍着重于早期诊断。一般通过病史询问、体格检查和有关的辅助检查，进行综合判断，有 80%～90% 的患者可以确诊。

1. 早期诊断的线索：肺癌的早期诊断包括患者和医务人员两方面的重要因素。普及肺癌防治知识使患者发现任何可疑的症状能及时就诊；而医务人员对肺癌的早期征象更有高度警惕，可避免漏诊，误诊。对高危人群尤其是 40 岁以上，长期重度吸烟（吸烟指数＞400/年支）者，若出现以下情况应作为可疑肺癌对象进行检查。①无明显诱因的刺激性咳嗽持续 2～3 周，治疗无效，或原有慢性呼吸道疾病，咳嗽性质改变者；②持续或反复短期内痰中带血无其他原因解释者；③反复发作的同一部位的肺炎，特别是段性肺炎；④原因不明的四肢关节疼痛及杵状指（趾）；⑤X 线片上局限性肺气肿或段、叶性肺不张、孤立性圆形病灶和单侧肺门增大；⑥原有肺结核，病灶已稳定，近期形态或性质发生改变者；⑦无中毒症状的胸腔积液，尤其血性液量进行性增加者。

2. 组织类型诊断：肺癌的治疗方案及预后与其组织学类型密切相关，因此，在诊断肺癌的同时应尽可能明确其组织学类型，以便制定合理的治疗方案及判断预后。

3. 临床分期诊断：目前我国多采用的是 TNM 分期法（表 2-6、2-7）。

表2-6 肺癌TNM分期标准

隐性肺癌	$T_X N_0 M_0$
0 期	Tis 原位癌
Ⅰ 期	$T_1 N_0 M_0$ $T_2 N_0 M_0$
Ⅱ 期	$T_1 N M_0$ $T_2 N_0 M_0$
Ⅲa 期	$T_3 N_0 M_0$ $T_3 N_1 M_0$ $T_{1\sim3} N_2 M_0$
Ⅲb 期	任何 $T N_3$ $M_0 T_4$ 任何 $N M_0$
Ⅳ 期	任何 T 任何 $N M_1$

表2-7　　　　　　　　　　　肺癌各期病变部位

局部＝TNM 分期的Ⅰ、Ⅱ、Ⅲa 期	广泛期＝TNM 分期的Ⅲb 期和Ⅳ期
原发肿瘤局限于一侧胸腔	双侧肺门淋巴结和或纵隔淋巴转移
同侧肺门淋巴结和或纵隔淋巴结转移	双侧锁骨上淋巴结转移
同侧锁骨上淋巴绳索转移	胸壁浸润
同侧的喉返神经或膈神经麻痹	胸腔积液（恶性）
无较大阻塞	恶性淋巴管征
	上腔静脉综合征
	双侧肺转移或其他远处转移

说明：T 示原发肿瘤；T_0 无原发肿瘤。

T_is 示原位癌。

T_x 由支气管肺的分泌物中找到行诊断意义的肿瘤细胞，但 X 线纤支镜检查未证实有肿瘤病灶，称隐性肺癌。

T_1 肿瘤最大直径＜3cm，被肺组织脏层胸膜包裹，支气管镜检查无叶支气管近端受侵犯的表现。

T_2 肿瘤最大直径＞3cm，或肿瘤侵犯脏层胸膜。或伴行阻塞性肺炎或肺不张；肿癌可侵犯肺门，似不超过气管隆凸下 2cm，但累及一侧全肺叶，且无胸腔积液。

T_3 任何大小的肿瘤直接侵犯胸壁、膈、纵隔胸膜或心包，但未累及心脏、大血管、气管、食管或椎体，也包括上沟肿瘤以及主支气管肿瘤距离隆凸 2cm 之内，但未累及隆凸的肿瘤。

T_4 任何大小的肿瘤侵犯纵隔及心脏、大血管、气管、食管、椎体或隆凸或有恶性胸膜腔积液。

N 示局部区域性淋巴结的侵犯。

N_0 未发现局部淋巴结侵犯。

N_1 支气管周围或同侧肺门淋巴结转移，或两者均有。

N_2 肿癌转移至同侧纵隔淋巴结和隆凸下淋巴结。

N_3 肿瘤转移到对侧纵隔淋巴结，对侧肺门淋巴结，同侧或对侧斜角肌淋巴结或锁骨上淋巴结。

M 示远处转移。

M_0 未发现远处转移。

M_1 已有远处转移。

【鉴别诊断】

肺癌空洞与肺结核空洞、肺脓肿、支气管囊肿的鉴别见表2-8。

（一）肺结核

1.结核球和结核空洞：年轻患者多见，好发于叶后段和下叶背段。病灶边界清楚其内常有钙化或伴卫星病灶，长期观察多无明显变化。空洞多为中心性、洞壁薄而规则、直径很少超过 3cm，常需与周围型肺癌鉴别。

2.肺门淋巴结结核：儿童或老年人多见，多有结核中毒症状，结核菌素试验多呈强阳性，抗结核药物治疗有效，可与中央型肺癌鉴别。

3.粟粒性肺结核：其应与弥漫型肺泡癌鉴别。粟粒性肺结核全身中毒症状显著；X 线上病灶大小一致、分布均匀以两上肺密集；抗结核治疗有效。

表2-8　　　　　　　　　　肺癌空洞与肺结核空洞、肺脓肿、支气管囊肿的鉴别

项目	肺癌空洞	结核空洞	肺脓肿	支气管囊肿
发病年龄	>40岁	青壮年	不定	少年、青壮年
发病情况	进展央	较缓慢	有急性期	慢性
好发部位	不定	上叶后段，下叶背段	上叶后段，下叶背段	肺下叶
主要症状	刺激性呛咳，痰中持续性带血	低热、消瘦、乏力、盗汗、干咳等	高热、伴有大量脓臭痰	无
空洞特点	偏心空洞，常无液平，洞壁不规则，内壁凸凹不平，外周伴有毛刺征	薄壁空洞多见，无液平，空洞呈圆形及不规则形，内壁光滑	为厚壁空洞，内有液平呈圆或椭圆形，内壁光滑，外壁模糊	空洞壁菲薄，呈圆形，有时有液平，内外壁光滑整齐
卫星病灶	无	有	无	无
痰液检查	癌细胞（＋）	结核杆菌（＋）	致病菌（＋）	（－）
治疗	疗效差	抗结核治疗有效	抗菌治疗有效	无变化

（二）肺炎

应与癌性阻塞性肺炎鉴别。肺炎多起病急骤，先有寒战、高热等中毒症状，后出现呼吸道症状，抗生素治疗病灶吸收迅速完全。而癌性阻塞性肺炎病灶吸收缓慢或吸收后出现块状阴影。

（三）肺脓肿

应与癌性空洞继发感染鉴别。原发性肺脓肿起病急、中毒症状明显，咳大量脓臭痰，白细胞总数和中性粒细胞分类计数增高，X线上呈薄壁空洞，周围有炎症改变。

（四）结核性渗出性胸膜炎

应与癌性胸水鉴别。

（五）肺内良性肿块

主要是错构瘤、炎性假瘤。一般呈孤立性边缘光滑清晰的肿块，长期观察变化不大。少数鉴别困难者需经活检或剖胸探查。

【治疗】

肺癌的治疗方法主要分为手术切除、放射治疗、化学药物治疗、生物治疗、中医中药治疗等。治疗方法的选用要根据肿瘤的类型、侵犯的范围、发展趋向、病期、肿瘤的生物学特性及患者全身情况考虑。一般的联合方式是：小细胞肺癌多选用化疗加放疗加手术；非小细胞肺癌首选手术，然后放疗和化疗。

（一）手术治疗

除Ⅲb及Ⅳ期外，对于无手术禁忌证者均应以手术治疗或争取手术治疗为主导，术后酌加放射治疗、化学治疗、免疫治疗等综合治疗。一般鳞癌切除率最高，腺癌次之，小细胞癌最低。手术切除的原则是彻底切除原发灶和胸腔内有可能转移的淋巴结，且尽可能保留正常的肺组织。局限性肿瘤切除术可取得相当广泛切除者的疗效。一般推荐肺叶切除术。肺段切

除术和楔形切除等范围更小的手术，一般仅用于外周性病变患者或肺功能不良者。因此，扩大手术适应证，缩小手术切除范围以及气管隆凸成形术视为当今手术治疗的新进展。

Ⅰ期肺癌术后平均 5 年生存率 33.7%～53.7%，原位癌术后 5 年生存率可达 70%～80%，肿瘤直径小于 3.5cm 者，术后 5 年生存率为 50% 左右。鳞癌比腺癌和大细胞癌术后效果好，淋巴结包膜完整的比穿破者效果好。小细胞肺癌 90% 以上就诊时已有胸内或远处转移，国内主张先化疗、后手术，术后继续辅助治疗已取得较为满意的结果，5 年生存率 28.9%～51%，单一手术的 5 年生存率仅 8%～12%。

（二）化学药物治疗（简称化疗）

近 20 多年来，肿瘤化疗发展迅速，应用广泛。目前国内外资料显示，对小细胞肺癌疗效无论早期或晚期有效率虽然已明显提高，但远期效果还不理想。对非小细胞肺癌（鳞癌、腺癌、大细胞癌）也有一定疗效，但仅为姑息作用有待进一步提高。近年来化疗在肺癌中的作用已不再限于不能手术的晚期肺癌，而常作为全身治疗的综合治疗之一。

1．化疗药物：化疗药物种类很多，一般应采用联合、足量、间歇、短程、交替的方案，可提高疗效减少副作用。各种常用化疗药物对各类肺癌的疗效见表 2－9。化疗药物均有一定副作用，如食欲不振、恶心呕吐等消化道反应，白细胞减少等骨髓抑制作用，应酌情处理。

2．小细胞肺癌：对小细胞肺癌有效的药物较多。目前常用的联合方案是由 3 或 4 种药组成，作为初治方案的组成日趋增多，比较有效的方案有：

表2－9　　　　　　　　　　单药对不同病理类型肺癌的有效率（%）

药物	缩写	小细胞癌	鳞癌	腺癌	大细胞癌
环磷酰胺	CTX	38	20	20	23
异环磷酰胺	IFO	63	27	23	36
环己亚硝脲	CCNU	15	30	20	17
嘧啶亚硝脲	ACNU	38	16	17	—
长春新碱	VCR	42	10	20	0
长春花碱酰胺	VDS	24	13	29	20
鬼臼乙叉甙	VP_{16}	40	25	12	0
盐酸阿霉素	ADM	30	20	15	25
表阿霉素	EPI	57	7	7	— —
氨甲喋呤	MTX	30	25	30	12
丙卡巴肼	PCB	63	27	23	36
顺铂	DDP	17	19	19	19
卡铂	CBP	44	21	21	—

（1）EP 方案：VP－16 100mg/（m²·d）静脉滴注第 1～第 3 天；DDP100mg/（m².d）静脉滴注第 1～3 天。每三周为 1 周期。

（2）CAV 方案：CTX1000mg/m² 第 1 天静脉注射；ADM40～50mg/m² 第 1 天静脉注

射；VCR 1mg/m² 第 1 天静脉注射，每三周为 1 周期。

（3）VP - CP 方案：VP - 16 120mg/（m²·d）静脉注射，第 1～第 3 天；CBP100 mg/（m²·d）静脉注射，第 1～3 天。每四周为 1 周期。

（4）CAVP - 16 方案：CTX1000mg/m² 第 1 天静脉注射；ADM45mg/m² 第 1 天静脉注射；VP - 16 50mg/（m²·d）静脉注射，第 1～第 5 天。每三周为 1 周期。

（5）非小细胞肺癌：非小细胞肺癌对化疗不敏感，缓解率远不如小细胞肺癌。其主要原因为存在耐药性，包括多药耐药。临床上迄今未能找出化疗方案设计的可靠依据。因此，化疗主要用于失去手术及放射治疗的缓解化疗；或术后的辅助化疗或播散性非小细胞肺癌的联合化疗。联合化疗对非小细胞肺癌的疗效受到重视，对于传统常用的 CAP 方案，目前已有不少人认为不宜再作为首选方案。对非小细胞癌比较好的药物是 IFO、DDP、VDS、VP16、CBP。对于近年来出现的新药，临床效果较好的有喜树碱 - 11（CPT11）、去甲长春花碱（NVB）、紫杉醇等。

术前化疗一般以 2～3 个疗程为宜，以防止病变治疗不足和因疗程过长引起过变纤维化造成手术困难。术后化疗对术后长期生存率影响较大，必须强调应用，一般赞成化疗 4～6 个以上周期。

（三）放射治疗（简称放疗）

放射线对癌细胞有很强杀伤作用。癌细胞受照射后，射线可直接作用于 DNA 分子引起断裂；射线引起的电离物质又可使癌细胞发生变性，被吞噬细胞吞噬，最后形成纤维化。但放疗的生物效应受细胞群的增殖动力学的影响。

放疗分为根治性和姑息性两种。根治性放疗适用于因解剖原因不便于手术或有手术禁忌或拒绝手术的早期病例或病灶局限者，有报道少部分患者 5 年无肿瘤复发。若辅以化疗则可提高疗效。姑息性放疗的目的在于抑制肿瘤的发展，延迟肿瘤扩散，缓解症状以减轻患者痛苦。对控制骨转移性疼痛，骨髓压迫，上腔静脉综合证和支气管阻塞及脑转移引起的症状有肯定疗效，可使 60%～80%咯血症状和 90%脑转移症状获得缓解。

放疗对小细胞癌效果最佳，鳞癌次之，腺癌最差。其放射剂量以腺癌最大，小细胞癌最小。一般 40.0～70.0Gy（4000～7000rad）为宜，肺鳞癌 50.0～65Gy（5000～6500rad）为宜，肺腺癌 60.0～70.0Gy（6000～7000rad）为宜，小细胞未分化癌 50.0～60.0Gy（5000～6000rad）为宜，分 5～7 周照射。小细胞癌容易发生转移，多采用大面积不规则照射；鳞癌病变以局部侵犯为主，多用根治放疗；腺癌易血行转移，较少采用单纯放疗。常用的放射线有⁶⁰Coγ 射线、电子束 β 射线和中子加速器。

放疗常见的并发症主要为放射性肺炎、放射性肺纤维化、白细胞减少和放射性食管炎。放射性肺炎可用糖皮质激素治疗。对全身状况差，有严重心、肺、肝、肾功能不全者应列为放疗禁忌。重症阻塞性肺气肿患者，易并发放射性肺炎，使肺功能受损宜慎用放疗。

（四）生物治疗

即采用以生物反应调节剂（BRM）进行肿瘤治疗的第四模式——生物治疗模式。BRM的理论基础是肿瘤发生发展过程中，机体的防御系统和肿瘤之间的平衡被打破，肿瘤得以不断生长，通过调整机体对肿瘤的生物反应，重新建立防御平衡以抑制肿瘤生长，并最终消灭肿瘤。

BRM 的种类很多，主要有：①非特异性 BRM 如卡介苗（BCG）、OK₄₃₂、云芝多糖 K

（PS-K）；②抗癌细胞因子如白细胞介素（ILs）、干扰素（IFN）、集落刺激因子（CSF）和肿瘤坏死因子（TNF）；③抗癌效应细胞如淋巴因子激活的杀伤细胞（LAK），肿瘤浸润淋巴细胞（TIL）、细胞毒性 T 淋巴细胞（CTL）；④单克隆抗体；⑤肿瘤疫苗。BRM 为小细胞肺癌提供了一种新的治疗手段，如小剂量 IFN（2×10^6U）每周 3 次间歇疗法。LAK、TNF、CSF 在肺癌的治疗中都起到一定增效作用。正在研究中的单克隆抗肺癌抗体被认为是一个有希望的肺癌治疗方法，它可结合其他细胞毒素，以载体导向作用来达到对靶细胞的杀伤，无害于正常细胞。

（五）其他局部治疗方法

近几年来采用许多局部治疗方法来缓解患者的症状和控制肿瘤的发展取得成效。如经支气管动脉和（或）肋间动脉灌注化疗药物加栓塞治疗；经纤支镜用电刀切割瘤体治疗；经纤支镜激光烧灼（Nd：YAG）和光动力学治疗；经纤支镜引导腔内置入放疗做近距离照射均取得较好效果。

（六）中医中药治疗

中医学有许多单方、验方在肺癌治疗中可与西药治疗协同作用，减少患者对放疗、化疗的反应，提高机体抗病能力，在巩固疗效、促进恢复机体功能中起到辅助作用。

【预防】

鉴于肺癌的确切病因和发病机制仍不明确，本病的一级预防缺乏有效的方法，对已了解的有关发病因素如吸烟、致癌因子接触应尽可能避免。重视天然胡萝卜素、其他维生素和某些微量元素和有机硒、锌、钼等的摄入。同时对高发患者群应进行重点普查，早期发现，及时治疗。

自学指导

【重点难点】

肺癌又称原发性支气管肺癌，这是因为肺癌多起源于支气管上皮细胞的缘故。随着工业的发展，大气污染加重，国内外肺癌的发病率均明显上升。肺癌愈后极差。虽经各种综合治疗，目前 5 年生存率仍很低。故肺癌的早期诊断是重点。及时手术根治是提高肺癌治愈的关键。对一些有肿瘤家族史及致癌职业接触史者，应定期进行体格检查。对 40 岁以上有长期吸烟史者，应特别警惕一些肺癌的早期表现，如阵发性刺激性呛咳；持续痰中带血，经治不愈；局部哮鸣音及同一部位反复发作性肺炎；不明原因的杵状指（趾）及关节肥大肿痛；单侧肺门影增大；边缘孤立性块影或局限性肺不张等。一旦出现上述表现，则应及时做痰脱落细胞检查，纤维支气管镜、CT 等检查。早期检查中合理选择肿瘤特异性标志物可提高诊断率，如检测鳞癌的最佳肿瘤指标是 cyfra$_{21-1}$，其他如肿瘤相关糖链抗原如 CA$_{242}$、CA$_{125}$ 等及鳞癌抗原（SCCAg）均无早期诊断价值。尽快确立诊断或继续严密观察随访。对一些仅痰脱落细胞检查阳性而 X 线检查阴性，无临床症状的隐性肺癌患者，应首先在排除鼻咽及食道恶性肿瘤的基础上，进一步做纤支镜检查，及早做出定位诊断，争取早期手术。肺癌的鉴别诊断是难点，应注意与肺门淋巴结核、纵隔肿瘤、粟粒性肺结核（血行播散性肺结核），肺癌空洞应与肺结核空洞、肺脓肿、支气管囊肿等鉴别诊断。肺癌的治疗应以手术根治为主，有手术适应者应尽量争取手术治疗。术前、术后亦可极配合放疗或化疗以加强疗效。对恶性程度极高的未分化小细胞癌，因其对化疗放疗均敏感，故目前主张先进行化疗，待癌细胞处在抑制期后，再争取给予手术切除。这将会大大提高肺癌的 5 年生存率。对于晚期肺癌患者，常采用姑息疗法（放疗等）。化疗副作用较大，目前多主张采用间歇、短程联合用药的原则，以提高疗效。

肺癌和其他恶性肿瘤一样，是一个基因病，是原癌基因激活及抑癌基因缺失，多基因多步骤所致细胞增殖或凋亡减少而形成的，因此基因治疗的研究也成为热点。目前实验性肿瘤基因治疗如添加抑癌基因、反义基因、细胞因子基因学均有一定疗效。

【学习思考题】

1．如何根据肺癌的早期临床表现筛选阳性征候而实现早期诊断？
2．肺癌的发病与哪些因素有关？

（杨继兵　刘隆棣）

第三章　循环系统疾病

循环系统疾病指心脏和血管的各种疾患，病情多较严重。本章主要讨论慢性心力衰竭、常见心律失常、心脏骤停与心脏性猝死、风湿性心瓣膜病、原发性高血压、缺血性心脏病以及病毒性心肌炎等疾病。

第一节　慢性心力衰竭

【目的要求】

1. 了解本病的病因和发病机制。
2. 掌握左心衰竭和右心衰竭的诊断；熟悉本病的鉴别诊断。
3. 掌握本病的治疗原则以及急性肺水肿的抢救。

【自学时数】

3 学时。

慢性心力衰竭（慢性心衰）是各种心脏疾病引起以循环障碍为主的综合征。多数是因心脏收缩功能障碍，致收缩期排空能力减弱，排出的血量不能满足机体代谢需要，表现在动脉系统和组织血流灌注不足，及肺循环和（或）体循环静脉淤血，称为收缩性心力衰竭。少数情况下心室收缩功能尚在正常水平，但左心室舒张期主动松弛能力受损和心肌僵硬度增加，致左心室在舒张期的充盈受限而使心搏量减少，左室舒张末期压增高，而导致肺循环淤血，称之为舒张性心力衰竭。由于慢性心衰多有显著的静脉被动性充血，故亦称充血性心力衰竭。所谓心功能不全一词，比心力衰竭含义更广泛。心力衰竭是指有临床症状的心功能不全，而心功能不全不一定均有心力衰竭的临床症状，仅用特殊检查如超声心动图、放射性核素等检查提示心脏收缩或舒功能已不正常。

【病因】

（一）基本病因

1. 原发性心肌收缩力减弱，如冠心病、心肌炎和扩张型心肌病等。
2. 心脏负荷过重：①压力负荷（后负荷）过重，见于高血压、主动脉瓣狭窄、肺动脉高压、肺动脉瓣狭窄等左心室或右心室收缩期射血阻力增加。②容量负荷（前负荷）过重，见于瓣膜反流性病变（如二尖瓣、主动脉瓣关闭不全或三尖瓣、肺动脉瓣关闭不全使左心室或右心室舒张期灌流增加）、心内外分流性病变（如动脉导管未闭可导致左心衰，房间隔缺损可导致右心衰）和全身性血容量增多的疾病（如严重贫血、甲状腺功能亢进等）。长期负荷过重可引起继发性心肌收缩力减弱。

3．心室舒张期充盈受限：包括心室舒张期顺应性减低（如高血压心室肥厚、冠心病、心肌缺血、肥厚型心肌病）、心包疾病（心包积液或缩窄性心包炎）、限制型心肌病及二尖瓣狭窄等均因心室舒张期主动松弛能力受损和心肌僵硬度增加，致左心室在舒张期的充盈受限而使心搏量减少。

前两者主要为收缩功能异常，后者则为舒张功能异常。两类功能异常可同时存在，亦可单独出现。最终必然引起心肌结构、功能和表型的变化而导致心力衰竭，包括收缩性或舒张性心力衰竭。

（二）诱发因素

根据国内临床资料分析，39.8%患者的心衰可由各种诱发因素引起，常见的诱因有：

1．感染：呼吸道感染为最多，可因发热、心率增快、使心脏负担加重、心肌耗氧量增加及感染时产生的毒素抑制心脏收缩力而诱发心衰；感染性心内膜炎也常因损害心瓣膜和心肌而诱发或使心衰加重。

2．心律失常：显著快速的心律失常如阵发性心动过速、心房颤动等因舒张期过短，心室充盈不足，使心排血量及血压降低，而静脉淤血加重；同时舒张期缩短，冠状动脉灌流量减少，从而加重心肌缺血，导致心功能的进一步减退。显著缓慢的心律失常如高度房室传导阻滞、重度窦性心动过缓等，虽然心搏量并不减少，但每分钟心排血量却明显减低，亦可诱发心衰。

3．贫血：不仅使血循环量增加，加重心脏负荷，而且血液带氧能力降低，使心肌缺氧，可引起心肌变性，功能减退。对于贫血性心脏病发生的心衰，贫血就不是诱因而是基本病因。

4．妊娠与分娩：心脏病孕产妇患者，在妊娠期（尤其第28～第32周）、分娩期（特别是第二产程）及产后3天内，血流动力学变化急剧及心脏负荷过重，均易诱发心衰。

5．体力活动和情绪激动可致心率加快、心肌耗氧量增加，加重了心脏负担从而诱发心衰。

6．输血输液（特别是含钠盐的液体）过多和（或）过快及钠盐摄入多，可造成血容量急剧增加，使心脏前负荷过度。

7．药物作用：如使洋地黄过量或不恰当停用及应用有抑制心肌收缩力的药物（如普鲁卡因胺、维拉帕米等）。

8．酸中毒和电解质紊乱等均可诱发或加重心衰。

【发病机制】

心力衰竭的发病机制非常复杂。20世纪50～80年代，由于心导管等的应用，血流动力学异常一直被认为是心衰发生发展的机制。亦就是说，在初始的心肌损伤以后所引起的血流动力学应力促发了对循环的不良作用。因而，研究多集中于循环病理生理，包括前负荷、后负荷、心肌收缩力等如何影响心肌做功。而治疗则针对心输出量、左室射血分数、肺毛细血管楔嵌压和外周血管阻力等血流动力学参数。然而，血流动力学参数仅与症状有关，与心衰进展和长期预后、死亡率无关。20世纪80年代后期，认识到慢性心衰时，神经激素的激活不仅对血流动力学有恶化作用，而且有独立于血流动力学的、对心肌的直接毒性作用，从而促进心衰的恶化与发展。20世纪90年代中期以后，已认识到导致心衰发生、发展的基本机制是心肌重塑或重构（remodeling），主要是心室结构的变化，包括：心肌细胞丧失（坏死与凋亡同时存在）、心肌细胞适应不良性肥大和间质纤维化。许多内分泌、旁分泌和自分泌调节参与作用（图3-1）。

起初因心肌损伤（血流动力学负荷过重、心肌梗死及炎症），以后由于各种不同的继发性介导因素直接或间接作用于心肌而促进心肌重塑。这些因素包括：

1. 肾素-血管紧张素系统（RAS）：由于心功能低下，心排血量降低肾血流量随之减少，RAS被激活，其有利的一面是心肌收缩力增强，周围血管收缩维持血压，调节血液的再分配，保证心、脑等重要脏器的血液供应。但实验研究表明RAS被激活后，心肌组织血管紧张素Ⅱ（AngⅡ）含量及血管紧张素转换酶（ACE）活性显著升高、心脏重量指数增高、心肌细胞肥大、间质增生、胶原蛋白沉积，提示心脏局部RAS参与了心肌重塑过程。

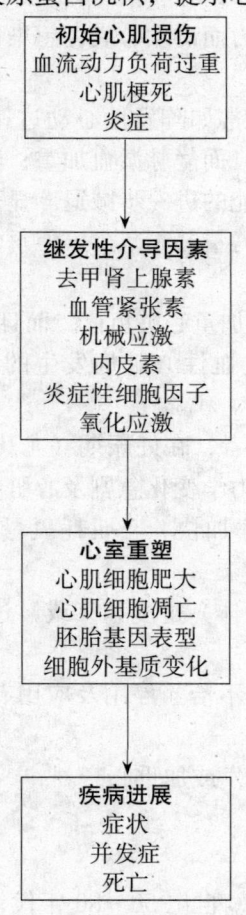

图3-1 心肌重塑的机制示意图

2. β肾上腺素能系统：心功能下降时，交感神经兴奋性增强，血中去甲肾上腺素（NE）

水平升高，初期可增强心肌收缩力并提高心率，以提高心排血量。但其后可使心肌细胞肥大、凋亡、大量纤维化。

3．内皮素（ET）：现已证明，ET受体存在于心肌细胞、成纤维细胞和内皮细胞。内皮素亦能以自分泌和旁分泌的形式介导心肌重塑。内支素可引起心肌细胞肥大、胚胎基因再表达。

4．醛固酮（ALD）：RAS激活后能促进醛固酮大量分泌，使水、钠潴留，增加总体液量及心脏前负荷，对心功能不全起到代偿作用。现已证实人体心肌有ALD受体。ALD或与AngⅡ相加对心脏结构和功能有不良作用，除引起低钾、低镁导致心肌电不稳定和心肌细胞死亡外，ALD可致自主神经功能失调，交感神经激活而副交感活性降低，引起全身血管收缩；抑制压力反射的敏感性；特别是在心肌细胞外基质重塑中起重要作用，而促进心衰的发展。

5．炎症性细胞因子：心衰患者循环血中肿瘤坏死因子－α（TNF-α）和白介素－6水平增加。在心肌细胞和成纤维细胞均有炎症性细胞因子的受体，可直接起反应。正常心肌并无诱生型一氧化氮合成酶（iNOS）表达，但可由炎症纽胞因子诱导心肌新合成iNOS，以致心肌内产生高浓度的一氧化氮，促进心肌细胞凋亡。TNF-α还可刺激氧自由基的产生。

6．氧化应激：心衰患者氧化应激增加的机制：①反应性活性氧类产生增加，如心肌细胞牵拉、炎症性细胞因子的作用、儿茶酚胺自身氧化、反复发作的心肌缺血和再灌注等。②抗氧化系统的缺陷，如实验研究表明，培养心肌细胞暴露于氧自由基时可引起心肌细胞凋亡、生长和蛋白质合成增加、胚胎基因再表达、刺激成纤维细胞增生，因而氧化应激在心肌重塑中起重要作用。

综上所述，心室重塑导致心力衰竭发生、发展是由于继发性介导因素引起心肌结构、功能和表型的变化，这些变化包括：心肌细胞肥大、凋亡、胚胎基因和蛋白质的再表达以及心肌细胞外基质的变化主要是胶原沉积和纤维化。间质纤维化不伴心肌细胞坏死时称反应性纤维化；心肌细胞坏死而由纤维组织取代时称修补性纤维化。心肌间质纤维化的后果：①心肌舒张期僵硬度增加，促发舒张性心衰；②心肌电传导的各向导性增加，使冲动传寻不均一，不连续，诱发心律失常和猝死。

心肌重塑的临床表现为：心肌质量、心室容量的增加和心室形状的改变（横径增加呈球状）。左室射血分数是左室重塑的临床指标。一旦心腔扩大后，左室射血分数是预测心衰预后的独立危险因子，与心衰的死亡率成反比。

心肌重塑是一种不断进展的过程，即使在心衰的稳定阶段亦是如此，而且不一定需要再有心肌的损害，因而实际上是一种自身不断发展的过程。据国外研究报道，随访轻、中度心衰病人，虽用血管紧张素转奂酶抑制剂等有效药物，只能延缓病程而不能根治。4年内死亡者达40％。

【临床表现】

（一）左心衰竭

由于左心收缩力减退，心脏不能完全排出肺循环回流到左心室的血液，以致肺淤血及重要脏器供血不足而引起。

1. 症状：

（1）呼吸困难：是左心衰早期最重要和最常见的症状。正常人吸气时肺部扩张，肺泡充气使肺泡壁张力增高，可反射性地吸气终止而转为呼气；呼气时肺缩小，肺泡壁张力降低解除了对呼吸中枢的抑制，再反射性地引起吸气。此即牵张反射。正常人呼吸不感困难，是因为肺的顺应性（指肺的弹性、扩张性，即对单位压力变化所引起的容量变化）正常。左心衰时，由于肺淤血、肺水肿使肺组织顺应性降低且变得僵硬，在吸气与呼气时，肺泡的扩张与回缩程度均低于正常，因而发生机械性阻碍，肺泡内张力增高，刺激肺泡内牵张感受器，通过牵张反射，兴奋呼吸中枢，使呼吸变得浅而快，临床表现即为呼吸困难；同时由于肺淤血使肺泡壁的通透性降低，影响了气体交换，为防止血氧浓度降低和二氧化碳浓度升高，通过迷走神经反射而使呼吸加速等原因亦与呼吸困难有关。在不同情况下肺淤血的程度有所不同，所以呼吸困难的表现有以下不同形式。

1）劳力性呼吸困难：是左心衰时最早发生的症状之一。最初仅发生在重体力劳动时，如急速登楼上坡、跑步或快步行走等时出现气急，系体力活动使静脉回流增加，肺淤血加重的结果。随着肺淤血的加重，可逐渐发展到更轻的活动，甚至休息时亦可发生。

2）端坐呼吸：患者平卧时出现呼吸困难，常被迫采取坐位或半坐位以解除或减轻呼吸困难的状态。由于坐位时，部分血液因重力作用转移至腹部和下肢，肺淤血减轻；同时，坐位使横膈下降，胸腔容积增大，肺活量亦可增加。

3）阵发性夜间呼吸困难：又称心源性哮喘，是左心室衰竭早期的典型表现。发作多在夜间熟睡后，常因胸闷、气急而惊醒。轻者坐起后气急逐渐消失，患者又能平卧入睡，次日白天可无异常感觉。严重者可持续发作，并可伴有咳嗽与哮鸣音或咳泡沫样痰，与支气管哮喘相似，故称为心源性哮喘。若病情进一步加重可发展成为急性肺水肿。

阵发性夜间呼吸困难的发作机制，是因为肺部充血突然加重，与下列因素有关：睡眠时平卧位，静脉回流增多，加重了肺部充血；夜间迷走神经紧张度增加，可使冠状动脉收缩，心肌血供减少，影响心肌收缩，肺淤血加重；迷走神经紧张度增加，使支气管平滑肌收缩，肺通气减少，加重心肌缺氧，影响心脏功能，同时血中二氧化碳浓度升高，对呼吸中枢的刺激增强；此外，平卧时膈肌上升，肺活量减少等因素亦有关。

4）急性肺水肿：当严重肺淤血，肺毛细血管压超过渗透压后，血浆渗出到肺间质，随后渗入到肺泡内而引起急性肺水肿，是左心衰竭最严重表现。多发生于平时有劳力性呼吸困难或阵发性夜间呼吸困难的患者，但亦可首次出现于从无严重呼吸困难的患者，发作时病人有严重呼吸困难、被迫端坐呼吸、胸闷、有恐怖感、烦躁不安、发绀、冷汗淋漓、咳嗽、咳出大量白色或粉红色泡沫痰（对诊断有重要意义），重症者可从口鼻内涌出。发作开始时，肺部可无湿啰音或仅有哮鸣音，但很快于两肺底出现湿啰音，且由下而上迅速布满两肺。开始时血压可正常或甚至升高，若不及时抢救，随后血压下降，脉搏细弱，神志模糊，休克或窒息而死亡。

（2）咳嗽、咳痰和咯血：咳嗽是左心衰竭的主要症状之一，有时为心衰发作前的主要表现。咳嗽多在体力劳动或夜间平卧时加重，同时可咳出白色泡沫样痰，有时大咯血（如二尖瓣狭窄等）。此系肺泡和支气管粘膜淤血，使血浆或红细胞渗入肺间质及肺泡内；严重时，可引起肺毛细血管或支气管粘膜下静脉破裂所致。

（3）其他症状：如怠倦、乏力和发绀等，可能为心排血量低下的表现。严重时，由于脑缺血、缺氧可出现嗜睡或烦躁、神志错乱等精神症状（心源性精神病）。

2．体征：除原有心血管疾病的体征外，有左心室增大，可形成相对性二尖瓣关闭不全，产生心尖区收缩期吹风样杂音。心率增快、肺动脉瓣区第二心音亢进，心尖部可闻及舒张期奔马律，患者左侧卧位及深呼吸时更易听到，尚可触到交替脉。舒张期奔马律及交替脉为左心衰的早期表现，其中舒张期奔马律最有诊断价值。两肺底部可闻及湿啰音，是左心衰的重要体征之一。若继发支气管痉挛，可伴有哮鸣音或干啰音。少数可有胸腔积液，以右侧者多见。

（二）右心衰竭

主要为体静脉回流受阻和静脉压升高，引起脏器淤血及缺氧所致。由于右心室排血量减少，肺淤血常有所减轻，故呼吸困难较左心衰时为轻。右心衰多由左心衰引起，单纯右心衰多由急性或慢性肺心病所致。

1．症状：主要因慢性持续淤血引起各脏器功能改变所致，如长期消化道淤血可致食欲缺乏、消化不良、恶心、呕吐和腹泻；肾脏淤血引起尿量减少、夜尿多、蛋白尿和肾功能减退；肝淤血引起上腹饱胀是右心衰一个较早的症状，也可有腹上区剧痛，长期肝淤血可引起黄疸、心源性肝硬化。

2．体征：除原有的心血管疾病体征外，可出现：

（1）心脏增大：由于右心衰常继续发于左心衰，故左右心均可增大。以右心室增大为主者可伴有心前区抬举性冲动、心率增快、胸骨左缘相当于右心室表面处可能听到舒张期奔马律。右心室明显扩大可形成三尖瓣相对关闭不全，于三尖瓣区听到收缩期吹风样杂音，吸气时增强。

（2）颈静脉怒张：即在半卧位或坐位时在锁骨上方见到颈外静脉充盈，或颈外静脉充盈最高点，距离胸骨角水平 10cm 以上，都表示静脉压增高，常在右侧较明显，为右心衰的早期表现。

（3）肝大与压痛、肝颈静脉回流征阳性：这是右心衰的较早期表现，常发生于水肿之前。右心衰导致心源性肝硬化时，肝脏压痛及肝颈静脉回流征反不明显。

（4）下垂性水肿：曾被认为是右心衰的典型体征，但早期右心衰水肿常不明显，多在颈静脉怒张和肝大较明显后才出现。先有皮下组织水分积聚，体重增加，到一定程度后才引起凹陷性水肿。水肿最早出现在身体的下垂部位，起床活动时以脚、踝内侧胫前较明显，仰卧时则表现为骶部水肿。严重者全身水肿，并可出现胸、腹腔积液。胸腔积液以右侧者多见，腹水多发生于晚期病例。

（5）发绀：较左心衰者为显著，其原因除红细胞在肺部氧合不全外，与血流缓慢、血液在组织内淤积、组织自毛细血管血液中吸取较多的氧而使还原血红蛋白增加有关。当超过 5g/100mL 时出现发绀，多为周围性，出现在肢体的下垂部分，及身体的周围部位，如指（趾）端、面颊及耳垂等处，局部温度低，按摩或加温可使发绀消失。全心衰竭患者，发绀呈混合性，即中心性与周围性发绀并存，除上述部位外亦可累及粘膜及躯干的皮肤。

（6）晚期病例可有显著营养不良、消瘦甚至恶病质。

（三）全心衰竭

同时有左心衰、右心衰的表现。但右心衰时，右心室排血量减少，使左心衰所致的肺淤血表现有所减轻或不明显。

【实验室与其他检查】

1．X线检查：对左心衰的诊断有一定的帮助，除原有心脏病所引起的形态改变外，主要是肺淤血表现，可示两侧肺门阴影增大，肺纹理增加或肺野模糊不清；肺间质水肿可引起小叶间膈增宽，在两肺下野侧面可形成水平位的 KerleyB 线；急性肺水肿时，可示双侧肺门附近大小不等云雾状阴影或呈密度不均匀、中央稍浓、边缘模糊不清的大片云雾状阴影。

2．循环时间测验：左心衰时，臂至舌循环时间延长（正常不超过 16 秒）；右心衰时，臂至肺循环时间延长（正常不超过 8 秒）。

3．静脉压测定：右心衰时明显增高（正常不超过 1.37kPa 即 140mmH$_2$O），压迫肝脏后增高更显著。

4．心电图：可有左心室肥厚劳损，右心室增大，V$_1$ 导联 P 波终末负电势（PtfV$_1$）与肺小动脉楔压呈负相关，当肺小动脉楔压超过 1.60kPa（12mmHg），PtfV$_1$ 一般小于 −0.03mm.s（即负值增大）。因此，PtfV$_1$ 值的测量，可以反映左心房的负荷，间接反映左心室前负荷（在无二尖瓣狭窄及肺动脉病变时），在急性心衰的血流动力学监测中，有一定参考价值。

5．超声心动图：

（1）比 X 线更准确地提供各心腔大小变化及心瓣膜结构和功能情况。

（2）估计心脏功能：

1）收缩功能：以收缩末及舒张末的容量差计算射血分数（EF）。EF 是反映左室排血功能较敏感的指标，其改变对估计心功能不全的程度很有价值，超声心动图检查正常值＞50%，其他检查方法正常值略有差别。

左室短轴缩短率和平均周径缩短率，亦可反映左室收缩功能。

2）舒张功能：超声多普勒是临床上最实用的判断舒张功能的方法，心动周期中舒张早期心室充盈度最大值为 E 峰，舒张晚期（心房收缩）心室充盈最大值为 A 峰，E/A 为两者之比值。正常人 E/A 值不应小于 1.2，中青年应更大。舒张功能不全时，E 峰下降，A 峰增高，E/A 比值降低。

6．放射性核素检查：放射性核素心血池显影，除有助于判断心室腔大小外，以收缩末期和舒张末期的心室影像的差别计算 EF（射血分数）值，同时还可通过记录放射活性—时间曲线计算左心室最大充盈速率以反映心脏舒张功能。

7．创伤性血流动力学检查：主要用于严重威胁生命，并对治疗无反应的泵衰竭或需对呼吸困难和低血压休克做鉴别诊断时。临床常用左心室舒张末压或左室充盈压作为前负荷的指标，在无肺血管病变及二尖瓣狭窄疾患时以肺小动脉楔压或肺毛细血管楔嵌压（PCWP）表示之。其方法目前多采用漂浮导管在床边进行，经静脉插管直至肺动脉及肺小动脉嵌顿，测定各部位的压力及血液含氧量，计算心脏指数（CI）及 PCWP，直接反映左心功能。正常时 CI＞2.5L（min·m^2），当 CI 低于 2.2L/（min·m^2）时，即出现低心排血量症状群；PCWP 正常值为 0.8～1.6kpa（6～12mmHg）。PCWP 升高程度与肺淤血呈正相关，当 PCWP＞2.4kpa（18mmHg）时，即出现肺淤血；＞3.3kpa（25mmHg）时，有重度肺淤血；达 4kpa（30mmHg）时，即出现肺水肿，但当 PCWP 位于 2.0～2.4kPa（15～18mmHg）为心衰代偿期，尚无心衰的临床表现，故 PCWP 可对左心功能不全做出早期诊断。若 PCWP

小于 1.33kPa（10mmHg），则示低排血量，有低血容量的因素，可考虑输液扩容。

【诊断】

1. 左心衰的诊断依据为：有原发病的症状、体征、肺循环淤血的表现及相关的辅助检查结果。

2. 右心衰的诊断依据为：有原发病的症状、体征，大多有左心衰的病史，出现体循环淤血的表现及相关的辅助检查结果。

应当指出，对有心功能不全的病人，临床诊断应包括有心脏病的病因诊断（如风湿性心脏病）、解剖诊断（如二尖瓣狭窄）、心律变化的诊断（如心房颤动）及心脏功能状态的诊断。

3. 心脏功能判断：目前通用的是美国纽约心脏病学会（NYHA）1928 年提出的一项分级方案，主要是根据患者自觉的活动能力划分为四级：

Ⅰ级：体力活动不受限制。日常活动不引起乏力、心悸、呼吸困难或心绞痛等症状。

Ⅱ级：体力活动轻度受限。休息时无症状，日常活动即可引起乏力、心悸、呼吸困难或心绞痛。

Ⅲ级：体力活动明显受限。休息时无症状，轻度日常的活动即可引起上述症状。

Ⅳ级：不能从事任何体力活动。休息时亦有症状，体力活动后加重。

美国心脏病协会 1994 年修订标准增加了客观评定的分级标准，根据心电图运动试验、X线和超声心动图等客观检查作出分级，分为 A、B、C、D 四级。A 级：无心血管疾病的客观证据。B 级：轻度心血管疾病的客观证据。C 级：中度心血管疾病的客观证据。D 级：重度心血管疾病的客观证据。

这是两种心功能的分级方案。前一种分级方案的优点是简便易行，因此几十年以来仍为临床医生所采用。但其缺点是仅凭患者的主观陈述，有时症状与客观检查有很大差距，同时患者个体之间的差异也较大。后一种分级方案是在患者的主观陈述的基础上，又增加了客观评定的分级标准，至于在各种不同的检查中轻、中、重的标准如何判定，方案未提出具体的规定，完全由医生作出判断。

4. 收缩性心衰的诊断依据：

（1）隐匿型：根据原发病因，检查证实左室射血分数、左室短轴缩短率和平均周径缩短率均降低而无心衰的临床症状者。或称为无症状性心力衰竭。可历时数月到数年。

（2）显性型：根据原发病因，有肺循环和（或）体循环淤血的临床表现，检查证实有心室腔扩大、心室收缩末容积增大、左室射血分数（LVEF）降低（≤40%）者。

5. 舒张性心衰的诊断依据：根据原发病因，有肺循环淤血症状，检查证实有心肌显著肥厚，左心室内经正常而左房增大，代表收缩功能的左室射血分数正常，左室舒张期充盈减低超声心动图显示：E 峰下降，A 峰增高，E/A 比值降低＜1.2（因非创伤性检查对心室舒张功能不良难以肯定，故确诊困难而易漏诊。我国于 1993 年 10 月于天津，1995 年 5 月于大连曾两度制定和修订舒张性心衰的诊断标准。国外目前仍在探讨中）。发病率因原发病而异，因而报道差别很大（13%～42%），预后优于收缩性心衰患者。

6. 急性肺水肿的诊断依据：有引起急性左心衰的病因，突然出现呼吸困难、咳粉红色泡沫痰、两肺满布湿啰音等表现。当仅有呼吸困难和两肺湿啰音时，能及时作出诊断甚为重要，此时给予治疗可使急性肺水肿较易得到控制。

【鉴别诊断】

1. 左心衰应与伴有气喘、气急、咳嗽或咯血的支气管及肺脏疾患等相鉴别。

(1) 支气管哮喘发作与心源性哮喘之鉴别有时比较困难。但前者常为年轻人，反复发作哮喘的病史较长，心脏检查无明显阳性发现，有肺气肿体征，坐位时不能缓解症状。后者有心血管病因、症状于坐位时能缓解，时有粉红色泡沫样痰，心脏检查有阳性体征发现。

(2) 慢性支气管炎、肺气肿合并感染时，气喘加重，哮鸣音增多，但一般病程较长，气急呈进行性加重，而无夜间阵发性发作的特点，有典型的肺气肿体征，虽可有右室增大，但无左室增大及病理性杂音。

(3) 自发性气胸常突然发生呼吸困难，鉴别的注意点主要是胸部的体征。如患者呼吸运动受限，叩诊呈鼓音，呼吸音与语颤减低或消失，X线检查气胸部分透亮度增加。

(4) 气管或支气管肺癌可引起气管和支气管狭窄，如伴有继发性感染时，可有气急、咳嗽等症状。但癌症患者的病史多较短，哮鸣音多局限于某一部位，无心脏病史及体征。X线可发现肺部癌症征象。

2. 右心衰需与一些有颈静脉怒张、静脉压升高、肝大、水肿、腹水等表现的疾病相鉴别。

(1) 心包积液或缩窄性心包炎有静脉压升高、颈静脉怒张、肝大、水肿和腹水等表现，与右心衰相似。但心脏无杂音，肺无啰音，多无气急，可以平卧，无心脏病史，心脏搏动弱，心音遥远，有奇脉，必要时可辅以心电图、X线及超声心动图检查有助于与右心衰鉴别。

(2) 右心衰引起的水肿尚需与肾脏疾病引起的水肿相鉴别。后者在早期多于晨间起床时发现眼睑或颜面水肿，以后发展至全身性水肿，多有血压高，尿液检查有蛋白、红细胞和管型为主要鉴别依据。

【治疗】

以往的治疗对策，多仅局限于缓解血流动力学异常引起的症状，现已证明，这种缓解症状的短期治疗并不能改善患者的长期预后和降低死亡率。随着心衰发病机制的新认识，目前新的治疗目标，除了治疗基本病因，消除诱发因素外，应是：①纠正血流动力学异常，以缓解症状，提高运动耐量，改善生活质量。②干预心衰时的神经内分泌异常活动，延缓心室重塑，阻止心室扩大的发展。③降低死亡率。

(一) 慢性收缩性心力衰竭的治疗

1. 一般治疗

(1) 休息：是治疗心衰的重要方法，包括减少体力活动和精神负担。减少体力活动能降低身体需要的血流量；增加肾脏的血流量，有利于钠、水的排泄及水肿的消退，使循环血量减少，因而使心脏负荷减轻。

(2) 限制钠盐摄入：心力衰竭发生发展的全过程，始终存在着钠、水潴留现象，钠、水潴留是心衰与肾血流量减少的结果，又是引起内脏淤血与水肿的基本因素。水潴留是继发于钠潴留，除某些极严重的心衰有原发性水潴留外，如体内无钠潴留，就不可能有水潴留，故限制钠盐摄入量是防止水钠潴留的关键。

2.药物治疗

（1）利尿剂：利尿使过多的体液排出，既可减轻周围和内脏水肿，又可减少血容量，减轻心脏前负荷；利尿后排出大量钠离子，使血管壁的顺应性增加，张力降低、心脏后负荷也得以减轻。心脏前、后负荷减轻，使心室壁张力降低，因而耗氧量减少，使心功能改善，心排血量增加，从而起到利尿剂的肾外作用。利尿剂适用于有症状的心衰患者，是治疗心衰必不可少的组成部分。目的是控制心衰患者液体潴留，以保证 ACE-I 及 β 受体阻滞剂的疗效和减少不良反应。一旦水肿消退、体重恒定，即可以最小有效量长期维持。NYHA I 级、无症状心衰患者不必应用，以免血容量降低致心输出量减少而激活神经内分泌。常用的利尿剂如表 3-1。

使用利尿剂时，必须掌握以下原则：

1）间断用药：大多数利尿剂，是通过抑制钠、氯离子的重吸收而发挥其利尿作用的。各种利尿剂必须间断使用，如服药 3～5 天，停药 3～4 天，使机体在利尿后有一电解质恢复平衡的时间，这是提高和维持疗效的合理用药方法。

2）利尿剂的选用：一般噻嗪类为首选，必要时加用保钾利尿剂；呋塞米多应用于急性肺水肿或顽固性心衰。在用药剂量上，宜从小剂量开始。如一般情况首先选氢氯噻嗪，每日 25～50mg，使每日排尿量不超过 1500mL，效果不好时再加量。但当心衰进展恶化时，再大的剂量也无反应，即利尿剂抵抗现象。在用药时间上，在上午或中午应用较好，以免夜间排尿多，影响病人休息。

表3-1 常用利尿利

利尿剂	作用于肾脏部位	每天剂量（mg）	作用持续时间（小时）
排钾类：			
氢氯噻嗪（hydrochlorothiazice）	远曲小管	25～100 口服	12～18
氯噻酮（chlorothalidone）	远曲小管	25～100 口服	24～72
呋塞米（furosemide）	Henle 襻上升肢	20～1000 口服/静脉注射	4～6
布美他尼（bumetanide）	Henle 襻上升肢	0.5～20 口服	4～6
保钾类：			
螺内酯（spironolactone）	集合管醛固酮拮抗剂	25～100 口服	24～96
氨苯喋啶（triamterene）	集合管	100～300 口服	12～15
阿米洛利（amiloride）	集合管	5～10 口服	12～13

3）注意观察：包括观察临床症状、记录液体出入量、每日测体重，进行血、电解质及酸碱平衡测定，测定肾功能，观测心率及血压改变等。大量利尿后要特别注意低钾、低镁和低钠血症。严重低钾血症时需同时补镁才较易纠正。可应用 25% 硫酸镁 10～20mL 溶于 5% 葡萄糖溶液 500～1000mL 中静脉滴注。

4）根据肾功能选择应用：肾功能不全时应选择襻利尿剂，因利尿作用不受体内酸碱平衡变化的影响。禁用保钾利尿剂，因可引起严重的高钾血症。

5）排钾与保钾利尿剂合用：一般可不必补充钾盐。螺内酯是醛固酮受体拮抗剂，有抗心肌重塑作用，因而在心衰治疗中有其特殊地位。常用于严重心衰患者。

6）注意药物的相互作用：如呋塞米可使氨基糖苷类和头孢类抗生素的肾毒性增加。吲哚美辛可对抗呋塞米作用。

7）噻嗪类对脂质代谢、糖代谢均有不良作用，并可引起高尿酸血症，应予注意。

慢性心力衰竭利尿剂的临床应用参照中华心血管病杂志2002年1月发表的慢性收缩性心力衰竭治疗建议（简称建议）中的"心力衰竭时利尿剂的应用要点"。

（2）血管紧张素转换酶抑制剂（ACE-Ⅰ）：ACE-Ⅰ有益于慢性心力衰竭治疗的机制为：①抑制肾素－血管紧张素系统（RAS），不仅抑制循环的RAS，而且抑制组织的RAS，而组织的RAS在心肌重塑中起关键作用。②作用于激肽酶Ⅱ，抑制缓激肽的降解，提高缓激肽的水平，可引起扩血管前列腺素生成增多和抗增生的效果。大规模临床试验表明，ACE-Ⅰ能延缓心室重塑，防止心室扩大的发展，包括无症状心衰患者。这些临床试验奠定了ACE-Ⅰ作为心力衰竭治疗的基石和首选药物的地位。

1）适应证：所有左心室收缩功能不全（LVEF＜40％）包括无症状的左心衰患者均应使用。伴有体液潴留者应与利尿剂合用，因ACE-Ⅰ可抑制利尿剂引起的神经内分泌激活；而利尿剂可加强ACE-Ⅰ缓解心衰症状的作用。

2）禁忌证：参照"建议"中的"ACE抑制剂在心力衰竭的应用要点"。

3）应用方法：ACE-Ⅰ应用的基本原则是从很小剂量起始，逐渐递增，直至达到目标剂量（表3－2）。剂量调整的快慢取决于每个患者的临床状况，如低血压、低钠血症、糖尿病、氮质血症以及服用保钾利尿剂者，递增速度宜慢。ACE-Ⅰ的耐受性约90％。ACE-Ⅰ的临床应用剂量不是根据患者治疗反应而定的，而是应尽量达到规定的目标剂量或最大耐受剂量。因为一些研究表明，大剂量较小剂量对血流动力学、神经内分泌、症状和预后有更大作用。一旦剂量调整到目标剂量或最大耐受剂量，应终生使用。ACE-Ⅰ的疗效通常要1～2个月或更长时间才显示出来，若症状改善不明显，仍应长期维持治疗，以减少死亡或病况恶化的危险性。各种ACE-Ⅰ对心衰患者的症状、临床状况、死亡率或疾病进展均无差别，故各种ACE-Ⅰ均可应用。

表3－2　　　　　　　　　　　常用ACE-Ⅰ抑制剂的参考剂量

药物	起始剂量	目标剂量
卡托普利	6.25mg, 3 次/d	25～50mg, 3 次/d
依那普利	2.5mg, 1 次/d	10mg, 2 次/d
培哚普利	2mg, 1 次/d	4mg, 1 次/d
雷米普利	1.25～2.5mg, 1 次/d	2.5～5mg, 2 次/d
苯那普利	2.5mg, 1 次/d	5～10mg, 2 次/d
福辛普利	10mg, 1 次/d	20～40mg, 1 次/d
西拉普利	0.5mg, 1 次/d	1～2.5mg, 1 次/d
赖诺普利	2.5mg, 1 次/d	5～20mg, 1 次/d

注：参考欧洲心脏病学会心力衰竭指南。

4) 不良反应：ACE-I 有两方面的不良反应：①与血管紧张素Ⅱ（AngⅡ）抑制有关的不良反应包括：低血压、肾功能恶化、钾潴留；②激肽积聚有关的不良反应，如咳嗽和血管性水肿。

总之，ACE-I 目前已确定是治疗慢性收缩性心力衰竭的基石。所谓标准治疗或常规治疗就是 ACE-I 单用或加用利尿剂，NYHA 心功能Ⅱ、Ⅲ级患者加用 β 受体阻滞剂，地高辛可合用也可不用。

附：ACE抑制剂在心力衰竭的应用要点

·全部收缩性心力衰竭患者必须应用 ACE 抑制剂，包括无症状性心力衰竭，LVEF＜45％者，除非有禁忌证或不能耐受。

·必须告知患者：①疗效在数周或数月后才出现，即使症状未见改善，仍可降低疾病进展的危险性。②不良反应可能早期就发生，但不妨碍长期应用。

·ACE 抑制剂须无限期、终生应用。

·ACE 抑制剂一般与利尿剂合用，如无液体潴留时亦可单独应用，一般不须补充钾盐。ACE 抑制剂亦可与 β 受体阻滞剂和（或）地高辛合用。

·ACE 抑制剂禁忌证或须慎用的情况：对 ACE 抑制剂曾有致命性不良反应的患者，如曾有血管神经性水肿、无尿性肾衰竭或妊娠妇女，绝对禁用 ACE 抑制剂。以下情况须慎用：①双侧肾动脉狭窄。②血肌酐水平显著升高〔＞225.2μmol/L（3mg/dL）〕。③高血钾症（＞5.5mmol/L）。④低血压（收缩压＜90mmHg）：低血压患者须经其他处理，待血液动力学稳定后再决定是否应用 ACE 抑制剂。

·ACE 抑制剂的剂量：必须从极小剂量开始，如能耐受每隔 3～7d 剂量加倍。滴定剂量及过程需个体化，起始治疗前需注意利尿剂已维持在最合适剂量。起始治疗后 1～2 周内应监测肾功能和血钾，以后定期复查。根据 ATLAS 临床试验结果，推荐应用大剂量。ACE 抑制剂的目标剂量或最大耐受量不根据患者治疗反应来决定，只要患者能耐受，可一直增加到最大耐受量，一旦达到最大耐受量后，即可长期维持应用。

（3）洋地黄类药物：洋地黄通过对心肌细胞膜上的钠-钾-三磷腺苷酶的抑制作用，使内流的钙离子增多而起正性肌力作用，即增强心肌收缩力而增加心排血量。但最近更注重洋地黄的神经内分泌作用，它可恢复心脏压力感受器对来自中枢的交感神经冲动的抑制作用，从而降低交感神经系统和肾素血管紧张素系统的活性；增加迷走神经的张力。具有抗心肌重塑效应，对治疗心力衰竭更为有利。地高辛是正性肌力药中惟一有效且长期治疗不增加死亡率的药物。

1）洋地黄的主要适应证：①各种非洋地黄过量引起的慢性心衰；②非洋地黄过量引起的伴有心室率增快的心房颤动、心房扑动和室上性阵发性心动过速；③有心脏扩大而无心衰者，在手术或分娩前应用洋地黄以预防心衰的发生尚有争论。

洋地黄对以下情况所致的心衰疗效较差或为相对禁用：①严重心肌损害，如活动性心肌炎等；②高排血量心衰、如甲亢性心脏病引起的心衰等；③由心室前负荷不足引起的舒张性心衰，如二尖瓣狭窄、缩窄性心包炎不伴房颤者；④主动脉瓣狭窄等机械性阻塞因素引起的心衰；⑤肺心病中右心衰是继发于肺部感染者；⑥急性心肌梗死最初 24 小时内。有认为可用极小量。

2）禁忌证：①原发性肥厚性梗阻型心肌病；②预激综合征伴房颤或房扑发作；③房室传导阻滞；④因低血钾所致的心律失常，在未纠正电解质紊乱前。

3）洋地黄制剂选择：常用的洋地黄制剂为地高辛（digoxin）、毛花苷丙（lanatoside C 西地兰）毒毛花苷 K（strophanthin K）等。

①地高辛：口服片剂，每片 0.25mg，服后 0.5～2 小时起效，2～8 小时获最大效应，作用维持 4～7 天。有研究资料表明，地高辛半衰期（指从体内清除一半的时间）为 1.4 天，口服 0.25mg/d，约经 5 个半衰期，即 6～8 天，血浆浓度即可达到 0.5mg 左右稳定的治疗水平，以后口服 0.25mg，体存量不再增加，保持出入量平衡状态。因为地高辛每日消除量占体存量约 33% 左右，并非按固定量排出，称为"每日维持量给药法"。它可以减少毒性反应的发生，目前已为临床所公认。但根据国内最近报道，长期维持量地高辛治疗者，发生过量或中毒机会仍高达 26%，故建议在其他基础疗法如利尿剂、转换酶抑制剂等均相同条件下，一般每日剂量为 0.125mg；对于 70 岁以上或肾功能受损者 0.125mg，每日 1 次或隔日 1 次。

本制剂适用于中度心衰维持治疗。对于较急或较重的心衰，要求短时间内取得疗效时，不宜用此法给药。

②毛花苷丙：为静脉注射用制剂，注射后 5～30 分钟见效，1～2 小时达最大效应，3～6 天后作用完全消失。每次 0.2～0.4mg 稀释后静脉注射，24 小时总量 0.8～1.2mg，适用于急性心力衰竭或慢性心衰加重时，特别适用于心衰伴快速心房颤动者。

③毒毛花苷 K：亦为快速作用类，静脉注射后 5～10 分钟生效，0.5～2 小时达最大效应，作用可维持 1～4 天。每次静脉用量为 0.25mg 稀释后静脉注射，24 小时总量 0.5～0.75mg，用于急性心力衰竭时。

4）用药后达到疗效的临床指标：洋地黄疗效的估计，目前尚无特异而又简易的测试方法，血清洋地黄浓度测定也仅可作为参考，主要是靠反复的问诊和物理检查。总的来说，凡使用洋地黄后患者的症状、体征得到改善，即可以认为已达到治疗的效果，下列指标可做参考：

①心率：用药后随心功能的好转，心率相应减慢，非洋地黄中毒引起的心室率增快的心房颤动或扑动，应用负荷量洋地黄后，以休息时心率稳定在 70 次/分左右，活动后 80～90 次/分为宜。

②心律转正常：用药前有期前收缩，用适量洋地黄后期前收缩可减少或消失。若用洋地黄后出现心律失常，尤其是室性心律失常则提示洋地黄过量。

③呼吸转平稳：指在一般室内行走时无心慌、气喘，它是间接反映心衰严重程度最灵敏的指标之一。此外，肺部啰音也相应减少或消失。但肺脏本身疾患亦影响呼吸次数，判断时应予考虑。

④肝和心脏的形态恢复。肝和心脏回缩是心功能好转的重要标志。

⑤尿量增加。水肿消退或体重减轻，为心功能好转的灵敏指标。

⑥精神和食欲改善也是心功能好转的反映。

由于目前对心衰多采取综合治疗，包括休息、限制钠盐及利尿剂的使用等，因而心衰症状和体征的改善，不能认为完全是洋地黄的疗效。不过症状和体征既已改善，病情稳定，治疗目的已达到，就应逐渐减少洋地黄的用量，及时改为维持量。

5）注意事项：

①注意使洋地黄敏感性增高的因素：a. 老年人肾小球滤过率降低而延长地高辛半衰期，宜将地高辛减量；b. 低钾血症或（和）低镁血症，易于诱发心律失常；c. 心肌缺血缺氧或有急性病变（如缺血性心脏病、肺心病、急性弥漫性心肌炎），急性心力衰竭患者易于中毒；

d. 肾功能减退者应酌情减量。

②注意药物的相互作用：a 奎尼丁、普罗帕酮、维拉帕米、胺碘酮、硝苯地平、地尔硫䓬、华法林、红霉素等与地高辛合用时，可使地高辛血清浓度升高 30% ~ 100%，故宜将地高辛减量或短期停用，同时有条件应监测地高辛血清浓度。b 制酸药、甲氧氯普胺、吗叮啉、镇静药和抗忧郁药通过不同途径减弱地高辛的作用。

③若需电击复律者，应在复律前 2~3 天停用洋地黄，否则，在电击复律过程中有促发心律失常甚至室颤的危险。

④用洋地黄前要可清是否已用过洋地黄，有无胃肠道症状，要进行全面体格检查如心率、心律及肝脏大小等。要记录每日尿量、进水量及体重，并要做心电图。以便于观察疗效，更重要的是能区别用洋地黄后引起的中毒表现。

6）洋地黄中毒的临床表现：洋地黄中毒最常见的临床表现可归纳为三类：

①胃肠道反应：表现有厌食、恶心和呕吐最常见，偶有腹泻、腹痛。其机制多属反射性，可能是通过对延脑的催吐化学感受区作用的结果，而不是单纯对胃肠道的直接局部刺激作用。

②心脏反应：洋地黄在心脏反应包括心肌收缩力受抑制和毒性心律失常。前者可使原心衰加重或发生新的心衰，易误为洋地黄剂量不足，所谓难治性或顽固性心衰可能是由于洋地黄中毒所致。毒性心律失常可表现各种类型，常见者可分为两类：一类是因心肌细胞内缺钾所致心肌自律性增高的结果。常见有室性期前收缩，常呈二联、三联律或频发性、多源性室性期前收缩。严重者可发生室性阵发性心动过速（包括扭转性室速）、心室颤动而死亡。亦可出现房性期前收缩、室上性阵发性心动过速、心房扑动、心房纤颤以及非阵发性交界区性心动过速（易误为窦性心律，应做心电图鉴别）等；另一类则是因细胞外钾浓度增高，抑制了心脏传导系统，特别是房室交界区而引起房室传导阻滞等，其发生率仅次于室性期前收缩。心脏的异位节律及传导阻带可以单独出现或合并存在。心律失常的类型与洋地黄中毒的严重程度无明显关系，但与原发性心脏病的心肌状况关系较大。

③神经系统反应：有头痛、眩晕、失眠、神志错乱、视觉模糊、复视、色视（多为黄视、绿视）等。这一类反应机制尚不清楚，但总的认为与药物作用于神经系统有关。

洋地黄中毒反应的上述三类表现，特别是出现视力模糊、复视、色视；多发性、多源性室性期前收缩并呈二联律或三联律者，均高度提示为洋地黄中毒。

洋地黄叶易于出现心电图 ST-T 变化，但不能据以诊断中毒，只能说明有洋地黄作用。地高辛中毒常无恶心、呕吐等前躯症状而径直表现为心律失常，而心电图尚无 ST-T 变化。

7）洋地黄中毒的治疗：洋地黄中毒的诊断一旦确定，应立即停药，并停用排钾性利尿剂。轻度毒性反应如胃肠道、神经系统症状、Ⅰ 度房室传导阻滞、偶发的室性期前收缩等心律失常表现，停药后数日均可自行消失。严重的心律失常必须积极处理，否则可威胁生命。常用的药物包括钾盐、苯妥英钠、利多卡因等，其中最有效的是苯妥英钠和钾盐。

（4）β 受体阻滞剂（β 阻滞剂）：肾上腺素能受体通路的过度激活对心脏有害。心力衰竭心脏去甲肾上腺素（NE）的浓度已足以产生心肌细胞的损伤。试验证明，NE 刺激心肌细胞肥大和胚胎基因的再表达；NE 通过 β_1 受体通路使心肌细胞产生凋亡；NE 作用于 β 受体刺激成纤维细胞 DNA 和蛋白质合成。大量资料充分说明慢性肾上腺素能系统的激活有导致心肌重塑，而 β_1 受体信号传导的致病理性明显大于 β_2、α_1 受体。这就是应用 β 受体阻滞剂治疗慢性心力衰竭的理论基础。

目前有证据用于心力衰竭的 β 受体阻滞剂有选择性 β_1 受体阻滞剂，如美托洛尔、比索洛尔，兼有 β_1、β_2 和 α_1 受体阻滞作用的制剂。如卡维地洛、布新洛尔等。各种 β 受体阻滞剂的参考剂量建议如表 3-3。因个体差异很大，因此临床应用宜个体化。

表3-3　　　　　　　　　　　　　　　　β受体阻滞剂的参考剂量

药物	开始剂量 (mg)	用法 (次/日)	目标剂量 (mg)			
			<75kg者	用法 (次/日)	<75kg者	用法 (次/日)
美托洛尔	6.25	2	50	2	50~75	2
拉贝洛尔	5.0	2	50	2	75~100	2
比索洛尔	1.25	1	5.0	1	10.0	1
卡维地洛	3.0	2	25	2	50	2
布新洛尔	3.0	2	50	2	75~100	2

目前为止，已有 20 个以上随机对照试验，超过 10000 例收缩功能障碍（LVEF<45%）NYHA Ⅱ、Ⅲ级患者应用 β 受体阻滞剂治疗。结果均显示经长期治疗后，能改善临床情况、左室功能、降低死亡率和住院率。这些试验都是在应用 ACE-Ⅰ 和利尿剂的基础上加用 β 受体阻滞剂。根据报道，单用 ACE-Ⅰ 的临床试验，死亡危险性下降 24%，而 β 受体阻滞剂并用 ACE-Ⅰ 则死亡危险性下降 36%，提示同时抑制两种神经内分泌系统可产生相加效应。

临床应用 β 受体阻滞剂的适应证、禁忌证及应用注意点参照"建议"中的"β 受体阻滞剂在心力衰竭的应用要点"。

附：β受体阻滞剂在心力衰竭的应用要点

·所有慢性收缩性心力衰竭，NYHA 心功能 Ⅱ、Ⅲ级患者 LEVF<40%，病情稳定患者，均必须应用 β 受体阻滞剂，除非有禁忌证或不能耐受。

·应告知患者：①症状改善常在治疗 2~3 个月后才出现，即使症状不改善，亦能防止疾病的进展。②不良反应常发生在治疗早期，一般不妨碍长期用药。

·β 受体阻滞剂不能应用于"抢救"急性心力衰竭患者，包括难治性心力衰竭需静脉给药者。

·NYHA 心功能 Ⅳ级心力衰竭患者，需待病情稳定（4 天内未静脉用药；已无液体潴留并体重恒定）后，在严密监护下由专科医师指导使用。

·应在 ACE 抑制剂和利尿剂基础上加用 β 受体阻滞剂，地高辛亦可应用。

β受体阻滞剂的禁忌证

·支气管痉挛性疾病。

·心动过缓（心率<60 次/min）。

·二度及以上房室传导阻滞（除非已安装起搏器）。

·有明显液体潴留，需大量利尿者，暂时不能应用。

β受体阻滞剂的起始和维持治疗

·起始治疗前患者已无明显液体潴留，体重恒定，利尿剂已维持在最合适剂量。

·β 受体阻滞剂必须从极小剂量开始（美托洛尔 12.5mg/d、比索洛尔 1.25mg/d、卡维地洛 3.125mg，2 次/d）。每 2~4 周剂量加倍。

·达最大耐受量或目标剂量后长期维持，不按照患者的治疗反应来确定剂量。

β受体阻滞剂应用时的监测

·低血压：特别是有 α 受体阻滞剂作用的制剂易于发生，一般在首剂或加量的 24～48h 内发生。可将 ACE 抑制剂或扩血管剂减量或与 β 受体阻滞剂在每日不同时间应用，一般不将利尿剂减量。

·液体潴留和心力衰竭恶化：常在起始治疗 3～5 d 体重增加。如不处理，1～2 周后常致心力衰竭恶化。应告知患者每日称体重，如有增加，立即加大利尿剂用量。

·心动过缓和房室阻滞：与 β 受体阻滞剂剂量大小成正比，如心率 <55 次/min，或出现二度、三度房室传导阻滞，应将 β 受体阻滞剂减量或停用。

（5）其他药物（非肯定为标准治疗的药物）：

1）醛固酮拮抗剂：进一步抑制心衰患者 RAS 系统作用的另一项措施就是阻断醛固酮（ALD）的效应，例如应用 ALD 受体拮抗剂—螺内酯。对近期或目前为 NYHA 心功能Ⅳ级心衰患者，可考虑应用小剂量的螺内酯 20mg/d。至于醛固酮拮抗剂在轻、中度心衰的有效性和安全性则尚有待确定。

2）血管紧张素Ⅱ（AngⅡ）受体阻滞剂（ARB）：ARB 可阻断经 ACE 和非 ACE 途径产生的 AngⅡ和 AngⅡ$_1$ 受体结合。ARB 对缓激肽的代谢无影响，因此无咳嗽不良反应。ARB 对心衰的疗效未证实相当于或优于 ACE-Ⅰ，因此不宜以 ARB 取代 ACE-Ⅰ。但可用于不能耐受 ACE-Ⅰ 的患者；心衰患者对 β 阻剂有禁忌证时，可 ARB 与 ACE-Ⅰ 合用。ARB 与 ACE-Ⅰ 的不良反应相同。

3）钙拮抗剂：钙拮抗剂是一类特殊的血管扩张剂，在理论上应可改善心脏做功和缓解心肌缺血，但临床上应用此类药对心衰患者无益且可导致严重的不良心血管反应。临床试验表明，很多钙拮抗剂短期治疗时可导致肺水肿和心源性休克，长期应用使心衰患者心功能恶化和死亡的危险性增加，可能与这些药物抑制心脏收缩和激活内源性神经内分泌系统的作用有关。因此这类药物不宜用于心衰治疗，即使用于治疗心衰患者的高血压或心绞痛，亦应避免使用大多数的钙拮抗剂。仅氨氯地平和非洛地平经临床试验证明其对心衰患者的存活率无不利影响，但也不能提高生存率。

4）环腺苷酸依赖性正性肌力药物的静脉应用：环腺苷酸（cAMP）依赖性正性肌力药物包括①β - 肾上腺素能受体激动剂：如多巴酚丁胺；②磷酸二酯酶抑制剂，如米力农。这两种药物均通过提高细胞内 cAMP 水平而增加心肌收缩力，而且兼有外周血管扩张作用，短期应用均有良好的血流动力学效应。然而长期应用，不仅不能改善症状或临床情况，反能增加死亡率。因此不主张对慢性心衰患者长期、间歇静脉滴注此类正性肌力药。对心脏移植前的终末期心衰、心脏手术后心肌抑制所致的急性心力衰竭以及难治性心力衰竭可考虑短期支持应用 3～5 天。推荐剂量：多巴酚丁胺 2～5μg/（kg·min）；米力农 50μg/kg 负荷量，继以 0.375～0.75μg/（kg·min）。

（二）舒张性心力衰竭的治疗

舒张性心力衰竭的概念近年来已确立。由于左室肌僵硬（心肌肥厚缺乏顺应性多见）、心室扩大伴舒张功能障碍及心室充盈受阻（如瓣膜狭窄等）导致心室舒张不良，使左室舒张末压升高而引起肺淤血，多见于高血压和冠心病，但这两类患者可同时存在收缩性和舒张性心功能不全，可以治疗收缩性心衰为主。若客观检查虽左室舒张末压升高，但心室不大，左室射血分数正常则表明为舒张功能不全，按舒张性心衰治疗，主要措施如下：

1. 为缓解肺淤血，可应用静脉扩张剂（硝酸盐制剂）和利尿剂，但治疗宜从小剂量开始，以免过度减少心输出量而发生低血压。

2．调整心率和心律非常重要。心动过速时，舒张期充盈时间缩短，心搏量降低。可用β受体阻滞剂，不仅可减慢心率，增加舒张期充盈，且可改善心肌顺应性，以改善舒张功能，适用于肥厚型心肌病及冠心病伴活动性心肌缺血等。

窦性心律对维持房室同步、增加心室充盈十分重要，心房颤动常致心功能明显恶化，应迅速转复，并维持窦性心律。

3．逆转左室肥厚，可改善舒张功能，以血管紧张素转换酶抑制剂最佳，由于能延缓心室及小血管重塑（重构）、阻止心室扩大的发展，有利于改善舒张功能，最适用于高血压心脏病及冠心病。

钙拮抗剂、β受体阻滞剂亦可应用，主要适用于肥厚型心肌病（典型的舒张功能不全）。

4．去除引起心衰的因素，如控制血压、改善心肌缺血等。

正性肌力药和动脉扩张剂不适用于舒张性心衰，如地高辛并无正性松弛作用。

（三）急性肺水肿的治疗

急性肺水肿是危重急症应积极而迅速地抢救，具体措施如下：

1．体位：取坐位，两腿下垂，以减少静脉血回流。

2．吸氧：用双鼻插管法或口罩法给氧，流量 4～5L/min 并使氧气通过 20%～40% 的乙醇后再吸入，可使泡沫表面张力减低而破裂，痰被液化，有利于气体进入肺泡。也可考虑用二甲基硅油消泡气雾剂吸入，其除泡作用较乙醇为强。

3．吗啡：仍是治疗急性肺水肿极为有效的药物。用法：3～5mg 静脉推注，于 3 分钟内推完。必要时每隔 15 分钟重复一次，共 2～3 次。同时严密观察疗效和不良反应，并随时准备好吗啡拮抗剂。若有呼吸抑制时，可用阿片受体阻滞剂如纳络酮 0.4～0.8mg 肌内注射或静脉注射对抗之。病情缓解后，可给予吗啡 5～10mg 皮下或肌内注射，每 3～4 小时 1 次。吗啡不仅可以解除患者不安和呼吸困难使心率过速减轻，同时一般认为它有扩张静脉和小动脉作用，从而减轻心脏的前、后负荷。早期应用效果尤著。对肺水肿晚期、休克及严重肺脏疾患者忌用，年老、体弱者慎用或减量，可用哌替啶 50mg 肌内注射替代。

4．快速利尿：呋塞米 20～40mg（稀释后）静脉注射，于 2 分钟内推完，亦是主要的治疗方法。利尿作用于 5 分钟内开始，30 分达高峰，持续约 2 小时。本药有扩张静脉作用，故肺水肿的缓解，常早于利尿作用的发生。注意副作用如低血压等。

通过以上措施，对早期或轻度肺水肿患者，大多皆能迅速控制。如病情未见好转或有恶化趋势，则应采取以下进一步治疗。

5．血管扩张药的应用：可选用硝普钠或硝酸甘油静脉滴注。硝普钠初始量 20～40μg/min，每 5 分钟增加 5μg/min，维持量 300μg/min；硝酸甘油初始量 5～10μg/min，每 3 分钟增量 5μg/min，维持量 50～100μg/min，直至肺水肿缓解或动脉收缩压降至 13.3kpa（100mmHg）。如有低血压宜与多巴酚丁胺合用。自血管扩张药物疗法应用以来，其他如四肢轮换使用止血带、静脉泻血（200～300mL），正压呼吸（阻碍静脉回流）等治疗措施已很少采用。

6．洋地黄：毛花苷丙 0.4mg 或毒毛花苷 K0.25mg 加入 10% 葡萄糖液 20～40mL 稀释后静脉注射，必要时 30 分钟后可重复给药（患者 2 周内未用过洋地黄者）。洋地黄适用于急性左心衰，特别是房颤心室率过速引起的心衰、急性肺水肿。而对二尖瓣狭窄者不佳或不利；急性心肌梗死最初 24 小时内也不宜使用。

7. 其他：氨茶碱对早期急性肺水肿，如高血压、风心二尖瓣关闭不全所致的肺水肿，尤其伴有支气管痉挛而不能用吗啡或不能鉴别是否是心源性哮喘者的有效辅助药物，并有强心和利尿效应。副作用有惊厥、室性心律失常、低血压甚至猝死。用法：0.25g 加 10% 葡萄糖 20～40mL 缓慢静脉注射 5 分钟以上，密切观察心率、心律及血压，对伴低血玉、休克的肺水肿禁用，严重二尖瓣狭窄引起的肺水肿慎用；对急性心肌缺血或梗死者，因可能使心肌耗氧量增加亦不宜使用。此外，注意纠正代谢性酸中毒。

（四）难治性充血性心衰的治疗

NYHAⅢ～Ⅳ级的心衰患者，经适当而完善的治疗，心衰不见好转，甚至恶化者，可称为难治性充血性心力衰竭。对这类患者应努力寻找潜在的原因，并设法纠正，如风湿活动、合并感染、伴发与心脏无关的其他疾病、钠盐摄入过量、电解质及酸碱平衡紊乱以及治疗措施不当等，若经详细分析和改进治疗而心衰仍无改善者，才是真正的难治性充血性心力衰竭。

处理方法：①应用静脉注射的血管扩张药，如硝普钠或硝酸甘油；②多巴酚丁胺或多巴胺，亦可用氨力农或米力农，可与血管扩张剂合用，一般用药 2～3 天，需严密观察是否有室性心律失常；③大剂量呋塞米有时有效；④其他如血液透析疗法、超滤法治疗也可应用（高度顽固水肿者），若仍无效，可考虑背阔肌心脏成形术或心脏移植。

【预防】

慢性心衰的预防，首先在于基本病因的治疗，如贫血、高血压、缺血性心脏病、重度瓣膜病等，可行药物控制或介入疗法和手术治疗可能缓解或根治而防心衰于未然。其次是所有心血管疾病患者，均应避免或控制心衰的诱发因素。以上是预防心衰最有效的方法。

自学指导

【重点难点】

20 世纪 90 年代以后，逐步认识到心肌重塑引起的心肌结构和功能的改变是心衰发生发展的机制，而神经激素－细胞因子系统的激活对心肌重塑起重要的促发作用，心肌损伤的加重又进一步激活神经激素－组胞因子，如此形成恶性循环。因此，阻滞神经激素、阻断心肌重塑的恶性循环是心衰治疗的关键，从而使心衰治疗的概念有了根本性的转变：从短期的、血流动力学、药理学措施转变为长期的、修复性策略，目的是有利于改变衰竭心脏的生物学性质。临床上对慢性心衰的治疗以神经内分泌拮抗剂——血管紧张素转换酶抑制剂（ACE-Ⅰ）和 β 受体阻滞剂等新的常规治疗或标准治疗取代了传统的"强心、利尿、扩血管的常规治疗"。目前的情况及注意事项如下：

1. 地高辛是惟一被推荐应用于慢性收缩性心衰的正性肌力药，但已从主导的、首选药的地位降为辅助用药，应用的目的是改善症状。但根据中华心血管病杂志 2001 年 11 月报道，目前国内临床地高辛的使用率仍高达 59.5%（包括 NYHAⅠ级患者）。

2．单纯的血管扩张剂由于激活神经内分泌而使心衰恶化并增加病死率，因而早已被排除在心衰常规治疗之外。但据上述资料报道，我国目前硝酸酯类仍普遍长期应用于临床治疗慢性心衰，其使用率为 77.5%。

3．利尿剂仍是标准治疗中必不可少的组成部分，目的是控制心衰患者液体潴留，以保证 ACE-I 及 β 阻滞剂的疗效和减少不良反应。其中保钾利尿药——螺类酯已作为醛固酮拮抗剂应用于 NYHA 心功能Ⅳ级心衰患者。

4．ACE-I 是 NYHA 心功能Ⅰ~Ⅳ级心衰患者治疗的基础，所有其他的神经内分泌拮抗剂、利尿剂、地高辛都必须在其治疗的基础上应用，即 ACE-I、利尿剂、β 受体阻滞剂的联合应用，并用或不用地高辛。大规模临床试验显示，ACE-I 类药物平均降低心衰患者死亡率 24%（13%~33%）。美国 20 世纪 90 年代中期，大学附属医院适合使用 ACE-I 的患者中仅 72% 使用。我国上海于 2000 年 9~10 月间大规模临床调查显示，心衰患者 ACE-I 类药物使用率为 68%，和国外调查的结果类似。

5．国外大规模临床试验显示，在 ACE-I 治疗的基础上合用比索洛尔、美托洛尔或卡维地洛可以降低心衰患者死亡危险 34%~65%。但 β 受体阻滞剂推荐用于治疗心衰的时间较短，国外尚无 β 受体阻滞剂使用现状的调查报道。在国内临床上适合使用 β 受体阻滞剂的患者仅有 29.5% 使用。β 受体阻滞剂从心衰的禁忌证转而成为稳定性心衰常规治疗的一部分需要有一个认识和实践过程。

6．心肌能量药物如辅酶 Q_{10}、肌苷、1,6 二磷酸果糖或某些激素等常用于心力衰竭的治疗。然而，它们对心衰有效性和作用机制、短期或长期应用的安全性等均未经过验证，同时这些制剂和已肯定的治疗心衰有效药物之间是否有相互作用亦不清楚。因此不推荐用于心衰治疗。

7．非甾体类抗炎药物如吲哚美辛（消炎痛）、Ⅰ类抗心律失常药以及大多数的钙拮抗剂均应避免应用。

8．慢性心力衰竭并非氧气治疗的适应证，重度心衰患者氧疗可能使血流动力学恶化，但对心衰伴严重睡眠低氧血症患者，夜间给氧可减少阵发性夜间呼吸困难，减少低氧血症的发生。

附：建议中的"心力衰竭治疗建议概要"及"心力衰竭患者治疗流程图"如下：

心力衰竭治疗建议概要

不同心功能分级心力衰竭患者的治疗

·NYHA 心功能Ⅰ级：控制危险因素；ACE 抑制制。

·NYHA 心功能Ⅱ级：ACE 抑制制；利尿剂；β 受体阻滞剂；地高辛用或不用。

·NYHA 心功能Ⅲ级：ACE 抑制制；利尿剂；β 受体阻滞剂；地高辛。

·NYHA 心功能Ⅳ级：ACE 抑制制；利尿剂；地高辛；醛固酮受体拮抗剂；病情稳定者，谨慎应用 β 受体阻滞剂。

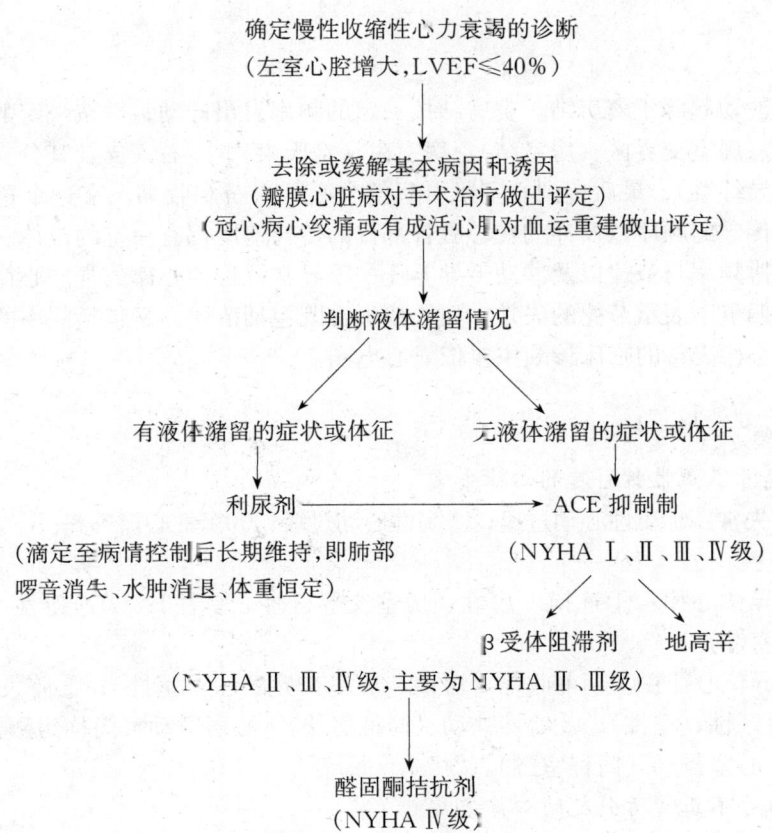

心力衰竭患者治疗流程图

确定慢性收缩性心力衰竭的诊断
（左室心腔增大，LVEF≤40%）

去除或缓解基本病因和诱因
（瓣膜心脏病对手术治疗做出评定）
（冠心病心绞痛或有成活心肌对血运重建做出评定）

判断液体潴留情况

有液体潴留的症状或体征　　　无液体潴留的症状或体征

利尿剂　　　　　　　　　　　　ACE 抑制制

（滴定至病情控制后长期维持,即肺部　　（NYHA Ⅰ、Ⅱ、Ⅲ、Ⅳ级）
啰音消失、水肿消退、体重恒定）

β受体阻滞剂　　　地高辛

（NYHA Ⅱ、Ⅲ、Ⅳ级,主要为 NYHA Ⅱ、Ⅲ级）

醛固酮拮抗剂
（NYHA Ⅳ级）

【学习思考题】

1．左、右心衰的常见病因有哪些？

2．左心衰竭的诊断，鉴别诊断及临床分级的依据是什么？

3．慢性心力衰竭的治疗方法有哪些？

4．如何诊断急性肺水肿？其抢救措施有哪些？

第二节　常见心律失常

【目的要求】

1．熟悉常见心律失常的诊断方法。

2．了解常见心律失常的病因及发病机制。

3．掌握期前收缩、阵发性心动过速、心房颤动、房室传导阻滞的诊断和处理原则。

【自学时数】

6 学时。

正常心脏的冲动起源于窦房结。窦房结按一定的频率发出冲动，并按一定的传导速度和顺序下传到心房、房室交界区（房室结）、房室束（希氏束）、左右束支及其分支以及浦肯野纤维网（心肌传导纤维），最后传到心室肌引起整个心脏兴奋和收缩。在这个过程中，冲动的起源和频率、传导的顺序以及冲动在心脏各部位的传导速度都有一定的规律。若心脏冲动的起源部位。心搏频率与节律以及冲动传导等任一项异常统称为心律失常。心律紊乱或心律不齐等词的含义偏重于表示节律的失常，而心律失常既包括节律，又包括频率的异常，故更为确切和恰当。心律失常的临床诊断主要依靠心电图。

【心律失常的分类】

（一）冲动起源不正常所引起的心律失常

1．窦性心律失常：①窦性心动过速；②窦性心动过缓；③窦性心律不齐；④窦性停搏等。

2．异位心率：

（1）被动性异位心律：①逸搏（房性、房室交界区性、室性）；②逸搏性心律（房性、房室交界区性、室性）。

（2）主动性异位心律：①期前收缩（房性、房室交界区性．室性）；②阵发性心动过速（房性、房室交界区性、室性）；③心房扑动（简称房扑）、心房颤动（简称房颤）；④心室扑动（简称室扑）、心室颤动（简称室颤）。

（二）冲动传导不正常所引起的心律失常

1．生理性：干扰及房室分离。

2．病理性：①窦房传导阻滞；②心房内传导阻滞；③房室传导阻滞；④心室内传导阻滞（左、右束支及左束支分支传导阻滞）。

3．房室间传导途径异常：预激综合征。

【心律失常的诊断方法】

心律失常的诊断除通过询问病史和体格检查外，尚需选做以下一项或多项检查以确定诊断。

1．心电图的检查：是诊断心律失常最重要的一项非侵入性检查技术。应记录 12 导联心电图，并记录清楚显示 P 波导联的心电图长条以备分析，通常选择 V_1 或 Ⅱ 导联。节律分析应包括：心房与心室节律是否规则、频率各为若干、P-R 间期是否恒定、P 波与 QRS 波群形态是否正常、P 波与 QRS 波群的相互关系等等。

2．动态心电图：是一种连续记录患者 24 小时心电图的一种小型便携式记录器。便于了解症状的发生是否与心律失常有关，明确心律失常或心肌缺血发作与日常活动的关系以及昼夜分布特征，协助评价抗心律失常药物的效果等。

3．运动试验：可在心律失常发作间歇时诱发心律失常。正常人进行运动试验亦可发生室性期前收缩。运动试验诊断心律失常的敏感性不如动态心电图。

4．食管心电图描记：探查电极靠近心房或心室，能清晰地识别心房与心室电活动，有助于诊断和鉴别，此外，作为治疗上的应用，能进行心房快速起搏。

5．心室晚电位：通过信号平均技术从体表记录。其产生机制与心室内传导的延迟与断续有关。从心肌梗死的患者检查出心室晚电位，可作为识别发生室性心动过速与心脏性猝死的一项独立的危险因素。

6．有创性电生理检查：能确立心律失常及其类型的诊断，了解心律失常的起源部位与发生机制。

期 前 收 缩

期前收缩又称期外收缩，额外收缩或过早搏动，简称过早搏动。它是出现在窦房结发出冲动之前的一种主动性的异位心搏。根据异位起搏点的部位的不同，可将期前收缩分为房性、房室交界区性、和室性。其中以室性期前收缩最常见，其次为房性，房室交界区性比较少见。

期前收缩是最常见的心律失常，可能从一个或多个（多源性）异位起搏点发出，偶然地（偶发性）或频繁地（频发性）出现。如每个窦性搏动后面出现一个期前收缩称为二联律，每两个窦性搏动后面出现一个期前收缩，或每个窦性搏动后面连续出现两个期前收缩称为三联律。期前收缩也可能成对出现。

【病因】

期前收缩可见于正常人，如情绪激动、精神紧张、失眠、过度吸烟、饮酒、喝浓茶等可引起；更常见于器质性心脏病患者，如冠心病、心肌炎、心肌病、风湿性瓣膜疾病等为常见病因；也见于电解质紊乱及应用某些药物以后。

【发病机制】

主动性异位心律失常（包括期前收缩、阵发性心动过速、心房扑动和颤动）的产生主要可能有两种机制。

（一）异位起搏点的自律性增高

其频率超过窦房结频率，因而在窦性激动尚未到达以前，异位起搏点便发出了激动，有时窦性激动虽已到达异位起搏点附近，但由于其周围存在暂时的局部传入阻滞，窦性激动仍不能侵入该异位起搏点，从而使其有足够的时间在心肌脱离不应期以后形成和发出异位冲动而产生主动性异位心律失常。若心脏内某一异位起搏点的主动性偶尔增高一次，便产生一次期前收缩。同样，如该起搏点的主动性持续增高，发出 3 次以上频速的异位激动，则产生阵发性心动过速。若心房内一个异位起搏点的高频率反复发出冲动，发出的冲动如有规律，形成房扑；如发出的冲动不规则，或心房内多个异位起搏点同时活动，互相竞争，则形成房颤。

（二）折返现象

折返现象是从某处传出的激动，循一条途径前传，又从另一侧途径返回原处，使该处再一次激动，亦即一个冲动使某部位激动两次。冲动得以折返回原处的基本条件有：

1．当心脏在解剖上或功能上有双重传导途径，冲动由上部途径传入，从 a 点向 b 点传播，有左、右两条途径可循，若左、右两条途径的传导性相同，则冲动同时从两条途径下传相遇于 b 点，只能从下部共径下传而不能返回原处（图 3-2）。

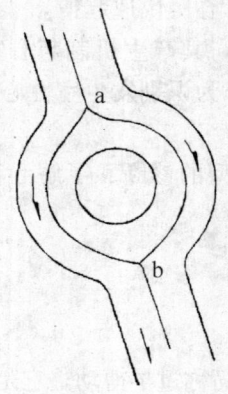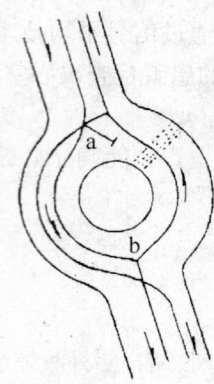

图 3-2 折返原理示意图

2. 当心肌组织局部传导障碍，在右侧途径中有局部单向阻滞区。从 a 处下传的冲动在此受阻，而只沿左侧途径下传到达 b 点之后，它除可从下部途径传出外，还可从右侧途径逆传，由于单向阻滞区允许逆传导通过，返回的冲动可以再一次激动 a 处从上部共径传出或再次从左侧途径下传。

3. 冲动在回路中的传导速度慢且不应期短，传导速度慢允许冲动在较长的时间后返回原处，利于再一次激动，不应期短容许对折返回的激动再度应激。

折返激动一旦发生，可以反复进行形成环形运动。根据环形运动发出的部位可表现为各种阵发性心动过速、扑动和颤动等。折返激动属于冲动传导异常所致，被认为是期前收缩（单个折返引起）、心动过速或扑动（连续性折返引起）以及颤动（多个微型折返引起）的主要发病机制。

【临床表现】

个别的或偶发的期前收缩可无症状，少数有心悸、心前区不适、心搏停跳感。当期前收缩频繁或连续出现时，由于心搏血量减少，可引起乏力、头晕等症状，也可使原有的心绞痛或心功能不全加重。

听诊可发现正常搏动后的期前收缩和随后的间歇。期前收缩因使心室充盈量和心搏量减少，故第一心音常增强，而第二心音减弱或消失。二联律或三联律时可听到每两次或每三次心搏后有较长的间歇。桡动脉触诊，脉搏减弱甚至消失，形成脉搏短绌（脉率少于心率）。

（一）房性期前收缩

房性期前收缩简称房早（图 3-3A）。①提前出现的变形的 P′ 波，其形态不同于窦性 P 波；②P′-R 间期 >0.12 秒；③QRS 波群形态与正常窦性 QRS 波群相同。若房性期前收缩发生得过早，由于束支的反应性可能不相等，一束支已脱离不应期，而另外一束支仍处于不应期，故引起形态异常和增宽的 QRS 波群，称为室内差异性传导（图 3-3B）。室内差异性传导多表现为右束支传导阻滞图形，因为右束支的动作电位时间及不应期较长。但左束支传导阻滞图形也可能出现，需注意与室性期前收缩鉴别。如果房性期前收缩发生得再早，落在 T 波波峰之前，也可能不出现 QRS 波群，因为此时适逢房室交界区处于前一个窦性冲动的绝对不应期，该冲动即受到干扰，不能下传，称为末下传的房早；④有不完全代偿间歇，即房性期前收缩前后两个周期之和小于两个正常窦性心动周期之和。因为房早的冲动多能侵入窦房结，提前释放了窦房结冲动的缘故。但在个别情况下，异位房性冲动未能侵入窦房结，则也可以有完全代偿间歇。

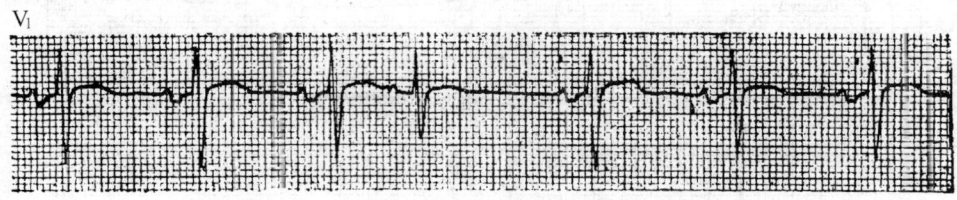

图 3-3A　房性期前收缩

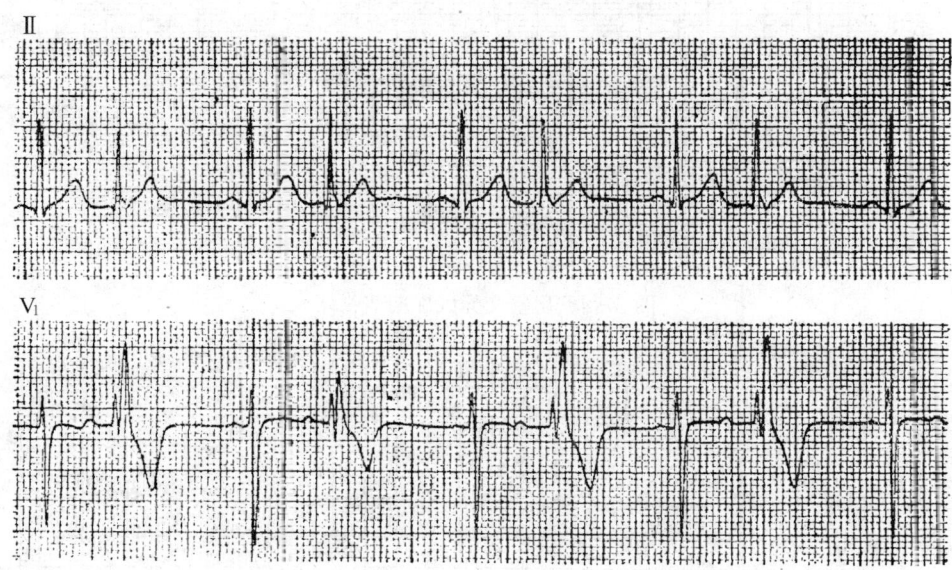

图 3-3B　房性期前收缩伴室内差异性传导并形成二联律

（二）房室交界区性期前收缩

房室交界性期前收缩又称交界区性早搏（图 3-4）。①QRS 波群提前出现，其形态与基本心律的 QRS 波群相似，但可发生室内差异性传导；②逆行 P′波（P′波在 I、II、aVF 导联倒置，在 aVR 导联直立）可出现于 QRS 波群之前，其 P′-R 间期＜0.12 秒；或出现于 QRS 波群之后，R-P′间期＜0.20 秒；也可埋藏在 QRS 波群之中，这种心房与心室激动次序的时间关系改变，取决于交界区起搏点的部位与前向和逆向传导的相对速度；③代偿间歇多为完全性，即期前收缩前后两个周期之和等于两个正常窦性心动周期之和。

（三）室性期前收缩

室性期前收缩简称室早（图 3-5）。①QRS 波群提早出现，而其前无提早的 P 波；②QRS 波群宽大畸形，时间＞0.12 秒，T 波宽大与 QRS 主波方向相反。这是因为室性期前收缩的除极程序与正常者不同，例如发自右室的期前收缩，首先在右室除极，以后冲动经室间隔到达左室，由于异位心室冲动在心室肌内缓慢地进行，时间显著地延长，故 V_1 出现深而宽的 S 波，则 V_5 出现宽大畸形的 R 波；因为其复极过程也与正常者不同，故 T 波方向一般与 QRS 主波方向相反；③多有完全代偿间歇。在基本心律较慢时，室性期前收缩可发生在两次窦性心搏之

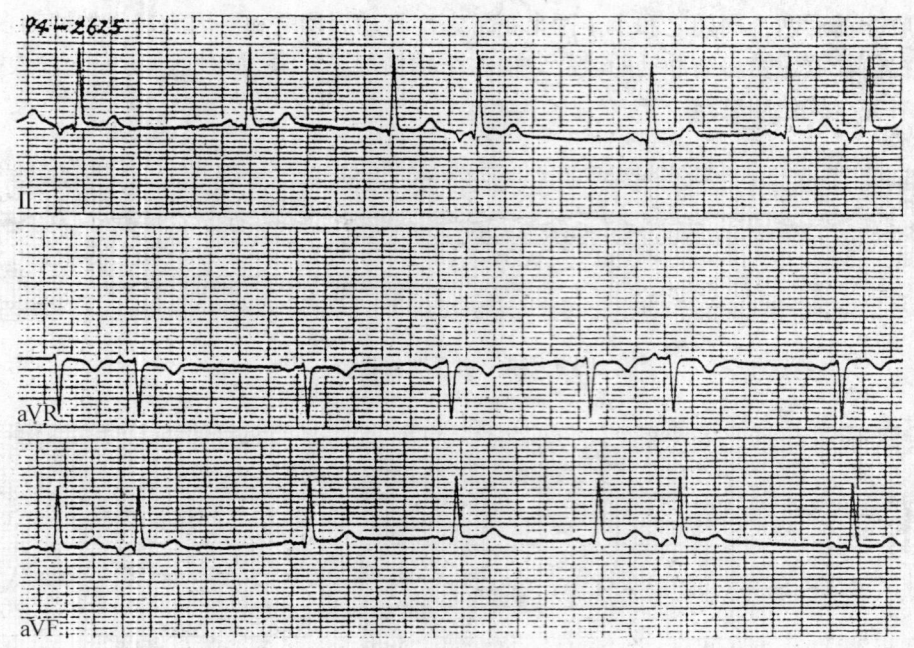

图 3-4　房室交界区性期前收缩

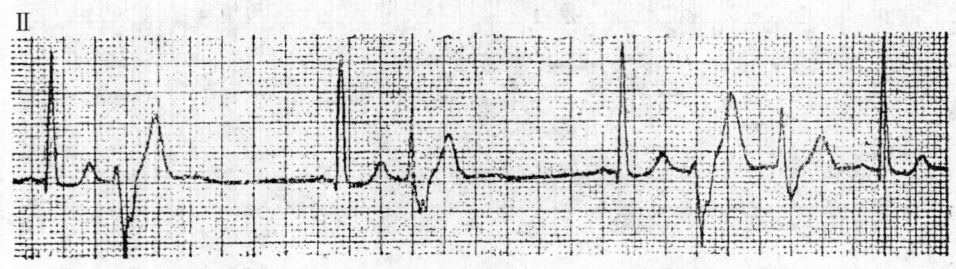

图 3-5　室性期前收缩

间，形成间插性（插入型）室性期前收缩，因不打乱窦性节律，故无代偿间歇。

起源于同一起搏点的期前收缩（包括房早和室早），其联接间期即房性期前收缩是从前一窦性 P 波和开始到房性期前收缩 P 波的开始；室性期前收缩则是从前一个窦性冲动的 QRS 波群起点到其后的室性期前收缩 QRS 波群起点之间的距离通常保持恒定（差值不超过 0.08 秒）。房性期前收缩或室性期前收缩有时由两个以上的起搏点产生，心电图中在同一导联上房性期前收缩的 P 波或室性期前收缩的 QRS 波有两种或两种以上的不同形态，且联结间期不等称为多源性房性期前收缩或室性期前收缩。频发的期前收缩可接连发生，如超过 3 次则称为阵发性心动过速。

【治疗】

期前收缩的治疗应根据其原因、性质、症状、对心功能的影响及有无发展成严重心律失常的可能而决定治疗原则。

1. 无器质性心脏病基础的期前收缩、偶发或一过性频发早搏一般不需特殊治疗，如有症状应解除顾虑或口服小剂量镇静剂，如地西泮 2.5～5mg，3 次/日，或安替洛尔 12.5～25mg，2 次/日。

2．与烟、酒、茶、疲劳有关者应去除原因；因药物引起者，应立即停用或改用其他药物。

3．因器质性心脏病引起的频发房性或房室交界区性期前收缩，可选用地高辛、β受体阻滞剂、维拉帕米、普罗帕酮、胺碘酮及莫雷西嗪等药物治疗，以防发展成快速型室上性心律失常而诱发心功能不全。

4．急性心肌梗死时发生的室性期前收缩，特别是多源、频发（每分钟≥5次）、成对或连续出现，以及期前收缩发生得过早，重叠于前一心搏的 T 波上者（即 R'-on-T 现象）等危险性室性期前收缩时，均需及时治疗，以防发展为心室颤动。首先选用利多卡因 50～100mg，葡萄糖液稀释后，静脉注射。必要时，5～10 分钟可重复给药，总剂量不超过 300mg 为宜。室性期前收缩控制后，给予利多卡因 500mg 加入 5% 葡萄糖液 500mL 中，每分钟静脉滴注 1～3mg，维持 2～3 天，以后可改口服美西律，每日 3 次，每次 100～200mg。若利多卡因无效可改用普罗卡因胺静脉注射。如伴有窦性心动过速，可早期口服 β 受体阻滞剂，能有效减少心室颤动的发生，而后可用胺碘酮每日 100～400mg，分次口服维持。

5．心力衰竭引起的室性期前收缩首先选胺碘酮，每日剂量为 100～400mg 为宜。因为胺碘酮可扩张周围血管，并有 β 受体阻滞作用而无负性肌力作用。

6．心动过缓时出现的室性期前收缩，宜给予阿托品，山莨菪碱等。

7．洋地黄中毒引的频发室性期前收缩应立即停用洋地黄和排钾利尿药，给予 10% 氯化钾 10mL，每日 3 次，口服；苯妥英钠 0.1g，每日 3～4 次，口服。

阵发性心动过速

阵发性心动过速（简称阵速）是一种以突然发作和骤然终止为特征的快速而规整的异位心律。实际上它是由 3 个或 3 个以上连续发生的期前收缩所组成。根据异位起搏点的部位，可分为房性、房室交界区性（简称交界区性）和室性阵速。房性和交界区性阵速有时难以区别，常统称为室上性阵速。

【病因和发病机制】

室上性阵速常见于无器质性心脏病病人，部分病人有吸烟、饮酒、喝浓茶、情绪激动等诱因而促发，也见于某些器质性心脏病患者，如冠心病、高血压性心脏病及风湿性心脏病等，甲状腺功能亢进、低血钾、洋地黄中毒及预激综合征等病人亦可发生。

大多数室性阵速的病人有器质性心脏病。最常见的病因是冠心病，其他病因有高血压性心脏病、心肌病、风湿性心脏病、洋地黄中毒、奎尼丁和普鲁卡因胺中毒、血钾过高或过低、心导管检查和心脏手术时的机械性刺激以及遗传性 Q-T 延长综合征等。有些室性阵速病人的病因不明。

阵发性心动过速的发病机制与期前收缩相似。

【临床表现】

阵发性心动过速以心动过速的突然发作骤然终止为特征。室上性阵发性心动过速发作时，心率为 200 次/分以下。持续时间短、且无器质性心脏病基础者，一般不引起血流动力学状态改变，心悸可能是惟一的症状。反之，心率超过 200 次/分，发作时间较长、并有器质性心脏病基础的，可引起心、脑等器官供血不足，导致血压下降、头晕、恶心、呕吐、心绞痛、昏厥或心功能不全。体检：心律绝对规则、第一心音强度一致，心室率与颈静脉搏动频率一致（交界区性阵发性心动过速伴有完全性逆向传导阻滞时，因产生房室分离，可不一致）。

室性阵发性心动过速发作时，由于快速的心率以及心房收缩与心室收缩不协调，引起心室充盈减少和心排血量降低，尤其是持续时间较长时，大多数有明显血流动力学障碍，表现为休克、昏厥、阿-斯综合征发作、急性心功能不全甚至猝死。体检：心律可略不规则，第一心音强度不一致，心室率快于颈静脉搏动频率。

【心电图】

（一）室上性阵发性心动过速

室上性阵发性心动过速（图3-6）：①R-R间期相等，心室率160～220次/分；②QRS波群形态与窦性搏动的相似（伴有室内差异性传导时稍有增宽）；③P波与T波融合不易辨认。如能辨认时，可根据P波的形态将室上性阵发性心动过速分为房性阵速和交界区性阵速。前者P波的形态在Ⅰ、Ⅱ和aVF导联直立，P-R间期＞0.12秒，后者P波的形态在Ⅰ、Ⅱ和aVF导联倒置，P-R间期＜0.12秒或R-P′＜0.20秒（逆行P波在QRS波群之后时）；④短阵发作时是连续3次或3次以上房性或房室交界区性期前收缩。⑤可能出现继发性ST段和T波改变。

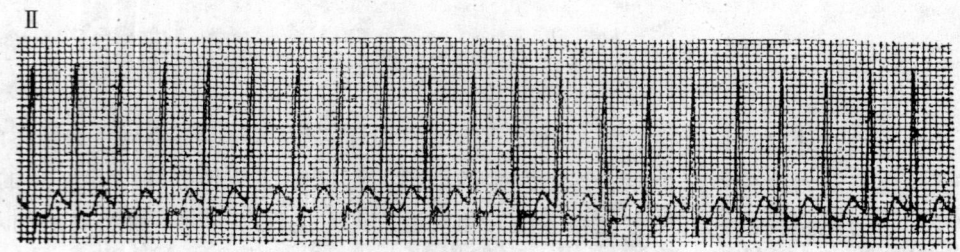

图3-6 室上性阵发性心动过速

（二）室性阵发性心动过速

室性阵发性心动过速（图3-7）：①连续3个或3个以上的室性期前收缩畸形的QRS波群，QRS波群＞0.12秒；②室律可略不规则，心室率150～200次/分；③窦性P波与QRS波群无关（房室分离），P波频率少于QRS波频率；④可见心室夺获及室性融合波。心室夺获是窦性P波偶尔下传到心室，出现正常形态的QRS波群。如心室夺获时室性异位冲动又几乎同时激动心室，则产生室性融合波，其形态介于窦性心律与室性阵速的QRS波群之间。心室夺获及室性融合波都是诊断室性阵发性心动过速的有力依据；是与室上性阵发性心动过速伴室内差异性传导的鉴别点。

【治疗】

（一）室上性阵发性心动过速

1. 发作时的治疗：若血压及心功能良好，可用：

（1）刺激迷走神经的方法：①用压舌板或手指等刺激悬雍垂或咽后壁诱发恶心呕吐；②深吸气后摒气，再用力做呼气动作（Valsalva法）；或深呼气后摒气，再用力做吸气动作

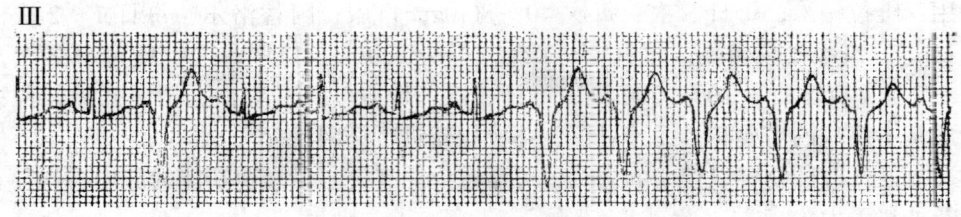

图 3-7　室性阵发性心动过速

（Miller 法）；③颈动脉窦按摩：病人取平卧位以免发生昏厥。医生将手指放在病人甲状软骨上缘水平的颈动脉处，向颈椎方向按摩颈动脉窦。一般先按摩右侧，无效再按摩左侧，每次按压 10～15 秒钟，切不可同时按摩两则或按摩时间过长，对老年人尤应注意，以免引起脑缺血，有脑血管病变者禁用；④压迫眼球：病人平卧，闭眼向下看，用拇指在一侧眶下适度压迫眼球上部，每次 10 秒。压迫眼球有时可引起视网膜剥离，故已少用。按摩颈动脉窦或压迫眼球的同时，必需听诊心脏或记录心电图，一旦心动过速停止，立即停止按摩或压迫。

（2）药物疗法：上述方法无效，应尽量早地用药物控制其发作。

1）洋地黄制剂：有器质性心脏病或有心功能不全者，宜首选毛花苷丙静注（参见第三章第一节）。

2）抗心律失常药物：①腺苷 6～12mg 用 5% 葡萄糖液或生理盐水稀释后快速静脉注射，起效迅速，副作用为胸部压迫感、呼吸困难，面部潮红，窦性心动过缓，房室传导阻滞等。由于其半衰期短于 6 秒，副作用发生亦很快消失。如无此药，可以三磷腺苷（ATP）5～20mg 稀释后快速静脉注射。因三磷腺苷进入体内后，迅速代谢为腺苷。两者的疗效与副作用相似，后者偶可引起短阵室性心动过速。②维拉帕米 5～10mg 加入 5% 葡萄糖液 20～40mL 缓慢静脉注射（忌与 β 受体阻滞剂合用）。如病人合并心力衰竭，低血压或宽 QRS 波群心动过速以及尚未明确室上性阵发性心动过速诊断时，不应用维拉帕米，宜选用腺苷静脉注射，两药对室上性阵发性心动过速的临床疗效均达 90% 以上。此外，静脉注射普罗帕酮治疗非心肌缺血性室上性阵发性心动过速临床常用，疗效较好。其他如 β 受体阻滞剂（索他洛尔及艾司洛尔等）、胺碘酮等均能终止室上性心动过速的发作，但这些药物的疗效或起效速度和安全性均不及腺苷、维拉帕米及普罗帕酮，因此，临床较少常规应用。但上述 3 种药物无效时，可选用 β 受体阻滞剂如艾司洛尔（每分钟 50～200μg/kg）等，当患者合并心功能不全及支气管哮喘者忌用。

3）升压药物：通过升高血压反射性地兴奋迷走神经。对血压较低而无高血压或器质性心脏病者，可选用新福林（0.5～1.0mg），甲氧明（3～5mg）或间羟胺（0.5～2.0mg）的其中任何一种稀释到 5～10mL 静脉注射。老年患者，甲状腺功能亢进患者不宜选用。

预激综合征并发室上性阵发性心动过速的处理与一般室上性阵发性心动过速治疗相同。亦可选用普罗帕酮（0.5～1mg/kg 稀释后静脉注射），维拉帕米或腺苷。但忌用洋地黄制剂。

洋地黄中毒引起的室上性阵发性心动过速，用苯妥英钠和钾盐有较好疗效。

（3）同步直流电复律：当病人出现严重心绞痛，心肌缺血、低血压与心力衰竭的症状，以及急性发作药物治疗无效者，均应立即电复律治疗。已用洋地黄和 β 受体阻滞者不可施行电复律。因可招至严重的室性心律失常。可改用经静脉心房或心室起搏或尝试食管心房起搏，亦可能有效终止心动过速。

2. 预防复发：发作频繁的预防较困难，发作控制后，可选用下列药物口服，长期维持。

一般常用：维拉帕米，每日 3 次，每次 40～80mg，口服；阿替洛尔，每日 1～2 次，每次 12.5～25mg，口服；胺碘酮，每日 1～2 次，每次 200mg，口服；丙吡胺每日 3 次，每次 100mg，口服，莫雷西嗪 100～200mg，每日 3 次，口服。药量应根据情况加减，药物的选择应考虑基本疾病的需要和有无禁忌证。并要积极进行病因治疗。

对反复发作或药物难以控制的病例，可考虑应用有抗心动过速功能的起搏器，导管射频消融术及外科手术治疗。

（二）室性阵发性心动过速

1．发作时的治疗：室性阵发性心动过速可引起严重的血流动力学障碍，甚至可发展为心室颤动，因而必须紧急处理。可选用药物治疗，与此同时应做好同步直流电复律的准备（必要时可首选电复律）。

（1）药物治疗：室性阵发性心动过速患者如无显著的血流动力学障碍，首先给予利多卡因 50～100mg 稀释后静脉注射，必要时每隔 5～10 分钟再给 50mg，直至 300mg 为止；普鲁卡因胺、索他洛尔及普罗帕酮亦十分有效（静脉注射）。以上药物无效时，可选用胺碘酮或丙吡胺静脉注射或改用同步直流电复律。

（2）同步直流电复律：药物治疗无效时或患者已发生低血压、休克、心绞痛、心力衰竭或脑血流灌注不足等症状，应迅速施行同步直流电复律。洋地黄中毒引起的室性阵发性心动过速，不宜用电复律，应给予药物治疗。

2．预防复发：发作终止后，可选用能够控制且无副作用的药物口服，如美西律（适用 Q-T 间期延长的患者）、β 受体阻滞剂（降低交感神经活性与改善心肌缺血），胺碘酮（减少心肌梗死后或心力衰竭患者的心律失常或猝死的发生率）。长期应用普鲁卡因胺会引起药物性红斑狼疮，普罗帕酮增加心脏骤停存活者的死亡率，维拉帕米对大多数室性阵发性心动过速的预防无效。

单一药物治疗无效时，可联合应用作用机制不同的药物，如美西律与普鲁卡因胺；美西律或普鲁卡因胺与胺碘酮或索他洛尔合用将是合适的。各自药量均应减少。不宜单一药物使用至极量，以免增加药物的不良反应。若服用多种抗心律失常药物均无效，可选用导管消融术、外科手术，有条件可使用埋藏式自动心脏复律除颤器，以治疗那些药物预防无效，反复发作的顽固性室性阵发性心动过速患者。

努力寻找及治疗诱发与使室性阵发性心动过速持续的可逆性病变，如缺血、低血压、低血钾等。治疗心力衰竭有助于减少室性阵发性心动过速发作，心室率过缓亦易于发生室性阵发性心动过速，可给予阿托品治疗或应用人工心脏起搏。

心房扑动与颤动

心房内出现每分钟 300 次左右规则的异位冲动，引起快而协调的心房收缩，称为心房扑动（简称房扑）。若心房异位冲动的频率增加到 350～600 次/分且不规则，引起不协调的心房乱颤，称为心房颤动（简称房颤）。心房颤动是仅次于期前收缩的常见的心律失常，远较心房扑动多见（约 20:1）。

心房颤动是一种十分常见的心律失常。成年人中心房颤动的发病率为 0.3%～0.4%。随着年龄的增加，发病率也升高，60 岁以上为 2%～10%。心脏病人约 4% 合并心房颤动，心衰病人心房颤动的发生率高达 40%，被喻为新世纪的心律失常与亟待攻克的领域。

近年根据发病时间，心房颤动可分为：急性（发病 48 小时以内）、初发性（发病 48 小时至 7 天）、阵发性（自发终止）、持续性（需要干预方能重建窦性心律）和永久性（不能转复为窦性心律）几类，便于治疗措施的选择。

【病因与发病机制】

心房颤动与心房扑动的病因基本相同。其中以高血压、冠心病和风心病居多，三种病占心房颤动总数的 3/4 以上；孤立性心房颤动（无心脏病变基础者）占 6%～15%。心房颤动患者脑猝中的发病率为 2%～6%。心房颤动与心房扑动的发病机制同期前收缩，但其电生理机制复杂仍在国内外研讨中。

【临床表现】

心房扑动与心房颤动对心脏功能、血流动力学的影响及其所引起的症状，主要取决于心室率的快慢及原来心脏病的程度。心室率不甚快者多无明显症状。心室率增快时，常有心悸、气急、胸闷、头晕及恐慌感。心房颤动时丧失了有效的心房收缩，心室充盈不足，使心排血量降低，心室率大于 120 次/分时，心排血量下降更明显。由于病人多有严重心脏病变，故常为心功能不全的诱因。在高度二尖瓣狭窄的病人，由于心房颤动心室率显著增快，左房与肺静脉压常急剧升高，可引起急性肺水肿。心房颤动与心房扑动还易引起心房内血栓形成，血栓脱落可引起体循环动脉栓塞。

体检：心房扑动心律可规整，亦可不规整。房室传导按固定比例传导时，则心律规整。一般房室传导以 2：1 传导为多见，故心率常在 150 次/分左右。若房室传导不按固定比例传导，则心室律不规整。房室传导比例改变时，心率可突然减半或加倍，此为心房扑动的听诊特点。心室率慢者，听诊有可能发现快而低的心房音。颈静脉可能显示快而浅的搏动，超过心室率。均具有诊断价值。

心房颤动者体检时，主要发现是心律绝对不规则，第一心音强弱不一，患者脉搏次数常显著少于心搏数，称为脉搏短绌。

（一）心房颤动

心房颤动（图 3-8）：①P 波消失，代以不规则的心房颤动波（f 波），频率 350～500 次/分，在 V_1 导联最清楚。有时 f 波极纤细或看不到；②QRS 波群间距绝对不规则，形态和振幅略有不等；③QRS 波群大多与窦性心律时相同，也可伴有室内差异性传导，应与室性期前收缩相鉴别。

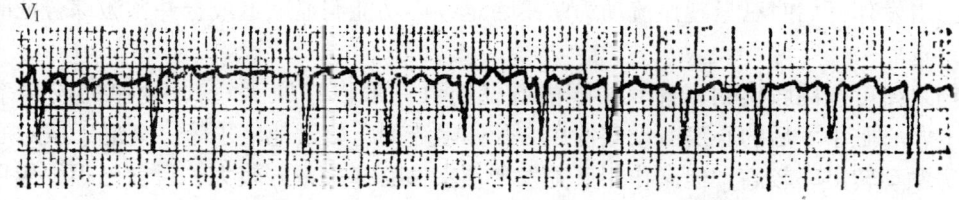

图 3-8　心房颤动

（二）心房扑动

心房扑动（图 3-9）：①P 波消失，为形态相似，间距相等及振幅相同的心房扑动波

（F 波）所代替，其频率为 250～350 次/分；②QRS 波群呈室上性波形，心室律规整，最常见的房室传导比例为 2∶1，其次为 4∶1，故室率多在 75～150 次/分；若房室传导比例不固定时，则心室律不规整；③QRS 波群可变形，为室内差异性传导所致；④若 F 波大小、形态与频率不完全规则的称为不纯性心房扑动或心房扑动－颤动。

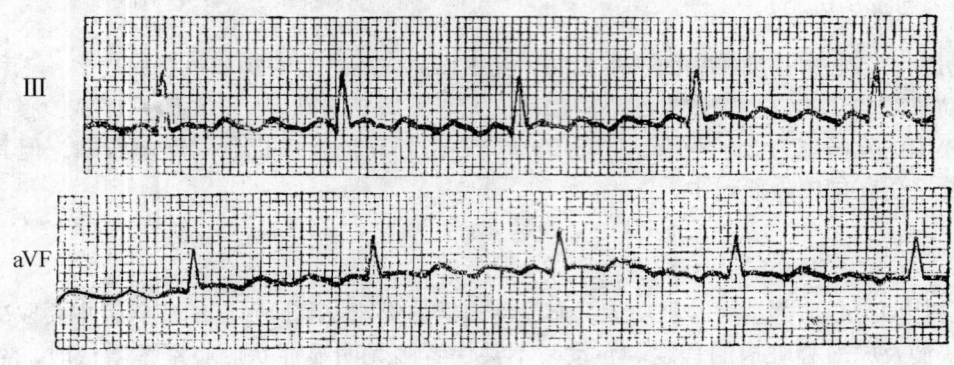

图 3－9　心房扑动

【治疗】

心房颤动的治疗，目前有两种趋势：①抗心律失常药物转复危险性大，因此目前趋向于只要有可能就尽早电复转。②血栓栓塞的危险不仅存在于复发性心房颤动的病人，也存在于心房颤动电复转时。因为转复伴有一个短暂的心房“顿抑”（缺血后可逆性收缩功能不良），这即使在心房不大的病人也有可能成为血栓形成的危险因素。因此，转复前应尽可能给予抗凝治疗。但是药物治疗仍是简便易行且不可缺少的。

（一）急性及初发性心房颤动和心房扑动的处理

1．原发疾病和诱因的处理。

2．控制快速的心室率：患者心室率每分钟超过 120 次以上，心血管功能尚好者，最初治疗目标为减慢心室律。选用的药物有洋地黄（参见本章第一节）、维拉帕米、胺碘酮及普罗帕酮等。

患者在用药后，如果在安静时心室率维持在 60～80 次/分，轻度运动后，心率加快不超过 100 次/分即可。

3．心房颤动及心房扑动的转复：急性、初发性及阵发性心房颤动和心房扑动常能自行终止，或在控制快速的心率后亦常能自行转复，仍未能恢复窦性心律者，可应用药物或电复律。如患者发作开始时已呈现血流动力学不稳定，心功能明显减退或合并预激综合征时，电复律为首选。

药物复律可选用胺碘酮、普罗帕酮静脉注射（一般以口服为宜），复律的成功率可达 60％以上，心脏手术后的心房颤动宜选用 β 受体阻滞剂，如索他洛尔等。奎尼丁虽对心房扑动、心房颤动转复率较高，但副作用（并发严重室性心律失常）较大，目前已很少应用。心房颤动患者合并冠心病、心力衰竭等严重的心脏病变时，普鲁卡因胺及普罗帕酮亦容易导致严重室性心律失常。胺碘酮致心律失常发生率最低。

药物复律无效时，可改用电复律（已用洋地黄者禁忌）。一般主张心房颤动持续不超过 2 天，复律前无需先抗凝治疗。否则应在复律前接受 3 周华法林治疗，待心律转复后继续治疗 3～4 周。紧急复律治疗可改用静脉注射肝素抗凝。

（二）慢性心房颤动

包括阵发性，持续性和永久性三类。阵发性心房颤动能自行终止，急性发作的处理如上所述。若发作频繁或伴有明显症状，可口服胺碘酮、普罗帕酮或莫雷西嗪及索他洛尔，以减少发作次数与持续时间。持续性和永久性心房颤动的处理如下：

1. 复律的考虑：心房颤动时，心排血量有较明显减少，若能转为窦性心律，对病人是有利的。但无论是电复律还是药物复律，均无完全成功的把握且有一定的危险性，因此，在考虑复律时，须根据病人的具体情况（如心脏病的轻重、有无心衰、年龄及心房颤动发作持续的时间、左房的大小等），估计复律的成功率及维持窦性心律（仅 30% 能够维持窦性心律）的可能性，权衡利弊而做出决定。可采用同步直流电复律或药物复律，但永久性心房颤动复律无效，应控制过央的心室率。

2. 控制心室率：对复律失败或不宜复律的患者，应根据心室率和病情，选用地高辛等药物治疗。争取休息时心室率控制在 60～80 次/分，心率减慢不满意时，可与 β 受体阻滞剂或钙离子拮抗剂合用（注意禁忌证）。

3. 预防栓塞并发症：慢性心房颤动的病人有较高的栓塞发生率。在有条件监测抗凝治疗的医院，对具有以下指征的慢性心房颤动病人可考虑使用华法林：①有血栓栓塞史；②左心房内超声诊断有血栓；③风心病二尖瓣狭窄严重，左心房重度扩大；④人工心脏瓣膜置换术后；⑤高血压、冠心病、糖尿病等。存在以上任何一种情况均应接受治疗。口服华法林，使凝血酶原时间国际正常化比值维持在 2.0～3.0，能安全而有效地预防脑猝中发生。不适宜应用华法林及无以上危险因素的患者，可改服阿司匹林（每日 50～75mg），仍要注意药物可能的潜在出血危险。

心房颤动发作频繁，心室率很快，药物治疗无效者，可行射频消融术，并同时安置起搏器，有条件可安置埋藏式心脏节律器最理想。手术治疗（改良的迷宫手术）亦有较好的疗效。

心房颤动及心房扑动时心室率较慢，患者耐受良好者，除预防栓塞并发症外，通常无需特殊治疗。

房室传导阻滞

房室间传导障碍统称为房室传导阻滞。分为不完全性和完全性。前者包括第一度和第二度（分为 I 型和 II 型）房室传导阻滞，后者又称为第三度房室传导阻滞。阻滞部位可在心房、房室结、希氏束及双束支。

【病因】

房室传导阻滞的常见病因有：①各种心肌炎，最常见于急性风湿热、病毒性心肌炎；②各种心脏病，如冠心病、原发性心肌病、先天性心脏病；③药物影响，如洋地黄、β 受体阻滞剂、钙离子拮抗剂等过量；④电解质紊乱等。

【临床表现】

1. 第一度房室传导阻滞，很少有症状，听诊第一心音减弱，是由于 P-R 间期延长，心室收缩开始时房室瓣叶接近关闭所致。

2．第二度房室传导阻滞，二度Ⅰ型房室传导阻滞病人可无症状或仅有心搏脱漏感觉。听诊时有心音脱漏，第一心音强度可随P-R间期改变而改变。二度Ⅱ型病人如因心搏脱漏频繁而致心室率明显减慢时，其症状类似第三度房室传导阻滞，甚至出现昏厥、阿-斯综合征或心功能不全。常在较短期间内进展到完全性房室传导阻滞。听诊每隔一次或数次正常的心脏搏动之后有一心音脱漏，或心律慢而规则。

3．第三度房室传导阻滞：常有心悸、气急、胸闷、头晕、乏力，严重时发生阿-斯综合征和心功能不全，甚至猝死。听诊心律慢而规则，心室率慢常引起收缩压升高和脉压增宽。每搏量增大产生肺动脉瓣区收缩期喷射杂音和第三心音。由于房室分离，房室收缩不协调，以致不规则地出现心房音及响亮的第一心音。颈静脉搏动频率快于心率。

4．心电图表现：

(1) 第一度房室传导阻滞，P-R间期＞0.20秒（图3-10）。

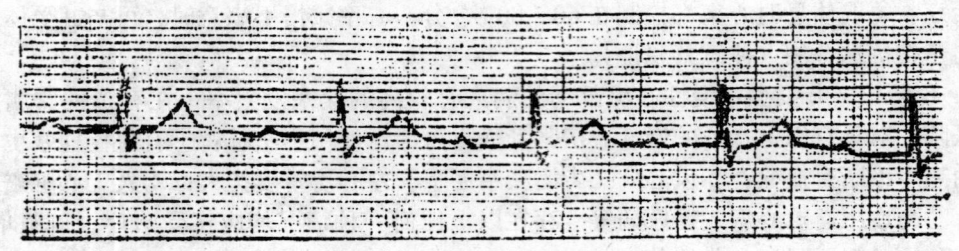

图3-10　第一度房室传导阻滞

(2) 第二度房室传导阻滞：部分心房冲动不能传至心室，一些P波后没有QRS波群。房室传导比率可能是2:1、3:2、4:3等。第二度房室传导阻滞分为Ⅰ型和Ⅱ型。Ⅰ型又称为文氏（Wenckebach）现象，或称为莫氏（Mobitz）Ⅰ型，是常见的类型。、Ⅱ型又称为莫氏Ⅱ型，较少见。

1) 第二度Ⅰ型房室传导阻滞（图3-11）：P-R间期逐渐延长，R-R间期逐渐缩短，直至有一个P波不能下传到心室。脱漏后第一个P-R间期缩短。如此周而复始，形成3:2、4:3等不同房室比例的阻滞。QRS波群不增宽。（房室结内阻滞）。

2) 第二度Ⅱ型房室传导阻滞（图3-12）：P-R间期固定，每2个或数个P波后脱漏一个QRS波群，形成2:1、3:2等不同房室比例的阻滞。QRS波群常增宽（希氏束分支以下阻滞）。

3) 第三度房室传导滞（图3-13）：P波与QRS波群完全无关，两者各有其规律性。P波频率多于QRS波频率。阻滞部位在希氏束分叉以上时，QRS波群形态正常，室率40~60次/分。阻滞部位在希氏束以下时，QRS波群宽大畸形，室率40次/分以下，大多为完全性双束支或三支传导阻滞所致。

【治疗】

1．病因治疗：针对不同的病因进行治疗。

2．提高心率：希氏束分支以上阻滞，大多表现为第一度或第二度Ⅰ型房室传导阻滞，预后良好，如无症状，一般无需对症治疗。第二度Ⅱ型及第三度房室传导阻滞心率常在

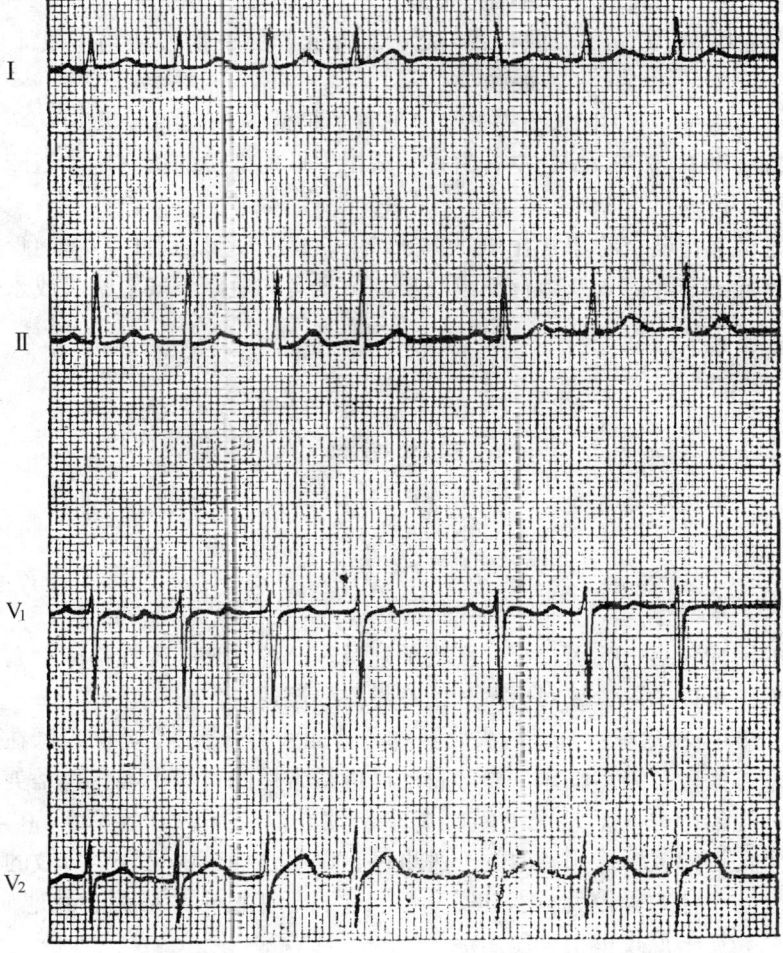

图 13－11　第二度Ⅰ型房室传导阻滞

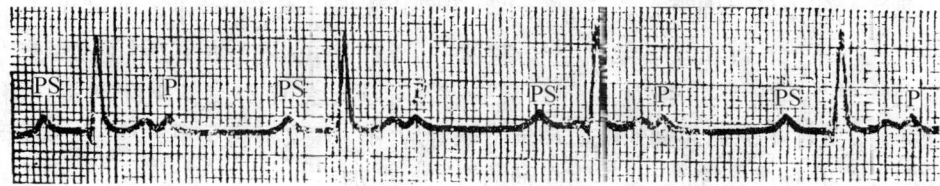

图 3－12　第二度Ⅱ型房室传导阻滞

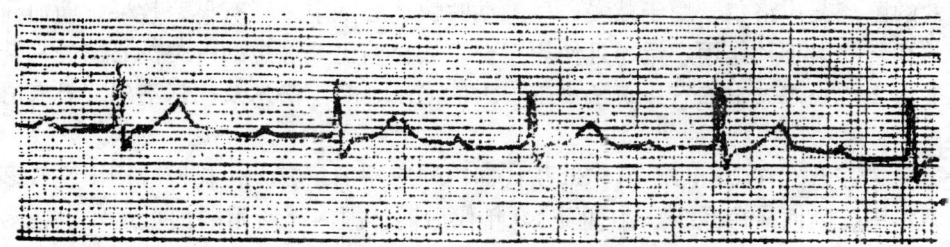

图 3－13　第三度房室传导阻滞

40 次/分以下症状明显，宜采用下列治疗措施：

（1）阿托品：0.3~0.6mg 口服，或 0.5~2.0mg 静脉注射，适用于阻滞位于房室结的患者。

（2）异丙肾上腺素：可用 1~2mg 加入 5% 葡萄糖液 500mL 中，以 1~4μg/分剂量缓慢静脉滴注。维持心率 60~70 次/分左右为宜。适用于任何部位的房室传导阻滞。但用药过量可导致严重室性心律失常。

（3）人工心脏起搏器：心率常在 40 次/分以下，症状明显而上述药物治疗无效或二度Ⅱ型和三度房室传导阻滞伴阿－斯综合征或心功能不全者均适用于安置临时或永久性心脏起搏器治疗。

自学指导

【重点难点】

心律失常的治疗包括：病因治疗、药物治疗及非药物治疗。但在临床上有不少心律失常的病因非在短期内可以消除，故对后两种治疗做简要阐述。

1. 心律失常的药物治疗：抗心律失常药物分为四大类（表 3－4），我国在抗快速型心律失常药物的治疗方面做了许多临床试验。目前国内最常用的口服Ⅰ类药物是美西律、普罗帕酮和莫雷西嗪。在治疗非心肌梗死的室性和室上性心律失常的有效率在 60.4%～72.7%，而且未见有严重促心律失常作用导致的心脏事件，说明这些药物是安全有效的。奎尼丁的应用，其血药浓度的个体差异较大，因其安全性问题，近年已很少应用。其他如普鲁卡因胺、妥卡尼、氟卡尼和恩卡尼现也很少应用。

静脉注射利多卡因对室性心律失常尤其是急性心肌缺血性室性心动过速（室速）的疗效已肯定，要注意纠正低血钾更有效。静脉注射普罗帕酮近年用于治疗非心肌缺血性阵发性室上性心动过速（室上性阵速）、阵发性心房颤动（房颤）或心房扑动（房扑）效果较好。

Ⅱ类药物中非选择性β受体阻滞剂普萘洛尔及有选择性的β₁受体阻滞剂美托洛尔在国内应用已久。β受体阻滞剂与其他抗心律失常联合应用，有效率高于单独应用；对运动时或情绪激动时发生的心律失常，β受体阻滞剂的有效率增加。

静脉注射美托洛尔（临床已少用）终止室上速其有效率达 61.9%；静脉注射美托洛尔或超短效的国产艾司洛尔，用于减慢心房颤动时快速心室率，均有显著效果，而血压无明显改变。此类药物由于其作用广泛，且使用安全，故目前仍是理想的一类抗心律失常药物。美国已批准用于抗心律失常的有：普萘洛尔、索他洛尔、醋丁洛尔及比索洛尔（具有心脏选择性）等。

Ⅲ类药物胺碘酮在 20 世纪 70～80 年代国内外应用剂量较大，长期应用出现较多甚至严重的毒副作用，因而应用减少。20 世纪 80 年代后期，国内外所用的剂量远较以往为小，经随机对照临床试验证实小剂量胺碘酮长期治疗室性和室上性心律失常的疗效较好，也未有明显的促心律失常或严重的心脏事件，其副作用小于索他洛尔。小剂量胺碘酮用于心房颤动复

表 3 - 4 抗心律失常药物的分类

分类	作用通道	对复极时间影响	药物举例
ⅠA	钠通道阻滞作用 + +	延长	奎尼丁 (quinidine)
			丙吡胺 (disopyramide)
			普罗卡因胺 (procainamide)
ⅠB	钠通道阻滞作用 +	缩短	利多卡因 (lidocaine)
			苯妥英钠 (phenytoin)
			美西律 (mexiletine)
			妥卡尼 (tocainide)
			莫雷西嗪 * (moricizine)
ⅠC	钠通道阻滞作用 + + +	无变化	氟卡尼 (flecainide)
			恩卡尼 (encainide)
			普罗帕酮 (prorafenone)
			因地卡胺 (indecainide)
			莫雷西嗪 (moricizine)
Ⅱ	动作电位四相 (复极电流), 钙通道	无变化	β 受体阻滞剂
Ⅲ	复极钾离子流	显著延长	胺碘酮 (amiodarone)
			索他洛尔 (sotalol)
			溴苄胺 (bretylium)
ⅣA	钙通道阻滞作用 + +	无变化	维拉帕米 (verapamil)
			地尔硫䓬 (diltiazem)
ⅣB	钾通道开放作用 (超极化)	无变化	腺苷 (adenosine)
			三磷腺苷 (ATP)

＊莫雷西嗪有多种作用, 难以归类。

律后维持窦性心律以及预防预激综合征伴室上速的疗效约为 70%, 有报道胺碘酮大剂量静脉注射治疗顽固性持续性室性心律失常总有效率为 83.3%, 但是转复持续性心房颤动的效果并不理想。

索他洛尔 20 世纪 90 年代后期在国内应用于临床, 对于室律失常总有效率为 65.5%, 对室上性阵发性心动过速的疗效为 66.7%。本剂静脉注射用药量为每千克体重 0.2~1.5mg, 稀释于 5% 葡萄糖 20mL 中, 以每分钟 2mL 速度推注。口服 80~160mg, 2 次/日。最大量不超过 640mg/日。一般以 320mg/日为宜。主要副作用为血压下降, 本药的确切疗效和安全性均有待更多的临床研究。

Ⅳ 类药物国内常用的是维拉帕米和地尔硫䓬。在终止室上速的疗效上, 维拉帕米与普罗帕酮接近, 但可能优于地尔硫䓬, 因地尔硫䓬的负性变力作用与剂量有关, 并有个体差异性。

腺苷是目前许多国家治疗 QRS 波不宽的室上性阵发性心动过速的一线药物。出现 QRS 波宽大的心动过速时, 既可能是室性心动过速, 也可能是室上性心动过速 (伴差异性传导), 若为室上性心动过速, 腺苷可能中止心动过速。若为室性心动过速, 腺苷不会引起显著的血流动力学的副作用, 但也无效。故腺苷可成为治疗－诊断性试验。三磷腺苷 (ATP) 与腺苷有同样的作用, 但副作用较多, 因此要掌握好剂量, 静脉注射 5~20mg 为宜, 以往临床上习惯采用 20~40mg 甚至更大剂量终止阵发性室上性心动过速是容易出现严重副作用的 (表 3-5)。

表 3 - 5　治疗异位快速心律失常药物的作用时间及临床应用

药名	开始作用时间	最大作用时间	持续时间	适应证		禁忌证	用法和用量			不良反应	使用建议
				室上性	室性		口服	静脉注射	维持量		
奎尼丁 quinidine	15 分钟	1~2 小时	4 小时	++	+	①高度房室传导阻滞；②心力衰竭；③严重窦房病变；④孕妇；⑤低血压	首次 0.1~0.2g，若无不良反应，每 2 小时 1 次，5 次/日		0.2~0.3g，2~3 次/日口服	恶心、呕吐、腹泻、腹痛、厌食；视觉、听觉、意识模糊、发障碍、皮疹，血小板减少、溶血性贫血、心脏方面：窦性停搏、房室传导阻滞、QT 间期延长与尖端扭转型室性心动过速、晕厥	副作用较大，心房颤动复律已为电转复律替代，故用药前（用药前需减少心室率）
丙吡胺 disopyramide	静脉注射 5 分钟内	2~3 小时	3~4 小时	+	++	①②③及前列腺肥大、青光眼	100~200mg，4 次/日	紧急复律：100mg 加葡萄糖稀释，1 日总量不超过 800mg	20~30mg/h 静脉滴注，100~200mg，3 次/日，口服	抗胆碱能作用：便秘、尿潴留、青光眼、视力模糊、口干；心脏方面：QT 间期延长、室性尖端扭转型室性心动过速、抑制心室功能	在阵发性室性发作心动过速、其他 I A 类药物无效时，本药可能有效，属二线药（国外仅口服）

续表 1

药名	开始作用时间	最大作用时间	持续时间	适应证		禁忌证	用法和用量			不良反应	使用建议
				室上性	室性		口服	静脉注射	维持量		
利多卡因 lidocaine	静脉射：45～90秒	肌内射：13分钟	10～20分钟，肌内注：120分钟		++	①③及肝功能衰竭、变态反应		紧急复律：50～100mg静脉稀释后注射，无效可5～10分钟重复1次，总量不超过300mg	1～4mg/min静脉滴注	眩晕、感光异常、意识障碍、谵妄、昏迷；心脏方面：少数引起房室结抑制、室内传导阻滞	心肌缺血及心脏手术及全麻之室性阵发性心动过速首选药。地除颤者不主张用此药。低血钾者效不佳
苯妥英钠 sodium phenytoin	口服：1～2小时；静脉射：5分钟内	8～12小时	12～16小时	+	++	②⑤及心动过缓	治疗和预防期前收缩100～200mg，3～4次/日	紧急复律：一次50～100mg，加生理盐水稀释，每5～10分钟1次，达疗效或总量1g	10～200mg，3次/日口服	眼球震颤、共济失调、昏睡、倦睡、昏迷；恶心、上腹痛、厌食；低血糖、低血钙；巨幼细胞性贫血、牙龈增生、淋巴结增生；周围性神经病、药物性系统性红斑狼疮	洋地黄中毒引起的快速心率失常为首选药物
美西律 mexiletine	口服：1.5小时；静脉射：5分钟内	口服2～4小时	12～16小时		++	①②⑤及心动过缓，肝、肾功能不全	150～300mg，每6～8小时1次	紧急复律：100～200mg稀释后10分钟内注射完	1～2mg/min静脉滴注。100～150mg每6～8小时1次口服	恶心呕吐、运动失调、震颤、步态障碍、皮疹；心脏方面：低血压（发生在静脉注射时）、心动过缓、心律失常加重	用于利多卡因后维持或合用，较大剂量易产生毒性反应，故多用以口服维持，是一线口服首选的抗室性心律失常药物之一

续表2

药名	开始作用时间	最大作用时间	持续时间	适应证		禁忌证	用法和用量			不良反应	使用建议
				室上性	室性		口服	静脉注射	维持量		
莫雷西嗪 moricizine		口服 1~3 小时		++	++	①⑤及肝肾功能不全	100~300mg，3 次/日，口服		100~200mg，3 次/日，口服	震颤，头痛，眩晕；眼球震颤，恶心，呕吐，腹泻；促心律失常	国外不用静脉制剂，国内用此药疗效较好，副作用较少，是儿种一线首选的药物之一
妥卡尼 tocainide	口服：1.5 小时；静脉注射：5~10 分钟	30~90 分钟			++	变态反应①③及肺动脉高压，高血压及心力衰竭者慎用	400~600mg，每 8~12 小时 1 次	200~600mg 加入葡萄糖液中，按 25~50mg/min 的速度静脉滴注		运动失调，震颤，感觉异常，头晕，恶心，皮疹，偶而引起肺纤维化；骨髓抑制，白细胞减少，再生障碍贫血，血小板减少；引起或加重室性心律失常	治疗室性心律失常的口服药，用于常规治疗物无效的难治性心律失常，属二线药
氟卡尼 flecainide	口服：3 小时		28 小时	++	++	①②③④⑤及电解质失衡，肝、肾功能不全	100~150mg2 次/日	1~2mg/kg 体重，稀释静脉后缓慢静脉注射（5 分钟以上）必要时 15~20 分钟后可再 0.5mg/kg 体重，静脉滴注最大量 400mg/d。	100mg，1~2 次/日，口服	意识模糊，不安；心脏方面：促心律失常发生率 5%~30%，在心功能不全或持续性室性心动过速应用大剂量时发生率更高；加重心力衰竭；传导障碍，二度房室阻滞，室内传导阻滞；病态窦房结病人可引起窦性停搏	用于难治性快速心律失常，包括 WPW 者，对心室颤动无效。副作用较多，仅用于无器质性心脏病者，用于预防心房颤动和心房扑动时，须与阻滞传导的药物合用如 β 受体阻滞剂等，止加速房室传导，属二线药

续表3

药名	开始作用时间	最大作用时间	持续时间	适应证		禁忌证	用法和用量			不良反应	使用建议
				室上性	室性		口服	静脉注射	维持量		
恩卡尼 encainide		口服 1~2 小时		++	++	①②③④⑤及低血钾、高血钾、肝、肾功能不全	25~50mg, 3~4 次/日, 最大剂量不超过 200mg/d	25mg 加葡萄液稀释, 总量不超过 0.9mg/kg 体重	25~50mg, 3 次/日, 口服	眩晕、复视、感觉异常、腿痉挛、金属味; 心脏方面: 房室阻搏、房室阻滞、加重室性快速性心律失常、多形性室性心动过速	作用同氟卡尼, 副作用较多, 属二线药物
普罗帕酮 propafenone	口服 30 分钟~1 小时	口服 2 小时	3~5 小时	++	++	①②③⑤	100~150mg, 3 次/日	0.5~1mg/kg 体重稀释后用, 总量不超过 350mg	100mg, 3 次/日, 口服	眩晕、味觉障碍、视力模糊、胃肠道不适; 可能加重支气管痉挛; 心脏方面: 房室结抑制、房室阻滞、加重心力衰竭; 促心律失常较恩卡尼、氟卡尼少见; 长期治疗对死亡率的影响不详。	治疗非心肌缺血性心律失常疗效较好, 副作用较少, 现视为一线药物
普萘洛尔 propranolol	1~2 小时			++	+	①②③及支气管哮喘、慢性阻塞性肺病	10~20mg, 3~4 次/日	1~2mg 葡萄糖稀释后缓慢静脉注射	5~10mg, 3~4 次/日, 口服	加剧哮喘与慢性阻塞性肺部疾病; 雷诺性皮行、精神抑郁表现象、胰岛素依赖型糖尿病人可能引致低血糖; 心脏方面: 心动过缓、心动力、低血压、心动过	此类药物由于作用广泛且使用安全, 用于终止室上性心动过速, 控制心房颤动快速心室率有显效, 与其他药物联用效果更好, 是目前理想的药物之一

续表 4

药名	开始作用时间	最大作用时间	持续时间	适应证		禁忌证	用法和用量			不良反应	使用建议
				室上性	室性		口服	静脉注射	维持量		
胺碘酮 amiodarone	口服：4～6小时，静脉注射：5～10分钟		口服：7天；静脉注射：20分钟～4小时	++	++	①③⑤及甲状腺功能亢进	200mg，1～3次/日	5～10mg/kg体重加葡萄糖液稀释后缓慢静脉注射。总量不超过300mg/d，首次量150mg为宜，无效可再注75mg	100～200mg/d，口服	心外毒性最严重，为肺纤维化，可致死亡。转氨酶升高，偶致肝硬化；角膜微粒沉着；胃肠道反应；甲状腺功能亢进与甲状腺功能减退。心脏方面：室性心动过缓、室性心律失常加重（有时发生失端扭转型室速），充血性心力衰竭加重（大量静脉注射时）	预防性控制致命性室性心动过速，特别是心肌梗死的室性心律失常较有效。预防阵发性心房颤动、心房扑动、室上性阵发性心动过速及WPW并发的心律失常。小剂量用于心力衰竭时之心律失常效果较好，因无负性肌力作用
溴苄胺 bretylium	口服：4～6小时，静脉注射：5分钟		4小时		+	⑤	100～400mg3～4次/日	250mg稀释后静脉注射每6～8小时1次。总量不超过2000mg/d。肌内注射：250～500mg每1～2小时1次	100～200mg，3～4次/d，口服	恶心呕吐，腮腺痛；心脏方面：开始短暂高血压，心律加快，心律失常加重，低血压，忌用于严重主动脉狭窄	仅用于其他药物或电复律治疗心律失常无效的室性快速心律失常及室颤动。本药物有正性肌力作用，不影响心力衰竭的用药

缓、无血性心力衰竭、心绞痛病人突撤药引起症状加重、心律失常、急性心肌梗死

续表 5

药名	开始作用时间	最大作用时间	持续时间	适应证		禁忌证	用法和用量			不良反应	使用建议
				室上性	室性		口服	静脉注射	维持量		
维拉帕米 verapamil	口服：1～2小时；静脉注射：1～2分钟	口服：2小时；静脉注射：3～12分钟	口服：6小时；静脉注射：20～30分钟	+		①高度房室传导阻滞；②心力衰竭；③严重窦房病变；④低血压	40～80mg，3～4次/日	5～10mg加葡萄糖稀释后缓慢注射。无效可于30分钟后重复	40mg，2～3次/日，口服	偶有肝毒性，提高地高辛血浓度；心脏方面：已应用β受体阻滞剂或有房室传导障碍者应用时易引起血压低、心动过缓、房室阻滞、心搏停顿	为治疗室上性快速心律的有效药物，静脉给药效果较好
腺苷 adenosine	静脉注射：数秒	静注：10～30秒	1～2分钟	++		①高度房室传导阻滞；③严重窦房病变；及哮喘		6～12mg快速注射		潮红，呼吸困难，胸部压迫感，通常持续短于1分钟	为阵发性室上性心动过速的一线药物。已使用钙拮抗剂、β受体阻滞剂或两吡胺者及病态窦房结综合征的老年人慎用
毛花苷丙 ianatosidec	静脉注射：5～10分钟	0.5～2小时	1～2日	++		①高度房室传导阻滞；③严重窦房病变；及肥厚性梗阻性心肌病，WPW合并心房颤动，低钾血症及强心苷中毒		0.2～0.4mg加葡萄糖液稀释后缓慢静脉注射。必要时2小时后再注0.2～0.4mg，每日总量不超过1.2mg		各种心律失常	用于室上性心动过速及心室率过快的心房颤动，伴有心功能不全者首选

说明．禁忌证．①高度房室传导阻滞，②心力衰竭，③严重窦房病变，④孕妇，⑤低血压。

抗心律失常药物治疗导致新的心律失常或使原有心律失常加重称为促心律失常作用。发生率约在 5%～10% 左右。充血性心力衰竭、已应用洋地黄及利尿剂、Q-T 间期延长者更易发生。大多数促心律失常现象发生在开始治疗数天后或改变剂量时，通常表现为持续性室性心动过速、长 Q-T 间期与尖端扭转型室速。

2．心律失常的非药物治疗：心律失常的非药物治疗主要是导管消融治疗和心脏起搏治疗。

（1）导管射频消融治疗：快速心律失常的导管消融治疗，在国内已广泛应用并成为一常规治疗手段。总成功率 95.6%，复发率为 2.7%，并发症发生率为 1.8%，死亡率为 0.06%。目前多用于①预激综合征并发顽固性室上性阵发性心动过速，心房扑动及心房颤动者，可用本术消除旁路传导束。②房室交界区折返性心动过速。③心房扑动（以Ⅰ型即心房频率在 240～340 次/分者为主）其消融成功率 90% 以上。④室性心动过速。⑤心房颤动的射频消融仍处于研究阶段。

目前已发展了无创伤性消融技术，以高强度聚焦超声，可在体外对体内器官组织实施定点消融与隔离。其特点不为射频电能、微波电能和激光能量所具备。其优点是无需导管，无介入操作的痛苦与并发症；不麻醉、不开胸、操作简化，适应范围扩大，除适应心律失常外，也适应治疗某些器质性心脏病，如消融肥厚间隔治疗梗阻性心肌病等。

（2）心脏起搏治疗：人工心脏起搏器是治疗严重缓慢心律失常的有效工具。但近年来发展迅速，从最初的模拟电路单腔起搏器治疗缓慢性心律失常和心脏传导阻滞，到混合电路单腔或双腔生理性起搏、抗心动过速起搏终止快速心律失常、单腔或双腔自动电击除颤治疗心室颤动与心房颤动、多部位起搏预防心律失常，直至全数字电路多腔、多部位起搏调整心脏激动顺序，改善血流动力学，治疗心肌病与心力衰竭。因此，目前的埋植式心脏节律器其功能早已超越心脏起搏器所能表达的范畴，形成了具备起搏心脏、调整心律、电击除颤、调整心脏激动顺序、预防和治疗心律失常等多种功能的心脏节律器。

随着新世纪生物、电子与计算机技术的不断发展，心脏节律器将不断完善，具备更加精密的诊断监测与治疗功能。

（3）手术治疗：20 世纪 80 年代我国曾采用过在心外膜标测下乙醇注射法和手术切割法阻断旁路治疗预激综合征，但终因创伤大，以后为射频消融所替代。所谓迷宫手术，即在心房做多处迷宫或曲折错综的缝合以中止潜在的微折返环，或在心房做某些切口使冲动从窦房结发出后沿兴奋通道到房室结引起正常的心房收缩，如左房隔离术和窦结走廊术。这是近年心房颤动治疗的重要进展。另外，近年来应用射频消融术和射频导管切除术也有较好的疗效。由于对心房颤动机制电生理研究的突破，掌握了心房颤动消融点的关键部位，近年消融术已可根治心房颤动或减少与控制其发作。因上述理论与实践的突破，迷宫手术将原手术 12 条切口简化为 4 条切口，并动摇了根治心房颤动只有迷宫手术"一把刀"的地位。不难预见，最终攻克心房颤动已为期不远。

【学习思考题】

1．期前收缩有何临床意义？如何处理？

2．阵发性心动过速及心房颤动如何诊断与处理？

第三节　心脏骤停与心脏性猝死

【目的要求】

熟悉心脏性猝死的病因。

掌握心脏性猝死的诊断与紧急处理措施。

熟悉复苏后处理原则。

【自学时数】

1 小时。

心脏性猝死是指因心脏原因所造成的意外迅速死亡。在急性症状开始的 1 小时内（亦有规定 24 小时或 6 小时）发生心脏骤停，若能及时有效地采取措施可获存活，这些措施称为心肺复苏。心脏骤停是指心脏射血功能的突然终止。按心电图表现可分为：心室颤动（室颤）、心搏停顿及无脉搏性电活动（电－机分离）3 种类型。

【病因】

猝死的病因中，西方国家约 80% 为冠心病及其并发症所致。25% 冠心病者以心脏性猝死为首发临床表现。左心室射血分数低于 30% 是冠心病猝死最重要的预测因素。20% 为其他心脏病变，特别是伴有严重左心室及（或）右心室肥大者，如心脏瓣膜病、梗阻性心肌病、先天性心血管病、心肌炎、窦房结病变等均可导致猝死。

以下被确定为猝死的高危因素：①猝死病史；②有症状的非持续性室性心动过速；③年轻患者出现运动时缺血或低血压；④猝死家族史；⑤左心室功能受损；⑥高胆固醇和感染（C 反应蛋白升高）。

【临床表现】

心脏性猝死，可有先兆，也可毫无先兆突然发生。部分病人在猝死前的数分钟至数天可有心绞痛或心肌梗死及（或）室性期前收缩。猝死发生时，若心搏收缩失效超过 10～15 秒钟后，即出现意识丧失、抽搐、呼吸减慢或变浅乃至停止、发绀、瞳孔散大随之固定、脉搏消失。这时如不开始复苏治疗，4～6 分钟将会造成中枢神经系统严重损害，甚至形成不可逆的变化而死亡。因此，只要病人有恢复的一线希望，也应立即开始心肺复苏抢救。

【心肺复苏】

虽然心脏骤停的原因很多，但治疗方法，即心肺复苏（或心、肺、脑复苏）的技术大致相同。其成败的关键是争取时间，一旦发现心搏、呼吸停止，需尽快采取措施，紧急建立有效循环和恢复呼吸，两者需同时进行，其方法步骤如下

1．心前区叩击：急救者右手握拳，用尺侧部位，自病人胸前 20～30cm 处，向胸骨中下部用强而快的力量叩击 3 下，最好在心搏骤停 1 分钟内进行。如无效时，应立即开始胸外按压心脏及人工呼吸。

2．胸外心脏按压：将病人平卧于一坚实的平面上。如果病人卧于钢丝床，应在背部垫一木板，如在室外，则将病人就地仰卧在平地上。急救者位于病人右侧，以左手掌置于病人胸骨中 1/3 与下 1/3 交界处，右手掌压于左手背上，肘关节伸直，手臂与病人胸骨垂直，借助身体的重力，有节奏地按压，每次按压使胸骨下陷至 3～5cm，每分钟按压 80～100 次（图 3－14）。

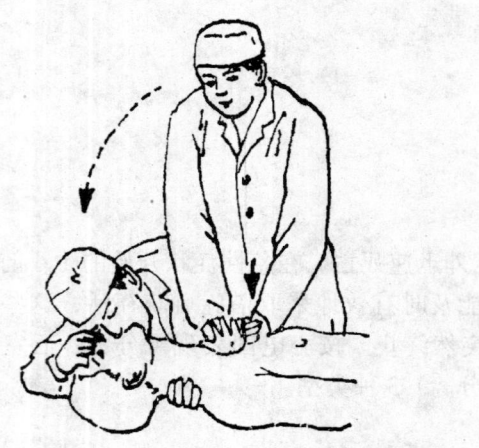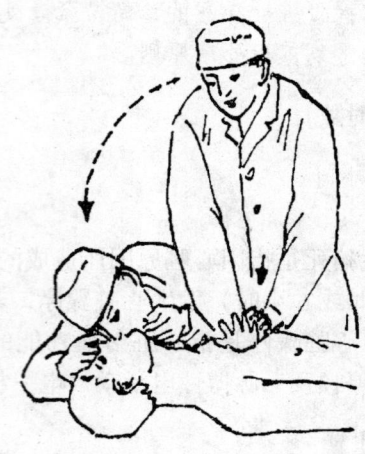

图 3－14　人工胸外心脏按压及人工呼吸

按压心脏有效的表现：①大动脉能触到搏动；②上肢收缩血压达到 60mmHg 以上；③颜面、口唇、指甲床及皮肤色泽转红；④瞳孔对光反射有反应；⑤有自主呼吸。

胸外心脏按压注意事项：①手掌位置按放过高，不能有效按压心室，过低则易压及剑突，造成肝、脾机械性损伤，偏于两侧易使肋软骨脱位及骨折；②按压力量宜集中于手掌根部，不能借助于手指，按压时应有规律、均匀、不间断地而不是粗暴、跳跃、冲击或无次序地进行，否则按压无效，甚至产生各种并发症；③按压中间停止时间不要超过 5 秒钟；④按压与放松的时间比例约为 1∶1；即按压 0.5 秒放松 0.5 秒。放松应在按压后立即放松，而按压宜在完全放松后再按压，不论在放松与按压时，手掌根部的位置不变。

3．畅通气道：舌后移是导致意识丧失患者气道阻塞的最常见原因。通常抢救者一手置于病人颈后，另一手放在病人前额部，在将颈部向前抬起的同时，使病人头部向后仰，解除因舌后移造成的气道阻塞。如头部后仰尚不能满意畅通气道，抢救者需将下颌前拉（图 3－15）。

若经这种方法处理后，病人仍未能恢复呼吸，则应立即进行人工呼吸。

4．口对口人工呼吸：这比任何压胸式人工呼吸有效。病人仰卧，抢救者位于患者右侧，用右手的拇指和示指，捏紧病人的鼻孔，左手托起颈枕部，使头后仰。在鼻口部盖一层纱布或手帕，急救者先深深吸一口气，用自己的口唇封住病人的嘴，向病人的嘴吹气，先吹气 2 次，并不断地以每分钟 15 次左右的频率，有节律地与心脏按压同时进行（图 3－16）。若患者牙关紧闭，则可改为口对鼻呼吸，即口唇密合于患者鼻孔的四周吹气。

人工呼吸有效的表现：①病人的胸部随人工呼吸的吹气、放气一起一伏；②肺部听诊有

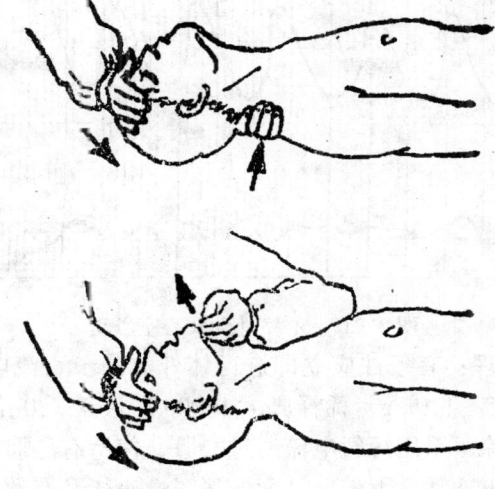

图 3-15 畅通气道

肺泡呼吸音。

人工呼吸注意事项：①口内有异物时，应先去除；②人工呼吸与心脏按压应协调进行，一般每按压心脏 4～5 次，做口对口人工呼吸 1 次。如仅一人在场抢救病人时，可按压心脏 15 次，做口对口人工呼吸 2 次；③口对口人工呼吸时，若患者胃胀气，可使横膈抬高、肺容量减少，并可发生胃内容物反流。此时宜观察患者胸部的起伏情况，控制吹气量。

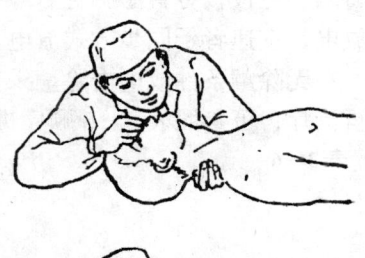

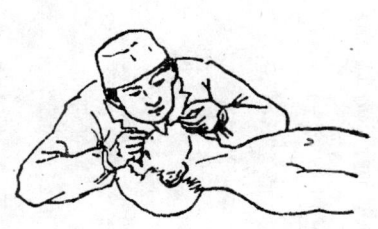

图 3-16 口对口人工呼吸

有条件者可行面罩加压人工呼吸或气管插管加压人工呼吸。

5．心电图检查与处理：心脏性猝死病人在不影响抢救的情况下，应立即描记心电图，以明确诊断，有利于复苏治疗。常见的改变有：①心室颤动（包括扑动），在猝死早期最常见，心电图显示心室颤动波（图 3-17）；②心搏停顿即心脏完全处于静止状态，心电图显示直线或仅有心房波，多在猝死 3～5 分钟时出现；③无脉搏性电活动又称电－机分离，心电图中 QRS 复合波呈低、宽、畸形、频率可快可慢，每分钟为 20～30 次。有时伴有少数窦性心律，尽管如此，心脏仍不产生有效的机械收缩，也无心音及大血管搏动。它可以是猝死的最早表现，也可以在心室颤动或心搏停顿被纠正后才发生，多与泵衰竭或心脏破裂有关。上述三种心电图类型，虽在心电图和心脏活动上各有其特点，但共同的结果是心脏丧失了有效的整体收缩和泵血功能，使血液循环停止而引起相同的临床表现。在三类型中，以心室颤动最为常见约占 70％，多发生在心脏外科手术后和急性心肌梗死的早期，也是冠心病猝死的常见原因，其复苏的成功率在上述三种类型中最高，尤以心电图显示颤动波粗大而快速者为著。心搏停顿和电－机分离绝大多数预后严重，尤以电－机分离预后最差，复苏困难。

针对心电图改变的紧急处理：

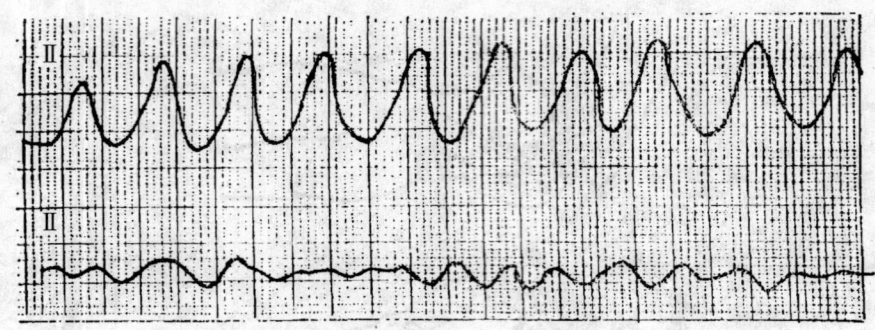

图 3-17 心室扑动及心室颤动

1. 心室颤动的紧急处理：有条件应立即进行体外非同步直流电击除颤。如心室颤动波细小，可先用肾上腺素 0.5～1.0mg，稀释成 1:10000 溶液 5～10mL 静脉推注使细颤变为粗颤后再予电击除颤。电击除颤系用短暂电流通过心脏，使所有心肌纤维在瞬间同时除极，自律性最高的窦房结得以发出冲动并下传，从而恢复窦性心律及有致心室舒缩活动。操作方法是将两个电极板分置于胸骨右缘第二肋间和心尖部，或分置于左胸前后。室颤者用非同步方式放电，室速者予同步方式放电。

在无除颤条件或电击除颤未获成功等情况下，可用肾上腺素、利多卡因或溴苄铵等药物进行治疗，可参照表 3-6 顺序进行。

表 3-6　　　　　　　　　　　　　心室颤动的处理

未备除颤器前持续心肺复苏

↓

心电监测，如为心室颤动

↓

除颤，200～300J

↓

如复律不成功，除颤，最高至 360J

↓

如无脉搏，继续心肺复苏

↓

建立静脉通道

↓

肾上腺素（稀释成 1:10000），0.5～1.0mg 静脉推注（每 5 分钟可重复）

↓

气管内插管

↓

如复律不成功，除颤，最高至 360J

↓

利多卡因，1mg/kg 静脉推注

↓

如复律不成功，除颤，最高至 360J

↓

溴苄铵，5mg/kg 静脉推注（或利多卡因，每 8 分钟 0.5mg/kg 静脉推注，直至总剂量 3mg/kg）

$$\downarrow$$

（考虑碳酸氢钠，1mmol/kg 静脉推注，必要时每 10 分钟重复该剂量之半量）

$$\downarrow$$

如复律不成功，除颤，最高至 360J

溴苄铵，10mg/kg 静脉推注（或利多卡因，每 8 分钟 0.5mg/kg 静脉推注，直至总剂量 3mg/kg）

$$\downarrow$$

如复律不成功，除颤，最高至 360J

重复利多卡因或溴苄铵

如复律不成功，除颤，最高至 360J

2．心搏停顿的紧急处理：若有条件，应争取临时性人工心脏起搏，例如体外心脏起搏或胸壁穿刺起搏。常用药物为肾上腺素（0.5～1.0mg）和阿托品（0.6～2.0mg）静脉注射，可参照表 3-7 顺序进行。

表 3-7　　　　　　　　　　　心搏停顿的处理

持续心肺复苏　建立静脉通道

考虑紧急经胸壁心脏起搏

$$\downarrow$$

肾上腺素（稀释成 1∶10000），0.5～1.0mg 静脉推注（每 5 分钟可重复）

$$\downarrow$$

如有可能，气管内插管

阿托品，1.0mg 静脉推注（5 分钟后重复）

$$\downarrow$$

（考虑碳酸氢钠，1mmol/kg 静脉推注，必要时每 10 分钟得复该剂量之半量）

$$\downarrow$$

针对病因给予治疗

缺氧　　　　　低钾血症　　　　　药物过量

高钾血症　　　酸中毒　　　　　　低温

3．无脉搏性电活动（电-机分离）的紧急处理 可参照表 3-8 顺序进行处理。

表 3-8　　　　　　　　　无脉搏性电活动（电-机分离）的处理

持续心肺复苏

建立静脉通道

肾上腺素（稀释成 1∶10000），0.5～1.0mg 静脉推注（每 5 分钟可重复）

$$\downarrow$$

如发生心动过缓，阿托品 1mg 静脉注入，每 3～5 分钟重复直至总量 0.04mg/kg

$$\downarrow$$

气管内插管

（考虑碳酸氢钠，1mmol/kg 静脉推注，必要时每 10 分钟重复该剂量之半量）

针对病因处理　　　　　　　　　药物过量，如三环类抗抑郁药、洋地黄、β受体阻滞
　低血容量（扩容）　　　　　　剂、钙离子拮抗剂等
　缺氧（改善通气）　　　　　　高钾血症
　心脏压塞（心包穿刺引流）　　酸中毒
　张力性气胸（针刺减压）　　　广泛性急性心肌梗死
　低温
　大面积肺梗死（手术，溶栓）

【复苏后处理】

（一）维持有效循环

首先应查明原因，针对不同原因进行治疗。如充分给氧、补充血容量、纠正酸中毒、治疗心力衰竭等。如血压仍不上升，平均血压低于 60mmHg 或收缩压在 80mmHg 以下者，应及时给间羟胺（阿拉明）10～30mg 或（和）多巴胺 20～40mg 加入 5% 葡萄糖液 100mL 中静脉滴注，并用地塞米松静脉滴注，每 24 小时 100～300mg，根据病情用一天或数天；若无异位心律，脉压差较小，或心率较慢时，在严密观察下用异丙肾上腺素 0.1～0.4mg 加于 5% 葡萄糖液 100mL 中静脉滴注，开始以 15～30 滴/分的速度，以后根据血压调整滴速。如心率超过 120 次/分，或出现心律失常应减量或停药。应用血管收缩药时，应能维持血压，而不出现皮肤、甲床发绀和末梢血管痉挛（四肢厥冷、毛细血管再充盈时间延长），并应保持一定的尿量（每小时 30mL 以上），以用最低有效药物浓度，维持平均血压 60～80mmHg，收缩压 90～100mmHg，或不低于原血压值的 2/3 为宜，并避免血压忽高忽低，上下波动。必要时，如心排血量降低，伴周围阻力增高亦可用扩血管药物。有条件应作血流动力学监测并根据监测结果进行治疗。

（二）维持有效呼吸

心搏恢复而无自主呼吸的病人，用针刺疗法有时可激发呼吸，取穴：人中、十宣及涌泉。部分病人是由于脑水肿影响延脑呼吸中枢，使呼吸不能恢复，可快速静脉滴注 20% 甘露醇 250mL，或静脉注射呋噻米 20～40mg，自主呼吸可获得恢复。对自主呼吸已恢复，但尚不健全者，可给予呼吸兴奋剂。常用有尼可刹米（可拉明）0.375～0.5g 静脉注射、二甲弗林 4～8mg 静脉注射或山梗菜碱 3～6mg 静脉注射。使用呼吸兴奋剂，剂量不宜过大，否则易有出汗、面肌及四肢肌肉抽搐等副作用。此外，注意排除喉头及气管内分泌物亦甚重要。

（三）防治脑缺氧和脑水肿

心搏骤停后，必然伴有脑缺氧性损害，多数合并脑水肿，颅内压升高，影响循环与呼吸功能，因此防治脑缺氧和脑水肿常是复苏成败的关键，也称脑复苏。主要措施包括下列几方面：

1. 控制性过度换气：过度换气使 $PaCO_2$（动脉血二氧化碳分压）降低，脑内受缺氧损害轻的部位的血管收缩，而缺氧损害较重部位的血管对二氧化碳浓度的改变无反应，这使脑内具有自动调节区域内的血流入失去自动调节区域的血管床内，改善局部血供（此即为反窃

血现象）。因此，在心肺脑复苏时，要保持 2～4 小时或更多时间的控制性过度换气。控制 $PaCO_2$ 在 3.3～4.7kPa（25～35mmHg），$PaO_2 \geqslant 13.3kPa$（100mmHg）和动脉血 pH 值在正常范围内（7.35～7.45），不仅可部分调节肺对酸中毒的代偿机制，并使脑血流分布更合理，更有利于颅内压的降低和脑循环自动调节功能的恢复。

2. 脱水：心搏骤停后，常造成不同程度的脑水肿和颅压升高。利尿脱水是快速控制脑水肿的一项重要措施。但在用利尿脱水药之前，必须使平均动脉压维持在 8.00kPa（60mmHg）以上或收缩压 80mmHg 以上，否则不能发挥良好的利尿效果。用于利尿脱水的药物有渗透性利尿药（主要是甘露醇）和襻利尿药（主要是呋塞米）。就治疗脑水肿的效果而言，以前者为优。因渗透性利尿药通过提高血浆渗透压，造成血液－脑脊液－脑组织的渗透压差，使脑组织内的水分进入血液而排出体外。这种脱水主要发生于血－脑脊液屏障完整时，当脑缺氧，血－脑脊液屏障功能受损时，上述药物可透过屏障而产生相反的渗透压差，导致"反跳"。为避免或减轻"反跳"，渗透性利尿药可与糖皮质激素等联合应用。通常用 20％甘露醇 250mL 和地塞米松 10mg，快速静脉滴注。地塞米松除能保持毛细血管和血－脑脊液屏障的完整性，减轻脑水肿和降低颅内压外，还有改善循环功能，稳定溶酶体膜，防止细胞自溶和死亡的作用。

开始 2～3 天，甘露醇 250mL 每 6～8 小时 1 次，地塞米松 5～10mg，每 6 小时 1 次。脑水肿好转后，可用甘露醇 250mL 与 50％葡萄糖液 60mL 交替使用，脱水疗法一般维持 5～7 天。使用脱水剂时，宜注意电解质和液体的平衡，对心、肾功能不全者应慎用或禁用。颅内有活动性出血时，应用脱水剂可加重其出血程度，需注意。

3. 改善脑微循环灌注：右旋糖酐 40（706 代血浆或人造血 PEC 等）可降低血液粘度，解除红细胞聚集等。

4. 高压氧疗法：有条件可行高压氧治疗，有利于脑功能的恢复。

（四）防治急性肾衰竭

心搏骤停或低血压时间过长，肾脏因缺血缺氧而受损，可导致急性肾衰竭。在原有肾脏病变的老年患者尤为多见。由于通常已使用大剂量脱水剂和利尿剂，临床可表现为尿量正常甚至增多，但血肌酐升高，即为非少尿型急性肾衰竭。

防治急性肾衰竭应注意维持有效的心脏和循环功能，避免使用对肾有损害的药物。在心脏复苏后宜留置导尿管，如每小时尿量少于 30mL，则需要鉴别肾性抑或血容量不足。可试用 20％甘露醇 100～200mL 在 30 分钟内快速静脉输入。若注射后 1 小时尿量仍在 30mL 以下，可再试用呋塞米 40～120mg 静脉注射。若尿量仍未增加，则提示急性肾衰竭。此时应按急性肾衰竭处理。

此外，尚需注意防治继发感染。在复苏抢救过程中要注意无菌操作，若有感染迹象，有条件应及时做细菌学检查和药物敏感试验，选择有效药物。避免用对肾脏有毒性或经肾排泄的药物。

【心脏骤停的预防】

防治器质性心脏病及其并发症是预防心脏骤停的根本。目前用作检测心脏性猝死危险性的无创性方法有：左心室功能测定、动态心电图、信号平均心电图（心室晚电位）、心率变异性、QT 间期离散度等。单项试验阳性可预测 15％～30％的患者，多项试验阳性大约可预测 30%～40%的患者。

长期预防高危心律失常的方法有：药物治疗、植入性装置（埋藏式心律转复除颤器可预防猝死，使死亡率为 0）及外科手术（参见第三章第二节）。

此外，普及心肺复苏的知识与技术。公共场所添置复苏设备，培训复苏人员，一旦发现心脏骤停先兆及猝死病人，能及时采取心肺复苏措施，是预防心脏骤停的发生和提高复苏成功率的有效保证。

自学指导

【重点难点】

心脏性猝死是临床上最为紧急的情况，可发生在任何场所，一般认为心搏骤停 4～6 分钟，即可导致脑组织不可逆性损伤而死亡，故其复苏的成败与早期诊断早期抢救有关。凡病人意识突然丧失，大动脉摸不到搏动，心搏停止的诊断即可成立。抢救措施应立即开始，要避免不必要的、重复的检查，甚至等待心电图检查以确定诊断。心肺复苏通常需要较多人员参加，要做好组织工作，要忙而不乱，迅速而有秩序地进行抢救，以免耽误宝贵的抢救时间。

不论什么原因引起的心搏骤停，也不论心搏骤停属于何种类型，复苏抢救的措施是一致的。为便于记忆并突出抢救时的重点，根据美国心脏病协会提出的所谓 A（airway）、B（breathing）、C（circulation）步骤进行，即通畅气道、人工呼吸、心脏按压。实际上，以上三种措施需同时进行，而且要根据现场情况。如紧急情况下，有条件可先试行盲目电击除颤，因心脏性猝死的病人心室颤动约占 70%，电击除颤的成功率较大，如系心搏停顿，电击后亦无害。如无电击除颤条件，可在维持人工呼吸、循环的前提下，给予药物除颤。尽管对心前区叩击的抢救措施意见不一，但在紧急情况下，现场无法获得心电图及除颤器等设备时，心前区叩击仍为首先抢救措施。如无效则立即开始胸外按压心脏及人工呼吸。

关于心肺复苏的药物，仍应主要以肾上腺素为主；近年来有些学者以大剂量肾上腺素用于心肺复苏的一系列动物实验与临床研究，认为大剂量肾上腺素（0.1～0.2mg/kg）能显著提高自主循环恢复率，但也有持不同意见者。亦有临床资料报道，大剂量肾上腺素使用，虽然有自主循环恢复率较高，但无一例存活出院。因此，上述两种意见仍有待进一步探讨。

心脏复苏时的用药途径问题，长期以来，对心搏停止的病人均采用心内注射给药，其最主要的缺点是需暂停心脏按压及人工呼吸，延误了抢救时间；同时经胸壁心内注药可能损伤肺泡并发气胸，也可能损伤冠状血管；药物误注入心肌内，可形成兴奋灶而诱发心律失常。近年来临床上推广应用静脉及气管内给药途径。实践证明，三种给药途径的效果无显著差别。静脉给药不妨碍心肺复苏操作的进行，且效果确实，应多选用。当静脉给药有困难而已行气管插管时，可将药物稀释后注入气管，例如：将肾上腺素、阿托品或利多卡因以注射用水稀释至 10mL，用一长约 20cm 的塑料管插入气管导管内，经此导管将药液注入，将病人暂时置头高位，借重力作用及加压给氧使药液迅速进入细支气管及肺泡内，在心脏按压的条件下，只要有肺循环，经气管给药是有效的。应注意，碳酸氢钠及去甲肾上腺素不能经气管内给药。但目前多数单位仍应用心内注药，方法是用长穿刺针在第 4 肋间胸骨左缘 1.5～2cm 处垂直刺入，抽得回血后即可注药。在建立静脉通道后应少采用心内给药法。

对于心肺复苏中碳酸氢钠的应用，一直有不同看法。有学者认为心肺复苏期间肺血流严重不足，二氧化碳清除减少，致使体内二氧化碳蓄积，用碳酸氢钠并不能纠正。但有临床资料报道，心肺脑复苏成功者，大多在早期间歇使用了碳酸氢钠，非成功组对碳酸氢钠使用率低，因此倾向于早期、小剂量、间歇应用碳酸氢钠的意见。

钙剂现在已不再用于心脏骤停的治疗，除非因过量的钙离子阻滞剂造成显著低钙血症或在高血钾的情况下应用。近年来的研究结果表明钙剂对心肺脑复苏是不利的，细胞内的钙离子增加可增加缺血和再灌注损伤。目前认为钙离子拮抗剂对细胞内钙离子超载和氧自由基有拮抗作用，对心、脑细胞有保护作用。二氢吡啶类效果较好，如尼莫地平等。

目前主张，无需用冰袋或其他降温装置降低脑组织温度。曾经认为降低脑组织温度有利于抑制其代谢需求。但经长时间临床观察，发现低温可以增加血液粘稠度，减少二氧化碳，并易受到感染，此外低温不易控制，因此现在已不再建议对心脏骤停的患者使用，目前主张以保持常温为好。

［注］平均动脉压是指整个心动周期中作用于动脉壁的平均压力。由于收缩期占整个心动周期总时间的 1/3，舒张期占 2/3，因而平均动脉压不是两者相加后的均值。其计算方法为：平均动脉压＝舒张压＋1/3 脉压。正常人平均动脉压为 90±2.2mmHg。

【学习思考题】

心脏性猝死如何急救？简述其步骤和方法。

第四节　风湿性心瓣膜病

【目的要求】

1. 了解本病的病因和发病机制。
2. 掌握二尖瓣及主动脉瓣病变的诊断和鉴别诊断。
3. 掌握本病主要并发症的诊断；熟悉本病的防治原则。

【自学时数】

2 学时。

风湿性心瓣膜病（简称风心病）是风湿性心瓣膜炎遗留的慢性瓣膜病。多见于 40 岁以下人群。我国风心病的患病率在 20 世纪 80 年代为 0.52‰，90 年代为 0.22‰，比较显示我国风心病患病率已进一步明显下降，明显低于同期的印度调查 1.4‰，但高于欧洲发达国家 20 世纪 80 年代 0.05‰～0.01‰的患病率。风心病仍是我国常见的心脏病之一，患病率南方高于北方，农村高于城市。

【病因与发病机制】

风心病是一种与A族乙型溶血性链球菌感染密切有关的疾病，是感染－变态反应－自身免疫病。这一发病机制已被大量流行病学的调查、青霉素的广泛应用、人民生活水平提高后患病率明显降低所证实，因而也为医学界所认可。

另外，病毒感染在风心病发病中的作用仍有待研究。我国学者认为肠道病毒感染或持续可能是部分风心病发病的原因之一。

以下分别叙述二尖瓣和主动脉瓣病。

二尖瓣狭窄

单纯二尖瓣狭窄约占风湿性心瓣膜病患者的40％，2/3为女性，发病时间多在风湿热后两年以上。

【病理】

1.隔膜型：瓣膜交接处粘连，使瓣孔缩小，开放受限，如瓣叶本身增厚使活动受限。

2.漏斗型：瓣叶明显增厚，粘连波及腱索、乳头肌，使瓣膜形成漏斗状，多伴有关闭不全。

【病理生理】

当二尖瓣狭窄时，因舒张期左心房血流进入左心室受到障碍，于是左心房压力增高，出现左心房与左心室间的舒张期压力阶差，同时左心房扩张和肥厚。随着左心房压力增高，产生肺静脉和肺毛细血管压力升高、扩张和淤血，形成慢性肺阻性淤血。当左心房代偿功能失调时则出现左心房衰竭。当肺循环的血容量长期超过其代偿量时，肺动脉压即逐渐上升，长期肺动脉高压使肺小动脉由痉挛而硬化，并致右心室肥厚和扩张。当右心室代偿功能失调时则出现右心衰竭。右心衰竭的症状和体征多逐渐加重，有时也可突然发生。

【临床表现】

(一) 症状

早期（代偿期）无明显自觉症状。左心房代偿功能失调时，多有呼吸困难、心悸、咯血、咳嗽和急性肺淤血甚至出现肺水肿。更进一步则可引起右心衰竭。

1.呼吸困难：由于左心房、肺静脉和肺毛细血管压力升高，产生肺淤血所致。开始时出现劳力性呼吸困难或阵发性夜间呼吸困难，甚至端坐呼吸，严重时可发展为急性肺水肿，则呼吸困难更为严重。

2.心悸：可因心率快或心律失常引起。

3.咯血：可由多种原因引起，痰中血丝乃肺泡或支气管内膜的毛细血管破裂所致；支气管静脉曲张破裂常致喷射样大咯血，后期因曲张静脉壁增厚，大咯血反少见；急性肺水肿时为大量浆液性粉红色泡沫血痰；肺栓塞时血痰呈暗红（如山楂）色胶稠痰。

4. 咳嗽：常见，多在夜间睡眠时及劳动后加重。大多为干咳，主要由于肺淤血所致；并发支气管、肺部感染时，也可咳嗽，常咳出粘液样或脓痰，并可伴有发热。有些病人由于明显扩大的左心房压迫支气管引起咳嗽，常为干咳，且于俯卧时减轻，平卧加剧。

5. 压迫症状：如明显扩张的左肺动脉压迫左喉返神经可引起声音嘶哑；扩张的左心房压迫食管可产生吞咽困难等，但均少见。

6. 右心衰竭：由于体循环静脉淤血，可有颈静脉怒张、肝肿大并有压痛、皮下及下肢水肿和腹水等。右心衰竭的发展虽可减轻淤血的症状，但长期肺动脉高压可引起肺硬化，故呼吸困难等仍然存在。

（二）体征

1. 视诊：口唇轻度发绀，两颊因微血管扩张呈紫红色，形成所谓"二尖瓣面容"。

2. 触诊：部分患者可在心尖部触及舒张期震颤。

3. 叩诊：中度以上狭窄的患者，因肺总动脉及右心室漏斗部增大，可出现胸骨左缘第三肋间浊音区向左扩大，正常心腰消失。

4. 听诊：①心尖区可听到局限、低音调的舒张中、晚期隆隆样的杂音。杂音呈递增型，以左侧卧位或活动后、用力呼气后更清楚。此为二尖瓣狭窄最重要体征，也有少数患者杂音很轻或听不见，后者称为"哑型"二尖瓣狭窄，系因二尖瓣口极度狭窄所致；②心尖区第一心音亢进及心尖区内上方或胸骨左缘第3、第4肋间听到二尖瓣开放拍击音（二尖瓣开瓣音），常见于膈膜型，表现二尖瓣前叶的弹性及活动良好，对于决定手术治疗的方法有一定的临床意义；③肺动脉瓣区第二心音亢进，有时可伴轻度分裂，是肺动脉高压的反映；④重度肺动脉高压的患者，由于肺动脉及其瓣环的扩张可引起相对性肺动脉瓣关闭不全，此时在肺动脉瓣区可听到柔和的舒张期吹风样杂音，称格-斯（Graham-Steell）杂音，传向三尖瓣区，于吸气末期增强。此杂音需注意与主动脉瓣关闭不全的杂音相鉴别；⑤严重病例，因右心室明显扩张，产生相对性三尖瓣关闭不全，在三尖瓣区可听到吹风样全收缩期杂音，吸气时增强。

【X线检查】

轻度狭窄可示正常心影，或又于钡餐透视时见左心房轻度压迫食管。中度狭窄常见左心房中度增大，后前位可见双重阴影及左心耳增大、心腰消失、右心室增大、肺动脉段突出，肺部有轻至中度淤血。重度狭窄的左心房和右心室明显增大，肺动脉段明显扩大，有重度肺淤血。

【心电图检查】

轻度狭窄，心电图正常，或又有P波增宽，轻度切迹。中度狭窄，P波明显增宽，切迹显著，伴右心室肥大，电轴右偏。重度狭窄时示右心室肥大及劳损，在右胸导联可出现增大的双向P波。至晚期可并发心房颤动。

【超声心动图检查】

前叶活动曲线E-A峰（舒张期）消失呈城墙型，前后叶呈同向运动。

【诊断与鉴别诊断】

（一）诊断

心尖区听到舒张中、晚期隆隆样杂音，且伴有左心房增大的证据时，一般可确立二尖瓣狭窄诊断。若有风湿热病史，有助于诊断，超声心动图检查可进一步明确诊断。

（二）鉴别诊断

心尖部舒张期杂音，需与以下疾病鉴别：

1. 主动脉瓣关闭不全：主动脉瓣关闭不全时心尖部可有奥－弗（Austin－Flint）杂音，但该病主要征象为主动脉瓣区舒张期杂音，奥－弗杂音为心尖部舒张早期杂音，通常不伴有第一心音亢进，也无开瓣音。

2. 功能性二尖瓣狭窄：主要由于二尖瓣口流量增大，形成相对狭窄，如室间隔缺损、二尖瓣关闭不全等所出现的舒张期杂音，这类杂音历时一般较短，不伴开瓣音，也无第一心音亢进。

3. 左心房粘液瘤：为最常见的心脏原发性肿瘤，症状和体征均类似二尖瓣狭窄，但本病杂音多间歇性出现，并随体位改变而异坐位出现，卧位消失，无开瓣音。超声心动图具有特征性，二尖瓣前叶后方，舒张期可见云雾状肿瘤回波，收缩期在左心房内可见到同样回波。病人可有晕厥、贫血、发热、红细胞沉降率增快。

此外，咯血尚需与肺结核或支气管扩张咯血相鉴别。

二尖瓣关闭不全

二尖瓣关闭不全大多属风湿性，约 50％ 以上合并二尖瓣狭窄。风湿性二尖瓣关闭不全的主要病理改变为瓣叶增厚、乳头肌和腱索缩短以及彼此粘连，瓣叶不能正常关闭。由于左心室收缩时二尖瓣不能完全关闭，部分血液返回到左心房，左心房除接受肺静脉的来血液外，还接受由左心室反流的血液，因而左心房的充盈度和压力均增加，而左心室的排血量却降低；在舒张期，由左心房流入左心室的血量较正常增多，导致左心房和左心室扩张与肥厚，甚至引起左心衰竭。左心衰竭可致肺淤血和肺动脉压增高，最后引起右心室肥大和衰竭。

【临床表现】

1. 症状：轻度二尖瓣关闭不全可无症状，且无症状期长，但一旦发生症状，病情多较严重。较重的病人，在出现左心衰竭，心排血量降低时感到疲倦、乏力和心悸，或因肺淤血而发生劳力性呼吸困难，但急性肺水肿、咯血或动脉栓塞的机会远较二尖瓣狭窄者为少。后期也可出现右心衰竭症状。

2. 体征：心尖冲动向左下移位，心浊音界向左下扩大，心尖区可听到Ⅲ级以上的全收缩期吹风样杂音，向左腋下及肩胛下区传导，呼气时稍增强，该杂音是二尖瓣关闭不全的特征性体征，极少伴有震颤。肺动脉瓣区第二心音亢进、分裂。舒张期左心房流入左心室血增多，常产生第三心音，部分病人可出现一低调短促的舒张中期杂音。

【X线检查】

显示左心室和左心房扩大，肺动脉段轻微突出，晚期或较重病人可有右心室增大。

【心电图】

早期可无变化，病变严重时可出现左心室肥大，晚期可伴劳损。

【超声心动图】

M型超声心动图检查可见左心房、左心室增大，左心房后壁可见C凹增深>4mm。

【诊断与鉴别诊断】

（一）诊断

临床上常依据心尖区有Ⅲ级以上全收缩期杂音，并有左心房、左心室增大征象，二尖瓣关闭不全的诊断即可确立。

（二）鉴别诊断

1．功能性收缩期杂音：本病首先需与心尖部功能性收缩期杂音鉴别。后者杂音为Ⅰ～Ⅱ级，时限短，无放散，无房室肥大，多发生发热、贫血、甲状腺功能亢进及血流加速等情况下，杂音随原发病治愈而消失。

2．二尖瓣脱垂：可由多种疾病引起，较常见者为缺血性心脏病，风湿性瓣膜炎等。为乳头肌功能不全，腱索过长或断裂所致。当心脏收缩时，二尖瓣即脱垂入左心房形成二尖瓣关闭不全，可在心尖区出现收缩中、晚期喀喇音，伴有收缩晚期递增型杂音。诊断依据M型超声心动图示二尖瓣叶回波曲线C-D段呈吊床样改变，二维超声心动图可见脱垂瓣叶返入左心房回波图像可供鉴别。

主动脉瓣关闭不全

风湿性主动脉瓣炎症后，瓣膜增厚、缩短、畸形，舒张期不能正常关闭，常伴有主动脉瓣狭窄。由于主动脉瓣关闭不全，在舒张期左心室既接受从左心房正常流入的血液，又要受从主动脉反流回的血液。左心室舒张期负荷量过重，随之产生代偿性扩张和肥厚，并最终导致左心衰竭和右心衰竭。舒张期主动脉压低，冠状循环灌注减少，可产生心绞痛。

【临床表现】

1．症状：本病代偿期较长，轻度患者可维持20多年以上而不发生肺淤血，故可无明显症状，严重时由于心搏量增加病人出现心悸、劳力性气足；舒张压过低，可致脑、心共血不足，出现头晕或心绞痛；脉压过大时，可有头部动脉搏动感。晚期出现左心衰竭，最后导致右心衰竭。约10%病人可以猝死，大多是有频发室性期前收缩者。

2．体征：可见颈动脉搏动显著，心尖冲动向左下移位，心浊音界向左下扩大。胸骨左缘第3、第4肋间可听到高调、响度递减的舒张早期叹气样杂音，当患者取坐位并向前倾时或深呼气后屏气时更为清晰，常传到心尖区。有时在心尖部可听到一低调舒张期杂音，即奥-弗（Austin-Flint）杂音，系由主动脉反流到左心室的血液，冲击二尖瓣前瓣叶，使其在舒张期向上漂起并振动，产生血流障碍所致。主动脉瓣区第二心音减弱。部分病人可有动脉舒张压降低和脉压增宽、水冲脉、毛细血管搏动、股动脉抢击音等周围血管征。

【X线检查】

左心室增大，呈靴形心影，主动脉弓突出，透视下可见搏动增强。

【心电图】

左心室肥大并劳损，左心房亦可增大，部分病例可有电轴左偏，室内传导阻滞。

【超声心动图】

M型超声心动图可见主动脉增宽，主动脉瓣关闭呈双线，左心室增大，搏动增强，二尖瓣前叶舒张期有纤细扑动。

【诊断与鉴别诊断】

（一）诊断

胸骨左缘第3、第4肋间有舒张早期叹气样杂音，左心室增大，以及周围血管征等，可确立诊断。

（二）鉴别诊断

1. 高血压动脉粥样硬化性主动脉瓣关闭不全：本病多见于60岁以上患者，舒张期杂音在胸骨右缘第2肋间明显，主动脉瓣区第二心音亢进，X线检查升主动脉延长增宽，有钙化影。

2. 感染性心内膜炎所致的主动脉瓣关闭不全：心脏以往正常，在急性感染后，主动脉瓣区出现舒张期杂音，提示感染性心内膜炎引起主动脉瓣关闭不全。原来心脏有病变，患感染性心内膜炎后，主动脉瓣损害严重，新出现杂音或原有杂音性质发生改变。血培养阳性有助于诊断。

3. 肺动脉瓣相对性关闭不全：本症伴发于肺动脉高压，其舒张早期杂音在肺动脉瓣区最显著，吸气时更明显，肺动脉瓣区第二音亢进并分裂，无血压改变及周围血管征。

主动脉瓣狭窄

风湿性瓣膜炎症后，主动脉瓣膜钙化增厚，瓣叶交界处粘连和融合形成主动脉瓣狭窄。本症大都同时合并关闭不全或二尖瓣病变。主动脉瓣狭窄使左心室射血阻力增大，即后负荷增加，导致左心室肥厚，心肌耗氧量增大而左心室每搏量减少，冠状动脉供血不足，因此，较易出现心绞痛及左心室衰竭以至右心衰竭。

【临床表现】

1. 症状：轻度狭窄多无症状，重度狭窄者心搏量大减，肌肉缺血可致乏力；脑缺血可致眩晕、晕厥；心肌缺血可致心绞痛甚至急性心肌梗死；可产生各种心律失常而出现心悸，甚至猝死。

2.体征：最主要的体征是主动脉瓣区（胸骨右缘第 2 肋间）听到粗糙而响亮的喷射性Ⅲ级以上的收缩期杂音，常伴有收缩期震颤；杂音沿动脉传导，甚至达肱动脉；主动脉瓣区第二心音减弱并可有逆分裂；收缩压降低较著，故脉压小，脉细弱；后期有左心室增大。

【X 线检查】

显示左心室增大，偶可见主动脉瓣钙化，升主动脉多因受收缩期血流急促喷射冲击发生狭窄后扩张。

【心电图】

轻型心电图正常。中度以上约 78％表现左心室肥大和劳损，有时伴左束支或心室内传导阻滞。

【超声心动图】

M 型超声心动图可见左心室壁增厚；主动脉瓣开放幅度减小，常小于 1.5cm。但在收缩期开放幅度受心搏血量减少的影响，在用这一指标评价有无主动脉瓣狭窄时值得考虑。能准确地反映狭窄程度的无创性检查还是二维超声心动图。

【诊断与鉴别诊断】

（一）诊断
主要依据主动脉瓣区粗糙而响亮的喷射性Ⅲ级以上的收缩期杂音，主动脉瓣区第二心音减弱及左心室肥厚。

（二）鉴别诊断
1.先天性主动脉瓣膜狭窄：本病较风湿性者多见，从幼年便可被发现，且杂音随年龄的增长而增强，无风湿病史。超声心动图可发现畸形。
2.肥厚性梗阻型心肌病：收缩期杂音位置较低，在胸骨左缘 3、第 4 肋间，多不向颈部传导，主动脉瓣区第二心音不减弱，心电图可见左心室肥厚及异常 Q 波，超声心动图有心室间隔与左心室后壁比值大于 1.3:1；流出道狭窄，小于 2cm 等特殊图形可供鉴别。

联合瓣膜病变

2 个或 2 个以上瓣膜同时或先后受累者，称联合瓣膜病变。风心病约有 1/3 有多瓣膜损害。
（一）二尖瓣狭窄伴主动脉瓣关闭不全
是风心病的常见组合形式。由于二尖瓣狭窄致心排血量减少，使左心室扩大延缓和周围血管征不明显，易将主动脉瓣关闭不全的胸骨左缘叹气样舒张早期杂音误为 Grahan Steell 杂音，而诊断为单纯二尖瓣狭窄。约 2/3 严重二尖瓣狭窄患者有胸骨左缘舒张早期杂音，其中大部分有不同程度的主动脉瓣关闭不全，并非 Grahan Steell 杂音。
（二）二尖瓣狭窄伴主动脉瓣狭窄
严重二尖瓣狭窄与主动脉瓣狭窄并存时，常掩盖后者的一些表现。二尖瓣狭窄致左心室充盈受限和左心室收缩压降低，从而延缓左心室肥厚和减少心肌耗氧量，故心绞痛不明显。由于心排血量明显减少，跨主动脉瓣压差降低，因而可能低估主动脉瓣狭窄的严重程度。

（三）主动脉瓣狭窄伴二尖瓣关闭不全

为危险的多瓣膜病，相对少见，前者增加左心室后负荷使二尖瓣反流加重，心搏量减少较两者单独存在时明显，肺淤血亦加重。X线检查见左心房、左心室增大较两者单独存在时为重。

（四）主动脉瓣关闭不全伴二尖瓣关闭不全

左心室承受双重容量过度负荷，故左房、左室增大最为明显。后者进一步加重二尖瓣反流。

【并发症】

1. 呼吸道感染：长期肺淤血易引起肺部感染，并进一步加重或诱发心力衰竭。

2. 心力衰竭：是本病最常见的并发症，约发生于 50%～70% 的患者，也是本病主要死因。急性肺水肿是高度二尖瓣狭窄较早期的严重而紧急的并发症，病死率较高，多发生于剧烈体力活动，情绪激动或各种类型的心动过速发作时；在妊娠期因血容量增大更易诱发，如不及时抢救，可引起死亡。

3. 心律失常：期前收缩、阵发性心动过速、心房颤动等皆可出现，尤以心房颤动为多见，约占 30%～40%。有的病例先是房性期前收缩，后渐频繁，发展为阵发性房性心动过速，心房扑动及阵发性心房颤动，再转为永久性心房颤动。常见于晚期二尖瓣狭窄伴左心房明显扩大的患者。

4. 亚急性感染性心内膜炎：多见于二尖瓣或主动脉瓣关闭不全的患者，单纯二尖瓣狭窄者少见。本病大多数发生于瓣膜病变早期，晚期瓣膜纤维化后则较少发生。

5. 栓塞：最常见于二尖瓣狭窄伴有心房颤动的患者。临床诊断此类病人中栓塞发生率为 59.3%，而尸检验出栓塞的发生率为 72%，持续性心房颤动是最影响血栓形成的因素之一，心房颤动病人有血栓的达 29%；由此可见血栓栓塞是风心病二尖瓣狭窄的严重并发症，心房颤动是栓塞的重要因素。因此血栓形成的早期检出很重要。经食管超声心动图是目前判断左心房、左心耳最佳无创性影像检查法。国内用此法来观察心房颤动患者的心房内血流状态及检测某些凝血指标来探讨评估心房颤动栓塞危险性。若观察到心房内有云雾状改变时，说明已出现高凝状态即血栓形成前异常血流状态。由此可得到血栓形成的早期诊断，并可得到早期预防和治疗。

栓塞以脑动脉栓塞最常见约占 2/3，四肢、肠、肾、脾及冠状动脉等处亦可发生动脉栓塞。左心房内如有大块血栓形成，可阻塞二尖瓣口而发生晕厥，周围脉搏消失和对称性四肢末端缺血、坏死。在长期充血性心力衰竭的患者中，栓子可来自周围静脉或右心房，导致肺动脉栓塞。

【治疗】

（一）内科治疗

安慰与鼓励患者以减轻患者精神负担，保持和改善心脏代偿功能，适当限制体力活动。此外，防止风湿热复发与防治并发症为内科治疗的主要目标。

1. 预防风湿热复发：近年来风湿热的临床表现常不典型，应长期甚至终身应用苄星青霉素 120 万 U 每 4 周肌内注射 1 次。

2．防治并发症：①大量咯血：患者应取坐位，用镇静剂（地西泮 10mg 肌内注射），利尿剂（呋塞米 20～40mg 稀释后静脉注射）以降低肺静脉压。②预防栓塞：有栓塞史或超声检查示有左心房附壁血栓者，如无禁忌证且有监测抗凝治疗条件者均应长期服用华法林，否则每日服用阿司匹林 50～75mg，有一定抗凝效果。③预防感染性心内膜炎：患者施行口腔、上呼吸道或其他手术操作时，预防用药应针对草绿色链球菌（因最常见）。④心力衰竭、心律失常（详见本章第一、二节）。

（二）介入和手术治疗

为治疗本病的有效或主要的方法。

1．瓣膜分离术：方法有①直视分离术。在体外循环下，开胸直视分离融合的交界处，腱索各乳头肌，去除瓣叶的钙化斑，清除心房内血栓。适于瓣叶严重钙化、病变累及腱索及乳头肌、心房内有血栓的患者。手术死亡率＜2％。②闭式分离术。目前临床已少用。

2．经皮球囊瓣膜成形术：为缓解单纯性瓣膜狭窄的首选方法。包括二尖瓣、三尖瓣和主动脉瓣、肺动脉瓣狭窄。本术系用球囊导管经皮和外周血管插至狭窄的心瓣膜处，利用球囊加压充盈产生的膨胀力，使狭窄的瓣口扩大。本术疗效明显、创伤小、较安全、康复快。但本法仍属闭式分离术，难以达到心脏直视手术下的瓣膜修复效果。经术后 10 年随访虽术后瓣口面积有缩小，但心功能改善远期效果良好。其重要经验是在于风湿活动的预防。患者术后应用长效青霉素者与不用者相比，术后瓣口面积缩小程度明显减少（少于不用长效青霉素者），心功能亦长期维持良好。本术有心房内血栓者禁忌。手术死亡率小于 0.5％。

3．人工瓣膜置换术：人工瓣分机械瓣和生物瓣，各有优点、缺点。本术适于风心病患者心功能 NYHA Ⅲ 或 Ⅳ 级，经内科治疗无效；严重瓣叶和瓣下结构钙化、畸形，不适作分离手术者；有明显主动脉瓣和（或）二尖瓣关闭不全致左心室明显增大者。本术死亡率（3％～8％）和术后并发症均高于分离术。术后存活者，心功能可恢复较好。

【预防】

主要预防风湿热，使风湿性心瓣膜病不致发生。若已有瓣膜损害甚至进行手术治疗后，仍应积极防治风湿活动，以免病情加重。

自学指导

【重点难点】

由于链球菌感染率减少以及抗生素的广泛应用，故临床典型急性初发风湿热病例已罕见。多数风湿性心瓣膜病病人的病程是隐匿进行的，其发病率及住院率目前已明显下降，故在人群中主要是将已有心脏瓣膜疾患的病例进行调查并作为本病的流行病学。风湿热也就不在本篇内容中重点阐述。

目前，风湿性心瓣膜病仍是我国常见的心脏病之一，其中以二尖瓣病最多见，出现率达

95%~98%，次为主动脉瓣病，出现率为 20%～30%，三尖瓣为 5%，肺动脉瓣病仅约为 1%。两个以上瓣膜同时累及者称联合瓣膜病，约占 20%～30%。风湿性瓣膜病的发病率与风湿热有关，因约有 25%～50% 的风湿热患者的心瓣膜炎留下永久性损害而成为风湿性心瓣膜病，但有 1/3～1/2 的风湿性心瓣膜病患者并无确切的链球菌感染与急性风湿热的病史。故本病的病因迄今尚未完全明了，这对疾病的防治带来了一定的困难。

关于本病的诊断问题，尽管有现代的仪器如超声心动图和现代化的检查方法，如心导管和心室造影等检查的协助，但心脏体征结合其他临床资料仍是最重要的不可缺少的基本诊断方法。并在此基础上获得初步印象，决定是否需要进一步特殊检查来作出病因、病理解剖及病理生理等全面的诊断。

心尖部舒张期隆隆样杂音在二尖瓣狭窄诊断上的重要性是众所周知的。由于杂音低调和局限的特点，应采用钟型听诊器仔细听诊，坐位听是极易忽略的，应使病人取左侧卧位并在肃静的环境下较易听清。必要时让病人作轻微运动后再听。

某些二尖瓣狭窄病例在某一阶段听不到杂音。通常的原因是由于充血性心力衰竭和快速心房颤动引起心排血量降低，血流速度减缓所致。心包、胸腔积液或肺气肿也影响听诊。当二尖瓣重度狭窄并发肺动脉高压时，由于：①瓣膜粘连固定通过瓣口血流速度极慢，涡流减轻或消失；②肺动脉高压，右心室扩大并顺钟向转位（左心室向后转位），致二尖瓣杂音被遮挡，在这种情况下，在心前区听不到杂音，即所谓"哑型"二尖瓣狭窄。此时其诊断有赖于其他体征、X 线检查、心电图及超声心动图等确定。

二尖瓣开瓣音长期以来被认为是单纯性二尖瓣狭窄特征之一，并提示二尖瓣（尤其前瓣）尚有一定的弹性与活动度，有助于隔膜型二尖瓣狭窄的诊断。但经研究证实，二尖瓣关闭不全时也可有开瓣音发生。因此有开瓣音只能提示没有两个瓣叶的严重损伤，而不能以引鉴别瓣膜病变性质，即绝对否定二尖瓣关闭不全的存在。

二尖瓣狭窄是否合并二尖瓣关闭不全及关闭不全的程度的判断很重要，因为这涉及手术的抉择，即二尖瓣分离术和人工瓣膜置换术的抉择。二尖瓣关闭不全的典型听诊发现为心尖区高调的Ⅲ级以上全收缩期吹风样杂音，向腋下或左肩胛间区传导，伴第一心音减弱。在诊断中如过分强调收缩期杂音，则可造成错误。有报告证明，杂音的有无并不绝对代表关闭不全的存在与否；杂音的响度与逆流程度虽有一定关系，但也非绝对平行。一般Ⅲ级以上杂音诊断意义较大，Ⅰ～Ⅱ级杂音也不能完全排除二尖瓣关闭不全，须与功能性杂音鉴别。两者的鉴别除听诊外，多数须作进一步检查，如 X 线、心电图、超声心动图等检查是否有左心室扩大的征象为依据。

有一部分单纯二尖瓣狭窄的病例心尖部听到收缩期杂音，其实乃肺动脉高压引起功能性三尖瓣关闭不全所产生，由于右心室扩大和顺钟向转位，故杂音传至心尖，此时极易误为二尖瓣狭窄合并关闭不全。功能性三尖瓣关闭不全的杂音于吸气时增强；杂音不向左腋下传导；由于收缩期血液反流，右心房过度充盈，可见颈静脉搏动；由于右心室容量及压力负荷的增加，超声心动图可见室间隔与左心室后壁呈同向运动。二尖瓣关闭不全的杂音无吸气时增强的特点；其杂音向左腋下及左肩胛间区传导；也无以上所述静脉搏动和室间隔运动异常等征象。

风湿性心瓣膜病本身诊断不难，但一旦出现并发症，如心房颤动及亚急性感染性心内膜炎并引起脏器栓塞等情况，则病情及其诊断变为复杂化。必须仔细询问病史及详细的体格检查，并结合有关的实验室和特殊检查，才不致误诊、漏诊。

关于本病的内科治疗，主要是并发症的治疗，要特别注意药物的适应证和禁忌证。近十几年进展起来的介入和手术治疗如：经皮球囊瓣膜成形术、瓣膜分离术、人工瓣膜置换术，二尖瓣修复术等已成为风湿性心瓣膜病的有效或主要的治疗方法。

【复习思考题】

风湿性瓣膜病有哪些常见并发症？

第五节　原发性高血压

【目的要求】

1．了解本病的病因和发病机制。
2．掌握本病的诊断及鉴别诊断。
3．掌握高血压的治疗原则及急症处理。

【自学时数】

2 学时。

动脉血压是血液作用于动脉血管壁上的侧压力。心室收缩时，血液从心室流入动脉，对血管的侧压力最高，称为收缩压。心室舒张时，由于血管壁的回弹，维持血液继续向前流动，对血管壁的侧压力降低，称为舒张压。收缩压与舒张压之差称为脉压。体循环的动脉血压升高超过正常标准范围为高血压。我国高血压防治指南研究会上决定采用 1999 年世界卫生组织/国际高血压学会治疗指南有关高血压的诊断与分级标准。指在未服用抗高血压药物的情况下，收缩压大于 140mmHg 和（或）舒张压大于 90mmHg 者即诊断为高血压。并按血压水平分为 1、2、3 级（表 3－9）。

表 3－9　　　　　　　　　　血压水平的定义和分类（WHO/ISH）

类　　别	收缩压（mmHg）	舒张压（mmHg）
理想血压	<120	<80
正常血压	<130	<85
正常高值	130～139	85～89
1 级高血压（"轻度"）	140～159	90～99
亚组：临界高血压	140～149	90～94
2 级高血压（"中度"）	160～179	100～109
3 级高血压（"重度"）	≥180	≥110
单纯收缩期高血压	≥140	<90
亚组：临界收缩期高血压	140～149	<90

注：当收缩压和舒张压分属于不同分级时，以较高的级别作为标准。

高血压在我国按 1999 年全国普查 15 岁以上 95 万余人总患病率为 13.6%，若按 1990 年中国人口结构、城乡、男女进行普查，我国已有高血压患者总计 9000 万以上，且每年还有相当数量的新发病例。其特点是：城市高于农村；北方高于南方；男性高于女性。在这些检出的高血压患者中，服药率 12.2%；控制率（经治疗血压降至诊断标准以下）2.9%。

高血压不仅影响心、脑、肾等的功能甚至功能衰竭，又是动脉粥样硬化的重要危险因素。在中老年人死亡的疾病中，高血压的并发症是最多见的。因此，高血压是危害人民健康的常见病。

高血压分为原发性高血压和继发性高血压。原发性高血压的病因不明，约占高血压患者的 90% 以上。继发性高血压只是某种疾病的临床症状，不属本病范畴。

【病因和发病机制】

原发性高血压的确切病因尚未完全清楚，但目前较为肯定的致病因素有：长期精神紧张、遗传，钠盐摄入过多、饮食中低钾、低镁、低钙、低鱼类和豆类蛋白，肥胖，吸烟及大量饮酒者等患病率高，其中高盐膳食、超重、饮酒是我国高血压发病的主要危险因素，本病发病机制还未完全阐明，学说众多，比较重视的有：

1. 精神学说：认为长期过度紧张与精神刺激，使大脑皮质对下丘脑和延髓等处的血管中枢的功能失调，形成了收缩血管的神经占优势的兴奋灶，引起小动脉收缩，血压升高。初期，血压升高仅是短期现象，后期，形成固定的收缩血管的神经冲动占优势的兴奋灶，引起持久的小动脉收缩，使外周血管阻力持续增高而使血压固定升高。

2. 肾原学说：认为高血压与肾脏缺血有关。肾缺血时，肾小球旁细胞分泌肾素增加，增多的肾素使血管紧张素原水解为血管紧张素Ⅰ，并经转换酶的作用，转化为血管紧张素Ⅱ，使血管收缩，增加末梢血管阻力，并作用于肾上腺皮质，使醛固酮分泌增加，引起钠、水潴留，从而使血压增高。

3. 内分泌学说：认为高血压与肾上腺皮质和髓质激素的作用有关。高血压病人的交感神经功能亢进，儿茶酚胺分泌增加，从而引起血管收缩，致使血压增高。

4. 血管内皮功能异常：血管内皮通过代谢、生成、激活和释放各种血管活性物质，其中有：①舒张物质：主要有前列环素、内皮源性舒张因子即一氧化氮等，具有扩张血管和抑制血小板功能。②收缩物质主要有：内皮素（ET-1）、血管收缩因子及血管紧张素Ⅱ等，有血管收缩作用。正常情况下两者保持一定的平衡。高血压时，一氧化氮生成减少，而内皮素增加，血管平滑肌细胞对舒张因子的反应减弱而对收缩因子的反应增强。

5. 胰岛素抵抗：所谓胰岛素抵抗是指胰岛素在促进葡萄糖摄取和利用方面受损，这时机体为了维持血糖在正常水平，代偿性地多分泌胰岛素，从而导致高胰岛素血症。胰岛素抵抗可能与红细胞胰岛素受体数目减少有关。高胰岛素血症可能是通过：①增加交感神经活性和醛固酮浓度。②促进肾脏近曲小管对钠的重吸收。③改变细胞膜上离子泵等途径而致高血压。约有 55.9% 的高血压患者存在胰岛素敏感性下降。

6. 其他：近年认为多基因的突变、缺失、重排和表达水平的差异可能是本病的发病基础。

【病理】

本病初期仅为全身细小动脉痉挛，日久管壁缺氧而成玻璃样变性，中层平滑肌细胞增殖、管壁增厚、管腔狭窄（血管壁重塑），使高血压维持和发展，并进而导致重要靶器宫如心、脑、肾缺血损伤。同时高血压可促进动脉粥样硬化的形成及发展，主要累及中、大动脉。

1. 心：血压增高后，左心室负荷加重，心肌肥厚与扩大。高血压发病过程中的儿茶酚胺，血管紧张素Ⅱ等物质也可刺激心肌细胞肥大。心脏肥厚扩大，称高血压心脏病。最终可致心力衰竭，长期高血压可致大、中动脉粥样硬化，如冠状动脉粥样硬化。

2. 脑：脑部小动脉硬化及血栓形成可致脑腔隙性梗死。脑血管结构薄弱。易形成微动脉瘤，当压力升高时可引起破裂，脑出血。长期高血压也可导致脑中型动脉的粥样硬化，可并发脑血栓。

急性血压升高时，可引起脑小动脉痉挛、缺血、渗出，致高血压脑病。

3. 肾：肾小球入球动脉硬化，肾实质缺血。持续高血压致肾小球囊内压升高，肾小球纤维化、萎缩、最终致肾衰竭。恶性高血压时，肾入球小动脉及小叶间动脉发生增殖性内膜炎及纤维蛋白样坏死，患者在短期内出现肾衰竭。

4. 视网膜：视网膜小动脉也从痉挛到硬化，可引起视网膜出血和渗出。

【临床表现】

根据起病和病情进展缓急，分为缓进型和急进型两类，前者多见，后者约占1%～5%。

（一）缓进型高血压病

本型起病隐匿，病程进展缓慢，早期多无症状，偶在体格检查时发现血压升高，或在精神紧张、情绪激动、或劳累后有头晕、头痛、眼花、耳鸣、失眠、乏力，注意力不集中等症状。病状与血压增高程度未必一致。此外，可有鼻出血、月经过多和眼球结膜下出血。早期血压仅暂时升高，去除原因和休息后可恢复，称为波动性高血压阶段。随病情进展血压呈持久性增高，并有脏器受损表现。

1. 脑部表现：头痛、头晕常见，也可有头部沉重或颈项板紧感。高血压所致头痛可以清晨出现，起床后不久有所减轻，部位以前额、枕部、颞部多见，可能与颈外动脉系统血管扩张、脉搏振幅增高有关，舒张压往往很高，经降血压治疗后可减轻。高血压所致的头晕可为暂时性或持续性，血压下降后头晕可减轻。但过度或过快降血压也可引起头晕。

本病后期常并发急性脑血管病。包括：①出血性脑血管病，如高血压性脑出血；②缺血性脑血管病，如短暂性脑缺血发作、局限性脑梗死；③高血压危象和高血压脑病等。

高血压危象，主要表现为血压突然升高，常超过200/120mmHg，病人剧烈头痛、头晕、耳鸣、眩晕、恶心、呕吐、气急、心悸、腹痛、尿频、尿量少，甚至出现心绞痛、肺水肿及肾衰竭等表现，一般发作历时短暂而迅速恢复，但易复发。若血压突然显著升高后，病人主要表现有头痛、恶心、呕吐、视力障碍、抽搐、意识模糊甚至昏迷及偏瘫、失语等脑部症状者，称为高血压脑病。因此，高血压脑病可以被看作是发生在脑部的高血压危象，两者发病机制相仿。由于不同病人小动脉痉挛所发生的部位及程度不同，不同的脏器的损害不同，故临床表现有所区别。如果血压突然升高，脑部小动脉发生严重而持久的痉挛，而导致脑循环的急剧障碍，引起脑水肿使颅内压增高，病人临床表现以脑部症状为主，称高血压脑病；倘血压突然急剧升高，同时出现肾、心、脑等处的小动脉暂时性剧烈痉挛，引起肾、心、脑等处的功能障碍而有急性肾衰竭或急性心力衰竭表现者，即为高血压危象。两者都为临床急症，均可见于急进型及缓进型高血压病人。近年来由于有效降压药物的普遍应用，高血压脑病及危象已甚少发生。

2. 心脏表现：长期高血压引起的心脏形态和功能改变称为高血压性心脏病。早期，左心室后负荷增加，数年后，左心室心肌因代偿而逐渐肥厚、扩大，乃至形成高血压性心脏病。在心功能代偿期，可无症状或仅有心悸。当心功能失代偿时，主要表现为左心衰竭的症状和体征（参见慢性心力衰竭），以后可发展为全心衰竭。高血压性心脏病的诊断条件是：①有 5 年以上高血压病史，年龄在 40 岁以上；②显示左心室增大（包括体征、心电图、X线及超声心动图等检查）和（或）左心衰竭者。部分患者合并冠状动脉粥样硬化，可有心绞痛或心肌梗死等缺血性心脏病。

3. 肾脏表现：长期高血压致肾小动脉硬化。肾功能减退时，可引起夜尿、多尿，说明肾脏浓缩功能减低。肾功能进一步减退时，可出现尿量减少、蛋白尿和血尿（多属显微镜下血尿）及管型，最后可发生肾功能不全甚至尿毒症。

4. 眼底改变：早期见视网膜动脉痉挛，动脉变细（Ⅰ级）；以后发展为视网膜动脉狭窄，动、静脉交叉压迫（Ⅱ级）；眼底出血或棉絮状渗出（Ⅲ级）；视神经盘水肿（Ⅳ级）。我国资料表明，本病以并发急性脑血管病死亡最多，占 71.25%；其次多为心脏病变，占 15.42%；肾脏病变致死者较少，占 5.05%。

（二）急进型高血压病

急进型高血压也称恶性高血压。可由缓进型突然转变而来，也可起病即为恶性型。多见于青年和中年。临床表现基本上与缓进型高血压相似，但各种症状更加明显，具有病情严重、发展迅速、视网膜病变和肾功能恶化快速的特点。血压显著增高，收缩压在 180mmHg 以上，舒张压持续在 130~140mmHg 或更高。常于数月至 1~2 年内出现严重的脑、心、肾损害，最后常因尿毒症死亡。也可死于急性脑血管病或心力衰竭。经治疗后，病情亦可转稳定而呈现出缓进型经过。

【实验室及其他检查】

（一）实验室检查

1. 尿常规可见阴性或有少量蛋白和红细胞，急进型高血压病者尿中常有蛋白、红细胞和管型。

2. 肾功能减退时，尿相对密度（比重）降低，尿浓缩和稀释功能减退，内生肌酐清除率、酚红排泄率降低，血中尿素氮和肌酐增高，并随着肾脏病变的恶化而加重。

3. 血清总胆固醇、三酰甘油（甘油三酯）、低密度脂蛋白胆固醇增高、高密度脂蛋白胆固醇、载脂蛋白 A 降低。血浆肾素活性或血管紧张素 Ⅱ 测定可增高、正常或降低。尚需做空腹血糖及血胰岛素浓度测定。

（二）胸部 X 线检查

心脏未受累前可见主动脉迂曲延长，其升弓或降部扩张。发生高血压性心脏病时见左心室增大；发生心力衰竭时有肺淤血等改变。

（三）心电图检查

心脏受累的患者可见左心室肥大或兼劳损。或可有左心房肥大表现。

（四）眼底检查

早期眼底可正常或有Ⅰ级改变，中期有Ⅰ～Ⅱ级改变，后期呈Ⅲ～Ⅳ级变化。

（五）超声心动图

左心室肥厚检出率为31.6%。左心室重量指数被认为是反映左心室肥厚的较理想指标。上海高血压研究所提出采用Devereux校正公式左心室重量指数>125g/m²（男），>120g/m²（女）作为我国人群诊断左心室肥厚的标准。此外可检出心腔扩大和左心功能的变化等。

（六）动态血压监测

动态血压监测是用仪器自动定时测量血压，可调节时间每隔15～30分钟自动测压一次，连续24小时或更长。可测定白昼与夜间各时间段血压的平均值和波动规律，能较敏感、客观地反映实际血压水平。正常人动态血压曲线呈双峰一谷，即夜间血压最低，清晨起床活动后血压迅速升高，在上午6～10时及下午4～8时各有一高峰，继缓慢下降，夜间血压均值比白昼下降>10%，收缩压与舒张压昼夜曲线均呈一长柄勺形状。

中轻度高血压患者血压昼夜波动曲线与正常类似（图3-18），但血压水平较高。早晨血压升高可伴有血儿茶酚胺浓度升高，血小板聚集增加及纤溶活性增高等变化，可能与早晨较多发生心脑血管急性事件有关。血压变异性和血压昼夜节律与靶器官损害及预后有较密切的关系，即伴明显靶器官损害或严重高血压患者其血压的昼夜节律可消失。还有某些继发性高血压患者，其血压的昼夜节律也可消失。目前尚无统一的动态血压正常值，可参照1995年国内协作研究建议24小时平均血压值<130/80mmHg 白昼均值<135/85mmHg，夜间均值<125/75mmHg 作为动态血压正常上限的参考值。夜间血压均值比白昼降低>10%，如降低不及10%，可认为血压昼夜节律消失。降压疗效考核的动态血压标准为24小时均值>12/8mmHg。动态血压监测可用于：①诊断"白大衣性高血压"；②判断高血压的严重程度，了解其血压变异性和血压昼夜节律；③指导降压治疗和评价降压药物疗效；④对鉴别诊断有参考价值。

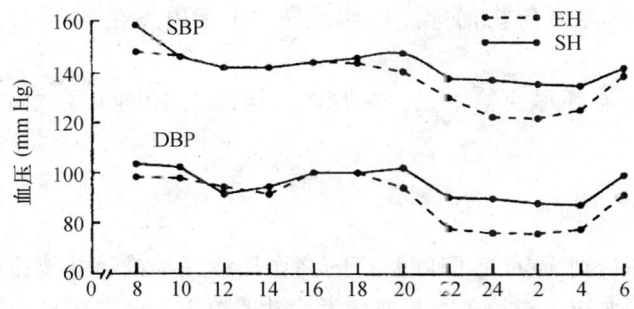

图3-18 SH与EH患者24小时动态血压变化曲线
EH（原发性高血压），SH（继发性高血压）
SBP（收缩压），DBP（舒张压）

【原发性高血压危险度的分层】

按照1999年世界卫生组织/国际高血压学会治疗指南有关根据心血管疾病危险因素、靶器官损害及合并的临床疾病和血压水平将病人分层的意见，有助于医师决定实施治疗措施强度，是否采用降压药物治疗和治疗其他存在的危险因素以及治疗强度。高血压水平按第1、第2、第3级区分（表3-10）。

心血管病危险因素包括：吸烟、高脂血症、糖尿病、年龄>60岁、男性或绝经后女性、心血管疾病家族史（发病年龄女性<65岁、男性<55岁）。

靶器官损害及合并的临床疾病包括：心脏疾病（左心室肥大、心绞痛、心肌梗死、既往曾接受冠状动脉旁路手术、心力衰竭），脑血管疾病（脑卒中或短暂性脑缺血发作），肾脏疾病（蛋白尿或血肌酐升高），周围动脉疾病，高血压视网膜病变（大于等于Ⅲ级）。

表3-10　　　　　　　　　高血压病人按危险分层，量化地估计预后

其他危险因素和疾病史	轻度高血压 （140～159/90～99） mmHg	中度高血压 （160～179/100～109） mmHg	重度高血压 （≥180/≥110） mmHg
无其他危险因素	低危	中危	高危
1～2个危险因素	中危	中危	极高危
3个或有更多危险因素或有靶器官损害或糖尿病	高危	高危	极高危
与高血压相关的心脏血管、脑血管、肾脏或视网膜病	极高危	极高危	极高危

处理及并发症发生率：

1. 低度危险组：治疗以改善生活方式为主，如6个月后无效，再给药物治疗。本组病人10年内发生主要心血管事件危险性<15%。

2. 中度危险组：治疗除改善生活方式外，给予药物治疗。本组病人10年内发生主要心血管事件在15%～20%。

3. 高度危险组：必须药物治疗。这组病人10年内发生主要心血管事件的危险为20%～30%。

4. 极高危险组：必须尽快给予强化治疗。这组病人10年内主要心血管事件发生率最高≥30%。

【诊断】

凡血压持续增高达到1999年国际制订的高血压诊断标准，并能排除继发性高血压时，即可诊断为原发性高血压。对第1级高血压者诊断要慎重，宜多次复查血压，特别是非同日血压，以免将精神紧张、情绪激动或体力活动所引起的暂时性血压增高，误诊为1级高血压。对可疑病人，宜通过一段时间观察，方加以确诊为妥，确诊后尚需确定分级与分组，以便正确掌握病情，判断预后及指导治疗。

【鉴别诊断】

原发性高血压须与以下继发性高血压相鉴别。如为继发性高血压，则针对病因治疗。

1.慢性肾小球肾炎：本病与晚期高血压有肾功能损害者常不易区别。一般本病有急性肾炎史或反复浮肿史，明显贫血、血浆蛋白低、蛋白尿和血尿发生于高血压之前，蛋白尿持续存在而血压升高不显著等有利于慢性肾小球肾炎的诊断。

2.慢性肾盂肾炎：女性多见，多有尿路感染史，可有反复多年尿频、尿急、尿痛及发热症状，尿细菌培养阳性（菌落数＞10万/mL），尿中白细胞增多为主（离心沉淀10分钟，每高倍镜视野10个以上），静脉肾盂造影显示患者肾盂与肾盏变形。

3.肾动脉狭窄：肾动脉狭窄引起肾缺血而使血压增高，此病一般发病年龄较轻或55岁以上的老年人（肾动脉粥样硬化所致）。高血压起病急、增高显著、降压药物治疗效果不好；体检时可在上腹部或脊肋角处听到血管杂音，肾动脉造影可以确诊。

4.嗜铬细胞瘤：在肾上腺髓质或交感神节分泌多量去甲肾上腺素和肾上腺素，引起阵发性或持续性高血压。高血压发作时有剧烈头痛、心悸、大量出汗等表现。血压增高期做酚妥拉明降压试验血压明显下降及测定血儿茶酚胺升高，尿中肾上腺素、去甲肾上腺素或其代谢产物3－甲基－4羟苦杏仁酸（VMA）显著增高，均提示嗜铬细胞瘤。B型超声波、肾上腺CT及磁共振显像等检查可确定肿瘤部位。

5.原发性醛固酮增多症：以高血压及血钾低为特征。临床表现有多饮、多尿、肌无力或麻痹等症状。血和尿中醛固酮增多具有诊断价值。本病系肾上腺皮质增生或肿瘤分泌醛固酮增多所致。有条件可做B型超声、肾上腺CT及磁共振显像等检查，有助于查明肾上腺皮质增生或肿瘤的所在部位。

【治疗】

高血压是构成心血管疾病而导致死亡的重要原因之一。目前虽无根治的药物，但进行降压治疗与不进行降压治疗预后大不一样。不进行治疗的病人，并发症多，预后严重。长期坚持降压治疗可推迟动脉硬化，减少并发症，其中对防止急性脑血管病是肯定有效的，但对防止冠心病目前尚无定论。

（一）非药物治疗

适用于各级高血压患者。第1级高血压如无糖尿病、靶器官损害可以此为主要治疗，即改善生活方式：

1.适当休息：血压增高显著者应休息，注意劳逸结合，保证足够的睡眠时间。要心胸开阔，情绪稳定，避免精神紧张，但不宜长期休养，除有并发症使病人丧失劳动力外，可根据病情和工作性质参加一些力所能及的工作、体力劳动和体育锻炼，如练气功、打太极拳是很好的防病、治病、强身的方法。

2.饮食：进食低盐、低脂肪和低胆固醇饮食，体重指数〔体重（kg）/身高（m^2）〕应控制在25以下。戒烟、避免饮烈性酒。补充钾、钙、镁、纤维素、鱼油及蛋白质摄入等。

（二）降压药物治疗

近年来，抗高血压药物发展迅速，根据不同患者的特点可单用或联合应用各类降压药。目前常用降压药物可归纳为六大类：即利尿剂、β受体阻滞剂（β阻滞剂）、钙离子拮抗剂（钙拮抗剂）、血管紧张素转换酶抑制剂（转换酶抑制剂）、α_1受体阻滞剂及血管紧张素Ⅱ受体阻滞剂（表3－11）

表 3－11　　　　　　　常用降压药物名称、参考剂量、用法及作用机制

药物分类	药物名称	剂量及用法	作用机制	注意事项
利尿剂				
噻嗪类	吲达帕胺（indaparnide）	2.5～5mg，1 次/日	降低血浆和细胞外液容量，总外周阻力降低	低剂量和饮食劝告可避免代谢不良反应；肾衰竭或心力衰竭时更适宜
	氢氯噻嗪（hydrochlorthiazide）	12.5～25mg，1～2 次/日		
	氯噻酮（chlorthatidone）	25～50 mg，1 次/日		
襻利尿剂	呋塞米（furosemide）	20～40 mg，1～2 次/日		
保钾类	螺内酯（spironolactone）	20 mg，2 次/日	醛固酮拮抗剂	肌酐≥220μmol/L 时应避免使用，与 ACE－I 合用时注意血钾
	氨苯蝶啶（triamterene）	50 mg，1～2 次/日		
	阿米洛利（amiloride）	5～10 mg，1 次/日		
血管紧张素转换酶抑制剂	卡托普利*（captopril）	12.5～50 mg，2～3 次/日	阻断血管紧张素Ⅱ形成，促进血管扩张，降低醛固酮，还增加缓激肽和舒张血管的前列腺素	在开始 ACEI 治疗前利尿剂应减量，避免低血压发生。血清肌酐≥220μmol/L 时使用标记"＋"的药物应减量，双侧肾动脉狭窄禁用
	依那普利*（enalapril）	5～10 mg，2 次/日		
	贝那普利*（benazapril）	10～20 mg，1 次/日		
	赖诺普利*（lisinopril）	10～20 mg，1 次/日		
	雷米普利（ramipril）	1.25～10 mg，1 次/日		
	福辛普利（fosinopril）	10～40 mg，1 次/日		
	西拉普利（cilazapril）	2.5～5 mg，1 次/日		
	培哚普利*（perindopril）	4～8 mg，1 次/日		
β受体阻滞剂	普萘洛尔（propranolol）	10～20 mg，2～3 次/日	降低心排血量，增加总外周阻力，降低肾素活性，阿替洛尔、比索洛尔、美托洛尔及倍他洛尔为心脏选择性制剂	选择性制剂大剂量时也抑制 β₂ 受体，如所有该类药物均可加重支气管哮喘
	美托洛尔（metoprolol）	25～50 mg，2 次/日		
	阿替洛尔（atenolol）	50～100 mg，1 次/日		
	倍他洛尔（betaxolol）	10～20 mg，1 次/日		
	比索洛尔（bisoprolol）	5～10 mg，1 次/日		
	卡维地洛（carvedilol）	12.5～25 mg，1 次/日		
	拉贝洛尔（labetalol）	100 mg，2 次/日		
钙离子拮抗剂				
非二氢吡啶类	维拉帕米（verapamil）	40～80 mg，2～3 次/日		心脏传导阻滞、心脏收缩功能减退、齿龈增生等
	维拉帕米*	240 mg，1 次/日		
	地尔硫䓬（diltiazem）	30 mg，3 次/日		
	地尔硫䓬*	90～200 mg，1 次/日		
二氢吡啶类	硝苯地平（nifedipine）	5～20 mg，3 次/日	阻断钙离子经膜向细胞内移动引起平滑肌松弛	踝部浮肿、潮红、头痛、心动过速、齿龈增生等
	硝苯地平*（nifedipine GIIS）	30～60 mg，1 次/日		
	尼卡地平（nicardipine）	40 mg，2 次/日		
	尼群地平（nitrendipine）	10mg，2 次/日		
	非洛地平*（felodipine）	2.5～10mg，1 次/日		
	氨氯地平（amlodipine）	5～10 mg，1 次/日		
	拉西地平（lacidipine）	4～6 mg，1 次/日		

药物分类	药物名称	剂量及用法	作用机制	注意事项
血管紧张素 II 受体阻滞剂	洛沙坦（losartan） 缬沙坦（valsartan） 伊贝沙坦（irbesartan）	25～100 mg, 1 次/日 80 mg, 1 次/日 150 mg, 1 次/日		血管神经性水肿（罕见）、高钾血症
α_1 受体阻滞剂	哌唑嗪（prazosin） 特拉唑嗪（terazosin）	0.5～2 mg, 3 次/日 0.5～6 mg, 1 次/日	阻断节后 α_1 受体引起血管扩张	可引起直立性低血压，应监测立位血压

注：有 * 者为控释片或缓释片。

1. 利尿剂：利尿剂适用于轻、中度高血压，尤其适用于老年人收缩期高血压及心力衰竭伴高血压治疗。可单独用，更宜与其他类降压药合用。

噻嗪类应用最普遍，但长期应用可引起血钾降低及血糖、血尿酸、血胆固醇增高，糖尿病及高脂血症患者慎用，痛风患者禁用；保钾利剂可引起高血钾，不宜与转换酶扣制剂合用，肾功能不全者禁用；袢利尿剂利尿迅速，肾功能不全时应用较多，但过度作用可致低血压、低血钾。另有制剂吲达帕胺（寿比山），同时具有利尿及血管扩张作用，能有效降压而较少引起低血钾。

2. β受体阻滞剂：β受体阻滞剂降压作用缓慢，1～2 周内起作用，适用于轻、中度高血压，尤其是心率较快的中青年患者或合并有心绞痛、心肌梗死后的高血压患者，其作用见表3－12：

表 3－12　　　　　　　　　　　　常用 β 受体阻滞剂的作用比较

药物	β_1 选择性	内在拟交感性	兼有 α 阻滞作用
普萘洛尔（心得安）	－	－	－
美托洛尔（美多心安）	＋	－	－
阿替洛尔（氨酰心安）	＋	－	－
倍他洛尔（倍他心安）	＋＋	－	－
比索洛尔	＋＋	－	－
卡维地洛	－	－	＋（舒张血管）
拉贝洛尔（柳胺苄心安）	－	＋	＋＋

注：＋＋表示作用较强。

β受体阻滞剂对心肌收缩力、房室传导及窦性心律均有抑制，可引起血脂、血钾、尿酸、血糖及胰岛素耐受性升高，末梢循环障碍、乏力及加重气管痉挛，因此不宜用于急性心力衰竭（慢性心力衰竭的应用见第一节）、支气管哮喘、糖尿病、病态窦房结综合征、房室传导阻滞、外周动脉疾病。冠心病患者长期用药后不宜突然停用，因可诱发心绞痛；由于抑制心肌收缩力，也不宜与维拉帕米等合用。

3. 钙离子拮抗剂：钙离子拮抗剂降压迅速，作用稳定为其特点，可用于中重度高血压的治疗。尤适用于老年人收缩期高血压。

钙拮抗剂有维拉帕米、地尔硫䓬及二氢吡啶类三组药物。前两组药物除抑制血管平滑肌外，并抑制心肌收缩及自律性和传导性，因此不宜在心力衰竭、窦房结功能低下或心脏传导阻滞患者中应用。二氢吡啶（如硝苯地平）类近年来发展迅速，其作用以阻滞血管平滑肌钙通道为主，因此对心肌收缩性，自律性及传导性的抑制少，由于血管扩张，引起反射性交感神经兴奋，可引起心率增快、充血、潮红、头痛、下肢水肿等。上述副作用主要见于短作用制剂，其交感激活作用对冠心病的预防不利，因此不宜作长期治疗药物应用。近年来二氢吡啶类缓释、控释或长效制剂不断问世，使上述副作用显著减少，可用于长期治疗。

4. 血管紧张素转换酶抑制剂（ACE-I）：ACE-I 对各种程度高血压均有降压作用，对伴有心力衰竭、左室肥大、心肌梗死后、糖耐量减低或糖尿病肾病蛋白尿等合并症的患者尤为适宜。高血钾、妊娠、肾动脉狭窄患者禁用。最常见的不良反应是干咳，可发生于 10% ～ 20% 患者中，被认为是因缓激肽降解受阻而作用于呼吸道引起，并非由某一制剂所致，故更换转换酶抑制剂，一般对咳嗽并无影响，剂量减少，干咳可能减轻，但停药后即可消失。

5. 血管紧张素Ⅱ受体阻滞剂：适应证与 ACE-I 相同，但很少引起咳嗽反应为其特点。血管紧张素Ⅱ受体阻滞剂降压作用平稳，可与大多数降压药物合用（包括转换酶抑制剂）。

6. α_1 受体阻滞剂：α_1 受体阻滞剂代表性制剂为哌唑嗪，本类药物降压作用明确，对血糖、血脂代谢无副作用为其优点，但可能出现"首剂现象"，表现为眩晕、晕厥、直立性低血压等，降压作用缓慢，疗效在给药 4～8 周时才明显，且有耐药性，故使应用受到限制。特拉唑嗪对老年高血压伴前列腺肥大者疗效好。

（三）降压药物的选择和应用

1. 用药选择：凡能有效控制血压并适宜长期治疗的药物就是合理的选择，包括不引起明显副作用，不影响生活质量等。具体可根据病情加以选择。

（1）左心室肥厚：转换酶抑制剂较好，能逆转心肌肥厚和间质纤维化，其次为钙拮抗剂和 β 受体阻滞剂，而利尿剂则作用不明显。

（2）合并有心力衰竭：宜选择转换酶抑制剂、利尿剂也可选用 β 受体阻滞剂（参照本章第一节）。

（3）合并有冠心病：心绞痛宜选择钙拮抗剂和 β 受体阻滞剂，心肌梗死后宜选择无内在拟交感作用的 β 受体阻滞剂（表 3 - 12）及转换酶抑制剂（尤其伴收缩功能不全者）。

（4）合并糖尿病、蛋白尿或轻中度肾功能不全（非肾血管性）：可选用转换酶抑制剂。

（5）老年人收缩期高血压：宜选用利尿剂（如吲哒帕胺即寿比山）、长效二氢吡啶类钙拮抗剂。

2. 降压目标及应用方法：根据高血压最佳治疗国际性研究认为，把血压降至 138/83mmHg 最为适宜和安全，心、脑、肾合并症最少。老年人也以此为标准，对于中青年患者（<60 岁）、高血压合并糖尿病或肾脏病变的患者，治疗应使血压降至 130/85mmHg 以下。

原发性高血压诊断一旦确立，通常需要终身治疗。此外，长期服药治疗者突然停药可发生停药综合征，即出现血压迅速升高，交感神经活动增高的表现，如心悸、烦躁、多汗、心动过速等；合并冠心病者，可出现心肌缺血发作及严重心律失常。此外，尚应注意：

（1）对于第 1、第 2 级高血压患者宜从小剂量或一般剂量开始，2～3 周后如血压未能满意控制，可增加剂量或换用其他类药，必要时可用药物联合治疗。较好的联合用药方法有：利尿剂与 β 阻滞剂；利尿剂与转换酶抑制剂或血管紧张素Ⅱ受体阻滞剂；钙拮抗剂（二氢吡啶类）与 β 受体阻滞剂；钙拮抗剂与转换酶抑制剂；α_1 受体与 β 受体阻滞剂。联合用药可减少每种用药剂量，减少副作用而降压作用增强。

（2）要求在白昼及夜间稳定降压，可用动态血压方法监测。

（3）尽可能用每日 1 片的长效制剂，便于长期治疗且可减少血压波动，减轻副作用。

（四）高血压急症治疗

高血压急症时必需迅速使血压下降，以静脉给药最为适宜，以便于随时改变药物所要使用的剂量。常用的治疗方法如下：

1. 硝普钠：以 50～100mg 加入 5% 葡萄糖液 500mL 内静脉滴注，开始滴速为每分钟 10μg，密切观察血压，每隔 5～10 分钟可每分钟增加 5μg。本药降压迅速，停止静脉滴注后作用在 3～5 分钟内即消失。该药溶液对光敏感，每次应用前需临时配制，滴注瓶需用银箔或黑布包裹。硝普钠在体内代谢后产生氰化物，大剂量或长时间应用可发生硫氰酸中毒，一般静脉滴注 3～5 天。颅内压升高及氮质血症慎用。

2. 硝酸甘油：以 25mg 加入 5% 葡萄糖液中，开始以 5～10μg/min 静脉滴注，然后每隔 5～10 分钟可增加 5～10μg/min 至 20～50μg/min。停药后数分钟作用即消失。副作用有心动过速、面红、头痛、呕吐等。

3. 尼卡地平：二氢吡啶类钙拮抗剂（短效硝苯地平禁用），用于高血压急诊治疗剂量为：静脉滴注从每分钟 0.5μg/kg 开始，密切观察血压，逐步增加剂量，可用至每分钟 6μg/kg（每小时 5～15mg）。副作用有心动过速、面部充血潮红、恶心等。

4. 拉贝洛尔（柳胺苄心安）：100mg 加入 5% 葡萄糖液 20～40mL 内静脉注射。见效后如病情需要可改用静脉滴注（每 mL 含 1mg）维持，注意直立性低血压。

5. 卡托普利：25mg 舌下含服，5 分钟出现疗效，维持 3 小时。

【预防】

原发性高血压的确切病因目前尚不十分明确，所以最有效的防治方法是定期进行人群高血压筛查，以提高对高血压的知晓率、服药率和控制率。对血压偶尔过高及有高血压家族史者，宜随访观察甚为重要。进行有关预防高血压知识的宣传，如定期测量血压、情绪稳定、勿精神紧张、体重不超标，饮食低盐（每日 6g 左右）、低脂肪，摄入足量钾、镁、钙，不吸烟、少饮酒以及适度运动等生活方式。有条件普遍建立人群防治基地是一个有效的防治措施。

自学指导

【重点难点】

"白大衣现象"，即患者血压由医护人员测量时升高，而在家中测量或用动态血压仪监测时血压却在正常范围，故又称"白大衣性高血压"，发生率在 12%～38% 不等，其长期转归尚需进一步探讨。

动态血压监测对原发性高血压的鉴别诊断具有一定的参考价值。①继发性高血压夜间血压下降不明显，继发性高血压与原发性高血压 24 小时血压曲线无论收缩压还是舒张压，白昼曲线重叠、交叉，而夜间血压曲线呈分离状态。原发性高血压夜间血压水平明显低于继发性高血压，24 小时血压节律二峰一谷，夜间血压均值比白昼下降 >10%，呈一长柄勺形，

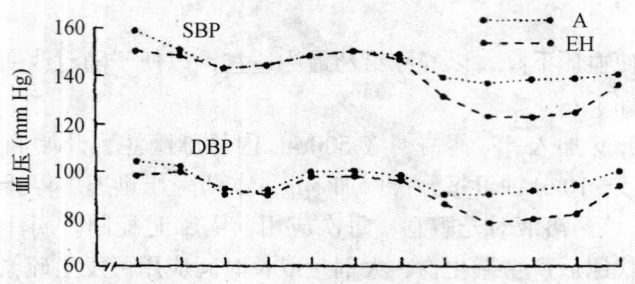

图 3-19 A（原发性醛固酮增多症）与 EH 患者 24 小时动态血压变化曲线

但继发性高血压夜间谷不明显，夜间血压均值比白昼下降＜10%，呈非杓形（图 3-19）。如原发性醛固酮增多症（原醛）、嗜铬细胞瘤、肾实质及肾血管性高血压的 24 小时动态血压变化与上述继发性高血压组的 24 小时动态血压变化曲线基本一致。②24 小时血压负荷的差异。白天负荷：指收缩压＞140mmHg，舒张压＞90mmHg 所占比例，夜间负荷：指收缩＞120mmHg，舒张压＞80mmHg 所占比例。继发性高血压夜间收缩压和舒张压的负荷均在 60% 左右，而原发性高血压夜间收缩压和舒张压负荷均在 15% 左右。继发性高血压组夜间血压负荷明显高于原发性高血压组。③夜间血压/白天血压的比值（%）的差异。继发性高血压组无论收缩压还是舒张压比值在 90% 以上者明显高于原发性高血压组。因此，凡是 24 小时动态血压监测显示夜间血压下降不明显，呈非杓形，夜间血压负荷在 50% 以上，夜间血压/日间血压的比值大于 90% 者，提示有继发性高血压可能，应作进一步检查。有些继发性高血压的基础疾病，如原发性醛固酮增多症、嗜铬细胞瘤、肾血管性高血压、肾素分泌瘤等可通过手术或其他方法得到根治或病情明显改善，故继发性高血压尽管其发生率在高血压中仅占 1%~5%，但能早期明确诊断，可以提高治愈率或防止病情发展有重要意义，继发性高血压的基础疾病见下表 3-13 供参考。

表 3-13	继发性高血压的基础疾病
1. 肾脏疾病	肾小球肾炎、慢性肾盂肾炎、妊娠高血压综合征、先天性肾脏病变（多囊肾）、继发性肾脏病变（结缔组织病、糖尿病肾病、肾淀粉样变等）、肾血管狭窄
2. 内分泌疾病	库欣综合征、嗜铬细胞瘤、原发性醛固酮增多症、肾上腺性变态综合征、甲状旁腺功能亢进、腺垂体功能亢进、女性长期口服避孕药、绝经期综合征
3. 血管病变	主动脉缩窄、多发性大动脉炎
4. 颅脑病变	脑肿瘤、颅内压增高、脑外伤、脑干感染
5. 其他	高原病、红细胞增多症、高血钙、药物（如糖皮质激素、拟交感神经药、甘草等）

单纯降低血压，并不能完全保护和逆转器官或组织的损害。可能原因是高血压时存在许多与血压升高相互独立或一定程度上独立的危险因素。因此，高血压治疗还应采取不同危险性分层指导和控制多危险因素的措施：

1. 胰岛素抵抗。降压药可用转换酶抑制剂和 α_1 受体阻滞剂，可增加胰岛素敏感性而改善代谢异常。利尿剂和大部分 β 受体阻滞剂则有不良作用。在伴胰岛素抵抗的顽固性高血压患者，硝苯地平等控释片可与双胍类降糖药联合治疗能显著降低血压，提高疗效。

2．盐敏感性高血压，降压药可用拉西地平（商品名为乐息平）及贝那普利，适用于有昼夜节律的老年高血压患者。

3．对血脂代谢异常者，可远 α_1 受体阻滞剂与调脂药（他汀类较好）联合治疗。

4．降压药与叶酸、维生素 B_6、维生素 B_{12} 联合治疗，可抗高同型（半）胱氨酸血症（冠心病的危险因子）。

5．降压药与抗血小板药阿司匹林等联合治疗，可使急性心肌梗死下降 36%，而未见脑出血危险增加。

6．降压药与泛葵利酮（辅酶 Q_{10}）联合治疗有抗精氨酸血管升压素（高血压发病因素）作用。

7．某些特殊类型高血压可采用一些非降压的药物进行治疗。例如：长效硝酸酯类毘选择性地作用于大动脉，改善大动脉顺应性，降低脉压而不降低舒张压，适宜于治疗老年收缩期高血压；在妇女绝经后的高血压患者，雌激素替代治疗能有效地降低 24 小时血压，并恢复非杓形者的血压昼夜节律；减轻体重能明显降低肥胖高血压病人的血压。

1995 年春在世界性学术会议上对短作用钙拮抗剂如：硝苯地平等抗高血压的疗效及安全性引起争论，但长效钙拮抗剂的疗效与安全性基本公认。除上述六类降血压以外的其他药物，虽有一定的降压疗效，但医其副作用较多且缺乏心脏代谢保护，因此不适宜于长期服用。我国有不少中草药复方制剂其降压作用温和，价格低廉受到患者的欢迎，作为基本医疗之需要仍在一定范围内广泛使用，但有关药理，代谢及靶器官保护等作用尚缺乏深入研究，且有一定的副作用，因此不适于一线用药。

【学习思考题】

1．试述原发性高血压病的主要鉴别诊断。

2．高血压危象和高血压脑病如何抢救？

第六节　缺血性心脏病

【目的要求】

1．了解本病的病因和发病机制。

2．掌握本病的诊断和鉴别诊断。

3．掌握本病的防治。

【自学时数】

3 学时。

由冠状动脉功能性改变或器质性病变引起的冠状动脉血流和心肌需求之间不平衡而导致的心肌损害称为缺血性心脏病或冠心病（其他名称不主张再沿用）。

既往冠心病仅指冠状动脉粥样硬化引起的心脏病。现在根据 1980 年 12 月第一届全国内科学术会议心血管疾病专业组建议，采用世界卫生组织所通过的缺血性心脏病的命名及诊断标准，并明确指出，冠状动脉（简称冠脉）功能性改变引起的心肌损害也称为冠心病，这是个发展，其根据是由于近年来开展了冠状动脉造影术，认识到冠状动脉痉挛在各型冠心病发病中的重要性。如变异性心绞痛、一部分猝死和心肌梗死就可以由冠状动脉痉挛引起，冠状动脉可有亦可无重要器质性病变。非冠状动脉性血流动力学改变引起的缺血，如主动脉瓣狭窄则不包括在内。

　　本病多发生在 40 岁以上（绝大多数由冠状动脉粥样硬化所致）。男性多于女性，且以脑力劳动者较多。少数亦可见于青少年，多为某种情绪、体力或脑力应激情况刺激下，冠状动脉发生痉挛而引起本病。我国普查 30 岁以上的人群，平均患病率为 6.46%，近年来有明显上升趋势，是危害人民健康的常见病。

　　1979 年，世界卫生组织根据缺血性心脏病的临床特点分为以下五个类型：①原发性心脏骤停；②心绞痛（包括劳累性心绞痛和自发性心绞痛）；③心肌梗死（包括急性心肌梗死和陈旧性心肌梗死）；④缺血性心脏病中的心力衰竭；⑤心率失常。本节仅述心绞痛、急性心肌梗死。

心　绞　痛

　　心绞痛是由于心肌一过性缺血和缺氧所引起的，而以胸疼为主的临床症候群。

【发病机制】

　　冠状动脉与心肌血液供求之间的矛盾，是产生心绞痛的基本原因。因冠状动脉粥样硬化引起管腔变窄时，平时心肌的血供尚能满足需要，当心脏负荷突然增加，需血量增多，超过了狭窄的冠状动脉供血的代偿能力；或心脏需血量虽不增多，但由于神经或体液调节障碍而引起冠状动脉痉挛，减少了供血量，或上述两种因素同时存在，都可引起心肌暂时缺血而发生心绞痛。由于对心脏给以机械性刺激并不引起疼痛，故产生疼痛的直接因素，可能是在缺血缺氧的情况下，心肌内积聚过多的代谢产物，如乳酸、丙酮酸、磷酸和多肽类等物质，刺激心脏内自主神经的传入纤维末梢，经 1～5 胸交感神经节和相应的脊髓段，传至大脑，而产生疼痛感觉。冠状动脉痉挛等原因，使分布于其周围的神经纤维网受到牵拉也可能是产生疼痛的一个因素。这种疼痛常反映在与自主神经进入水平相同脊髓段的脊神经所分布的皮肤区域，即胸骨后及两臂的前内侧与小指，尤其是以左侧常见，而多不在心脏部位。

【临床表现】

（一）典型心绞痛

　　典型心绞痛的特点有：①常有一定诱因，如体力劳累、情绪激动、饱餐或寒冷等因素，并且发作于上述诱因之当时而不是过后；②突然发作的胸痛主要在胸骨后，多位于胸骨体上部或中部。自觉在深部，而不是在表面，痛的范围是一片。疼痛发作的同时，可向左肩、左前臂内侧至左小指与无名指放射。胸骨后疼痛缓解消失时，放射部位的疼痛也消失。每次发作的部位相对固定；③疼痛的性质多为缩窄性、窒息性或严重压迫感。开始后迅速变剧，甚至有濒死的恐惧感，并常伴有面色苍白、冷汗等而被迫终止活动，停下来休息；④历时短暂，常为数分钟，很少超过15分钟；⑤休息或含用硝酸甘油片，在3分钟内可得到完全缓解。

（二）不典型心绞痛

不典型心绞痛指上述5个特点中，某些表现不典型，如疼痛部位不在胸骨后，而是在上腹部、左胸或右胸、颈、下颌及咽部等。但必须有数个特点是典型的，否则很难称为心绞痛。

不典型心绞痛，在临床上亦非少见，是诊断较困难的类型。对于这一类病人，必须仔细结合病史及其他临床资料进行诊断。

（三）心绞痛的分类

根据第一届全国内科学术会议心血管疾病专业组的建议，采用世界卫生组织所通过的缺血性心脏病的分类法，将心绞痛分为两大类：

1. 劳累性心绞痛：此类心绞痛的特征是由运动或其他增加心肌需氧量的情况所诱发的短暂胸疼发作，休息或舌下含服硝酸甘油后，疼痛常可迅速消失。劳累性心绞痛又可分为三型：

（1）稳定型劳累性心绞痛：完全符合上述典型心绞痛的5个特点，病程持续1个月或1个月以上，此型最常见。

（2）初发劳累性心绞痛：发作的特征如上，但病程在1个月以内；过去没有或过去有过心绞痛但已数月不发。

（3）恶化型劳累性心绞痛：同等程度劳累所诱发的胸疼发作次数突然增加，严重程度突然提高及持续时间突然延长，含服硝酸甘油的疗效减退。此类心绞痛发展为急性心肌梗死的可能性较大。

2. 自发性心绞痛：此类心绞痛的特征是：胸疼发作与心肌需氧量的增加无明显关系。与劳累性心绞痛相比，这种疼痛一般持续时间较长，程度较重，且不易被硝酸甘油缓解，未见酶变化。心电图常出现某些暂时性 ST 段压低或 T 波改变。自发性心绞痛，可单独发生或与劳累性心绞痛合并存在。自发性心绞痛患者因疼痛发作频率、持续时间及疼痛程度不同而有不同的临床表现。有时，患者可有持续时间较长的胸疼发作，类似心肌梗死，但没有心电图及酶的特征性变化。

另有一种自发性心绞痛患者，在发作时出现暂时的 ST 段抬高，常称为变异型心绞痛。但在心肌梗死早期记录到这一心电图图形时，不能应用这一名称。

初发劳累性心绞痛、恶化型心绞痛及自发性心绞痛常统称为"不稳定型心绞痛"，病情较稳定型为重，常为急性心肌梗死的前驱期。

【实验室与其他检查】

1. 实验室检查：血脂测定常有血清胆固醇、三酰甘油及低密度脂蛋白增高，而高密度脂蛋白往往降低，其变化只反映脂质代谢紊乱；血糖测定可有空腹血糖增高或糖耐量减低。均是动脉粥样硬化的易患因素，对冠心病的诊断仅有参考价值。

2. 心电图及其负荷测验：约 50%～75%患者平静时的心电图正常，部分患者可有轻度 ST 段下移及 T 波倒置，极少数患者可有陈旧性心肌梗死遗留的异常 Q 波，也可出现各种心律失常的改变。伴有高血压者，多有左心室肥大。当心绞痛发作或给患者一定运动负荷时记录心电图，或在患者日常活动条件下连续记录 24 小时动态心电图，95%以上患者可有特征性的缺血型 ST 段呈水平或下垂型下移和 T 波倒置。

3．冠状动脉造影：可发现各支动脉狭窄性病变的部位并估计其程度。一般认为，管腔直径缩小至 70％～75％以上会严重影响血供，50％～70％者也有一定意义。其对冠心病具有确诊价值。

4．放射性核素检查：^{201}铊（^{201}TI）心肌显像或兼作负荷试验。正常心肌细胞对^{201}T1 有摄取功能。静息时铊显像所示灌注稀疏或缺损，见于心肌梗死区缺血、坏死及瘢痕部位。冠状动脉供血不足部位的心肌，则明显的灌注缺损仅见于运动后缺血区周围心肌的血流增多时。不能运动的病人可做双嘧达莫试验，静脉注射双嘧达莫使正常或较正常的冠状动脉扩张，引起"冠状动脉窃血"，产生局部心肌缺血，可取得与运动试验相同的效果。近年还用腺苷和多巴酚丁胺做负荷试验，取得良好效果。

【诊断】

有典型心绞痛发作疼痛史者诊断常无困难。但心绞痛只是一种症状的组合，仅为患者本人的主观感受，特别是一些症状不典型者，没有客观依据可以认定或否定这一诊断。因此诊断有赖于精确地采集和分析病史，同时结合年龄、血脂、血压等冠心病易患因素、心电图及其负荷测验等检查，也多可确诊。少数患者症状既不典型，休息时或运动后心电图可疑，可根据心绞痛发作时硝酸甘油的疗效和心电图的改变做出判断。如仍不能确诊，可考虑行放射性核素检查和冠状动脉造影来确诊。若需行介入疗法或外科手术治疗者，则必需做选择性冠状动脉造影，并做出心绞痛分型诊断。

【鉴别诊断】

1．急性心肌梗死：见本节急性心肌梗死鉴别诊断。

2．其他病因所致的心绞痛：如主动脉瓣狭窄或关闭不全、肥厚型梗阻性心肌病、风湿性冠状动脉炎等，均各有其特殊的病史、体征可资鉴别。

3．急性心包炎：尤其是急性非特异性心包炎，往往有剧烈的心前区疼痛，少数可有紧压及闷痛感，并可放射至左肩、左臂内侧等部位，临床上与心绞痛十分相似。但此病常伴有发热、心包摩擦音、白细胞增多、红细胞沉降率加快、心电图 ST 段上升。

4．肌肉、骨、关节疾病：如胸肌劳损、颈椎间盘变性、颈背脊柱关节炎、肩关节滑膜炎及周围炎、肋胸关节软骨炎等都可出现类似心绞痛症状。但这些病变都有局部压痛，疼痛常与某些姿势及动作有关，仔细的局部体检及 X 线检查可资鉴别。

5．肋间神经痛：有持续性刺痛或灼痛，局部有压痛，呼吸或转身时疼痛加剧。

6．食管、胃及胆囊疾患：痉挛时可呈阵发性疼痛，硝酸甘油片亦有效。仔细分析病史中与消化道有关的症状及进行有关检查不难鉴别。但需注意部分患者同时有胆管疾病和心绞痛，胆绞痛亦可引起心绞痛发作，不能疏忽。

7．心脏神经症（心脏神经官能症）：胸疼为持续隐痛或刺痛，喜叹息性深呼吸，与体力活动无关，疲劳后加剧，硝酸甘油片无效，常有头疼、失眠等症状。由于过度换气或交感神经张力过强，心电图可有某些导联的 T 波低平、倒置，服钾盐或 β 受体阻滞剂后可恢复正常。

【治疗】

（一）发作时的治疗

1. 休息：发作时立刻休息，一般患者在停止活动后症状即可消失。

2. 药物治疗：硝酸酯类药物为最有效的抗心绞痛药物，作用快速，因松弛血管平滑肌，而使全身小静脉（主要）及小动脉扩张，因而减轻心脏的前、后负荷，使心肌耗氧量显著减少，症状得到缓解。硝酸酯类药物对正常冠状动脉可使其扩张，但对已硬化和狭窄的冠状动脉，由于其远端血管已有代偿性扩张，故作用很弱。所以，不是抗冠状动脉粥样硬化所致心绞痛的主要药物作用机制。临床上根据患者症状的缓急可选用：

（1）硝酸甘油：为治疗心绞痛急性发作的首选药物，对大多数病人有效，一般给药后1～3分钟内可使疼痛缓解，维持约30分钟。本药常用量为0.3～0.6mg含于舌下，初次一般用0.3mg；直立位应用时需注意直立性低血压而易发生晕厥，应用一次无效时，可每隔3分钟重复1次。如连续3次无效，则不宜继续使用，每日极量为2mg。用药后可因颅内血管紧张度的明显减低而发生暂时性头疼、面部发热等副作用，应酌情减量。本药可作为预防性用药，在活动前几分钟应用，可改善活动功能而防止心绞痛的发生。对可疑心绞痛，若给本药无效，可基本上排除本病，故对鉴别诊断有意义。

本药可加重肥厚型梗阻性心肌病左心室流出道梗阻，并可使因贫血、主动脉瓣狭窄、严重低血压、过速型心律失常所引起的心绞痛病情加重，故对上述疾病所引起的心绞痛不宜使用。另外，对青光眼、颅内压增高、药物过敏等，均禁忌使用。

（2）硝酸异山梨酯（消心痛）：是硝酸酯类长效、速效抗心绞痛药物，从口腔粘膜及胃肠道吸收，舌下含化5～10分钟起作用，维持2～3小时；口服30分钟起作用，维持3～5小时。用量均为每次5～10mg，每日3～4次。本药与β受体阻滞剂合用，可增强抗心绞痛作用，是预防慢性心绞痛的有效药物。

（3）亚硝酸异戊酯：为极易气化的液体，盛于小安瓿内（0.2mL），用时以手帕包裹敲碎，立即盖于鼻部吸入。作用快而短，约15秒内起作用，数分钟即消失。降低血压明显，宜慎用。

在应用上述药物的同时，可考虑用镇静药。

（二）缓解期的治疗

1. 一般治疗：避免诱发因素，特别是重体力劳动和情绪激动。低脂肪饮食，禁止吸烟等。多数稳定型心绞痛患者，根据病情可适当安排工作与休息，不稳定型心绞痛患者应住院治疗。注意消除病人恐惧心理亦很重要。

2. 有关疾病的治疗：防治原发性高血压、高脂血症及糖尿病；胆囊炎与心绞痛常有密切关系，亦须积极治疗，可能会改善心绞痛的发作。

3. 抗心绞痛治疗：使用作用持久的抗心绞痛药物，以防心绞痛发作。可单独选用，亦可交替或联合应用下列药物。

（1）硝酸酯制剂：

1）硝酸异山梨酯：硝酸异山梨酯口服，每次5～20mg，每日3次，服后半小时起作用，持续3～5小时；缓释制剂药效可维持12小时，每次20mg，每日2次，口服。

2）单硝酸异山梨酯：单硝酸异山梨酯口服，每日2次，每次20mg，必要时加量，持续作用长达 12 小时。效果优于同剂量硝酸异山梨酯缓释制剂。

3）长效硝酸甘油制剂：如硝酸甘油缓释胶囊，早晚各 1 次，每次 2.5mg，口服。服后 30 分钟起作用，持续 8～12 小时；2%硝酸甘油软膏或硝酸甘油经皮贴剂（含 5～10mg）涂或贴在胸前或上臂皮肤，贴用后需保持 24 小时以上，以取得持续的硝酸甘油浓度。适用于预防夜间心绞痛发作。

（2）β受体阻滞剂：β受体阻滞剂是有效抗心绞痛药物，用于稳定型心绞痛。其作用机制是通过对心肌β受体的阻滞、抑制或降低心肌对交感神经兴奋或儿茶酚胺的反应，使心率减慢，心肌收缩力及心室壁张力降低，从而减少排血量，减少心脏工作量和心肌耗氧量，由此可解除心绞痛。特别适用于发作时有心率增快，血压升高和伴有交感神经功能亢进的患者。临床上主张与硝酸酯类合用有相互取长补短的协同作用，但剂量要偏小，以免引起直立性低血压。以β受体阻滞剂为基础用药，发作时含用硝酸甘油。一般常用阿替洛尔，每日 12.5～25mg；美托洛尔，每日 25～50mg；普萘洛尔，每日 10～20mg；醋丁洛尔，每日 200～400mg，分 2～3 次口服。药物从小剂量开始，可逐步增加剂量。

本药对变异型心绞痛患者，因可使α受体作用相对增强，而引起冠状动脉收缩，故对冠状动脉痉挛引起的心绞痛反而有害；对心绞痛伴有心力衰竭、支气管哮喘、心动过缓、房室传导阻滞、心源性休克、低血压等，不宜使用；停用β受体阻滞剂时应逐步减量，不要突然停药，因为在用本药治疗中，心脏β受体数增加，突然停药时，对儿茶酚胺产生过度反应，有可能出现不稳定型心绞痛甚至心肌梗死。

（3）钙离子拮抗剂：常用制剂有硝苯地平，每次 10mg，口服；地尔硫䓬，口服，每次 30mg；维拉帕米，口服，每次 40mg 等，均每日 3 次。需长期用药者可使用控释、缓释或长效剂型。本类药物抑制钙离子进入细胞内，因而抑制心肌收缩，减少心肌氧耗，扩张冠状动脉，解除冠状动脉痉挛，改善心内膜下心肌的血供；扩张周围血管，降低动脉压，减轻心脏负荷；还有降低血液粘稠度，抗血小板聚集，改善心肌的微循环。本药特别适用于自发性心绞痛的治疗（如变异型心绞痛）。必要时可与硝酸酯类同服（均从小剂量开始）。应用硝酸酯及β受体阻滞剂治疗心绞痛，其中不稳定型心绞痛发展为急性心肌梗死者占 20%～30%，钙离子拮抗剂广泛应用以来已降到 10%～20%。

本药副作用有头晕、头疼、血压降低等。其中维拉帕米也用于治疗室上性快速心律失常，使窦房结、房室交界区自律性降低、传导减慢，故忌用于心动过缓、房室传导阻滞病，且不宜与β受体阻滞剂合用。停用本类药时，宜逐渐减量，然后停服以免发生冠状动脉痉挛。

（4）血小板聚集抑制剂：

1）阿司匹林：阿司匹林可防治血栓，已被视为有效药物而在国内广泛使用，但剂量尚未完全统一，一般口服，每次 50mg，每日 300mg；有主张首剂 300mg，以后每日口服 50～75mg 者。副作用为出血（主要是胃肠道和鼻出血），但未见致命性出血的增加。

2）噻氯匹定：噻氯匹定是一种新的强效抗血小板药一般于急性心肌梗死及介入治疗时短期服用，每日 1 次，每次 0.25～0.5g，口服。用量过大可有出血，胃肠不适等副作用。

3）双嘧达莫：口服，每次 25～50mg，每日 3 次。因有"冠状动脉窃血"现象，减少侧支循环的血流量，反而使心肌缺血加重，宜慎用。

（三）介入性治疗

冠心病的介入治疗，首先是经皮腔内冠状动脉成形术（PTCA）。即经皮穿刺股动脉，将球囊导管逆行送入冠状动脉的狭窄部位，加压充盈球囊以扩张病变，使血管内径增大从而改善心肌血供缓解症状，并减少心肌梗死发生。在病例二，现在已成功地部分替代了冠状动脉搭桥手术，成为当今冠心病治疗的主要手段之一。但其存在的主要问题是术后半年内约有25%～35%病人再狭窄；也有冠状动脉病变严重不适于本术者。近几年又发展了冠脉内激光成形术，冠脉内旋切或旋磨术，冠脉内超声成形术、冠状动脉内支架安置术等对本病的疗效有进一步提高。若施行本术不成功，则需做紧急主动脉－冠状动脉旁路移植手术。

（四）外科手术治疗

冠状动脉旁路移植术（或称搭桥手术）的手术指征：①左冠状动脉主干病变；②稳定型心绞痛对内科治疗反应不佳，影响工作和生活；③恶化型心绞痛；④变异型心绞痛冠状动脉有固定狭窄者；⑤急性冠状动脉功能不全；⑥梗死后心绞痛。此外，应注意病人冠状动脉狭窄的程度应在管腔阻塞70%以上，狭窄段的远端管腔要畅通和心室功能良好者较适合手术。手术近期效果可达80%～90%。

（五）不稳定型心绞痛的处理

各种不稳定型心绞痛患者均应收住院治疗，可使80%左右患者的病情稳定下来。在密切监护下，进行积极的内科治疗，主要治疗措施为：①胸疼时可先含服硝酸甘油0.3～0.6mg，必要时可舌下含硝酸异山梨酯5～10mg，每2小时1次，但需注意血压不能过低。胸疼严重而频繁或难以控制者，可以硝酸甘油1mg溶于50～100mL 5%葡萄糖液中静脉内滴注，开始以每分钟10～20μg，必要时增量至每分钟100～200μg。②如无心力衰竭可同时服用β受体阻滞剂和（或）钙离子拮抗剂。若由冠状动脉痉挛引起者，宜用钙离子拮抗剂而不用β受体阻滞剂。③阿司匹林口服加肝素皮下或静脉注射，合用比单用其中一种更好，以预防血栓形成，但不主张用溶栓方法治疗。内科治疗无效者，可行选择性冠状动脉造影，了解冠状动脉病变情况，考虑介入或手术治疗。

【预防】

主要预防动脉粥样硬化的发生和发展。防止引起冠状动脉痉挛的诱因，如过分的情绪激动，突然的激烈运动及大量抽烟等。

急性心肌梗死

冠状动脉任意一支发生急性考塞，引起其所供应的心肌因严重的持久性缺血而发生局部坏死，称为急性心肌梗死。

【发病机制与病理】

心肌梗死的发生，是当冠状动脉的侧支循环来不及（少数正常的冠状动脉急速痉挛）或尚未充分建立（大多数的冠状动脉粥样硬化）而冠状动脉管腔迅速持久或完全的闭塞时，即可导致该动脉所供应的心肌严重持久缺血达1小时以上即致心肌坏死。另外，在粥样硬化的冠状动脉狭窄的基础上，发生心排血量骤降（出血、休克或严重的心律失常），或左心室负荷剧增（重体力活动、情绪过分激动、血压剧升）时，也可使心肌严重持久缺血，引起心肌坏死；饱餐后血脂增高、血液粘稠度增高，引起局部血流缓慢、血小板易于聚集而致血栓形成等都可加重心肌缺血而致坏死，受累的冠状动脉以左前降支最多见。急性心肌梗死发生后，乳头肌（主要为二尖瓣者）因缺血、坏死等而收缩无力或断裂即乳头肌功能失调或断裂（该并发症发生率高达 50%），造成二尖瓣关闭不全，易致心力衰竭；发病 1 周内可并发心脏破裂（较少见而严重）；坏死组织约 1~2 周后吸收，并逐渐纤维化而形成瘢痕，瘢痕大者在心室腔内压力影响下，梗死部位的心室向外膨出而形成室壁膨出瘤（发生率多达 20%~30%），易致心力衰竭、心律失常及栓塞。约 6~8 周后愈合，称为陈旧性心肌梗死。梗死附近的心肌供血随侧支循环的建立而逐渐恢复。

【临床表现】

（一）起病和前驱症状

急性心肌梗死多突然发病，少数患者起病症状轻微。50%~81.2%病人在发病前数日至数周有乏力、胸部不适，活动时心悸、气急、烦躁、心绞痛等前驱症状，其中最常见的是原有的稳定型心绞痛变为不稳定型；或既往无心绞痛，突然出现心绞痛，且发作频繁，性质较剧，持续较久，硝酸甘油疗效差，诱发因素不明显等特点。这些前驱症状如发现及时，并处理得当，可使部分病人避免发生心肌梗死。但有些前驱症状常是短暂而轻微的，易于疏忽。

（二）主要症状

1. 疼痛：是最先出现和最突出的症状。疼痛部位和性质与心绞痛相同，但多无明显诱因，且常发生于安静时，程度较剧烈，持续时间较长，可达数小时或数天，休息和含用硝酸甘油片多不能缓解。病人常烦躁不安、出汗、恐惧或有濒死感。约 1/6~1/3 的病人疼痛的性质及部位不典型，如位于上腹部，常被误诊为胃穿孔或急性胰腺炎等急腹症；有放射至下颌、颈部、背部上方，被误诊为骨关节病；偶尔有到咽部及牙齿处。约 25%病例无疼痛，多见老年及糖尿病病人，一开始即表现为休克或急性心衰；也有在整个病程中都无疼痛或其他症状，而事后才发现得过心肌梗死。以上情况说明，胸疼并非急性心肌梗死均具有的症状，应保持高度警惕。

2. 心力衰竭和休克：心力衰竭属缺血性心脏病分类中之一（心律失常亦为其中之一），心力衰竭和休克亦可归为急性心肌梗死的并发症（包括心律失常），但由于较常见且多出现于早期，又常产生显著的症状，故均被列为心肌梗死的主要临床表现之一。心力衰竭的发生率约为 20%~48%，主要是急性左心衰竭，可在起病最初几天内发生，或在疼痛、休克好转阶段出现，为心肌梗死后心脏收缩力显著减弱或不协调所致。右心室心肌梗死者可一开始即出现右心衰竭（临床表现见慢性心力衰竭）；疼痛期中血压下降常见，未必就是休克。如疼痛缓解而收缩压仍低于 80mmHg，或原有高血压者，收缩压较原有的水平下降 80mmHg以上。有血流灌注不足的表现，如四肢厥冷、大汗或多汗，脉搏细弱快速，尿量少于每小时20mL，神志淡漠或烦躁等即为休克。休克多在起病后数小时~1 周内发生，发生率约为20%，主要是心源性，为心肌广泛（40%以上）坏死，心排血量急剧下降所致。神经反射引起的周围血管扩张次要，有些病人尚与血容量不足的因素有关。

3. 心律失常：见于 75%~95%的病人，多发于起病后 1~2 周内，而以 24 小时内最多见，为急性期导致死亡的主要原因之一。心律失常的原因，目前大多认为是有关的冠状动脉急性阻塞后，窦房结血供不足而使其功能衰竭或低下，在此基础上诱发各种心律失常；同时心肌局部严重缺氧，可能导致电生理紊乱；此外，梗死部位心肌细胞损害，引起钾离子的损失，因而增加心肌应激性及体内儿茶酚胺分泌过度等所致。心律失常最严重者为室性异位心律，如频发性室性期前收缩、室性阵发性心动过速和心室颤动。频发（每分钟多于 5 次）、多源、成对出现或 R′波落在 T 波上的室性期前收缩可能为心室颤动的先兆。各种程度的房室传导阻滞和束支传导阻滞也较多，严重者可发生完全性房室传导阻滞。前壁心肌梗死易发生室性心律失常，下壁（膈面）心肌梗死易发生房室传导阻滞，多由于供血给房室结的右冠状动脉阻塞所致，阻滞部位多在房室束以上处，预后较好。若前壁心肌梗死而发生房室传导阻滞时，说明是多个束支已同时发生传导阻滞，部位在房室束以下处，证明梗死范围广泛，常伴有休克或心力衰竭，故情况严重，预后较差。

4．胃肠症状：约 1/3 有疼痛的病人，在发病早期半有恶心、呕吐、腹泻和上腹胀痛，与迷走神经受坏死心肌刺激对胃肠反射性作用所致及心排血量降低组织灌注不足有关。少数病人以胃肠症状为突出表现，故在临床上易误诊为急性胃炎或急性胃肠炎等。

5．其他症状：有发热（38℃ 左右），由于坏死组织吸收所致。一般在发病后 24～48 小时出现。

（三）体征

1．心脏体征：如心脏浊音界可增大，心率多增快或减慢，心尖区第一心音减弱。可出现第四心音（房性奔马律）或室性奔马律，10%～20% 病人在起病 2～3 天出现心包摩擦音（因病变波及心包而出现反应性炎症所致），心尖区收缩期杂音（因二尖瓣乳头肌功能失调或断裂所致）及各种心律失常。

2．血压改变：除极早期血压可增高外，几乎所有病人都有血压降低，且可能不再恢复到起病前的水平。

3．可有心力衰竭、休克及心律失常的其他体征。

【实验室与其他检查】

（一）实验室检查

1．血常规与红细胞沉降率：起病 24～48 小时后白细胞可增至（10.0～20.0）×10^6/L，中性粒细胞增多，嗜酸性粒细胞减少或消失，持续 3～7 天；红细胞沉降率一般在数日后开始增快，持续 2～3 周恢复正常，能较正确地反映坏死组织被吸收的过程。

2．血清酶：测定坏死心肌组织释放到血清的酶对诊断急性心肌梗死是一项很敏感而有价值的方法。目前常测定的血清酶有以下几种：肌酸激酶（CK）、天门冬氨酸氨基转移酶（AST）（又称谷草转氨酶（GOT））、乳酸脱氢酶（LDH）。以上三种酶也存在于身体其他器官组织，因而是非特异性的。特异性高的酶为 CK 的同二酶 CK－MB 和 LDH 同工酶 LCH$_1$。血清酶活性变化的时间见表 3－14：

表 3－14　　　　　　　　　　急性心肌梗死时血清酶活性变化

酶	正常值	开始上升时间	达高峰时间	恢复到正常时间	敏感度
CK	<40U	3～6 小时	12～24 小时	3～4 天	96%
AST	5～40U	5～12 小时	24～48 小时	4～7 天	90%
LDH	150～450U	12～24 小时	3～4 天	8～14 天	86%
LDH$_1$	LDH$_1$<LDH$_2$	12～24 小时	1～5 天	12～20 天	95%
CK－MB	<5U	2～6 小时	18～24 小时	1～3 天	99～100%

从表 3 - 14 可以看出急性心肌梗死时，血清酶变化有三个特点：①序列性（即各种酶的升高有先有后）；②先升高后降低；③心肌特异性同工酶升高。符合这三点改变的为血清酶的肯定变化。只有酶升高，随后不降低为不肯定变化。

CK、AST 变化早，达到峰值快，恢复到正常也快，适用于早期诊断；如发病后 1~2 天内；LDH 变化出现较迟，持续时间长，适用于就诊较迟的病人；如病后已 3~4 天以上者。特异性高的 LDH5 个同工酶中 LDH_1 在心肌含量最多，当急性心肌梗死时 LDH_1 升高；正常 $LDH_1 < LDH_2$，如 $LDH_1 > LDH_2$ 是心肌坏死的指标。红细胞中亦含有 LDH_1，故溶血标本可能出现假阳性。CK 三个同工酶中 CK - MB 仅存于心肌内（近来认为其他骨骼肌也含有），故 CK - MB 升高可以确诊。相反，若发病后 24 小时此酶仍为阴性者，可除外急性心肌梗死。同时 CK - MB 升高的幅度和持续的时间有助于判断梗死的范围和严重性。

3. 血清肌红蛋白（SMb）：心肌坏死时，小分子肌红蛋白（心肌含量最高）扩散入血，使血清肌红蛋白（SMb）浓度升高。由于 Mb 分子小，可通过肾脏由尿排除。血液、尿中肌红蛋白的增高，在急性心肌梗死患者发病后 2~4 小时有 90% 以上可阳性，12 小时达最高峰，2~3 天内恢复。升高的持续时间长、峰值特高，表明心肌损害严重。但 Mb 也存在于骨骼肌中，故手术、肌炎、恶性肿瘤广泛转移均可升高，故其最大用途是排除心肌梗死的诊断。正常值为 $31 \pm 25 ng/mL$（方法不同正常值可不同）。

4. 肌凝蛋白轻链测定：心肌缺血时心肌内 pH 值发生变化，心肌中两种肌凝蛋白轻链易从肌凝蛋白分子上游离出来，正常人小于 2ng/mL。心肌梗死后 4~6 小时始出现阳性，一直可持续 7 天以上，因此引起临床注意。

5. 特异性肌钙蛋白 T（cTnT）和肌钙蛋白 I（cTnI）测定：其灵敏度、特异度及诊断窗口时间，均优于 CK - MB 等血清酶，因而引起国内外临床高度重视。

（二）心电图检查

急性心肌梗死的心电图特征性改变为：①有病理性 Q 波或 QS 波、损伤型 ST 段移位及缺血型 T 波改变；②特有的规律性演进过程；③有心肌梗死的定位诊断（表 3 - 15），其中持久的病理性 Q 波或 QS 波以及持续一天以上的演进性损伤电流为肯定性变化；静止的损伤电流、T 波对称性倒置、单次心电图记录中有一病理性 Q 波及传导障碍为不肯定改变。

表 3 - 15   心肌梗死定位诊断表

梗死部位			异常 Q 波、STT 改变（特征性改变）反映的导联	
前壁	广泛前壁		$V_1 \sim V_6$、I、aVL	
	前间壁		V_1、V_2、V_3	
	前侧壁	I、aVL、V_5、V_6	心尖	①V_5、V_6、I ②I、II、III 均可出现 q 或 Q 波
			高侧壁	I、aVL、$V_5 \sim V_6$ 高一肋
后侧壁（后壁）			V_5、V_6、V_7、V_8、aVL	
下壁（膈面）			II、III、aVF	
正后壁（局限性后壁）			V_7、V_8、V_9（V_1 有明显的、高大的、粗钝的 R 波，ST 段压低，T 波直立、高大等对应性改变）	

（三）超声心动图检查

以二维、M 型和多普勒超声心动图可检出梗死部位室壁厚度变薄和运动异常，对室壁瘤的诊断尤有价值。

（四）放射性核素检查

1. 放射性核素心肌显像：以 ^{99}Tc（^{99}锝）或 ^{201}Tl（^{201}铊）放射性核素做心肌扫描，坏死心肌可摄取 ^{99}Tc 而不能摄取 ^{201}Tl，因而可在梗死区呈现显像或不显像（灌注缺损区），有助于诊断。

2. 放射性核素心脏造影（血池扫描）：血池扫描可显示心腔大小，诊断室壁瘤，测定射血分数，以估计心室功能。也可发现局部室壁运动障碍，有助于冠心病的诊断。

【诊断】

急性心肌梗死的诊断依据为：肯定性心电图改变（持久的病理性 Q 波或 QS 波以及持续一天以上的演进性损伤电流）和（或）肯定性血清酶变化（序列性；先升高后降低；心肌特异性同工酶升高）；病史可典型或不典型。

【鉴别诊断】

（一）心绞痛

心绞痛与心肌梗死临床表现相似，但心绞痛发作持续时间一般短于 15 分钟，不伴有恶心、呕吐、休克、心力衰竭及严重心律失常，心电图无单向曲线型 ST 段抬高，无病理性 Q 波；无血清酶的增高等。但自发性心绞痛很可能发展为急性心肌梗死，应严密观察动态变化。

（二）急性肺动脉栓塞

较少见，但早期鉴别有困难。其临床表现有突然胸痛、气急、发绀、咯血、休克、心电图出现电轴右偏、右心室肥大，LDH 总值可增高，但 LDH_1 及 CK 不升高，多发生在手术后、骨折、血栓性静脉炎、长期卧床的病人。

（三）急腹症

急性上腹部疼痛与急性心肌梗死的鉴别诊断往往有一定困难，因而常混淆不清而延误治疗，如不典型的急性心肌梗死上腹部剧痛需与急性胰腺炎、消化性溃疡穿孔、急性胆囊炎、胆石症等鉴别。心电图上可出现 ST 段及 T 波的改变，但没有急性心肌梗死的一系列心电图演变。且急腹症大多有明显的局部压痛和腹肌紧张。血清酶类检查及仔细询问病史亦有助于鉴别。但冠心病患者并发胆绞痛时，易于诱发心绞痛和心肌缺血的心电图改变，应予注意。

【并发症】

急性心肌梗死的临床表现、病程和预后，在很大程度上取决于有无并发症及其严重程度。最常见的并发症有心律失常、心力衰竭、心源性休克、乳头肌功能失调或断裂、室壁膨胀瘤；其次为动脉栓塞，发生率约 1%～6%，见于起病后 1～2 周，如左心室附壁血栓脱落所致引起的脑、肾、脾或四肢等动脉栓塞；心肌梗死后综合征，发生率约 10%，于心肌梗死后数周至数月内出现，可反复发生，表现为心包炎、胸膜炎或肺炎，有发热、胸痛等症状，可能为机体对坏死物质的变态反应；其他还有心脏破裂等并发症。

【治疗】

(一) 及时而积极地治疗前驱症状

前驱症状的出现可能预示近期内发生心肌梗死的可能。宜收容病人住院，并及时而积极地按治疗心肌梗死的措施处理，可减少这些病人发生心肌梗死的机会。

(二) 住院前处理

急性心肌梗死发病后 1～2 小时内易发生严重心律失常甚至死亡，约有 1/2～2/3 死于住院前的短时期，此时给予紧急而恰当的处理，有助于降低住院前的病死率。紧急处理包括：①止痛，肌内注射哌替啶 50mg 或罂粟碱 30mg，疼痛剧烈时可用吗啡 3～5mg 稀释后静脉注射；②心率少于 50 次/分，可给阿托品 0.5mg 静脉注射或 1mg 肌内注射；③有室性期前收缩或室性心动过速者，静脉滴注利多卡因 50～100mg，必要时，5～10 分钟后再给 1 次；④如心搏骤停时，应立即给予有效的胸外按压心脏及人工呼吸；⑤静脉输液，保持静脉给药通道；病情稳定后，再护送医院治疗。

(三) 住院治疗

治疗原则是保护和维持心脏功能，挽救濒死的心肌，防止梗死扩大，缩小心肌缺血范围，及时处理各种并发症，尽量使病人不但能度过急性期危险阶段，而且康复后还能保持尽可能多的有功能的心肌。

1. 监护和一般治疗

(1) 休息：卧床休息 1 周，保持环境安静。减少探视，防止不良刺激，解除焦虑和恐惧心理亦甚重要。

(2) 吸氧：鼻管法，持续吸 40%～60% 的氧 (24～48 小时，每分钟 3～5L)，有利于提高氧张力，改善心肌缺氧，减轻疼痛，并有助于缩小心肌坏死范围。

(3) 急性期监护：监护是将急性期病人集中到冠心病监护室，以电子设备严密观察各项生命指标，及时处理各种并发症。近 20 余年来，由于冠心病急性期的监护及采用磁带自动记录，使心律失常的检出率高达 100%，能及时发现与处理严重心律失常的先兆，使急性期的病死率从 30% 下降到 15% 左右，被认为是急性心肌梗死治疗上的一大进展。监护措施一般持续 2～3 天，对有并发症者可适当延长。

(4) 护理：住院后第 1 周应严格卧床休息，咳嗽、进食及大小便等均由护理人员帮助，病情稳定者可于第 2 周在床上坐起，第 3 周下床，逐渐增加活动量。有并发症或年老体弱者可酌情延长卧床时间，卧床时间较长者应做适当的肢体被动运动，以减少肢体血栓形成。饮食以易消化的流质或半流质为主，病情稳定后逐渐改为软食。便秘者可服轻泻剂或用甘油栓，必须防止用力大便造成病情突变 (如诱发心力衰竭或心室颤动等)。解除病人的焦虑和紧张可给予镇静剂，如地西泮 5mg 口服。此时还应禁止吸烟。

2. 解除疼痛：剧烈疼痛常使患者极度不安，发生休克、严重心律失常、甚至心脏破裂，故应尽速解除。轻度疼痛给罂粟碱 30～60mg 肌内注射；严重疼痛时肌内注射哌替啶 50～100mg 或吗啡 5～10mg (心率不快时并用阿托品 0.3mg，可防止吗啡引起的恶心、呕吐的副作用)。疼痛持续不缓解、血压偏高或正常者，可给硝酸甘油 1mg 加入 5% 葡萄糖液 200mL 中静脉滴注 (5～10 滴/分)。

中药可用苏合香冰片滴丸、苏香丸、冠心苏合丸、保心丸、麝香保心丸或宽胸丸含用或口服，亦可用复方丹参注射液 2～4mL 加入 5％葡萄糖液 40mL 中静脉注射，或复方丹参注射液 8～16mL 加入 5％葡萄糖液或低分子右旋糖酐 500mL 中静脉滴注。

3．心肌再灌注：再灌注治疗包括药物溶栓治疗，急诊经皮冠状动脉腔内成形术（PTCA）和急诊冠脉旁路移植术。

（1）药物溶栓治疗：应在急性心肌梗死发病后，分秒必争，尽力缩短患者入院至开始溶栓的时间，目的是使梗死相关血管得到充分再开通。

1）适应证：①持续性胸痛≥半小时，含服硝酸甘油症状不缓解；②心电图 ST 段抬高明显；③发病≤6 小时者；④若患者来院已发病 6～12 小时，心电图 ST 段抬高明显和仍有严重胸痛者仍可溶栓；⑤年龄≤70 岁。70 岁以上的患者应因人而异慎重选择。

2）禁忌证：①两周内有活动性出血，接受过手术及外伤史者；②高血压患者，血压≥160/100mmHg 者；③有脑卒中者；④有出血性视网膜病史；⑤有各种血液病、出血性疾病或有出血倾向者；⑥严重肝、肾功能障碍或恶性肿瘤等患者。

3）溶栓步骤：溶栓前检查血常规、血小板记数、出凝血时间及血型。溶栓时即刻口服阿司匹林 150～300mg，而后每日 150～300mg，连续服 3～5 日，以后改服 50～75mg，长期服用。

国内常用溶栓药物有：①尿激酶（UK），150 万 U（约为 2.2 万 U/kg）加入 5％～10％葡萄糖液 100mL 中，30 分钟内静脉滴注完；②链激酶（SK）或重组链激酶（rSK），150U 加入 5％或 10％葡萄糖液 100mL 中，60 分钟内静脉滴注完；③重组组织型纤溶酶原激活剂（rt－PA），100mg 在 90 分钟内静脉给予：先静脉推注 15mg，继而 30 分钟内静脉滴注 50mg，其后 60 分钟内再静脉滴注 35mg。近年国内试用小剂量法：8mg 静脉推注，42mg 于 90 分钟内静脉滴注，总量为 50mg。用 rt－PA 前先用肝素 5000U，用药后续以肝素每小时 800～1000U 静脉滴注 48 小时，以后改为皮下注射肝素 7500U，每 12 小时 1 次，持续 3～5 天。用药时注意出血倾向。

除应用 rt－PA 必须应用肝素外，采用其他溶栓药物后也应复查凝血时间，待恢复到正常值的 1.5～2 倍时，用肝素每小时 500～1000U 静脉滴注，以后根据凝血时间调整剂量，使保持在正常值的 1.5～2 倍，5 日后停用。

链激酶及重组链激酶有抗原性，可产生变态反应，故用药前须做皮试，阴性后再用。用药后的再通效果，可根据冠状动脉造影直接判断，或根据：①即刻或 1～2 小时内心电图显示 ST 段上抬处下降 1/2 以上，甚至达到基线；②2 小时内出现再灌注性心律失常（尤其室性）；③2 小时内胸痛减轻或基本消失；④血清 CK－MB 酶峰值提前出现（14 小时内），间接判断血栓溶解。

（2）经皮冠状动脉腔内成形术（PTCA）：用于溶栓失败或有溶栓禁忌证者。经溶全治疗，冠状动脉再通后又再堵塞或仍有重度狭窄者等情况，可紧急施行本法扩张病变血管并同时安置支架，以保证狭窄血管扩张后不回缩。

近年也有用本法直接再灌注心肌取得良好的再通效果，已在临床推广应用。

（3）急诊冠状动脉旁路移植术（即搭桥手术）：不适于上述两种心肌再灌注治疗者，可考虑本疗法。

4．心律失常的处理：急性心肌梗死病人发生猝死多为心律失常所致。故必须及时消除心律失常（见本章第二节心律失常）。

（1）一旦发现室性期前收缩或室性心动过速，立即用利多卡因 50～100mg 加葡萄糖液稀释后静脉注射，每 5～10 分钟重复 1 次，至室性期前收缩消失或总量已达 300mg，继以 100mg 加入 5% 葡萄糖液 100mL 内，每分钟静脉滴注 1～3mg，情况稳定后改用口服美西律 150mg 或胺碘酮 200mg，每日 1～2 次，口服，或索他洛尔 80～160mg，每日 2 次，口服。

（2）发生心室颤动时，如有条件，尽快采用非同步直流电除颤；室性心动过速药物疗效不满意者，也应及早用同步直流电复律。

（3）对缓慢的心律失常可用阿托品 0.5～1mg 肌内或静脉注射。

（4）房室传导阻滞发展到第二度 II 型或第三度时，宜用临时性人工心脏起搏治疗，待情况好转后撤除。

（5）室上性快速性心律失常用胺碘酮、维拉帕米等药物治疗不能控制时，可考虑用同步直流电转复为窦性心律或用抗快速性心律失常的起搏治疗。

5．心源性休克的处理：因可有周围血管舒缩障碍或血容量不足等因素存在需分别处理。

（1）补充血容量：约 2% 的病人，由于呕吐、出汗、发热、使用利尿剂和不进饮食等原因，而有血容量不足。患者有口渴、舌干、皮肤弹性差、尿少等临床表现。需要补充血容量治疗，但又要防止补充过多而引起心力衰竭。有条件可根据血流动力学监测结果来决定输液量。如中心静脉压低，在 0.49～0.98kPa（5～10cmH₂O）之间，肺毛细血管楔嵌压在 10mmHg 以下，则提示心排血量低，血容量不足。无此条件，如病人无呼吸困难或心力衰竭表现，可在严密观察下（注意临床表现及肺部听诊），静脉滴注低分子右旋糖酐 250～500mL。以后用 5% 葡萄糖液 500mL 缓慢静脉滴注以保留补液途径，便于随时迅速而方便地加用其他药物治疗。

（2）血管活性药物的应用：血管活性药物的应用，应根据各个病例不同时期不同的临床表现适当选用。一般在发病早期若皮肤不十分苍白，四肢尚温暖，血压轻度降低者，常用多巴胺 20～40mg 加入 5% 葡萄糖液 100mL 中，或间羟胺 10～40mg 加入 5% 葡萄糖液 100mL 中静脉滴注，若病情严重，血压降低明显或测不出者，可两者合用。将平均动脉压（舒张压＋1/3 脉压）维持在 70～80mmHg，由于收缩血管药虽可提高血压，但同时能减少组织血流灌注并增加心脏负荷，使休克症状加剧，并可诱发心律失常。故不宜使平均动脉压超过 80mmHg 且不宜长时间使用。或选用多巴酚丁胺静脉滴注有较好效果，剂量为每分钟 2～5μg/kg。若病人表现有皮肤苍白、四肢厥冷、发绀、脉压变小、脉搏细速、少尿或无尿等症状，宜用血管扩张药如硝普钠等。血管扩张药应在补充血容量的基础上应用。如静脉少量滴注血管扩张药即见血压下降，说明血容量不足。

（3）纠正酸中毒和电解质紊乱：休克较重，持续时间较长的病人。多有酸中毒存在，影响血管活性药物的作用，可先用 5% 碳酸氢钠 100～200mL 静脉滴注或用 11.2% 乳酸钠溶液静脉滴注，以后可参照血酸碱度或二氧化碳结合力测定结果来调节用量。并注意纠正可能的低钾血症、低氯血症。避免脑缺血和注意保护肾功能。

中药可用升脉散（气阴两虚者）、四逆汤、独参汤或参附汤（亡阳者）。

6．心力衰竭的处理：主要治疗急性左心衰竭（参见本章第一节），以应用吗啡或哌替啶和利尿剂为主，亦可选用血管扩张剂减轻左心室的后负荷，或用多巴酚丁胺加入葡萄糖液内以每分钟 2～5μg/kg 静脉滴注。洋地黄类药物可能引起室性心律失常，由于早期出现的心力衰竭主要是因心肌充血、水肿所致顺应性下降，而左心室舒张末期容量并不增大，因此在梗死发生后 24 小时内宜尽量避免使用洋地黄类药物。右心室梗死的病人利尿剂应慎用。

7. 其他治疗：下列疗法可能有利于本病的病程和预后，可根据病人具体情况考虑选用（有些疗法存在争论）。

（1）β受体阻滞剂：现在认为在急性心肌梗死时，只需无禁忌证，即：休克、心动过缓、严重左心衰竭、严重慢性阻塞性肺气肿和支气管哮喘者，均应应用β受体阻滞剂。由于急性心肌梗死时，血中儿茶酚胺浓度增加和交感神经兴奋使心率加快，心肌收缩力增强，由此心肌耗氧量增加。β受体阻滞剂有防止交感神经兴奋，减慢心率，减少心脏做功，降低心肌需氧量，从而减少心肌损伤的作用。故当患者有持续性疼痛，窦性心动过速而无严重心力衰竭情况下可给予普萘洛尔、美托洛尔或阿替洛尔等β受体阻滞剂，用药宜从小剂量开始，每 1～2 周调整一次剂量。可防止梗死范围的扩大，并能改善急性、慢性期的预后，即降低死亡率。

（2）血管紧张素转换酶抑制剂：急性心肌梗死应用转换酶抑制剂，现多数持肯定态度。较为一致的有：广泛前壁心肌梗死，充血性心力衰竭，左室射血分数＜40％者即应应用；若有休克、低血压者则不宜用。如卡托普利等药物能降低急性心肌梗死后的死亡率和再梗死率，能有效延缓心室重塑，阻止心室扩大的发展，降低心力衰竭的发生率。本药需从小剂量开始，逐步递增至最大耐受量。

（3）促进心肌代谢药物：维生素 C（3～4g），辅酶 A（50～100U），肌苷酸钠（200～600mg），细胞色素 C（30mg），维生素 B_6（50～100mg）等加入 5％ 或 10％ 葡萄糖液 500mL 中，缓慢静脉滴注，每日 1 次，两周为一疗程。泛葵利酮（辅酶 Q_{10}）150～300mg，每日分次口服。

（4）极化液疗法：极化液含 10％ 葡萄糖液 500mL、胰岛素为 8～10U，10％ 氯化钾 15mL 静脉滴注，每日 1～2 次，7～14 天为一疗程。若患者有胰岛素依赖性糖尿病、急性少尿（每小时尿量少于 20mL）或慢性肾衰竭和年龄超过 75 岁者应禁用或慎用。

（5）抗凝疗法：目前多用在溶解血栓疗法之后，单独应用者少，在梗死范围较广、复发性梗死或有梗死先兆而又有高血凝状态者可考虑应用。有出血、出血倾向或出血既往史，严重肝、肾功能不全，活动性消化性溃疡、血压过高、新近手术而创口未愈者禁用。一般以口服抗凝为主，如口服阿司匹林每日 300mg，数日后减半量，半个月后每日 75mg，有对抗血小板的聚集和粘附作用。

8. 右心室心肌梗死的处理：右心室心肌梗死引起右心衰竭伴低血压，而无左心衰竭的表现。其治疗措施与左心室梗死有所不同。右心室心肌梗死宜扩张血容量。在 24 小时内可静脉滴注输液 3～6L，直到低血压得到纠正或肺毛细血管楔压达到 15～18mmHg。如此时低血压未能纠正可用强心剂，不宜用利尿剂。伴有房室传导阻滞者可予以临时起搏。

【预后】

预后与梗死范围的大小、侧支循环形成的情况以及治疗是否及时有关。急性期住院病死率过去一般为 30％ 左右，采用监护治疗后降至 15％ 左右，采用溶血栓等疗法后再进一步下降至 10％ 以下。死亡多在第 1 周内，尤其在数小时内 发生严重心律失常，休克或心力衰竭者，病死率尤高。

【预防】

主要是预防动脉粥样硬化和冠心病。冠心病病人应长期口服小剂量的阿司匹林，每日50～75mg，以对抗血小板的聚集和粘附，可能有预防心肌梗死或再梗死的作用。普及有关心肌梗死的知识，可使病人和家属及早意识到本病从而能及早治疗。

自学指导

【重点难点及进展】

欧洲心脏学会和美国心脏学院联合委员会将发表心肌梗死新诊断标准（2000年9月报道）。若被接受，全世界心肌梗死发病率将会升高，但心肌梗死的病死率将降低。联合委员会认为WHO所定的心肌梗死定义已过时，因而他们拟订了新的诊断标准。

新标准诊断心肌梗死，着重根据生化标志，具体指肌钙蛋白（cTnT及cTnI）。它最突出的建议是，凡缺血造成的坏死，即使坏死面积极小，肌钙蛋白测定亦能将之查出。亦应诊断为心肌梗死。新诊断标准如下：

急性、演进型或新近心肌梗死：心肌坏死的生化标志的典型升高和逐渐降低（肌钙蛋白）或较快升高和降低（CK-MB）。此外还要具有下列条件一条或一条以上。①缺血症状。②心电图上有病理Q波。③心电图改变提示缺血（ST段上抬或下移）。④冠状动脉介入（冠状动脉血管成形术）。⑤急性心肌梗死的诸种病理表现。

已有心肌梗死的诊断：

（1）多次系统心电图检查出现新的病理Q波，病人可能记得前次梗死的症状，亦可能已忘记。心肌坏死的几种生化标志可能已正常，取决于心肌梗死发生后时间的长短。

（2）已愈合或正在愈合中心肌梗死的诸种病理表现。

若没有条件测心脏肌钙蛋白，最好改测CK-MB。病人入院时及入院6～9小时后应取血做生化标志测定。需要早期诊断的病人做迅速出现的生物标志（如CK-MB或肌红蛋白），同时做出现较迟的标志（如肌钙蛋白）。新定义包罗的范围很广，小至从血管成形术时释放栓塞造成很小细胞损伤，大至严重心肌梗死，伴有休克、心力衰竭等各种严重并发症。因而心肌梗死一词一定要附加进一步说明，包括心肌梗死大小，左心室的残存功能；梗死是自发还是与诊断或治疗性操作有关。

急性心肌梗死的诊断，临床表现典型者不难。但不典型者容易误诊或漏诊。据报道，过去典型的急性心肌梗死死亡率为33.4%，而临床表现不典型者的死亡率为66.6%，故正确诊断是降低病死率的关键所在。据统计，约有25%的病例无明显疼痛症状，故凡年龄在40岁以上，发生原因不明的胸闷伴恶心、呕吐、出汗、原有高血压突然显著下降，或出现心衰、心律失常，或手术后出现无原因可解释的休克，均应考虑有急性心肌梗死的可能，需进一步做心电图和血清酶检查；对突然出现的腹上区、颈部、咽部、下颌或牙齿疼痛，而无相应的局部征象者，也应警惕本病；一次心电图检查无异常发现，不能完全排除心肌梗死，如临床有症状可疑，应定期复查；心内膜下心肌梗死，一般无异常 Q 波，只有 T 波对称性倒置和 ST 段降低的改变，但 ST 段与 T 波有演进性改变，需结合血清酶检查进行诊断；再发性心肌梗死，心电图可无异常改变，也需结合血清酶检查进行诊断；血清酶缺乏特异性，应注意其他疾病时也可升高。如急性胰腺炎、胆囊炎、骨骼肌疾病、急性肝脏病和肺动脉栓塞、慢性心力衰竭可使天门冬氨酸氨基转移酶升高。骨骼肌疾病、糖尿病酮症、肝昏迷、抽搐可使肌酸激酶升高。肝脏疾病、肾栓塞、血液疾病和肿瘤时，乳酸脱氢酶升高。进行酶学检查时，应熟悉发病后酶活性开始升高的时间，以及高峰和恢复正常的时间，以便适时采取标本进行检查。

一般认为，现今临床血清酶（包括 CK－MB）检查诊断急性心肌梗死特异性较差、早期诊断灵敏度不高及诊断窗口时间较短。故近年主张应用心肌特异性肌钙蛋白 T（cTnT）和心肌特异性肌钙蛋白 I（cTnI）用于临床，特别是 cTnI 更具优越性，可弥补现用血清酶检查诊断急性心肌梗死的不足，且在整个病程中只测 cTnI 一项即可，能节约病人花费。有条件值得推广应用。

最新反映冠状动脉阻塞的无创伤检查方法有电子束 CT 及磁共振三维冠状动脉影像（MRA），已于 20 世纪末应用于临床。

目前关于急性心肌梗死治疗的几个问题：

（1）临床试验显示，急性心肌梗死后若无禁忌证，服用 β 受体阻滞剂如阿替洛尔等及血管紧张素转换酶抑制剂如依那普利等，可使猝死发生率明显减少，对左心室功能亦有改善。

（2）若急性心肌梗死时继续有心肌缺血、充血性心力衰竭、二尖瓣反流和高血压，主张静脉滴注硝酸甘油，可能有利，但应注意血压不能下降太多。

（3）现已公认，利多卡因在急性心肌梗死时作为预防性和常规应用，是有害无益，使发生心脏停搏的机会增多。

（4）钙离子拮抗剂如地尔硫草，在急性心肌梗死时应用弊多利少，可使左心室功能不全明显恶化。至于镁制剂的应用，尚待进一步研究。

（5）溶栓疗法是本病治疗的重大进展。研究表明，溶栓治疗再通组左心室射血分数明显高于未再通组，再灌注并可明显减轻左心室扩张，抑制左心室重塑，减少室壁瘤的发生，并可增加心电稳定性，降低心肌缺血发生率，提高运动耐量。近期死亡率 4% 以下，远期（3年）生存率 91.1%，明显优于血管未再通者。本疗法应用的时间，在患者发病后尽早治疗效果更好。应用的药物，目前以国产尿激酶（UK）及重组链激酶（r－SK）为主，前者血管再通率为 67.8%，后者为 80.4%（国外链激酶再通率为 66.6%～74.5%）。临床试验显示，国产溶栓药物为一安全、有效而较价廉的溶栓剂。但蛇毒制剂不适宜作为溶栓剂治疗急性心肌梗死。

（6）链激酶（SK）或重组链激酶（r－SK）用药后，体内产生此药的抗体（因 SK 是 C 链 β 溶血性链球菌在培养过程中产生的一种蛋白质，用基因重组技术生产称 r－SK 具有抗原性），持续 4～6 个月，因此半年内如再用此药将影响疗效，宜选用其他溶栓药物；近期患过链球菌感染的患者，也宜同样处理。

（7）给药方法，一致认为静脉给药较冠状动脉内给药更能争取时间，得到最早的再灌注。

（8）溶栓疗法只能解决冠状动脉内的血栓块，而不能解决原有粥样硬化所致的狭窄。目前，多数认为直接 PTCA 比溶栓的疗效好，但据大宗病例观察，直接 PTCA 的近期与远期的疗效并不理想，而且经济负担比溶栓者高。虽然 PTCA 的成功率有 95% 左右，但术后血管再狭窄率为 30% 以上，这是本疗法过程中的难题，也是今后研究的主要内容，但至今在国内外仍无惊人突破，因此 1998 年全国心血管病学术会议建议：在我国现阶段和中国国情下，急性心肌梗死的再灌注治疗仍应以溶栓治疗为主，对有溶栓禁忌证及高危性急性心肌梗死患者，在有丰富 PTCA 经验以及具有急诊 PTCA 设备要求的单位，可以首先直接 PTCA 作为急性心肌梗死的初始再灌注措施。

（9）除 PTCA 外，近 10 多年来涌现出多种冠心病介入治疗的新技术，如：定向冠状动脉内膜旋切术、冠脉内膜旋磨术、慢速冠脉旋切术、冠状动脉内支架术、激光冠状动脉成形术，射频热球囊冠状动脉成形术以及心肌血管重建技术等均是在 PTCA 基础上发展起来的，增加了 PTCA 的适应范围，对提高成功率和减少并发症起到了一定的作用，还没有一种技术能接近或取代 PTCA 在介入治疗领域内的位置，它们是 PTCA 的辅助或补救措施，各有其选择适应证，它们与 PTCA 一样，都未能降低治疗后再狭窄率。据 2000 年报道，目前在心内科、外科均衡发展大的医学中心，在冠心病患者中，施行外科手术（搭桥手术）、介入治疗和药物治疗的患者大约各占 1/3。

（10）预防冠心病的调脂药物中，目前认为他汀类调脂药物不仅降低冠心病死亡，而且显著降低总死亡率，不增加非冠心病死亡，从而确定其在冠心病预防中的重要地位。我国开发的血脂康原料药物，已获准在美国出售。在美国进行的短期临床观察显示，血脂康（0.6g，每日 2 次）与舒降之（每日 10mg）的降血脂疗效相当，目前仍在进行大规模临床试验中。

【学习思考题】

1. 心绞痛的典型症状有哪些？如何处理？
2. 急性心肌梗死的诊断依据是什么？可能有哪些不典型症状出现？如何紧急处理？

第七节　病毒性心肌炎

【目的要求】

1. 了解本病的病因及发病机制。
2. 掌握本病的诊断及鉴别诊断。
3. 熟悉本病的防治原则。

【自学时数】

2 学时。

病毒性心肌炎是指病毒引起的急、慢性心肌炎症。近年来，由于实验研究和临床诊断技术的发展，使其诊断率不断提高。普遍认为，其实际发病率也比以往增多，国内外均有流行的报道，它已成为常见的心肌病之一。本病多见于青少年，一般以 20～30 岁为最多，但老年病人亦不少见，男多于女。临床表现轻重不一，轻者可隐匿发病，缺乏症状，重者可猝死，或长期留有心肌病变。

【病因和发病机制】

近年来，已证实有 20 余种病毒可引起心肌炎症。研究资料表明，几乎所有病毒都可引起心肌炎，常见的是呼吸道与肠道病毒，多属于微小核糖核酸病毒群。如柯萨奇病毒（Cox-sackie）、埃可病毒（ECHO）、脊髓灰质炎病毒等。柯萨奇病毒性心肌炎约占病毒性心肌炎的 1/3，其中 B 组是最易侵犯心脏的病毒。此外，流感病毒、呼吸道合胞病毒、腺病毒、肝炎病毒等也可引起心肌炎。

经动物模型、临床研究和病理观察显示该病的主要发病机制是病毒直接侵犯心肌和免疫损害。急性期以病毒直接侵犯心肌为主，以后则以免疫损害为主。

抵抗力下降如：过度疲劳、细菌感染、营养不良、缺氧、剧烈运动、妊娠等都可为病毒性心肌炎发病的诱因。这些因素或为病毒侵犯心脏提供条件或激活原有存在于机体心脏的病毒而发病。

【病理】

急性病毒性心肌炎的组织学特征为：心肌细胞的融解，间质水肿，炎细胞浸润等。心内膜心肌活检能直接提供心肌病变的证据。

【临床表现】

轻者无症状，重者可有心功能不全或猝死。其轻重取决于病变程度和范围。

1. 症状：发病前 1～3 周有呼吸道或肠道病感染表现，如发热、身痛、咳嗽或腹泻等。本病早期常有胸部隐痛、心悸不安，也可有乏力，气短、头晕等，少数出现阿 - 斯综合征或心力衰竭表现。

2. 体征：持续性心动过速与体温不成比例或心率异常缓慢。半数以上出现各种心律失常，以期前收缩与房室传导阻滞最常见，心律失常是造成猝死的原因之一。心尖区第一心音减弱或分裂，心音可呈胎心样。约半数的患者心脏扩大，在心尖区可听到收缩期杂音，多因心腔扩大、瓣膜炎症或腱索乳头肌病变所致，可随病情好转而减轻或消失。合并心包炎者可闻及心包摩擦音。重症患者可出现急性心力衰竭，室性或房性奔马律和交替脉常见。严重者因排血量过低易并发心源性休克。

【实验室与其他检查】

1. 实验室检查：在病程早期，约 2/3 患者有白细胞增多，部分患者红细胞沉降率增快。血清酶如肌酸激酶、天冬氨酸转氨酶、乳酸脱氢酶可升高。肌酸激酶的同工酶 CK - MB 及乳酸脱氢酶的同工酶 LDH_1 测定的灵敏度较高，特异性强，但对病程 1 周以上的病例心肌酶谱测定意义不大。近年测定心肌特异肌钙蛋白 T（cTnT）和特异肌钙蛋白 I（cTnI）有明显升高，比 CK、CK - MB 更具有优越性。血中免疫球蛋白（IgM）及 C 反应蛋白（CRP）均升高。

病原学检查：①标本可取自患者的咽部、或粪便、血液、心包及胸腔渗液分离出病毒，心肌活检取材进行免疫荧光检查、电镜观察或动物接种更具有诊断意义；②血清学检查：用已知病毒抗原来测未知的抗体，一般收集本病早期血清与病程第3周血清分别检查；若后一份血清的抗体效价比前者增高4倍或4倍以上，可确定为该病毒感染，并考虑该病毒为心肌炎的病原体。试验方法有补体结合、中和、血凝抑制、酶联免疫吸附等。补体结合抗体自第2～3个月开始减少，随后迅速下降，不易测得。中和抗体存在较久，可在数年后仍增高。

2．心电图检查：几乎全部病例都有心电图改变，主要表现为ST-T变化，即ST段下移或抬高，T波低平或倒置，偶见冠状动脉缺血型T波。其次是各种心律失常，除窦性心动过速与窦性心动过缓外，异位心律与传导阻滞常见。以室性期前收缩检出率最高，有时呈频发性多源性的，或短阵室性心动过速，提示病情较重。房室传导阻滞亦属常见，多为Ⅰ～Ⅱ度，少数迅速发展为Ⅲ度房室传导阻滞或合并束支传导阻滞，说明病变严重而广泛，可发生猝死，必须及时治疗。心律失常可出现急性期，在恢复期消失，亦可长期遗留下来。本病还可有Q-T间期延长，房室肥大等心电图异常。

3．X线检查：局灶性心肌炎无异常征象。弥漫性心肌炎或合并心包炎者心影扩大，搏动减弱。严重者可见肺淤血或肺水肿等影像。

4．放射性核素检查：心血池显影可示左心室收缩或舒张功能减弱。

5．超声心动图检查：可示左心室壁弥漫性（或局限性）收缩幅度减弱，亦可有左心室增大等。

【诊断】

病毒性心肌炎的诊断必须建立在有心肌炎的证据和病毒感染的证据基础上。胸闷、心悸常可提示心脏波及，心脏扩大、心律失常或心力衰竭为心脏明显受损的表现，心电图上ST-T改变与异位心律或传导障碍反映心肌病变的存在。病毒感染的证据有以下几点：①有发热、腹泻或流感症状，发生后不久出现心脏症状或心电图变化。②血清病毒中和抗体测定阳性结果，由于柯萨奇B组病毒最为常见，通常检测此组病毒的中和抗体，在起病早期和2～4周各取血标本一次，如二次抗体效价示4倍上升或其中一次>1:640，可作为近期感染该病毒的证据。③咽、肛门病毒分离，如阳性有辅助意义，有些正常人也可阳性，其意义须与阳性中和抗体测定相结合。④用聚合酶链反应法从粪便、血清或心肌组织中检出病毒RNA。⑤心肌活检，从取得的活组织作病毒检测，病理学检查对心肌炎的诊断有帮助。

附：1999年全国心肌炎心肌病专题座谈会提出的成人急性病毒性心肌炎诊断参考标准

一、病史与体征

在上呼吸道感染、腹泻等病毒感染后3周内出现心脏表现，如出现不能用一般原因解释的感染后重度乏力、胸闷、头昏（心肌排血量降低所致）、心尖第一心音明显减弱、舒张期奔马律、心包摩擦音、心脏扩大、充血性心力衰竭或阿斯综合征等。

二、上述感染后3周内新出现下列心律失常或心电图改变。

1．窦性心动过速、房室传导阻滞、窦房传导阻滞或束支传导阻滞。

2．多源、成对室性期前收缩，自主性房性或交界性心动过速，阵发性或非阵发性室性心动过速，心房或心室扑动或颤动。

3．两个以上导联ST段呈水平型或下斜型下移≥0.01mV或ST段异常抬高或出现异型Q波。

三、心肌损伤的参考指标

病程中血清心肌肌钙蛋白 I 或肌钙蛋白 T（强调定量测定）、CK-MB 明显增高。超声心动图示心腔扩大或室壁活动异常和（或）核素心功能检查证实左室收缩或舒张功能减弱。

四、病原学依据

1. 在急性期从心内膜、心肌、心包或心包穿刺液中检测出病毒、病毒基因片段或病毒蛋白抗原。

2. 病毒抗体：第 2 份血清中同型病毒抗体（如柯萨奇 B 组病毒中和抗体或流行性感冒病毒血凝抑制抗体等）滴度较第 1 份血清升高 4 倍（2 份血清应相隔 2 周以上）或一次抗体效价≥640 者为阳性，320 者为可疑阳性（如以 1:32 为基础者则宜以≥256 为阳性，128 为可疑阳性，根据不同实验室标准作决定）。

3. 病毒特异性 IgM：以≥1:320 者为阳性（按各实验室诊断标准，需在严格质控条件下）。如同时有血中肠道病毒核酸阳性者更支持有近期病毒感染。

对同时具有上述一、二（1、2、3 中任何一项）、三项中任何两项，在排除其他原因心肌疾病后，临床上可诊断急性病毒性心肌炎。如同时具有四项中 1 项者，可从病原学上确诊病毒性心肌炎；如仅具有四项中 2、3 项者，在病原学上只能拟诊为急性病毒性心肌炎。

如患者有阿－斯综合征发作、充血性心力衰竭伴或不伴心肌梗死样心电图改变，心源性休克、急性肾衰竭、持续性室性心动过速伴低血压或心肌心包炎等一项或多项表现，可诊断为重症病毒性心肌炎。如仅在病毒感染后 3 周内出现少数早搏或轻度 T 波改变，不宜轻易诊断为急性病毒性心肌炎。

对难以明确诊断者，可进行长期随访，有条件时，可做心内膜心肌活检，进行病毒基因检测及病理学检查。在考虑病毒性心肌炎诊断时，应除外 β 受体功能亢进、甲状腺功能亢进症、二尖瓣脱垂综合征及影响心肌的其他疾患，如风湿性心肌炎、中毒性心肌炎、冠心病、结缔组织病、代谢性疾病以及克山病（克山病地区）等。

【鉴别诊断】

本病应与常见器质性心脏病鉴别，如风湿性心肌炎、冠心病、原发性心肌病、心包病变等。

1. 风湿性心肌炎：除具备心肌炎表现外，尚有风湿热的特征，如多发性关节炎、皮下结节及链球菌感染的证据，常有心脏杂音。

2. 冠心病（缺血性心脏病）：常有心肌缺血、损伤或坏死的证据，与本病鉴别点是发病年龄较大，多有高血压、高血脂等相关病，常无发热、红细胞沉降率增快等。某些特殊检查可发现冠状动脉粥样硬化改变，如磁共振（MRI）、电子束 CT。

3. 原发性心肌病：与本病相似之处是两者均以心肌损害为主，但原发性心肌病无明确病因，病程较久，缺乏急性活动性炎症的指标，与急性病毒性心肌炎不难鉴别。慢性心肌炎，若无急性病毒性心肌炎史，难与心肌病鉴别。已有证据表明，部分心肌病是慢性心肌炎的延续。

此外，病毒性心肌炎尚需与甲状腺功能亢进症、中毒性心肌炎、结缔组织病等相鉴别。

【治疗】

对病毒感染尚无理想药物，本病的处理重点旨在心肌炎病变的控制和并发症处理。

1. 休息：可减轻心脏负荷，缩小心肌受损范围。急性期卧床休息 3 个月左右，有利于炎症的消退和心功能的恢复。随着病情好转，心电图改善，可适当活动，以防止血栓形成或肌肉萎缩。

2. 中西医结合方法治疗：黄芪注射液 40g 静脉点滴，每日 1 次，共 2 周；后改为健心冲剂（每包含生药黄芪 15g，苦参 6g 等），每日 2 次，每次 1 包，连续服用 3~6 个月；牛磺酸（每片 0.4g），2g，每日 3 次口服；泛葵利酮（CoQ_{10}）20mg 每日 3 次口服；抗心律失常药（如普罗帕酮、美西律、莫雷西嗪、胺碘酮、双异丙吡胺、索他洛尔、倍他乐克、维拉帕米等），选择应用。

3. 促进心肌代谢药物的应用：常用三磷腺苷（ATP）、辅酶 A、细胞色素 C、维生素 C、肌苷、丹参等。可视病情选择 2~3 种，口服、静脉注射或肌内注射，2~4 周为 1 疗程。

4. 糖皮质激素的应用：一般仅用于重症患者，且避免在病程 10 日内使用。临床上应用糖皮质激素，可使患者心功能好转，严重心律失常减轻或消失。疗效可能是通过抑制炎症和变态反应或减轻毒素的作用而发挥的。但实验表明，激素在急性期可抑制干扰素的合成，加速病毒繁殖，以致加重病情，故目前多主张发病最初 10 日不用及对轻症不要滥用糖皮质激素。

5. 并发症的处理：出现心力衰竭，心律失常的处理（见本章第一、第二节）。对心源性休克的治疗与通常的处理原则相同，完全性房室传导阻滞可考虑使用临时性心脏起搏器。

急性期目前定为 3 个月，3 个月后少数未能完全恢复者转为慢性病程，可见心脏增大，心电图异常，心功能低下，而难与扩张型心肌病鉴别。柯萨奇 B 组病毒感染的心肌炎患者长期随访，约 10% 最终演变为扩张型心肌病。极少数患者在急性期死于严重心律失常，心力衰竭，休克或猝死。

【预防】

对于麻疹、脊髓灰质炎、腮腺炎、流感等病毒预防接种有较好的效果。但对柯萨奇、埃可病毒感染目前尚无特异的预防疫苗。在病毒流行期间采取适当隔离措施。若已有病毒感染，尤其是柯萨奇、埃可等病毒感染时，应充分休息，及时治疗，以减低病毒性心肌炎的发生。

自学指导

【重点难点】

由于病毒性心肌炎临床表现及多数辅助检查均缺乏特异性，因此本病的确诊相当困难。如何结合临床表现与实验室检查结果确诊病毒性心肌炎，国际上尚无统一标准。仅有病毒感染或心肌炎本身的症状都不足以确诊病毒感染心肌。目前我国临床上对急性病毒性心肌炎的诊断多偏宽，有过病毒感染史及心电图发现期前收缩或仅有胸闷、心悸等非特异性症状加上某些外周血病毒病原学依据就诊断为急性病毒性心肌炎，给患者造成一定的精神和经济负担。

国内 1999 年镇江会议制定的成人急性病毒性心肌炎的诊断参考标准，虽较严谨而适用，在临床上诊断本病是可行的，但从病原学上确诊一般从条件和技术上是困难的。病程中血清肌钙蛋白 I（cTnI）或肌钙蛋白 T（cTnT）是诊断心肌损伤的高敏感、高特异指标；放射性核素心肌显像对本病亦有较高的诊断价值。

关于急性病毒性心肌炎的药物治疗，国内采用中西医结合治疗取得了比较满意的结果。具体药物有：黄芪、牛磺酸、泛葵利酮（CoQ_{10}）、抗心律失常等药。中药黄芪具有抗病毒、调节免疫、保护心肌、改善部分心电活动及清除氧自由基等作用；牛磺酸是心肌游离氨基酸的重要成分，能抑制病毒复制，具有保护心肌、改善临床症状等作用。在目前对病毒性心肌炎无明显特效药物治疗的情况下，采用中西医结合治疗可考虑作为一种可取的药物治疗手段。有报道 ACE-I 及血管紧张素 II 受体阻滞剂在实验动物心肌炎治疗中有很好疗效，但尚未有运用于人体有疗效的临床报道。

【学习思考题】

1. 青年男性，平素健康，两日来心前区疼痛，心慌不安，10 天前有"感冒"史。你考虑什么诊断，如何进行诊断？

2. 患者心电图提示明显的心肌损伤，主要考虑哪些疾病，如何鉴别？

3. 临床上诊断急性病毒性心肌炎须具备哪些条件？

（陈锶钵）

第四章　消化系统疾病

　　消化系统疾病是指食管、胃、肠、肝、胆、胰、腹腔等器官的器质性和功能性疾患。感染、外伤、理化因素、大脑皮质功能紊乱、营养缺乏、代谢紊乱、变态反应、基因异常、先天性缺陷、遗传和医源性因素等都可引起消化系统疾病。本章主要讨论属于内科范围的慢性胃炎、消化性溃疡、胃癌、肝硬化、原发性肝癌、溃疡性结肠炎、胰腺炎等疾病。

第一节　胃　　炎

【目的要求】

　　1．了解胃炎的病因及病理特点。
　　2．掌握本病的诊断及鉴别诊断。
　　3．了解用药原则及预防。

【自学时数】

　　6学时。

　　胃炎是指各种病因引起的胃粘膜炎症。按临床发病的缓急分为急性胃炎和慢性胃炎。胃体炎是指胃角发生炎症，而胃窦炎则是指胃窦括约肌发生炎症，两者同时受累则称为全胃炎。此外还有特殊类型的胃炎。

急　性　胃　炎

　　急性胃炎是指胃粘膜的急性炎症。急性胃炎又分为急性单纯性胃炎和急性糜烂性胃炎。

一、急性单纯性胃炎

【病因和发病机制】

　　引起急性单纯性胃炎的病因有化学物质、物理因素、微生物感染或细菌毒素等。其中化学因素包括药物（常见的有非甾体消炎药、肾上腺皮质激素、利血平等）、烈酒、浓茶、浓咖啡、香料等；物理因素包括进食过冷、过热、粗糙的食物，X线照射等；致病微生物包括沙门菌属、嗜盐杆菌、幽门螺杆菌和肠道病毒等；常见毒素为金黄色葡萄球菌毒素。这些因素均可损伤胃粘膜，引起炎症性改变，导致急性单纯性胃炎。

【病理】

胃粘膜损害的病理表现主要为充血、水肿，严重者可有点、片状出血，甚至轻度糜烂，糜烂时可见表面覆盖着白色或黄色渗出物，粘液分泌增加。粘膜内有中性粒细胞浸润。

【临床表现】

因病因不同临床表现不尽一致。因刺激性食物、酗酒、药物引起者，可见腹上区的不适、疼痛、食欲缺乏、恶心、呕吐等。由细菌及其毒素引起者一般在食后数小时至 24 小时发病，可有腹上区不适、疼痛，甚至剧痛、恶心、呕吐和畏食等，同时合并肠炎时常有腹泻，呈水样便；严重者有发热、失水、酸中毒等。体格检查可发现腹上区或脐周轻度压痛、肠鸣音亢进，病程一般 3～5 天。

【诊断和鉴别诊断】

病因明确，临床表现典型时，诊断一般不难。本病须与消化性溃疡穿孔、急性胰腺炎、急性胆囊炎、急性阑尾炎、急性心肌梗死等疾病相鉴别。

【治疗】

应针对原发疾病和病因进行治疗。卧床休息，多饮水，口服电解质溶液，有助于缓解病情，必要时禁食或给流质饮食。腹痛较重者可使用解痉剂，如阿托品肌内注射，或阿托品 0.3～0.6mg、普鲁本辛 15～30mg、山莨菪碱 5mg，每日 3 次口服。呕吐不止者可给甲氧氯普胺 8～12mg 肌内注射，并静脉补充水、电解质。抗生素可选用庆大霉素、诺氟沙星等。

【预防】

注意饮食卫生，养成良好饮食习惯，避免过冷、过热、过硬及腐败食物，嗜酒者宜戒酒，慎用易损害胃粘膜的药物。

二、急性糜烂性胃炎

急性糜烂性胃炎又称急性糜烂出血性胃炎、急性胃粘膜病变，是以胃粘膜水肿、多发性糜烂、出血灶为特征的急性胃炎。

【病因和发病机制】

病因包括急性应激、缺血、胆汁反流及引起急性单纯性胃炎的各种外源性因素。

急性应激包括严重的脏器疾病、大手术、大面积烧伤、休克或颅内病变等，急性应激引起胃粘膜损伤主要的因素是胃粘膜缺血、粘膜屏障的破坏和胃酸反弥散进入粘膜。应激对粘液分泌不足，局部前列腺素合成减少，又会削弱粘膜的抵抗力，加重粘膜的损伤，最终导致粘膜糜烂、出血。急性应激引起的急性胃炎胃腔内常见渗血，有的可发生较大的出血，少数可发生急性溃疡。

非甾体消炎药如阿司匹林等能损伤胃粘膜。阿司匹林破坏粘膜屏障的机制在于阿司匹林的原物是脂溶性的，在酸性环境中，不能离子化，被吸收后能干扰胃、十二指肠粘膜内的前列腺素合成，从而导致粘膜出血、糜烂。阿司匹林损伤胃粘膜的常见部位多见于胃窦及壶腹部。乙醇能刺激粘膜引起浅表损伤。Billroth Ⅱ式胃切除术后容易引起胆汁反流，而胆汁中含有的胆盐、胰液中的磷脂酶 A 及其他酶类可破坏胃粘膜，引起粘膜出血、糜烂。

【病理】

胃粘膜呈多发性糜烂、伴点状或片状出血，常同时伴粘膜水肿，有时可见浅小溃疡。病变可局限于胃窦、胃体或弥散分布全胃。组织学改变为粘膜固有层有中性粒细胞和单核细胞浸润；糜烂处有表面上皮细胞的灶性剥落；腺体因水肿、出血而扭曲。

【临床表现】

起病前一般无明显不适，或仅有消化不良症状，但常为原发的严重疾病所掩盖。胃部出血常见，一般量少，间歇性，可自止。但也可发生大出血引起呕血和（或）黑粪。半数以上病人有腹上区不适、疼痛、食欲缺乏和疲乏无力等症状。

【诊断】

确诊依靠急诊胃镜检查，急诊胃镜一般应在出血后 24～48 小时内进行。胃镜下可见以多发性糜烂、出血灶和粘膜水肿为特征的急性胃粘膜损伤。

【治疗】

首先应除去病因，卧床休息，同时给以流质饮食。可服用制酸剂（如氢氧化铝凝胶、胃舒平等）和（或）H_2 受体拮抗剂（西咪替丁、雷尼替丁等），也可使用硫糖铝或前列腺素。如发生急性大出血，应先止血并结合上述治疗。

【预防】

应针对病因采取预防措施。慎用或避免使用消炎镇痛药，如患者必须服用该类药物，可同时给予制酸剂；对严重的疾病应激状态，也可预服制酸剂和（或）H_2 受体拮抗剂来预防。

慢 性 胃 炎

慢性胃炎是指不同病因所引起的慢性胃粘膜炎性病变。慢性胃炎是一种常见病，发病率随年龄而增长。慢性胃炎的病理特点是粘膜的炎性浸润以淋巴细胞和浆细胞为主；中性粒细胞和嗜酸性粒细胞可存在，但量少，炎症活动时可见增多；同时有腺体的破坏或腺体的减少。

【病因】

慢性胃炎的病因尚未完全明了，目前认为可能与下列因素有关。

1. 幽门螺杆菌（helicobacter pylori，Hp）：感染目前认为 Hp 感染是慢性胃炎最主要的病因。Hp 感染主要引起 B 型慢性胃炎。幽门螺杆菌是 1983 年由澳大利亚学者 Marshall 和 Warren 首先发现的。幽门螺杆菌的来源尚不明，可能由人与人的接触相传播，感染力极强，国内流行病学调查发现感染率随年龄而增长。幽门螺杆菌呈螺旋形，一端具有鞭毛结构，因此可在胃内穿过粘液层，移向胃粘膜。幽门螺杆菌具有一系列的致病因素，因其有粘液素能贴紧上皮细胞而长期定居于胃窦粘膜小凹处及其邻近上皮表面繁衍，细菌与细胞接触紧密，不受胃运动的影响，不易去除。细菌含有的尿素酶，能分解尿素产生氨，这些酶和分解产物既能保持细菌周围的中性环境，又能损伤上皮细胞膜。细菌还可分泌多种毒素蛋白，如空泡毒素蛋白，这些毒素蛋白能渗透入粘膜引起细胞变性及中性多核粒细胞浸润等。机体对幽门螺杆菌的菌体胞壁产生抗体，抗原抗体反应亦可造成自身的免疫损伤。这些因素的长期存在导致胃粘膜的慢性炎症。

2. 十二指肠液反流：十二指肠液的胆汁、胰液能溶解粘液，破坏胃粘膜屏障，使 H^+ 及胃蛋白酶反弥散入粘膜，进一步引起粘膜的损伤，而发生慢性胃炎。由此引起的慢性胃炎称之为胆汁反流性胃炎，病变以胃窦部为多见。

3. 免疫因素：抗壁细胞的自身抗体（APCA）和抗内因子抗体（AIFA）能破坏粘膜细胞，造成慢性胃炎，病变多见于胃体部，临床上以 A 型胃炎多见。在部分慢性胃炎病列的血清中可检出其抗体。其中 AIFA 又分为两型，Ⅰ 型 AIFA 称为阻断抗体，能防止维生素 B_{12} 与内因子结合而影响其吸收；Ⅱ 型 AIFA 称为结合抗体，能与内因子——维生素 B_{12} 复合物结合而阻碍其吸收，最终导致恶性贫血。甲状腺病、糖尿病、慢性肾上腺皮质功能减退症所伴有的慢性胃炎，可能也与免疫有关。

4. 遗传因素：慢性胃炎具有较明显的遗传易感性。如恶性贫血的一级亲属慢性胃本胃炎（A 型胃炎）的发病率明显高于一般人群，而严重萎缩性胃炎发生的危险性是随机人群的 20 倍。慢性胃窦胃炎亦有家庭聚集现象。其原因可能是染色体显性遗传基因的作用。

5. 理化因素或药物：长期或反复摄入粗糙、过冷、过热食物或烈酒、浓茶、浓咖啡；过度吸烟及长期服用非甾体消炎药（如阿司匹林）等均可造成胃粘膜损伤，发生慢性胃炎。

【病理】

慢性胃炎的病理变化主要局限于粘膜层，其基本病变，是一个由浅表逐渐向深层扩展，然后至腺区，继之发生腺体破坏和减少的过程。病变程度有轻有重，轻者炎症细胞浸润多位于胃小凹和粘膜固有层的表层，炎症可导致上皮层变性不死，或剥脱形成糜烂甚至出血，但腺体完整。重者范围扩大可波及粘膜全层，腺体数目减少甚至消失。最后，随着腺体的萎缩，炎性细胞亦逐渐消失，表皮上皮萎缩并失去分泌粘液能力。

化生是萎缩性胃炎的一种常见病变。化生有肠上皮化生和慢性幽门腺化生两种。肠上皮化生是指胃腺转变成肠腺样含杯状细胞等。肠上皮化生尤其是大肠型肠上皮化生属癌前状态。胃体腺萎缩之后常出现类似幽门腺的粘液腺，称为假性幽门腺。假性幽门腺多发生于胃底及胃体。慢性胃炎还可发生上皮增生性变化。增生性变化主要见于表面上皮、小凹上皮及腺颈部，增生的上皮细胞或分化成熟（单纯性增生），或分化不成熟，表现为异型（不典型）增生。异型增生细胞的细胞核增大失去极性，细胞拥挤而有分层现象，胃粘膜结构紊乱，有丝分裂象增多。中度以上异型增生可能是重要的癌前病变。

活动性慢性胃炎是指胃粘膜固有层、胃小凹上皮及表面上皮发生中性多核粒细胞浸润。根据中性多核粒细胞的浸润程度可对病变活动性进行分级。非活动性慢性胃炎浸润的炎性细胞主要是淋巴细胞和浆细胞。

用 Warthin－Starry 银染色法染色胃组织块，慢性胃炎常见有幽门螺杆菌的存在。

【分类】

根据病理组织学变化、病变的解剖部位及胃镜所见对慢性胃炎进行分类，方法如下：

1. 粘膜分类法：Wood 利用盲目吸引法取粘膜，将慢性胃炎分为：①浅表型；②萎缩型；③胃萎缩。

2. 壁细胞抗体分类法：1973 年 Strickland 等根据病变好发部位和血清中壁细胞抗体存在与否，将慢性胃炎分为 A、B 两型，其中抗壁细胞抗体（APCA）阳性，炎症主要在胃体部者为 A 型；APCA 阴性，炎症主要在胃窦部者为 B 型。StricNand 分类与国内慢性胃炎情况不完全符合。

3. 组织学和内镜检查结合分类法：1990 年悉尼第九届世界胃肠病学会大会上 Misiewicz 等提出了悉尼系统分类法。这种分类由组织学和内镜两大部分组成，组织学部分又由三方面组成：①以病因学和相关致病因素为前缀；②以局部解剖学描记（确定三种基本诊断：急性胃炎、慢性胃炎、特殊型胃炎）及病变部位（胃窦、胃体或全胃）为核心；③以形态学特征为后缀，内镜部分以肉眼所见的描述为主，并区分病变程度。悉尼分类把病因、组织学（包括幽门螺杆菌）及内镜均纳入诊断，从而使之更为完整，但也存在着一些问题有待进一步解决。

【临床表现】

慢性胃炎主要表现为上腹部隐痛、饱胀不适，餐后尤甚；除此之外尚有嗳气、泛酸、恶心、呕吐、食欲缺乏等表现。症状不明显，但病程迁延，可反复发作。部分慢性胃体胃炎可出现明显畏食和体重减轻，或伴有贫血。典型的恶性贫血，可出现舌萎缩和周围神经病变。慢性胃窦胃炎消化道症状较多，有时酷似消化性溃疡。慢性胃炎，尤其合并糜烂时，可反复少量出血，并发急性胃粘膜病变可引起大出血。

慢性胃炎大多体征不明显，有时有上腹部轻度压痛。少数病人有消瘦、贫血。

【实验室及其他检查】

1. 胃液分析：A 型胃炎胃酸可降低，严重者胃酸缺乏；B 型胃炎胃酸分泌不受影响。

2. 胃蛋白酶原检测：胃蛋白酶水平基本与胃酸平行。

3. 血清学检查：血清促胃液素水平明显升高提示 A 型胃炎。B 型胃炎血清促胃液素常明显降低。促胃液素由胃窦 G 细胞分泌，能促进胃液特别是胃酸分泌，由于反馈作用，胃酸低时促胃液素分泌增多，胃酸高时促胃液素分泌减低。A 型胃炎血清中可测到抗壁细胞抗体（APCA）和抗内因子抗体（AIFA），APCA 的阳性率约 90％。A 型胃炎血清中维生素 B_{12} 水平明显低下。约 30％的 B 型胃炎血清中也可有 APCA，但滴度比 A 型胃炎低。

4. 胃镜及活组织检查：

（1）浅表性胃炎：粘膜红白相间或潮红如花斑样，充血、水肿、糜烂，表面附着分泌增多的粘液。粘膜的糜烂可为丘疹样，也可为平坦样。丘疹样糜烂多发生在胃窦部皱襞的顶端，周围隆起潮红，中央凹陷，被覆暗褐色积血或白苔；平坦样糜烂几乎与粘膜水平一致，有时还可呈凹陷状，低于正常粘膜，表面粗糙，被覆灰白或黄白色分泌物，甚至出血。活组织检查显示浅表性炎性细胞浸润，腺体改变不明显。

(2) 萎缩性胃炎：粘膜多呈苍白色或灰白色，也可有红白相间，同一部位深浅可不一致；皱襞变细而平坦，粘膜变薄，透见蓝色血管纹，重者可见树枝状的血管分支。粘膜外观高低不平，因小凹上皮增生可见粒状小结节。活组织检查见腺体减少或消失。A 型胃炎病变主要在胃体。

5. 幽门螺杆菌检查：敏感性和特异性较高的方法有 ^{13}C – 尿素呼气试验或 ^{15}N – 尿素试验。如果胃粘膜上有幽门螺杆菌，前一试验口服标记的尿素会被尿素酶水解成 $^{13}CO_2$，从肺排出；而后一试验口服 ^{15}N – 尿素会经尿素酶作用分解释放出氨经胃吸收入血随尿排出。

胃镜活组织检查标本均应检测幽门螺杆菌。检测方法为快速尿素酶试验（阳性者在含酚红和尿素试液中呈红色）；这是一种快速、简便、敏感的诊断幽门螺杆菌的方法。但当组织中幽门螺杆菌数量很少时，该试验可出现假阴性。因此，需同时做微氧环境下培养。还可做组织染色检查法寻找幽门螺杆菌，如 Giemsa 或 Warthin—Starry 银染色法等。检察血中抗幽门螺杆菌抗体也可用于幽门螺杆菌的检查，该方法最适于人群筛选。

6. X 线检查：气钡双重对比造影，可较清晰地显示胃粘膜像。萎缩性胃炎的胃粘膜像呈皱襞减少、变细、张力减低。

【诊断】

根据症状和体征诊断一般不难，但确诊依赖胃镜检查和活组织检查。诊断应包括有无幽门螺杆菌的感染。

【鉴别诊断】

应与消化性溃疡、胃癌、慢性胆道疾病和胃肠功能紊乱等相鉴别。

【治疗】

(一) 消除病因
首先应尽量消除各种可能的致病因素，如戒除烟、酒，纠正不良饮食习惯，避免对胃有刺激性的食物，慎用或不用损害胃粘膜的药物等。

(二) 药物治疗
症状严重者可用药物进行治疗。

1. 抗胆碱能药与制酸药：应用于伴有胃酸高或疼痛的患者，以减轻或消除症状。常用药物有普鲁本辛、胃舒平、氢氧化铝凝胶等。

2. 有胆汁反流或胃动力异常者：可服用考来烯胺（cholestyramine）或氢氧化铝凝胶来吸附胆汁；并可服用胃动力药物如多潘力酮（domperidone）或西沙比利（cisapride）。

3. 助消化药：对消化不良者可用酵母片、胰酶片、多酶片等。

4. 贫血的治疗：若为缺铁性贫血，应补充铁剂，对恶性贫血应给予维生素 B_{12} 及叶酸。

5. 抗菌治疗：幽门螺杆菌感染的慢性胃炎，特别有活动性时，应于根除治疗。幽门螺杆菌对多种抗生素敏感，包括甲硝唑、羟氨苄西林、四环素、呋喃唑酮、庆大霉素等。胶体铋也有杀灭幽门螺杆菌的作用。胶体铋能与炎症渗出物和粘蛋白络合成一复合体，包绕细菌使其失去贴附上皮细胞的能力，铋离子可进入菌体使之死亡。一般用量为 $110\sim120mg$，每日 4 次，连续服用 $2\sim4$ 周。为了防止幽门螺杆菌耐药菌的产生，提高幽门螺杆菌的远期根除率，现多主张联合用药。联合用药方案很多，大体上可以归纳为胶体铋剂为基础和以质子泵抑制剂为基础的两大类。即一种胶体铋剂或一种质子泵抑制剂加上若干种抗菌药物，如胶体铋加用羟氨苄西林（500mg，每日 4 次，连用 2 周）或甲硝唑（tinidazole 400mg，每日 3 次，连用 2 周）。二联疗法远期根除率可提高至 50%～80%；也有主张三联疗法，即同时服用胶体铋、羟氨苄西林（或四环素）及甲硝唑（250mg，每日 3 次，共用 2 周），可提高根除率至 90%，但副作用大，有恶心、呕吐、腹泻、真菌感染等，病人依从性差。在细菌根除后，胃粘膜炎症改善，甚至消退，部分患者症状得以改善。

β胡萝卜素、维生素 C 以及叶酸，可能有一定的逆转胃粘膜的肠化和不典型增生的作用。癌前病变，应作定期随访，必要时做择期手术。

【预防】

关键在于根除幽门螺杆菌感染。良好的饮食习惯、慎用或不用对胃粘膜有损害的药物、戒烟、酒，劳逸结合等措施有助于降低慢性胃炎的发病率。

自学指导

【重点难点】

胃炎是指胃粘膜的炎症病变，急性胃炎就是胃粘膜的急性炎症，慢性胃炎则是指胃粘膜慢性炎症。胃炎是消化系统常见病，上腹部疼痛、胀满不适、食欲减退、恶心、呕吐、嗳气、反酸等消化不良症状是其主要的临床表现。确诊有赖于胃镜加活组织检查。急性胃炎胃镜下可见充血、水肿、糜烂、出血等改变，甚至可出现一过性溃疡；慢性胃炎根据胃镜下所见分为充血渗出性胃炎、平坦糜烂性胃炎、隆起糜烂性胃炎、萎缩性胃炎、出血性胃炎、反流性胃炎和皱襞增生性胃炎等 7 种。通过活组织检查能观察胃腺细胞发生的形态变化，如胃腺转化为肠腺样，含杯形细胞即为肠腺化生；胃体腺转变为胃窦幽门腺即为假性幽门腺化生；胃小凹处增生的上皮和肠化上皮，发生发育异常，表现为不典型的上皮细胞，核增大失去极性，增生的细胞拥挤而有分层现象，有丝分裂增多，粘膜结构紊乱，称为不典型增生；中度以上不典型增生被认为是癌前病变。急性胃炎治疗目前尚无特效药物，但根除幽门螺杆菌感染对慢性胃炎的治疗肯定有效，根除的方案有两种，即一种胶体铋剂或一种质子泵抑制剂加上若干种抗菌药物。中医中药也有较好疗效，值得重视。萎缩性胃炎虽有 3% 左右的癌变率，但一般情况下并无需手术，不过应该定期随访，以便早期发现胃癌。当然对高度疑似癌变者仍应及早手术。

【学习思考题】

1. 试述慢性胃炎与 Hp 感染的关系。
2. 简述慢性萎缩性胃炎的特点及诊断手段。

（王怡兵　周建锋）

第二节　消化性溃疡

【目的要求】

1. 了解消化性溃疡的病因及发病机理。
2. 掌握消化性溃疡的诊断及鉴别诊断。
3. 熟悉消化性溃疡的并发症及处理原则。

【自学时数】

6 学时。

消化性溃疡是指发生于胃和十二指肠的慢性溃疡。因溃疡的形成与胃酸和胃蛋白酶的消化作用有关故而得名。溃疡是粘膜缺损超过粘膜肌层，愈合后遗留瘢痕，不同与糜烂。

由于胃溃疡和十二指肠溃疡的流行病学、发病机制和临床表现有许多相似之处，因此一并讨论。

【流行病学】

1. 发病率：消化性溃疡是一种常见病，据统计大约有 10％的人一生中曾患过此病。其中十二指肠溃疡发病率较胃溃疡为多见，约占整个消化性溃疡的 80％，两者之比为 3∶1。

2. 现患率：据西方统计资料，在 19 世纪，胃溃疡病较十二指肠溃疡病多见，到本世纪初，十二指肠溃疡逐渐受到人们重视，以后其现患率逐步上升，到 20 世纪 50 年代末期达最高峰，近 20 年十二指肠溃疡现患率又显著下降。胃镜资料，检查发现率我国南方高于北方，城市高于农村。

3. 年龄和性别：消化性溃疡可发生于任何年龄，十二指肠溃疡最常见于青壮年。而胃溃疡的发病年龄较迟，较十二指肠溃疡平均晚 10 年。十二指肠溃疡男性明显多于女生。两者比例为 3∶1～10∶1，这种差别在青春期前和绝经期后则不显著。胃溃疡男性稍多于女性，两者之比为 1.1∶1。

4. 发病季节：消化性溃疡的发作以冬春及秋冬之交为多见。

【病因】

幽门螺杆菌感染及胃酸分泌增加是消化性溃疡的主要原因，除此之外，尚有一些药物、精神神经等方面的因素。

（一）胃酸分泌过多

胃酸和胃蛋白酶的分泌增加，是消化性溃疡产生的基本条件，是十二指肠溃疡病录直接的病因。胃酸和胃蛋白酶分泌增加时，胃液的消化作用增强，导致溃疡的产生。其中以泌酸的增加更为重要。而胃蛋白酶仅在酸性介质中才起作用，同时它仅作用于已被酸作用而失去活力的细胞。

胃溃疡时基础胃酸和胃蛋白酶分泌无明显增高，常常在正常范围，因此，在胃溃疡时胃酸和胃蛋白酶似乎不是主要的致病因素，它们只能进一步损伤已经受损的粘膜；并且部分十二指肠溃疡患者，胃酸分泌正常，由此认为溃疡的发生肯定还有其他因素参与。

（二）粘膜抵抗力降低

胃液具有消化作用，但在正常情况下，胃粘膜具有抵抗胃酸和胃蛋白酶损伤的能力而不被消化。另一方面，大多数胃溃疡和部分十二指肠溃疡病人并无胃酸分泌增多，因此认为溃疡的形成可能与粘膜对酸和胃蛋白酶损伤的抵抗力降低有关。决定胃、十二指肠粘膜抵抗损伤能力的因素尚不十分明确，可能包括粘膜的血流、上皮细胞的再生、粘液分泌和粘膜屏障的完整性及前列腺素的合成等。

（三）幽门螺杆菌感染

近十多年来的大量研究充分证明，幽门螺杆菌感染是消化性溃疡的主要病因。十二指肠溃疡与胃溃疡患者幽门螺杆菌检出率分别为 90％ 以上与 80％。根治幽门螺杆菌，能防止溃疡复发。这些都说明幽门螺杆菌感染在溃疡发病中的重要地位。不少学者提出"幽门螺杆菌感染—慢性胃炎—溃疡形成"的观点。

（四）胃运动功能异常

十二指肠溃疡时，胃排空增快，特别是液体排空。胃液体排空加快使十二指肠壶腹部的酸负荷量增大，粘膜易遭损伤。胃溃疡时，多有胃排空延缓和十二指肠－胃反流。前者使胃窦部张力增高，刺激胃窦粘膜中的 G 细胞分泌促胃液素，进而增加胃酸分泌；后者主要由于胃窦－十二指肠运动协调和幽门括约肌障碍所致。

（五）其他致病因素

1. 药物：研究较多的是非甾体消炎药（NSAID），如阿司匹林。有研究结果表明长期使用阿司匹林的人容易患胃溃疡病。这类药物能破坏胃粘膜屏障，抑制粘膜内的前列腺素合成，从而导致粘膜的损伤。

2. 遗传因素：消化性溃疡的发生与遗传素质有关。其发病有家族聚集现象，胃溃疡病患者亲属易患胃溃疡病，而十二指肠溃疡患者亲属易患十二指肠溃疡病。单卵双胎发生消化性溃疡的一致性大于双卵性双胎，可达 50％；O 型血者，发生十二指肠溃疡的危险性要比一般人群高。这些证据及研究表明，消化性溃疡病的发生具有遗传素质，并且胃溃疡病及十二指肠溃疡病系单独遗传，互不相干。但自从发现幽门螺杆菌以后，遗传因素的作用受到了挑战。

3. 精神因素：急性应激可引起急性消化性溃疡。但在精神应激和慢性消化性溃疡发病关系上一直有争议。目前认为长时间的精神紧张、情绪波动及严重精神创伤显然可影响胃的分泌和运动等生理功能。临床常见原有消化性溃疡病的患者在焦虑、忧伤等不良情绪影响下可使症状复发或加剧。

4. 吸烟：研究证明吸烟与消化性溃疡有密切关系，吸烟可以增加消化性溃疡病的发病率、患病率及复发率，并且可以影响溃疡的愈合。烟叶中的尼古丁能降低幽门括约肌压力，从而促进十二指肠胃反流，并抑制胰液和 HCO_3^- 的分泌，削弱十二指肠腔内对酸的中和能力。

5. 其他疾病：肝硬化门静脉高压病人的消化性溃疡发病率高于一般人群，认为主要是门静脉高压所导致。此外，十二指肠溃疡与慢性阻塞性肺部疾病的关系密切，其机制不明，研究表明两者可能有共同的遗传缺陷。慢性透析病人其胃酸分泌过多，十二指肠溃疡发病率增高，其机制可能与一种使胃酸降低的"溃疡病保护因子"在透析时被清除有关。

【发病机制】

胃、十二指肠粘膜自身的防卫力和损伤粘膜的侵袭力之间失去平衡是消化性溃疡的发病的主要机制。胃和十二指肠粘膜自身的防卫力由粘膜屏障、粘液－HCO_3^-屏障、前列腺素的细胞保护作用、细胞的更新、丰富的粘膜微循环等组成，在正常情况下保护粘膜不被胃液消化；而胃酸、胃蛋白酶、胆盐、胰酶、药物、乙醇、幽门螺杆菌感染等构成了损伤粘膜的侵袭力，当侵袭力增强和（或）防御力削弱，就会产生溃疡。

（一）十二指肠溃疡

1. 胃酸及胃蛋白酶的消化作用：在十二指肠溃疡病发生中，胃酸和胃蛋白酶的消化作用占主要地位。一般十二指肠溃疡发生的阈值为最大胃酸分泌量（MAO）每小时不能低于10mmol／L，壁细胞总数不少于10亿个。而十二指肠溃疡时胃酸分泌是增多的，研究发现十二指肠溃疡患者约40%胃酸分泌超过正常。引起胃酸分泌增多的因素有：①壁细胞数增多。十二指肠溃疡患者壁细胞数可明显高于正常。这种增多可能是遗传因素，也可能是壁细胞长期遭受刺激所致；②幽门螺杆菌感染所致的胃窦炎，刺激 G 细胞不断分泌促胃液素以及细菌的尿素酶在粘膜表面不断分解尿素产 NH_3，造成粘膜表面的碱性环境，刺激 G 细胞使其分泌促胃液素；③壁细胞对胃酸分泌刺激物敏感性增高。研究发现对等量的五肽促胃液素引起的胃酸分泌反应，十二指肠溃疡病患者要比正常人高。④对胃酸分泌的抑制减弱。部分患者失去胃窦部分泌促胃液素的反馈性抑制作用，使胃酸分泌增加；⑤夜间胃酸分泌增多。可明显超过正常人，由于夜间缺少食物的中和，所致十二指肠酸负荷的增加，更具损伤力。由于胃酸分泌过多，在十二指肠溃疡患者，十二指肠酸负荷过度是溃疡形成的一个重要条件，正常时，分批进入十二指肠的酸量能有效地被上皮细胞分泌的 HCO_3^- 及十二指肠内容物所中和，维持 pH 4 以上，十二指肠溃疡时有过量的胃酸进入十二指肠壶腹，不能被很好中和，并且部分十二指肠溃疡患者有胃排空加快的现象，从而提高了十二指肠酸负荷，为胃蛋白酶提供了适宜的酸性环境，最终，造成了侵袭力的增强。

2. 粘膜防卫力量削弱：即使侵袭力无明显增强，如果粘膜防卫力减弱，也可能产生溃疡。临床观察，部分十二指肠溃疡患者的泌酸在正常范围。导致粘膜防卫力减弱的因素有多种，幽门螺杆菌感染起主要作用。①粘液－HCO_3^- 屏障的破坏。十二指肠壶腹的上皮细胞和 Brunner 腺可分泌一层不溶性粘液覆盖在粘膜表面，并能吸收上皮分泌的 HCO_3^-，形成有效的屏障，从而中和肠腔弥散来的 H^+，产生跨粘液层的 H^+ 梯度，维持上皮表层 pH 在 5 左右。正常人十二指肠粘膜不能生长幽门螺杆菌，粘膜发生胃窦化生则能生长。而十二指肠溃疡患者十二指肠壶腹常有胃窦上皮化生，使幽门螺杆菌得以在此生存，引起炎症，造成粘膜损伤，同时化生的粘膜分泌粘液能力远低于十二指肠，并且炎症时制造 HCO_3^- 的能力削弱，使粘液－HCO_3^- 屏障被破坏，粘膜防卫能力降低。②前列腺素水平降低。研究发现胃粘膜上皮细胞不断合成和释放内源性前列腺素，而前列腺素对胃肠粘膜有细胞保护作用，改善粘膜血循环，维持粘膜细胞内 DNA、RNA、蛋白质合成等。十二指肠溃疡活动期及十二指肠有幽门螺杆菌感染时，前列腺素水平明显下降，使得粘膜对侵袭因素的易感性增强。③粘膜的血液循环异常。胃、十二指肠粘膜良好的血液循环，充足的血液供应，对维持其完整性十分重要。十二指肠壶腹的血液由左胃动脉分出的终端小动脉供应，在粘膜炎症水肿时易受压而影响粘膜的血液供应，使粘膜易受损伤。

（二）胃溃疡

胃溃疡的发病机制中，粘膜防卫力的降低起主要作用。胃酸、胃蛋白酶的消化作用仍是溃疡形成的基本条件，因为无酸则不产生溃疡。幽门螺杆菌感染造成的胃粘膜炎症是造成粘膜防卫力削弱的重要因素，而由于常伴有十二指肠胃反流，其中所含胆汁酸、溶血性卵磷脂、胰酶等均可以损伤胃上皮。粘膜屏障的削弱使 H^+ 逆弥散入粘膜，引起粘膜进一步的损伤。

胃溃疡常有胃排空的延缓，造成胃内食糜停留过久，持续刺激 G 细胞不断分泌促胃液素。

【病理】

溃疡形状呈圆形、线形或椭圆形，边界清楚，数量可多可少。直径多小于 10mm，胃溃疡较十二指肠溃疡稍大。二指肠溃疡绝大多数位于壶腹的前壁，愈往下愈为少见；胃溃疡多位于胃小弯，愈近幽门愈多见。胃和十二指肠同时发生溃疡称复合性溃疡，比较少见。

溃疡边缘光整增厚，四周粘膜柔软，常有充血、水肿，底部清洁，为炎性肉芽组织，上附有灰白色或黄色纤维渗出物。

溃疡具有慢性穿入的特性，可穿入胃壁肌层或穿透全层，引起穿孔或穿入毗连的器官。还可侵蚀血管引起出血。溃疡周围粘膜常有幽门螺杆菌感染。

溃疡愈合时周围粘膜炎症、水肿消退，边缘上皮细胞增生覆盖溃疡面，底部肉芽组织纤维化形成瘢痕。瘢痕收缩使周围粘膜皱壁向其集中。

【临床表现】

慢性、周期性、节律性是消化性溃疡临床表现的主要特点。①慢性经过，病程常为几年，十几年或更长；②周期性发作，发作期与缓解期相互交替；发作期的长短因治疗与否可为数周到数月。发作与季节有关，好发于秋冬和冬春之交；③节律性腹上区疼痛。约10%～15%患者平时可无症状而以并发症来就诊，其中以胃溃疡为多。

（一）、症状

1. 腹上区疼痛：为消化性溃疡病的主要症状。十二指肠溃疡病疼痛多位于剑突与脐之间，多在腹上区，常偏右侧；胃溃疡的疼痛则多位于腹上区偏左。疼痛性质可为钝痛、灼痛、胀痛或剧痛，也可仅为饥饿样不适感。大多表现为轻度或中等度剑突下持续疼痛，进食或服制酸剂可以缓解。疼痛可呈节律性，约2/3十二指肠溃疡病患者的疼痛与进食有固定关系，疼痛多在餐后2～4小时出现，进餐后消失，为空腹痛。约半数病人有午夜痛，常在凌晨1:00～2:00时被痛醒，这与胃分泌有关。十二指肠溃疡的胃分泌在夜间最高，高峰在凌晨1:00～2:00时，此后胃分泌逐渐减少，清晨6:00～7:00时达最低水平。胃溃疡时的疼痛与进食有一定关系，但其节律性不如十二指肠溃疡时明显，夜间痛也不如十二指肠溃疡多见。其疼痛的节律性表现为餐后0.5～1.5小时出现，持续到下次进餐前自然消失。部分溃疡病患者，疼痛不典型，仅表现为腹上区隐痛不适伴食欲缺乏，餐后胀满、恶心、呕吐、嗳气、反酸等，以胃溃疡多见。消化性溃疡的疼痛可呈周期性，即症状发作持续数日、数周后缓解，数月、数年后又复发。其发作与复发常常在初春或晚秋。随着病程的延长，症状的发作可在频度、程度、持续时间上有增加。也有部分病人，逐渐减轻，最后痊愈。诱发因素常见的有疲劳、焦虑、饮食失当、酗酒、服用致溃疡药物等。

消化性溃疡病可因出现并发症而发生症状的改变，这种情况常表明溃疡向深部穿透，累及浆膜或发生穿孔、梗阻、出血等。

2. 其他症状：消化性溃疡还可出现反酸、流口水、烧心等症状。

（二）体征

无并发症的消化性溃疡缓解期常无明显体征，发作期可有腹上区局限而固定的压痛点，且常与溃疡部位一致。

（三）少见的消化性溃疡

1. 胃、十二指肠复合性溃疡：胃与十二指肠均有溃疡。多见于男性，约占消化性溃疡病的7%。幽门狭窄的发生率较高。

2. 巨型溃疡：多指直径大于2cm的溃疡。巨型胃溃疡常发生于后壁，易发展为穿透性，疼痛放射至背部，往往不能被制酸剂缓解，易出血。巨型十二指肠溃疡疼痛剧烈并顽固。可在同一病人同时发生出血和穿孔或出血和后壁穿透。X线检查易误认为憩室，胃镜检查易明确诊断。

3. 球后溃疡：溃疡一般发生在十二指肠环行皱襞的移行部或其以后。约占十二指肠溃疡病的5%。具有十二指肠溃疡的症状，但较重而持续，易出血，并且大出血多见。十二指肠低张造影有助于诊断，内科治疗效果较差。

4. 幽门管溃疡：多见于50~60岁男性，疼痛常于餐后迅速出现，不易为制酸剂缓解，常有呕吐、嗳气等。易出现幽门梗阻，内科治疗效果差。

【实验室和辅助检查】

1. 胃液分析：胃溃疡患者胃酸分泌正常或稍低于正常。十二指肠溃疡患者可胃酸分泌增多，以基础分泌（BAO）和夜间分泌（NAO）为明显。如最大酸排量（MAO）显示胃酸缺如，应高度怀疑溃疡为癌性。如每小时BAO>15mmol/L、MAO>60mmol/L，BAO/MAO比值>0.6，应注意促胃液素瘤（胃泌素瘤）的可能。

2. 幽门螺杆菌：该菌与消化性溃疡病关系密切，尤其是十二指肠溃疡病，且与治疗效果、溃疡复发等有关，故应列为常规检查。

3. 粪隐血试验：活动性溃疡常有少量渗血，可引起粪隐血试验阳性。经治疗一般1~2周内可转阴。因此，动态隐血试验可作为判断治疗效果的指标。胃溃疡病患者如粪隐血试验持续阳性，应警惕有癌肿可能。

4. 血清促胃液素测定：消化性溃疡病时血清促胃液素可升高，但诊断意义不大。怀疑促胃液素瘤时，应做该测定。

5. X线钡餐检查：现多采用气-钡双重对比造影及十二指肠低张造影技术。消化性溃疡可表现为两种征象。龛影是直接征象，正面观呈圆形，椭圆形或线形，边缘光滑，周围环绕水肿组织形成的透光圈；在切面观，龛影突向腔外。有时可见由于溃疡处纤维瘢痕组织收缩，而出现的粘膜皱襞向龛影集中的现象。间接征象往往包括局部压痛、胃大弯侧痉挛性切迹、十二指肠壶腹激惹及壶腹变形等。

值得注意的是，X线检查的下列情况应结合胃镜检查：①进一步确定X线发现的溃疡性质；②临床疑有消化性溃疡而缺乏X线证据；③需证实或除外同时伴有胃炎。

6. 内镜检查和粘膜活组织检查：胃镜加活组织检查对消化性溃疡具有确诊和与恶性溃疡鉴别诊断的价值。胃镜下溃疡呈圆形、椭圆形或线形，边缘光整，基底平整覆白色或灰白色苔；周围粘膜充血、水肿，有时可见胃皱襞向溃疡集中。胃镜检查还可发现同时存在的胃炎和十二指肠炎。并且还可取粘膜做活组织检查以鉴别良、恶性溃疡及检查幽门螺杆菌。

胃镜检查可有极少数病人漏诊，结合X线检查可以互补。

【并发症】

1. 出血：消化性溃疡出血居上消化道大出血的病因之首，占50%左右，是最常见的病因。溃疡病患者中约15%～25%可并发出血，以十二指肠溃疡更多见。出血量和速度与被侵蚀的血管及其大小有关。主要临床表现为黑粪或呕血。一般少量渗血每天达5～10mL，可致粪隐血试验阳性。出血量为50～100mL则可出现黑粪。超过1000mL，可出现眩晕、出汗、血压下降、心率加快等循环障碍的表现。半小时内出血超过1500mL，则会发生休克。

消化性溃疡病第1次出血后约40%可以复发。出血常见诱因为服用非团体消炎药、劳累等。少数溃疡病患者可以出血为首发症状，需与食管、胃底静脉曲张破裂出血、急性胃粘膜病变等所致上消化道出血相鉴别。

2. 穿孔：消化性溃疡向深部发展，可穿通胃或十二指肠壁，出现：①破入腹腔引起弥漫性腹膜炎（游离穿孔）；②穿至毗邻实质性器官如肝、胰（穿透性溃疡）；③穿入空腔器官形成瘘。

十二指肠溃疡病和胃溃疡病均可发生游离穿孔，引起急性腹膜炎。穿孔部位多位于胃、十二指肠的游离面，前壁或上、下缘。临床表现为突发剧烈腹痛，持续而逐渐加重并延及全腹，腹壁呈板样僵直，压痛、反跳痛，半数有急腹征，重者可出现休克。胃穿孔导致的腹膜炎往往比十二指肠溃疡所致的严重。部分患者因穿孔小或穿孔处与大网膜或附近器官发生纤维性粘连而自行闭合，可只伴发局限性腹膜炎，临床表现类似急性穿孔，但较局限。后壁溃疡在慢性反复发作的病程中，易于邻近实质器官相粘连，形成穿透性溃疡。临床特点为疼痛性质及规律改变，出现顽固而持续的疼痛，如穿透至胰则疼痛放射至背部。

消化性溃疡穿透形成瘘管少见。

3. 幽门梗阻：常发生于幽门管溃疡或十二指肠溃疡。梗阻出现在两种情况下，一是溃疡活动期，粘膜炎症水肿和幽门平滑肌痉挛，引起幽门暂时性梗阻，一旦炎症好转则梗阻可缓解。另一种则为慢性梗阻，是由于短痕收缩引起持久的幽门狭窄，需手术治疗。

幽门梗阻造成胃排空延迟，出现腹上区胀满不适及疼痛，餐后加重。伴有畏食、恶心、呕吐，吐后症状缓解，呕吐物含发酵酸性宿食。重者可致失水和低氯、低钾性碱中毒。

体征有消瘦、腹上区膨隆、扩大的胃型、胃蠕动波及空腹震水声等。

进一步可做X线或胃镜检查。

4. 癌变：十二指肠溃疡未发现有癌变者，而少数胃溃疡可发生癌变，癌变率约1%以下。长期溃疡病史，年龄>45岁，典型的节律性疼痛发生改变或经严格内科治疗8周以上症状无缓解；持续粪隐血试验阳性，经证实有胃酸缺乏者应考虑癌变可能，须做进一步检查。

【诊断】

根据本病临床表现的特点，一般能做出初步诊断。确诊须依赖 X 线钡餐和（或）胃镜检查。

【鉴别诊断】

1．功能性消化不良（非溃疡性消化不良）：是指有消化不良症状，但没有溃疡及其他器质性疾病者。临床上较常见，多为年轻妇女。常有餐后腹上区饱胀不适、嗳气、恶心、反酸和腹上区疼痛等，有时症状酷似消化性溃疡病。X 线和胃镜可与消化性溃疡相鉴别。

2．胃癌：早期表现无特异性，并且有的可经治疗后假性愈合，极易误诊。中、晚期胃癌，则一般容易与之鉴别。因胃癌和胃溃疡的平均发病年龄相近，故年龄因素在鉴别中不十分重要。

3．慢性胃、十二指肠炎：常有慢性腹上区疼痛，部分病例症状与消化性溃疡病相似，做胃镜检查可鉴别。

4．钩虫病：钩虫病可引起十二指肠炎，甚至出现黑粪，症状类似消化性溃疡，但粪检钩虫卵可阳性。胃镜在十二指肠可查见钩虫和出血点。驱虫治疗后症状可消失。

5．促胃液素瘤：又称 Zollinger－Ellison 综合征，有顽固性、多发性不典型部位的溃疡、空腹血清胃泌素远远高于正常和高胃酸分泌等临床表现，可与消化性溃疡相鉴别。

此外，消化性溃疡病还应与胆囊炎、胆石病等鉴别。后两者腹痛多位于右上腹，可有胆绞痛、发热、黄疸、Murphy 征。胆道 X 线造影或 B 超检查可以明确诊断。

【治疗】

消化性溃疡的治疗目的是消除病因，缓解症状，促进溃疡愈合，预防复发和避免并发症。

（一）一般治疗

①消除有害因素，如做到生活规律，工作劳逸结合，避免服用致溃疡药物（非甾体消炎药，糖皮质激素、利血平等），并注意合理的饮食结构，避免浓茶、咖啡、酒等刺激性强的物质，规律进食。由于吸烟可延长溃疡的愈合，因此应戒烟。②减少精神应激，避免精神紧张，如有焦虑不安等可适当给以镇静剂。③休息，在溃疡病活动期，保持一定的休息和充足的睡眠，有利于溃疡的愈合。

（二）降低胃酸的药物治疗

主要包括抗酸药和抗分泌药，后者包括 H_2 受体拮抗剂、质子泵阻滞剂等。胃蛋白酶的活性与 pH 有关，在 pH 值 1.5～2.0 时最强，在 pH 值 3.5～4.0 时显著减弱。胃蛋白酶的活性降低，胃液消化作用减弱，从而利于溃疡的愈合。

1．抗酸药：抗酸药可以中和盐酸形成盐和水，降低胃内的酸度。目前临床使用的抗酸药多是氢氧化铝（可致便秘）和氢氧化镁（可致腹泻）按不同比例的混合物。如胃舒平、胃舒散等。每日服用 3～4 次，服药时间宜在餐后 1 小时或睡前服用。主张在疼痛完全消失后1～2 周便可停用，不必长期服用。过去抗酸药常与抗胆碱能药物配合应用，因抗胆碱能药物抑酸效果差，副作用多，现已很少用。

2．H₂ 受体拮抗剂：常使用的有西咪替丁（cimetidine）、雷尼替丁（ranitidine）、法莫替丁（famotidine）、尼扎替丁（misatidine）、罗沙替丁（roxatidine）。目前倾向于使用第 2 代及第 3 代 H₂ 受体拮抗剂。常用量为：西米替丁 200mg，每日 4 次或 400mg，每日 2 次；雷尼替丁 150m8，每日 2 次；法莫替丁 20mg，每日 2 次；尼扎替丁 150mg，每日 2 次；罗沙替丁 75mg，每日 2 次。十二指肠溃疡一般 4～6 周为一疗程，4 周的愈合率可达 72%～86%；多数病人用药 1～2 周症状可明显缓解或消失。胃溃疡愈合较十二指肠溃疡为慢，因此疗程一般为 8～12 周。目前发现一日量夜间一次给予，效果良好。用法为：西米替丁 800mg、雷尼替丁 300mg、法莫替丁 40mg、尼扎替丁 300mg，均为睡前服。

H₂ 受体拮抗剂副作用少，主要为乏力、头痛、嗜睡、腹泻，血清转氨酶及血清肌酐可升高，但均可在停药后逆转；有的可出现心动过缓，偶见过敏反应如药疹、药物热等。西咪替丁可致粒细胞减少及男性乳房发育和阳痿等。

3．抗促胃液素（胃泌素）药：丙谷胺（proglumide）是异谷氨酸的衍化物，可降低泌酸；认为其与促胃液素竞争性地占据壁细胞上的促胃液素受体而起作用，亦有认为是影响壁细胞的代谢所致，作用机制不完全明确。常用剂量 400mg，一日 3 次。副作用有轻度失眠、乏力、口干、头晕等。

4．质子泵阻滞剂：目前使用的有奥美拉唑（omeprazole）、兰索拉唑（1asoprazo1e）等。奥美拉唑是质子泵阻滞剂的代表。对基础胃酸和刺激后胃酸分泌均有作用，常用剂量可抑制 24 小时酸分泌的 90%。抑酸作用较持久，可达 72 小时，因为壁细胞再分泌胃酸要待新的质子泵合成。近年发现奥美拉唑还可抑制幽门螺杆菌。对十二指肠溃疡的疗效优于 H₂ 受体阻滞剂，一般在 2～3 日内控制症状，2 周后愈合率达 70%。4 周后达 90% 以上；6～8 周后几乎全部愈合。对胃溃疡的愈合作用较十二指肠溃疡为差，故须用药较长时间。奥美拉唑的常用剂量是每日 20～40mg。奥美拉唑副作用少，由于其强烈抑酸后，可使 G 细胞分泌促胃液素，血清促胃液素可升高；同时由于胃内 pH 值升高，可使胃内细菌繁殖，长期用药应予注意；现证明其还可延长地西泮、苯妥英钠等一些经细胞色素 P₄₅₀ 酶系统代谢的药物的药效。

（三）增强粘膜抵抗力的药物治疗

1．胶体次枸橼酸铋：在酸性环境中，与蛋白质（如溃疡面坏死组织）相结合，构成一层防止胃酸、胃蛋白酶侵袭的保护层，并能吸附唾液、表皮生长因子（Brunner 腺分泌）等于溃疡面，从而促进上皮重建；能促进上皮分泌粘液和 HCO₃⁻ 有效的维持粘液－HCO₃⁻ 屏障，对幽门螺杆菌有杀灭作用；可减少胃蛋白酶排出和降低其活性，促进前列腺素的合成。由于这些作用，使其成为治疗消化性溃疡的有效药物并具有溃疡愈合后复发率低的特点。临床用量为 120mg，每日 4 次，每次餐前半小时及睡前口服，4～8 周一疗程。本药副反应少见，但服药后可出现黑舌和黑粪，停药后可恢复正常。因所含铋的吸收量虽少，但有积蓄作用，应避免使用时间过长。

2．硫糖铝：是八硫酸蔗糖的氢氧化铝盐，在酸性环境下，能离子化而形成硫酸蔗糖复合阴离子，不溶解而粘稠，紧密附着在溃疡面上，与带阳电的渗出蛋白质结合，形成一保护膜。并且具有刺激内生前列腺素的合成以及减弱氧自由基的脂质过氧化反应的作用，以保护粘膜。常用量为 1.0g，每日 3 次，餐前半小时。本药胃肠道吸收极少，副作用少，可致便秘。由于铝能被少量吸收，故有肾功能衰竭者不宜长期应用。

3．前列腺素：有细胞保护作用，能促进上皮细胞 DNA 的合成，促进粘液和 HCO₃⁻ 分泌，还可干扰壁细胞内环磷酸腺苷（cAMP）的生成而抑制胃酸分泌。常用剂量为：米索前列醇（miso prostol）200μg，每日 4 次。溃疡愈合率接近 H_2 受体拮抗剂。对十二指肠溃疡或胃溃疡均有效，并可有效地治疗和预防非甾体体消炎药引起的胃溃疡。副作用可有腹痛和腹泻；可致子宫收缩，故孕妇忌用。价格也较昂贵，一般不作治疗的首选药物。

（四）消灭幽门螺杆菌

抗菌治疗为消化性溃疡病的一种新的辅助疗法，可使溃疡的复发率降低。对幽门螺杆菌感染治疗的药物较多，但根治该菌十分困难，并且对部分药物，细菌可产生抗药性。故不宜单一抗生素及单一抗菌治疗。H_2 受体拮抗剂或质子泵阻滞剂与羟氨苄西林合用或再加甲硝唑；或质子泵阻滞剂与胶体铋及羟氨苄西林合用，幽门螺杆菌根除率可显著提高，并使复发率明显降低（<15%）。此外，呋喃唑酮用于溃疡病的治疗，不但可促进近期溃疡愈合，而且有降低复发率的优点，对幽门螺杆菌有显著的抑菌作用。可与胶体铋合用。剂量为 0.1g，每日 3～4 次，10～14 日为一疗程。副作用较多，主要有头晕、头痛、乏力、心悸、恶心、呕吐及周围神经炎等。用药期间，应密切观察，避免长期、大量服用，老年溃疡病人应慎用。

（五）胃动力药

胃溃疡病可使用胃动力药，特别是合并十二指肠胃反流时。常用的有甲氧氯普胺（胃复安）或多潘立酮（吗叮啉）等。

（六）外科治疗

由于内科治疗的有效进展，消化性溃疡无并发症绝大多数不需手术治疗。手术治疗适应证为：①大出血经内科紧急治疗无效时；②急性穿孔；②器质性幽门梗阻；④胃溃疡疑有癌变；⑤难治性、顽固性溃疡，内科治疗无效者。

【预后】

本病预后较好，死亡率低于 2%，多见于年长患者，往往因并发症所致，特别是大出血和急性穿孔。

【预防】

培养良好生活、饮食习惯，克服焦虑、紧张情绪，加强体育锻炼，增强体质，戒除烟酒，慎用或忌用诱发溃疡病的药物等有助于降低溃疡的发生率。

自学指导

【重点难点】

消化性溃疡是指胃和（或）十二指肠的慢性溃疡，目前已经阐明幽门螺杆菌感染是引起消化性溃疡的主要原因，而胃酸、胃蛋白酶的自身消化作用与消化性溃疡的形成有着密不可分的关系，因此，治疗幽门螺杆菌以及抑制胃酸分泌是治疗消化性溃疡的最重要的手段。常用的根除幽门螺杆菌的方案为选择一种 PPI 或胶体铋剂，如奥美拉唑 40mg/d，兰索拉唑

60mg/d，枸橼酸铋钾（胶体次枸橼酸铋）480mg/d，再加上两种抗菌药物，如克拉霉素500～1000mg/d，阿莫西林 1000～2000mg/d，甲硝唑 800mg/d，上述剂量分两次服用，7 天为一个疗程。必要时应加用抑制胃酸分泌药物巩固治疗，抑制胃酸分泌的药物有 H_2RA 和 PPI 两大类，常用的 H_2RA 为西米替丁、雷尼替丁、法莫替丁和尼扎替丁。PPI 作用于壁细胞胃酸分泌终末步骤中的关键酶——$H^+ - K^+ - ATP$ 酶，使其不可逆地失去活性，导致壁细胞内的 H^+ 不能转移至胃腔中而抑制胃酸活性。有时还要复查。

出血、穿孔、梗阻、癌变是消化性溃疡常见的并发症，尤其是出血，在消化道大出血病因中居首位。虽然由于内科学的进展，目前消化性溃疡的并发症的发生率已大大降低，但是一旦发现并发症必须积极抢救，必要时迅速采取外科治疗。手术适应证为：①大量出血经内科紧急处理无效时；②急性穿孔；③瘢痕性幽门梗阻；④内科治疗无效的顽固性溃疡；⑤胃溃疡疑有癌变。

【学习思考题】

1．试述消化性溃疡上腹痛的特点及确诊方法。
2．提示胃溃疡恶变的依据是什么。
3．如何鉴别胃良性溃疡与恶性溃疡。

第三节　胃　　癌

【目的要求】

1．了解本病的病因、病理及其与临床的关系。
2．掌握本病的早期诊断及鉴别诊断。
3．了解本病的治疗原则。

【自学时数】

4 学时。

发生于胃部的癌瘤称之为胃癌。胃癌是最常见的恶性肿瘤之一，居消化道肿瘤第一位，也是我国的主要恶性肿瘤之一。

【流行病学】

胃癌的发病具有显著的地区差别。有色人种比白种人易患本病，亚洲、北欧和南美等地区的许多国家其发病率和死亡率居各类肿瘤之首。日本、智利、冰岛、哥斯达黎加等是高发区，美国、澳大利亚等则发病较低。我国胃癌的发病情况也有较大的地区差异，一般北方比南方高，沿海比内地高，以西北地区的甘肃、青海、宁夏等省、自治区最高，其次为东北及内蒙古，再次为华北及华东，而以中南的湖南、广东及广西等省、自治区及西南的四川、云南、贵州等省最低。

我国胃癌死亡率占所有恶性肿瘤死亡率的23%，居各类癌死亡的第一位。全国平均年死亡率约为16/10万人口（男性20.95/10万，女性10.16/10万），高发区可达60~100/10万人口，低发区为5/10万人口以下。男性胃癌的发病率及死亡率均高于女性，男女之比为2:1。胃癌可发生于任何年龄，以中老年为多，40~60岁者占2/3，40岁以下占1/4，余者在60岁以上。

世界上，胃癌发病近30年来有明显的下降趋势，我国尚无明显变化。

【病因和发病机制】

胃癌病因和发病机制目前尚未阐明，主要与下列因素有关。

1. 环境因素：大量资料提示胃癌的发病与环境因素有关。日本是胃癌高发区，而美国则发病率很低，在美国的第2、第3代日本移民，胃癌的发病率逐渐下降；在我国病死率最高的青海（40.62/10万）与最低的广西（5.16/10万）之间，相差7.9倍；这些均显示环境因素与胃癌发病有关。

2. 饮食因素：在胃癌的发病中也受到普遍的重视。多吃新鲜蔬菜、水果、乳品和蛋白质可降低胃癌发生的危险性，而霉变食物、霉制食品、咸菜、烟熏及腌制鱼肉及过多食盐的长期摄入，可增加胃癌的危险性。这些食物中硝酸盐及多环芳烃类等具有致癌性的物质浓度较高。摄入后被很快吸收，经唾液分泌，再回至胃内。在胃内硝酸盐可被细菌的还原酶转变成亚硝酸盐，再与胺结合成硝胺而致癌。而细菌则可伴随部分腐败的不新鲜食物进入胃内；此外慢性胃炎或各种原因导致的胃酸过低（胃大部切除术后，老年人、慢性萎缩性胃炎等），则有利于细菌的生长，而会产生大量的亚硝酸盐类致癌物质，致癌物质长期作用于胃粘膜可致癌变。

3. 肠上皮化生：胃粘膜可发生肠上皮化生，按化生上皮功能可分为完全型和不完全型上皮化生；胃粘膜的肠化生还可分为小肠型与大肠型肠化生。大肠型肠化生，特别是不完全型肠上皮化生与胃癌关系密切。认为此类肠化生上皮不但在结构上而且在功能上均与胃型上皮不同，其具有了正常胃粘膜所缺乏的吸收功能，又由于肠化生上皮的酶系统不够完善而使吸收的致癌物质在局部累积，引起细胞的不典型增生进而导致胃癌发生。

4. 慢性胃疾病：长期临床观察，有五种疾病被认为易演变成胃癌而称癌前情况：①慢性萎缩性胃炎伴肠化生与不典型增生；②胃息肉，增生型息肉与癌的关系不大，而腺瘤型，尤其是直径大于2cm的息肉易癌变；③残胃炎，尤其是BiurothⅡ式胃切除术后者；④恶性贫血胃体有显著萎缩性胃炎者；⑤少数胃溃疡者。

5. 遗传因素：在胃癌的发病中，亦受到重视。胃癌的发病有明显的家族性聚集的倾向，胃癌病人亲属中胃癌的发病率比对照组高4倍。胃癌可发生于同卵同胞；这些都提示遗传因素可能参与胃癌的发病。

6. 癌基因与抑癌基因：正常情况下，细胞癌基因处于抑制状态，因此对机体并不构成威胁。但在某些情况下（如化学致癌物的作用、病毒感染等）它们可相继被激活，出现过量表达，引起细胞转化，导致肿瘤发生。目前发现有多种癌基因及相关基因（如ras、c-myc、k-sam等）在胃癌中表达异常。研究认为人体内存在着具有抑制癌变作用的基因，即抑癌基因；上皮细胞的生长发育受癌基因和抑癌基因间的平衡调节。一旦程序打乱，则可导致肿瘤发生。现已发现 P53基因与 Rb 基因均与胃癌有关。P53基因是一种抑癌基因，它的突变对胃癌的发生有重要作用。

此外，近年研究发现幽门螺杆菌与胃癌的发生关系密切。

【病理】

胃癌可发生于胃内任何部位，据国内资料，胃腺癌的好发部位依次为胃窦（58%）、贲门（20%）、胃体（15%）、全胃或胃部广泛区（7%）。胃癌可分为早期和进展期。

（一）早期胃癌

不管有无局部淋巴结转移，凡癌灶局限而深度不超过粘膜下层的胃癌。可单发或多发。其肉眼类型可分为三型。

1. 隆起型（Ⅰ型）：病变呈不规则隆起或息肉状。该型较少见。

2. 平坦型（Ⅱ型）：病变较平坦，可稍隆起或浅凹，常为较平坦的斑块或糜烂。该型又可分为三个亚型，即稍隆起的Ⅱa型，稍凹陷的Ⅱ型c型及平坦的Ⅱb型。早期胃癌中此型最常见。

3. 凹陷型（Ⅲ型）：病变不规则，有明显的浅凹陷，表面常有出血和覆盖污秽渗出物。

（二）进展期胃癌

进展期胃癌指病变深度已超越粘膜下层。侵入肌层者称中期，侵及浆膜层或浆膜层小组织称晚期。进展期胃癌常见，其肉眼类型可分为四型。

1. 息肉型：肿瘤突向胃腔内生长，表面粗糙，可有溃疡形成及继发感染。此型不多见。

2. 溃疡型：此型生长特性主要向深部浸润，边缘隆起呈堤岸状，与粘膜分界清楚。单个或多个，此型常见。

3. 溃疡浸润型：隆起而有结节的边缘向四周浸润，与正常粘膜无清晰的分界。此型常见。

4. 弥漫浸润型：癌肿发生于粘膜表层之下向四周浸润，伴纤维组织增生，此型少见。可使胃壁增厚变硬、胃腔变窄。累及全胃时，可使胃变成固定不能扩张的小胃称皮革状胃。

（三）组织学类型

1. 管状腺癌：是最常见的一种类型。分化良好，有的腺癌细胞向管腔内突起呈乳头状结构，称为乳头状腺癌。

2. 粘液腺癌：一般分化好。如脑浆内含大量粘液而把细胞核压扁挤在一旁，可形成印戒样细胞。如分泌粘液在间质大量积聚，称胶质癌。

3. 髓质癌：一般分化差。癌细胞堆集成索条状或块状，腺管少。

4. 弥散型癌：分化极差。癌细胞呈弥散分布，不含粘液也不聚集成团块。

研究表明，有些胃癌与肠上皮化生的联系非常密切，而有些则关系较少。Lauren 在 1965 年提出，将胃癌分为肠型和弥散型。肠型源于肠腺化生，肿瘤含管状腺体；弥散型源于粘膜上皮细胞，与肠化生无关，无腺体结构，呈散在分布。因有 15% 的癌不能按此定型，Ming 按肿瘤生长方式分成膨胀型和浸润型，前者以团块形式生长，后者以分散形式向纵深扩散，分别相当于 Lauren 的肠型和弥散型。

（四）胃癌的转移

胃癌有四种扩散形式，以直接浸润蔓延和淋巴道转移为主，晚期可发生血行转移及种植转移。

1. 直接蔓延：胃癌可直接蔓延扩散至相邻器官，如横结肠系膜、胰腺、腹膜、大网膜及肝等。

2. 淋巴转移：最常见，胃癌局部浸润越深，发生淋巴管转移的机会也越大。往往先是累及局部继之累及远处和深组淋巴结。具有特殊意义的淋巴转移有：沿胸导管转移至左锁骨上淋巴结，称 Virchow 结；经肝圆韧带淋巴管转移至脐周。

3. 血行转移：胃癌的血行转移，主要发生于癌的晚期。可转移至肝、腹膜、肺、骨、肾及中枢神经系统等。

4. 种植转移：胃癌细胞浸至浆膜层，可脱落种植于腹膜、肠壁和盆腔，常见在直肠周围形成结节性架板样肿块，如种植于卵巢，称 Krukenberg 肿瘤。

【临床表现】

（一）早期胃癌

早期胃癌多无特异的症状，甚至毫无症状。有症状者多为轻度非特异性消化不良症状，如腹上区不适，饱胀、隐痛、食欲缺乏等。

（二）进展期胃癌

1. 腹上区疼痛：最早出现，也最常见，但因无特异而易被忽视。初期可仅为腹上区的隐痛不适，尤其应注意其疼痛，也可呈消化性溃疡样的疼痛，进食或服抗酸剂可缓解；以后疼痛逐渐加重，持续不缓解。

2. 易饱感和食欲减退、消瘦乏力：是胃癌常见的一组症状，同样因无特异性而易被忽视。患者常有易饱感，表现为虽感饥饿，但稍一进食即感饱胀不适；皮革胃时该症状突出。患者常有食欲减退，体重减轻和软弱无力。

3. 恶心、呕吐：多为肿瘤引起胃功能紊乱或梗阻所致。初期仅为食后饱胀及轻度恶心，胃癌引起幽门梗阻时可出现恶心、呕吐；贲门癌累及食管下端时可出现咽下困难及食物反流。

4. 出血、黑粪：可在早期即出现，溃疡型癌的慢性少量出血，可有长期粪隐血阳性，并且可引起缺铁性贫血。出血量大则可出现黑粪，甚至呕血。

5. 其他症状：患者可出现胃酸缺乏、腹泻、发热等；发生转移可出现相应症状，如转移至肺，胸膜产生胸腔积液及呼吸困难、胸痛、咳嗽；转移至肝及腹膜可出现腹水；剧烈而持续的腹上区钻痛并放射至背部，常提示癌已穿透胃壁至胰腺。

（三）体征

胃癌早期常无任何体征。应注意腹上区深压痛或伴有轻度肌紧张。进展期胃癌往往可触及腹部肿块，多在腹上区偏右相当于胃窦处，大小不一，多是坚实可移动的结节状肿块，有压痛。肿块的查见与癌肿大小、部位、腹壁厚度等有关。胃体部肿瘤有时可扪及，贲门处肿瘤往往不能扪及。直肠陷窝处肿块，脐部肿块，左锁骨上肿大、质硬而不能移动的淋巴结（Virchow 结）等均是胃癌转移的体征。并发 Krukenberg 瘤时可出现阴道流血，阴道检查可扪到卵巢肿大。晚期可出现发热、恶病质等。

其他尚有伴癌综合征：①反复发作血栓性静脉炎（Trousseau 征）；②黑棘皮病；②皮肌炎。伴癌综合征可先于胃癌被察觉前出现。

【实验室和辅助检查】

（一）实验室检查

1．血常规检查：约半数患者可伴有不同程度的缺铁性贫血，如有恶性贫血，则为巨幼红细胞贫血。

2．粪隐血试验：检测方便，胃癌患者常呈持续阳性，有辅助诊断意义。在早期表浅型胃癌的阳性率为 20％，随着癌肿进展，其阳性率可达 80％以上，其中以胃体癌的阳性率最高，贲门癌次之。

3．生化、免疫学检查：这类检查具有取材易、病人痛苦少等特点，但因假阳性较高，对早期胃癌又不敏感等，迄今未见有特异性强的癌抗原。目前认为胃癌细胞可产生不少物质，其中一些也可在胃液或血清中被查出。例如癌胚抗原（CEA）等，阳性率随病情发展而增高；术后血清中此类标记物阳性则常意味肿瘤的复发。因此，目前普遍认为这些肿瘤标记物有助于判断肿瘤的预后及疗效，但对胃癌的早期诊断帮助不大。

4．胃液分析：部分进展期患者可以胃液分析显示无酸或呈低胃酸分泌。

（二）X 线钡餐检查

该项方法用于检查胃癌已有 70 余年，仍是目前诊断胃癌的重要方法之一。可以观察胃轮廓的变化、蠕动情况、粘膜形状、排空情况等。近年在方法学有所发展，应用气钡双重对比法，压迫法和低张造影技术，采用高密度钡粉，能清楚地显示粘膜的精细结构，有利于发现微小的病变。早期胃癌可表现为局限性浅注，基底广，表面呈颗粒状的充盈缺损（Ⅰ，Ⅱa）;或呈边缘不规则锯齿状的龛影（Ⅱc，Ⅲ），周围粘膜皱襞有突然狭窄、中断、变形等。应注意，虽然 X 线双重造影可诊断大部分早期胃癌，但仍有部分假阴性，尤其是溃疡型早期胃癌可出现与良性溃疡一样的假愈合及位于胃小弯的胃窦部或藏在大皱襞中呈平坦糜烂或轻微、不典型的凹陷病变。进展期胃癌的表现较明确，阳性率为 90％以上。息肉型癌为突向腔内的不规则充盈缺损。溃疡型癌主要表现为位于胃轮廓内的龛影。浸润型胃癌主要表现为胃壁僵强、蠕动消失，胃腔缩窄，粘膜皱襞消失，如累及全胃，则呈固定、腔小无蠕动的皮革状胃。

（三）胃镜检查

胃镜检查结合粘膜活组织检查，是提高胃癌早期诊断率，直接有效的方法，是目前最可靠的诊断手段。镜下胃癌可表现为病变局部粘膜的颜色改变或呈颗粒状粗糙不平，或表现为轻度隆起或凹陷，或呈僵直感，失去粘膜的柔软等。进展期胃癌大多可从肉眼观察而诊断。肿瘤突向胃腔，表面凹凸不平，附有污秽浊苔，常见渗血，溃烂；还可呈不规则较大溃疡，底部附秽苔，常有出血、溃疡边缘呈结节状隆起，无聚合皱襞。胃镜下应估计癌肿范围，小于 1cm 称小胃癌，小于 0.5cm 为微小胃癌。病理活组织检查是确诊胃癌最可靠的方法，而胃镜下正确的选择取材部位及熟练的操作技术是活组织检查成功，提高阳性率的关键。一般活组织检查数量与阳性率成正比，因此活组织检查标本须采 7 块以上；为提高识别癌灶能力，避免盲目取材，还可结合采用粘膜染色法，如口服苯胺蓝或美蓝染色等。

虽然胃镜对胃癌的诊断有重要价值，但对浸润性胃癌的早期诊断、对胃癌浸润深度的估价尚存在困难。因此，近年又发展了电子胃镜、超声胃镜及放大型胃镜。电子胃镜具有分辨率更高，视野更大，荧光屏显像可供多人同时观察与讨论以及摄像、打印、录像等功能，并且易于资料储存，对病灶的判断准确性更高。超声胃镜是在胃腔内进行超声检查，具有为镜与超声波双重功能。超声胃镜能显示胃壁各层次的结构，可较清晰的观察胃癌的浸润深度，此外，还可判断胃邻近脏器的病变。放大胃镜可放大数 10 倍，更利于病变的查见。

【并发症】

出血、穿孔、梗阻及胃肠瘘管形成等是胃癌常见的并发症。除此之外，慢性出血及肿瘤所致营养不良还会导致缺铁性贫血。

【诊断】

诊断胃癌的主要方法是 X 线钡餐检查和胃镜加活组织检查。胃癌的早期诊断是提高胃癌疗效的关键。有下述情况者应及早和定期进行胃镜检查：①＞40 岁，尤其是男性，近期出现消化不良，或突然出现上消化道出血；②伴随胃酸缺乏（五肽促胃液素试验）的溃疡；③慢性萎缩性胃炎伴肠化生或不典型增生者；④胃溃疡经正规内科治疗 2 个月无效，X 线检查提示溃疡反而增大者；⑤X 线检查发现多发性息肉或息肉＞2cm 者；⑥胃切除术后 15 年以上者。

【鉴别诊断】

应与胃溃疡、胃良性肿瘤，慢性胃炎等鉴别。

【治疗】

外科手术是目前主要的治疗方法，尤其是早期诊断、早期手术对提高治愈率，术后 5 年生存率和降低死亡率十分重要。但手术也有不足之处，对发生远处转移或累及重要脏器的病人及可能存在的亚临床转移灶等，手术无法将病灶彻底切除，所以，为了提高疗效，必须实施手术、化疗、放疗等相结合的综合治疗。

（一）手术治疗

手术治疗是目前惟一有可能根治胃癌的手段。治疗效果取决于病期、癌肿范围、侵袭深度等。术式可分为：

1. 根治性切除：彻底切除胃癌原发灶，转移淋巴结及受浸润的组织是胃癌根治术的基本要求。根据每一病例的具体情况，合理确定相应的手术根治切除范围，是提高胃癌手术疗效的关键。早期胃癌应手术根治性切除；对进展期胃癌，也应尽量予以切除，其中部分病例，经扩大根治切除术，可达到根治的目的。

2. 姑息性手术：包括不切除原发病灶的各种短路手术和切除原发病灶的姑息手术两类。前者可起到解除梗阻，缓解部分症状的作用；后者做姑息性胃大部切除术可消除肿瘤出血，穿孔等并发症，而且术后配合化疗，有的仍可获较长的生存期。目前认为，只要病人全身情况许可，又无广泛远处转移，凡局部解剖条件允许，应力争将原发病灶切除。

（二）化学治疗

化学治疗主要用于进展期胃癌不能施行手术者或用以辅助手术治疗。在术前、术中及术后使用，抑制癌细胞的活性和杀伤残存的癌细胞，提高手术效果。术后化疗多在术后 2~4 周开始，视病人一般情况等决定。一般早期胃癌根治性手术后不再进行化疗，因为临床资料表明，该类病人术后化疗并不能提高疗效。进展期胃癌做根治性手术后须给予化疗，可单一给药或选择联合化疗。对未作根治性切除或不能施行手术者，可选择联合化疗。常用药物有：氟尿嘧啶、嘧呋啶（FT－207）、阿霉素（ADM）、阿糖胞苷（Ara－c）、丝裂霉素（MMC）等。胃肠道肿瘤对化疗效果差，胃癌相对稍好。单一化疗的缓解率一般仅为15%～20%，联合应用则缓解率有所提高。联合化疗方案较多，介绍几种常用方案。

1. MFC方案：MMC，4mg；氟尿嘧啶，500mg；Ara－C，50mg；静脉滴注，2次/周，2周后改为1次/周，8～10次/疗程。对胃癌的有效率为50%～60%。

2. FAM方案：氟尿嘧啶，$400～600mg/m^2$体表面积，静脉滴注，1次/周；MMC，$10mg/m^2$，静脉滴注，1次/周；ADM $30～40mg/m^2$，静脉滴注，第1、第4周各1次。6～8周/疗程。有效率60%。

3. EAP方案：ADM，$20mg/m^2$体表面积，静脉滴注（第1，第7日）；顺铂，$40mg/m^2$，静脉滴注（第2，第8日）；鬼臼碱（VPl6）$120mg/m^2$体表面积，静脉滴注（第4、第5、第6日），8日/疗程，1个月后重复1次。有效率57%。

注意化疗对肝脏造血系统的损害，必要时停药。

（三）其他疗法

1. 内镜下治疗：对早期胃癌的根治仍以手术切除为首选，但如果患者不能耐受手术，有手术禁忌或高龄不愿手术等，可采用内镜下治疗，如采用电灼、激光、微波作局部灼除，或局部注射药物及做剥离活组织检查术，胃内冷冻术等，清除病灶，也能达到根治目的，对进展期胃癌可配合化疗开展上述内镜下治疗，不仅可杀灭癌组织，提高生存期限，还可对管腔疡性狭窄与癌灶出血进行有效地治疗。

2. 术后早期腹腔内化疗（EPIC）：施行EPIC的目的在于配合手术治疗，防止术后腹膜癌的种植与复发。一般在手术的第1天起开始EPIC疗法，连续使用3～7日。EPIC具有以下优点：腹腔内药浓度高，作用持续时间长，血浆药浓度相对低，全身不良反应相对减轻，药液与已种植于腹膜面或脱落于腹腔内的癌细胞直接接触，增加了药物对癌细胞的细胞毒性。

此外，持续性温热腹腔灌注疗法（CHPP），是进展期胃癌术后一种辅助疗法，在预防胃癌复发和治疗已有腹膜转移的患者均有一定的疗效。高能量静脉营养法作为术前、术后的一种辅助治疗，以提高病人体质，使之更好地耐受手术和化疗。还可使用免疫增强剂如卡介苗、左旋米唑等来提高病人的免疫力，但效果不肯定。

【预后】

胃癌预后不良。未经治疗的进展期胃癌，自出现症状后的平均生存期约1年左右。影响胃癌5年存活率的因素主要有胃壁受侵深度、淋巴结受累范围和肿瘤生长方式以及机体的免疫反应等。

【预防】

（一）控制和排除已知的可疑致癌因素

1. 注意饮食卫生，避免过度进食刺激性饮食，节制烟酒，规律进食，积极防治胃炎、胃溃疡。

2. 改变传统的盐腌或烟熏保存食物的方法，提倡应用冷冻保鲜储存法。

3. 常进食新鲜蔬菜，水果或每日进服维生素 C，减少胃内亚硝胺的形成。

4. 减少饮食中盐分的摄入（＜6g/日）。

5. 多食牛奶及奶制品。

6. 增加食物构成中的肉类、鱼类等蛋白高的食物成分。

（二）早期发现

在自然人群中发现易感个体，定期随访以利早期发现及时治疗。

1. 开展普查：主要是筛选高危人群。在高发区建立胃癌防治网，培训内镜医生，广泛开展高危人群的普查，及时发现早期胃癌，做到早诊早治。

2. 在综合医院建立胃病专科门诊，提高门诊病人中的胃癌早期诊断率。

3. 坚持易感病例的随访。

自学指导

【重点难点】

胃癌是指源于胃上皮的恶性肿瘤，即胃腺癌。胃癌是最常见的消化道肿瘤，发病率高，死亡率也高。胃癌患者之所以预后差，与早期胃癌缺乏特异性症状，发现较迟有关。因此，对各种癌前期状态者，近半年有上消化道出血史者，短期内突感胃部不适，疼痛伴食欲减退、乏力、消瘦、贫血者要及时进行必要的检查。胃癌的诊断主要依赖 X 线检查和胃镜加活组织检查。早期胃癌 X 线下可表现为充盈缺损、龛影或灶性积钡，进展期胃癌的 X 线征有较大而不规则的充盈缺损、半月征、环堤征、肩胛征等，胃壁僵硬失去蠕动是浸润型胃癌的特点。对早期胃癌，胃镜检查更是诊断的最佳方法。镜下早期胃癌可呈现一片变色的粘膜，或局部轻度隆起或凹陷；或有僵硬感，不柔软，对这些轻微的变化，均应做活组织检查。进展型胃癌胃镜下大多可从肉眼观察作出拟诊。胃癌的治疗方法有手术、内镜下治疗、化学治疗以及中医中药等其他疗法。手术治疗仍然是目前惟一有可能根治胃癌的手段。抗肿瘤药常用以辅助手术治疗，在术前术中及术后使用，以抑制癌细胞的扩散和杀伤残存的癌细胞，从而提高手术效果，一般早期胃癌术后不给化疗，中晚期胃癌能被手术切除者必须给化疗。

【学习思考题】

1. 胃癌的癌前病变有哪些?

2. 如何早期诊断早期胃癌? 需要与哪些疾病鉴别?

第四节 溃疡性结肠炎

【目的要求】

1. 了解本病的病因、病理。
2. 掌握各种慢性腹泻的鉴别诊断。
3. 熟悉本病的治疗方法

【自学时数】

6 学时。

溃疡性结肠炎是一种原因不明的直肠和结肠炎性疾病，亦称为非特异性溃疡性结肠炎，病变以肠粘膜为主，常伴有糜烂和浅表溃疡。临床主要表现为腹泻、粘液脓血便、腹痛和里急后重。

本病可发生于任何年龄，但高峰为 20～40 岁。

【病因和发病机制】

1. 免疫异常：本病可有自身免疫性肠外表现，常出现抗结肠抗体、免疫复合物及细胞免疫异常，这可能与肠粘膜的正常防御作用削弱，致使免疫调节失常有关。据研究，本病患者肠粘膜分泌异常，提示系因粘液糖蛋白改变，影响肠粘膜屏障的完整性，致使肠道共生菌群及食物等抗原进入肠粘膜，激发一系列抗原特异性免疫反应与炎性变化。在病变过程中大量氧自由基的形成，也加重肠粘膜的损伤。

2. 遗传素质：本病患者血缘家族成员发病率较高，种族间发病有明显差异。系统的家系调查，血缘家族的发病率较高，5%～15% 患者的血缘亲属患有本病。组织相容抗原为 HLA-B11、HLA-B$_7$ 溃疡性结肠炎的发病率增高。

3. 感染因素：本病急性期病理变化、临床表现和结肠镜所见与细菌性痢疾非常相似，但迄今未能直接找到感染微生物学证据，抗生素疗效不佳。有人提出大肠杆菌某些菌株释放损伤肠粘膜的有害物质，可导致本病，尚待进一步证实。

4. 精神影响：本病易于在患者精神创伤或精神抑郁时发病或复发，现已认为此为本病的诱因或继发病变。

【病理】

病变位于大肠，呈连续性非节段分布，主要累及直肠与乙状结肠，可波及降结肠，少数累及全结肠。炎症常局限于粘膜和粘膜下层，有淋巴细胞、浆细胞、嗜酸性粒细胞及中性粒细胞浸润。粘膜充血、水肿、灶性出血、变脆；形成浅小不规则溃疡，继则溃疡增大，呈椭圆形，沿结肠纵轴发展，可融合成广泛不规则的大片溃疡。

少数重症溃疡可累及肌层至浆膜层，并发急性穿孔。结肠炎症在反复发作的慢性过程中，新生肉芽组织增生，可形成炎性息肉，肠壁增厚，肠腔狭窄，少数可以癌变。

【临床表现】

多数起病缓慢，少数急性起病。病程呈持续性或活动期与缓解期交替的慢性经过，迁延数年至10余年。轻重悬殊是本病的重要特点。初发或复发常有一定诱因，如精神创伤、饮食失调、劳累和感染等。临床表现与病程长短、病变范围、病期早晚及有无并发症等有关。

（一）消化系统表现

1.腹泻：一般均有腹泻。腹泻程度轻重不一，轻者每日2~3次，或腹泻与便秘交替出现。重者排便频繁，每日数十次。粪质呈糊状及稀水状，混有粘液、脓血，也可只排粘液、脓血而无粪质。血性粘液便几乎成为活动期的必有症状，也常为轻型的惟一表现。腹泻常伴有里急后重感。

2.腹痛：轻者或缓解期可无痛或仅有腹部不适。一般轻至中度腹痛，其性状多为隐痛、钝痛，少数呈痉挛性痛，常局限于左下腹或下腹部，亦可波及全腹，有疼痛→便意→更后缓解的规律。疼痛可向腰背部放射，也可伴有肛门灼痛。

3.其他症状：常有腹胀不适，严重者有食欲缺乏、恶心、呕吐。

4.体征：轻者可无任何体征或右耻区轻度压痛，有时可触及痉挛或肠壁增厚的乙状结肠或降结肠。重症和暴发型患者有明显鼓肠、腹肌紧张、压痛和反跳痛。

（二）全身表现

少数患者可有低或中度发热，重症可有高热、心动过速、衰弱、消瘦、贫血，水与电解质平衡失调、营养不良等表现。

（三）肠外表现

系指肠道外其他系统病损的表现，如关节炎、结节性红斑、口腔溃疡、虹膜睫状体炎、葡萄膜炎、慢性肝炎、小胆管周围炎、硬化性胆管炎、慢性肝炎和肝硬化等。

【临床分型】

完整分型包括以下几个内容：

（一）类型

按临床经过分为初发型、慢性复发型、慢性持续型和急性暴发型。无既往史的首次发作为初发型；急性暴发型偶见，起病急骤，消化系统与全身表现严重，腹部体征明显，易并发中毒性结肠扩张、急性结肠穿孔、败血症等并发症。各型可相互转化。

（二）病情程度

1.轻度：腹泻每日3次以下，便血轻或无，无发热、脉速和贫血，血沉正常。

2.重度：腹泻每日6次以上，有明显粘液血便，体温＞37.5℃、脉搏＞90次/分钟、血红蛋白＜100g/L、血沉＞30mm/h。

3.中度：介于轻度和重度之间。

（三）病变范围

按病变范围分为直肠炎、直乙结肠炎、左半结肠炎、右半结肠炎、区域性结肠炎、全结肠炎。

（四）病态分期

活动期、缓解期。

【实验室和辅助检查】

1. 血液检查：可有贫血，由慢性失血和营养不良引起；急性期白细胞计数增多，红细胞沉降率增快。严重者可有血清白蛋白（清蛋白）和钾、钠、氯降低。

2. 粪便检查：常有粘液脓血便，显微镜检查有红、白细胞及巨噬细胞。反复检查无特异性病原体。

3. 结肠镜检查：可见肠粘膜充血、水肿，血管纹理模糊不清或消失，表面颗粒状，脆性增加，触之易出血。常有糜烂及浅小溃疡，重症溃疡较大，多发性散在分布，可融合成片，表面附着粘液脓性分泌物。后期肠粘膜苍白，有萎缩斑片，肠壁增厚，结肠袋消失，肠腔狭窄及炎性息肉形成。对重症患者进行检查应慎防肠穿孔。

4. X线钡剂灌肠检查：气钡双重对比造影有利于观察粘膜象。急性期因粘膜水肿而粘膜粗大紊乱；有溃疡时肠壁边缘呈毛刷状或锯齿样；有炎性息肉时可见圆形或卵圆形充盈缺损。肠壁纤维组织增生时，结肠袋消失，肠腔变狭，肠壁变硬呈铅管状。重症及暴发型不宜做此检查，以免加重病情或诱发中毒性巨结肠。

【并发症】

国内溃疡性结肠炎病变多较轻，无论局部或全身并发症（见肠外表现）均较少。局部并发症累及结肠及其邻近组织。

1. 中毒性巨结肠：国内发病率约为 2.5%。发生于重症和暴发型患者，因结肠病变广泛严重，累及肌层与肌神经丛，肠壁张力减退，结肠蠕动消失，肠内容物和气体大量积聚，引起中毒性巨结肠。常见诱因有低钾血症、使用抗胆碱药物不当和钡剂灌肠等。临床表现为急骤病情恶化，毒血症明显，脱水和电解质紊乱，鼓肠，腹部压痛，肠鸣音消失等。本并发症预后差，易引起急性肠穿孔。

2. 直肠结肠癌变：国内发生率低，主要见于重症病变累及全结肠和病程漫长的患者。

3. 其他：可发生肠穿孔、出血、梗阻，偶见瘘管形成、肛周脓肿。

【诊断】

根据腹泻、腹痛、粘液脓血便症状，反复粪便检查无病原体，若能排除结肠感染和其他非感染性疾病后，可诊断本病。

1993 年太原全国慢性非感染肠道疾病学术研讨会制定的统一标准如下：

1. 临床表现：有持续性或反复性发作粘液便、腹痛伴有不同程度的全身症状，不应忽视少数只有便秘或无血便的患者。既往史及体检中要注意关节、眼、口腔、肝脾等肠道外表现。

2. 结肠镜所见：①粘膜有多发性浅表溃疡，伴充血、水肿，病变大多从直肠开始，且呈弥漫性分布；②粘膜粗糙呈细颗粒状，粘膜血管模糊、脆，易出血，或附有脓血样分泌物；③可见假性息肉，结肠袋往往变钝或消失。

3. 粘膜活组织检查：组织学检查呈炎症性反应，同时常可见糜烂、溃疡、隐窝脓肿、腺体排列异常、杯形细胞减少及上皮变化。

4．钡剂灌肠所见：①粘膜皱襞粗乱或有细颗粒变化；②多发性浅表龛影或小的充盈缺损；③肠管缩短，结肠袋消失可呈管状。

在排除菌痢、阿米巴痢疾、慢性血吸虫病、肠结核等感染性结肠炎及克罗恩病、缺血性结肠炎、放射性结肠炎的基础上，可按下列标准诊断：①根据临床表现、结肠镜所见①②③三项中之一及（或）粘膜活组织检查可以诊断本病；②根据临床表现、钡剂灌肠所见①②③三项中之一项，可以诊断本病；③临床表现不典型而有典型结肠镜检查或钡剂灌肠典型改变者，可以诊断本病；④临床表现有典型症状或典型既往史而目前结肠镜或钡剂灌肠检查并无改变者，应列为"疑诊"随访。

一个完整的诊断应包括其临床类型、严重程度、病变范围及疾病分期。

【鉴别诊断】

1．慢性细菌性痢疾：常有急性菌痢史，腹泻可呈持续性或间歇性，也可腹泻与便秘交替，粪便脓血状伴有里急后重；粪便在显微镜下可见大量脓细胞和红细胞，并有巨噬细胞；粪便或结肠镜检查取粘液脓性分泌物可培养出痢疾杆菌；抗生素治疗有效。

2．慢性阿米巴痢疾：腹泻反复发作，常伴有脐周和耻区隐痛；粪便呈糊状，带血与粘液，显微镜下可见大量红细胞；结肠镜检查可见溃疡较深，边缘潜行，溃疡间粘膜正常；新鲜粪便、结肠镜取活组织或渗出物可查到阿米巴滋养体或包囊；抗阿米巴治疗有效。

3．克罗恩（克隆）病：腹痛较重、常伴发热，一般无粘液脓血便及里急后重；结肠镜检可见病变主要位于结肠近端及回肠末端，粘膜慢性炎症，呈铺路卵石样改变，沟槽样溃疡，病变肠段间粘膜正常；活组织检查主要为全肠壁性肉芽肿性炎症，X线钡餐检查肠段呈节段性改变，肠腔狭窄及瘘管形成。

4．结肠癌：多见于中年以上患者，早期表现为大便习惯改变，出现便秘或腹泻，或腹泻与便秘交替；粪便带血或粘液，晚期则出现腹块、贫血、消瘦、恶病质等；钡剂灌肠有肿瘤征象；直肠指检或结肠镜检查发现肿瘤，取活组织病理检查可见癌细胞。

5．血吸虫病：有疫水接触史；有慢性腹泻，肝脾肿大和腹水；粪便带血与粘液，显微镜检查可发现虫卵孵化可检出毛蚴；结肠镜检查可见结肠粘膜有黄色颗粒，粘膜压片能检到血吸虫卵。

6．肠易激综合征：常伴有全身神经官能症，粪便中可有大量粘液但无脓血，镜检仅有少许白细胞，肠镜与钡剂灌肠检查无器质改变。

【治疗】

治疗原则是控制发作，减少复发，防治并发症。

1．一般治疗：急性发作期，尤其是重症和暴发型患者应住院治疗。及时纠正水与电解质平衡紊乱，加强全身支持治疗，一般给予易消化、少渣、营养丰富的饮食。贫血或低蛋白血症时可输血或血浆白蛋白，病情严重时，可给予静脉内高营养治疗。

腹泻、腹痛明显时，可对症治疗，但应慎用解痉剂，以防诱发中毒性巨结肠。

2．水杨酸制剂：首选水杨酸偶氮磺胺吡啶（简称 SASP），本药在肠内分解为 5－氨基水杨酸（5－ASA）与磺胺吡啶，前者能消除结肠炎症。用法：发作期每日 4～6g，分 4 次口服，缓解后改为每日 2g，分 2 次口服。病情较轻的初发型，如病情控制比较顺利，可维持治疗 1 年。病情较重或反复发作的患者，可长期用药维持。也可维持量用 2 周，停药 1 周，如此交替用 1～2 年防止复发。主要副作用有恶心、呕吐、皮疹、白细胞减少、溶血等。

不能耐受 SASP 者，可用 5 - ASA 类制剂替代，维持剂量为每日 2g。直接口服 5 - ASA 由于在小肠大部分被吸收，结肠内浓度低，达不到治疗的目的。新 5 - ASA 缓释制剂奥沙拉秦（olsalazine）和美沙拉秦（mesalazine）在肠道中缓慢释放，保持在回肠与结肠有效浓度，效果较好。美沙拉秦用法：急性发作期每次 1g，每日 4 次；维持治疗每次 1g，每日 3 次。

3．肾上腺糖皮质激素：适用于重症或暴发型患者。常用地塞米松 5～10mg 或氢化可的松 200～300mg，每日静脉滴注，1 周后改用泼尼松 10～15mg，每日 4 次，病情控制后药量递减，逐渐停药。维持治疗或停药后可给予 SASP，以防复发。

4．灌肠疗法：病变局限于直肠、左半结肠时，可给予灌肠治疗，方法：地塞米松 5mg 或半琥珀酸钠氢化可的松 100mg，5 - ASA 1～2g 加生理盐水 100mL，保留灌肠，每晚 1 次，好转后改为每周 2～3 次，疗程 1～3 个月。可加用硫糖铝或麦滋林 - S 或中药锡类散等灌肠。亦可用对氨水杨酸 2g 于 60mL 水中保留灌肠，疗效同 5 - ASA。

5．抗生素：甲硝唑（灭滴灵）0.4g，每日 3 次。副作用有胃肠道反应、神经病变、白细胞减少等。对于重型、暴发型或有瘘管、脓肿等可用氨苄西林、庆大霉素、利福平等抗生素治疗。

6．硫唑嘌呤：适用于反复发作，水杨酸偶氮磺胺吡啶和激素治疗无效者。每日每千克体重 1.5mg，分次口服，疗程 1 年。副作用有胃肠道反应，白细胞下降，骨髓抑制。

7．手术治疗：手术治疗指征为并发癌变、肠穿孔、脓肿与瘘管形成或中毒性巨结肠经内科治疗无效时，应考虑手术治疗。

【预防】

1．避免诱发因素：养成良好的饮食卫生习惯，避免精神刺激与过度劳累，积极治疗肠道微生物感染。

2．预防并发症：重症和暴发型患者禁用或慎用抗胆碱能药物，及时纠正低钾血症，结肠镜检查或钡剂灌肠检查应在病情稳定之后进行。

自学指导

【重点难点】

溃疡性结肠炎的诊断没有特殊的方法，主要采用"除外诊断法"，即在排除细菌性痢疾、阿米巴肠炎、大肠癌等疾病的基础上，根据溃疡性结肠炎的临床表现如腹泻、粘液脓血便、腹痛，X 检查表现如管壁边缘毛糙、小龛影、粘膜粗乱或有细颗粒改变、结肠袋消失、肠管呈铅管征，肠镜以及活组织检查所见如粘膜多发性溃疡、粗糙、假息肉形成、糜烂、隐窝脓肿、腺体排列异常、杯形细胞减少等改变进行诊断。一个完整的诊断应包括其临床病程、病情程度、病变范围及疾病分期。其治疗主要采用内科治疗，治疗目的是控制急性发作，维持缓解，减少复发，防治并发症。常用药物为氨基水杨酸制剂柳氮磺吡啶，糖皮质激素己公认对急性发作期有较好疗效，免疫抑制剂硫唑嘌呤或巯嘌呤可试用于对糖皮质激素治疗效果不佳或对糖皮质激素依赖的慢性活动性病例。如并发大出血、肠穿孔、重型患者特别是合并中毒性结肠扩张经积极内科治疗无效且伴严重毒血症者应紧急进行手术，如并发结肠癌变、慢性活动性病例内科治疗效果不理想而严重影响生活质量，或虽用糖皮质激素可控制病情但副作用太大不能耐受者可考虑择期手术。

【学习思考题】

试述溃疡性结肠炎的临床特点及诊断步骤。

第五节　肝　硬　化

【目的要求】

1．了解本病的病因、发病机理与临床的关系。
2．掌握本病的诊断及鉴别诊断。
3．熟悉本病的并发症及治疗原则。

【自学时数】

8 学时。

肝硬化是一种以肝组织弥漫性纤维化、假小叶和再生结节形成为特征的慢性肝病。早期无明显症状，晚期有多系统受累，以肝功能损害和门静脉高压为主要表现，常伴有消化道出血、肝性脑病、感染等严重并发症。

肝硬化是我国常见疾病和主要的死亡原因之一。肝硬化占内科住院人数的 4.3%～14.2%，发病高峰年龄在 35～48 岁，男女比例约为 3.6～8：1。

【病因与分类】

1．病因分类：病因很多，我国以病毒性肝炎，尤其是乙型肝炎所致的肝硬化最为常见。一个患者可由一种或多种病因同时或先后作用形成肝硬化。

（1）病毒性肝炎：主要为乙型、丙型或乙型加丁型肝炎病毒重叠感染，通常经过慢性肝炎演变而成，称为肝炎后肝硬化。从肝炎至肝硬化短则数月，长至 20 年。乙肝病毒携带者可呈隐匿过程发展为肝硬化。甲型和戊型肝炎一般不发展为肝硬化。

（2）乙醇中毒：长期大量饮酒，乙醇及其中间代谢产物乙醛的毒性作用，引起酒精性肝炎和脂肪肝，继而发展为肝硬化。

（3）寄生虫病：血吸虫或肝吸虫的卵沉积于汇管区，虫卵及其毒性产物刺激小叶间纤维结缔组织增生，导致肝纤维化和门静脉高压症。血吸虫病所致者称为血吸虫病性肝纤维化。

（4）循环障碍：慢性充血性心力衰竭、缩窄性心包膜炎、肝静脉及（或）下腔静脉阻塞均可使肝内长期淤血缺氧，肝细胞坏死，结缔组织增生，形成淤血性（心源性）肝硬化。

（5）中毒性肝炎：长期接触四氯化碳、磷、砷等或服用雷米封、四环素等均可引起中毒性肝炎，最终发展为中毒性肝硬化。

（6）胆汁淤积：持续肝内淤胆或肝外胆管阻塞时，可形成肝硬化。与自身免疫相关性肝内细小胆管病变致淤胆而形成的肝硬化，称为原发性胆汁性肝硬化；肝外胆管阻塞所致者称为继发性胆汁性肝硬化。

（7）代谢障碍：由于遗传或先天性酶缺陷，使某些物质代谢障碍而沉积于肝，引起肝细胞变性、坏死和结缔组织增生，逐步形成代谢性肝硬化。如铜代谢障碍，铜沉积于肝引起肝豆状核变性；铁代谢异常，过多沉积于肝和全身组织形成血色病。

（8）原因不明：发病原因一时难以肯定，其中部分与无黄疸型病毒性肝炎，尤其是丙型肝炎有关。

2. 病理分类：1974 年国际会议制定按结节形态分四型。

（1）小结节性肝硬化：结节大小相仿，直径一般 3～5mm，最大不超过 1cm，纤维隔狭窄均匀，假小叶大小一致，此型最多见。

（2）大结节性肝硬化：结节粗大，大小不均，直径一般 1～3cm，最大可达 5cm，纤维隔宽窄不一，一般较宽；假小叶大小不等。此型多由骤然发展的病毒性肝炎引起。

（3）大小结节混合性肝硬化：为上述两型的混合型，即肝内同时存在大、小结节两种病理形态。此型也很常见，一般与肝炎有关。

（4）再生结节不明显性肝硬化：亦称不完全分隔性肝硬化，纤维隔显著，向肝小叶内伸展，而肝小叶不完全被分隔；纤维组织包绕多个肝小叶，形成较大的多小叶结节，但结节内再生不明显。此型以血吸虫病性肝纤维化和胆汁性肝硬化为多见。

【临床表现】

因肝脏具有极强的代偿能力，早期症状常不明显。患者起病隐袭，病情发展缓慢，潜伏期可达数年至数十年。少数大片肝坏死者发展较快，可在 3～6 个月出现肝硬化。临床上将肝硬化分为肝功能代偿期和失代偿期，实际上两期并无明显界限，有时两期亦可相互转化。

（一）代偿期

症状轻微，缺乏特异性。乏力、食欲缺乏是常见症状，不仅出现的早，而且较突出。亦可有腹胀、恶心、腹上区不适、隐痛、腹泻等。一般多呈间歇性，常因劳累或伴发病而诱发，经休息或治疗后缓解。轻度肝肿大，质地结实或偏硬，无或有轻度压痛。轻度或中度脾肿大。肝功能多正常或轻度异常。

部分患者可无明显症状，仅在体格检查或因其他疾病剖腹时才被发现，甚至死于其他疾病而尸检才被发现者。

（二）失代偿期

症状明显，以肝功能减退和门静脉高压症两大类表现为主，同时可伴有全身多系统症状。

1. 肝功能减退：

（1）全身症状：一般情况和营养状况较差，消瘦，乏力，精神不振。皮肤干枯粗糙或水肿。面色灰暗无光泽或黝黑，即肝病面容。可有低热、舌质鲜红光滑、夜盲症、多发性神经炎等。手掌大小鱼际、手指掌面和尖端充血发红，称肝掌。上腔静脉引流区域如面、颈、上胸、肩背、上肢等常有蜘蛛痣和（或）毛细血管扩张。蜘蛛痣的出现和消退与肝功能状态有关，肝功能损害严重时，蜘蛛痣数目增多、增大，肝功能好转后则减少或缩小。蜘蛛痣和肝掌的形成与雌激素增多和未被肝灭能的血管舒张活性物质有关。

（2）消化道症状：较代偿期更加明显，常有食欲缺乏甚至畏食或早饱，进餐后常感腹上区饱胀不适、恶心、呕吐等消化不良症状。稍进食蛋白质或油腻肉食，便发生腹泻。腹胀较为常见和显著，严重时出现鼓肠和便秘。大量腹水时常伴有胃食管反流。这些症状与门静脉高压时胃肠道淤血水肿、消化吸收障碍、胃肠运动功能降低及肠道菌群失调有关。

半数以上患者有轻度黄疸，少数有中或重度黄疸，提示肝细胞进行性或广泛坏死，示预后不良。

（3）出血倾向及贫血：常有牙龈、鼻出血，皮肤紫癜，胃肠出血，女性月经过多等倾向，系与肝合成凝血因子减少、脾功能亢进和毛细血管脆性增加有关。患者常有不同程度贫血，系营养缺乏、胃肠出血及脾功能亢进所致。

（4）内分泌紊乱：许多激素在肝内灭能，肝功能减退时可出现各种内分泌失调，主要有雌激素、醛固酮和血管升压素增多，雄激素减少，也可有肾上腺糖皮质激素减少。性激素紊乱时，男性常有性欲减退、睾丸萎缩、毛发脱落和乳房发育；女性有性欲减退，月经失调、闭经、不孕等。乳房或子宫亦有萎缩现象。肝功能改善后上述现象可以好转。

醛固酮和血管升压素增多可使尿量减少和水肿，对腹水形成和加重也起重要促进作用。肾上腺糖皮质减少时，常有皮肤色素沉着。

肝功能减退尚可使胰岛素、生长激素、高血糖素浓度增高，引起糖代谢紊乱，甚至发生肝源性糖尿病。

肝功能减退，肠源性肺血管舒张物质如肠血管活性肽、胰高糖素、前列腺素等增加，引起肺血管扩张，动脉氧合功能降低，临床出现发绀、杵状指和低氧血症，称为肝肺综合征。

2. 门静脉高压症：门静脉系统因其阻力增加和门静脉血流量增多而形成门静脉高压。脾大、侧支循环的建立与开放、腹水是门静脉高压症的三大临床表现。侧支循环的开放对诊断门静脉高压症最具有特征性意义。

（1）脾肿大：脾因长期淤血和脾单核吞噬细胞增生而肿大。一般为轻、中度肿大，少数重度肿大可平脐或超过脐。上消化道大出血时，脾可暂时性缩小，甚至难以触及。脾功能亢进时全血细胞减少，即白细胞、血小板和红细胞减少。

（2）侧支循环的建立和开放：门静脉压力增高超过 1.96kPa（20cmH$_2$O），消化器官和脾的回心血流经肝受阻，促使门静脉系统与腔静脉之间形成侧支循环。临床上较重要的侧支循环有 3 组：①食管和胃底静脉曲张，由门静脉系的胃冠状静脉与腔静脉系的食管静脉、肋间静脉、奇静脉沟通扩大而成。常因食管炎、胃食管反流、粗硬食物损伤或腹内压突然增高而破裂出血；②腹壁静脉曲张，门静脉高压使出生后已闭合的脐静脉、脐旁静脉重新开放，与腹壁静脉相连，形成腹壁和脐周静脉曲张，后者可见曲张静脉以脐为中心向上及耻区延伸，状如海蛇头；偶可听到连续的静脉营营音；③痔静脉曲张，血流自门静脉系的直肠上静脉逆流到下腔静脉的直肠中、下静脉，有时明显扩张形成痔核，破裂时引起便血。

（3）腹水：是本病最突出的临床表现，常提示肝硬化已进入失代偿期。腹水发生前，常先有下肢水肿和肠腔内胀气。少量腹水不易检出，有时仅靠超声才能发现。腹水形成后，腹胀感明显，患者直立位时耻区饱满。大量腹水时，腹部膨隆呈蛙腹；可见脐下垂（从剑突至脐的距离大于脐至耻骨联合的距离，是有一定诊断价值的体征）或脐疝。高度腹水时出现心悸，呼吸困难或过度通气综合征。

腹水形成可能与下列因素有关：①门静静脉压增高：超过 2.94kPa（30cmH$_2$O），腹腔内脏血管床静水压增高，组织液回吸收减少而漏入腹腔。②低蛋白血症：白蛋白低于 30g/L 时，血浆胶体渗透压降低，血浆外渗；③淋巴液生成过多：肝静脉回流受阻时，血浆自肝窦渗透至窦旁间隙，产生大量淋巴液，超出胸导管引流能力，淋巴液自肝包膜和肝门淋巴管壁溢出形成积液；④醛固酮和血管升压素增多：前者使远端肾小管对钠重吸收增加，后者使集合管对水分吸收增多；⑤有效循环血容量不足：使肾交感神经活动增强，前列腺素、心房钠尿肽及激肽释放酶－激肽活性降低，引起肾血流量、排钠和排尿减少。

腹水通过膈淋巴管或裂隙进入胸腔，则发生胸腔积液，称为肝性胸腔积液，多见于右侧。

3. 肝体征：肝大小及硬度与肝内脂肪浸润程度、再生结节和纤维化程度有关。肝质地硬，边缘锐利。早期肝肿大，表面尚平滑；晚期肝缩小，可触及表面结节或颗粒。通常无压痛，肝细胞进行性坏死或炎症时可有压痛。

【实验室及辅助检查】

（一）血常规

代偿期多正常，失代偿期有轻重不等贫血。脾功能亢进时全血细胞减少，即红细胞、白细胞和血小板均减少，但通常以后两者较显著。

（二）尿常规

代偿期无明显变化，失代偿期可有蛋白、管型和血尿。黄疸者可出现尿胆红素和尿胆原。

（三）肝功能

代偿期肝功能试验大多正常或轻度异常，失代偿期常有明显异常。血清结合胆酸增高，胆红素可有不同程度增高。

1. 血清蛋白试验是观察肝硬化的常用指标，总蛋白正常、降低或增高，白蛋白（清蛋白）降低、球蛋白增高，白/球蛋白比值降低或倒置；蛋白电泳示白蛋白减少；γ 球蛋白显著增高。血清前白蛋白常降低，且早于白蛋白。

2. 血中总胆固醇、胆固醇酯低于正常。

3. 转氨酶活力常轻、中度增高，以 ALT（SGPT）增高较显著，肝细胞严重坏死时 AST（SGOT）活力高于 ALT。单胺氧化酶（MAO）增高。胆碱酯酶（ChE）常下降。

4. 凝血酶原时间在失代偿期有不同程度延长，经注射维生素 K 亦不能纠正。

5. 肝储备功能试验如靛氰绿（1CG）廓清试验随肝损害程度而有不同程度的潴留。

（四）免疫学检查

细胞免疫学检查半数以上患者 T 淋巴细胞低于正常；体液免疫检查血清 IgG、IgA、IgM 均可增高，以 IgG 增高最显著，且与 γ 球蛋白升高相平行。源于病毒性肝炎者，可检出乙型、丙型、丁型肝炎病毒抗原和抗体。

（五）腹水检查

一般为漏出液，并发自发性腹膜炎时腹水可介于漏出液与渗出液之间或渗出液；白细胞常在$0.3×10^9/L$以上；分类以中性粒细胞为主。并发结核性腹膜炎时以淋巴细胞为主，乳酸和腺苷脱氨酶（ADA）增高。腹水细菌培养可有细菌生长，应同时做药敏试验供选用抗生素参考。腹水血性时高度疑为癌变，应做脱落细胞检查。

（六）影像学检查

此项检查是诊断肝硬化的重要辅助检查，超声显像多为首选和常规性检查。

1．超声显像：可显示肝大小、外形改变。肝内光点增多、增强或呈网状结构，肝内血管走向紊乱；门静脉增宽，直径常超过13mm。脾肿大，脾静脉增宽直径＞8mm。有腹水时可见液性暗区。胆囊壁水肿成双层征，亦可见结石声影。

2．X线检查：X线吞钡检查食管静脉曲张呈虫蚀样或蚯蚓状充盈缺损，胃底静脉曲张可见菊花样充盈缺损。大量腹水时胸部平片可见膈上抬，下肺盘状不张，心脏包埋征。

3．计算机X线断层摄影（CT）：早期呈肝大，密度低；晚期肝缩小，肝叶比例失调，外形呈波浪状，肝裂增宽；胆囊移位。

4．磁共振成像（RMI）和ECT：对本病亦有一定帮助。

（七）内镜检查

胃镜检查可见食管胃底静脉曲张程度及范围，如曲张静脉呈紫红色伴有食管糜烂，预示近期可能会破裂出血；如并发上消化道出血时急诊目镜检查可判明出血部位和病因。结扬镜检查亦可见结肠静脉曲张。腹腔镜检查可见肝变形、表面有小结节、边薄而翘；用拨棒能感触其硬度；直视下行肝活组织检查可明确诊断与鉴别诊断。

（八）肝穿刺活组织检查

病理检查有肝细胞变性，纤维结缔组织增生，假小叶形成，即可确诊为肝硬化。

【并发症】

1．上消化道出血：为最常见的并发症，也可以上消化道出血作为首发症状。患者常突然发生呕血或黑粪，可出现失血性休克或诱发肝性脑病。多为食管胃底静脉曲张破裂出血，亦可由门静脉高压性胃病或肝源性溃疡引起。

2．肝性脑病：是本病最严重的并发症和主要死亡原因之一。

3．感染：患者抵抗力低下，肝内巨噬细胞（原称枯否细胞）功能减退，易于细菌感染。常并发自发性腹膜炎、胆系感染、肺炎、大肠杆菌败血症、结核性腹膜炎等。自发性腹膜炎多为肠道杆菌感染，呈亚急性或慢性起病，急性发病者不足1/3。腹痛和腹水加剧为主要表现，可伴有发热，低血压，严重时出现感染性休克。典型腹膜炎体征较少见，常见腹肌稍有紧张和压痛，可无反跳痛。有时无任何症状仅靠腹水检查而诊断。腹水白细胞数增加，以中性粒细胞为主，培养可有细菌生长。少数仅表现为顽固性腹水、进行性肝衰竭。

4．电解质和酸碱平衡紊乱：①低钠血症，由于钠摄入减少，长期利尿或大量排放腹水致钠丢失，血管升压素增多使水潴留超过钠潴留，形成稀释性低钠。②低钾低氯血症，呕吐、腹泻、摄入不足、长期利尿和输注高渗葡萄糖液，继发醛固酮增多等均可致钾和氯降低。③碱中毒，低钾低氯可致代谢性碱中毒，腹水和氨增多也可发生呼吸性碱中毒，有时还可发生混合性碱中毒。

5. 肝肾综合征：即功能性肾衰竭。其特征为自发性少尿或无尿、氮质血症、稀释性低钠血症、低尿钠，但肾却无器质性病变。常因循环血容量和肾有效血容量下降，肾小球滤过率持续降低引起；内毒素血症，血栓素 A_2 和白三烯增多，使肾血管收缩起关键性作用。

6. 原发性肝癌：肝硬化患者是原发性肝癌的高危人群，如患者有进行性肝大，持续性肝区痛疼、血性腹水，应怀疑并发原发性肝癌，需进一步检查。

【诊断】

主要依据为：①有病毒性肝炎、长期酗酒、血吸虫病等有关病史；②有肝功能减退和门静脉高压症的临床表现；③肝脏质地硬有结节感；④肝功能试验异常；⑤影像学检查有肝硬化表现；⑥肝活组织检查见假小叶形成。

【鉴别诊断】

1. 肝脾肿大：主要应与慢性肝炎、原发性肝癌、华支睾吸虫病、肝棘球蚴病、白血病、先天性多囊肝及炎性假瘤相鉴别。

2. 腹水：应与结核性腹膜炎、癌性腹水、缩窄性心包炎、慢性肾炎、巨大卵巢囊肿鉴别。

3. 并发消化道出血：应与消化性溃疡、出血性胃炎、食管癌、胃癌鉴别。

4. 并发肝肾综合征：应与肾源性疾病所致的急性肾功能衰竭鉴别。

【治疗】

加强病因治疗和一般治疗，能缓解和延长代偿期；失代偿期主要对症治疗，改善肝功能，治疗并发症。

(一) 一般治疗

1. 休息：代偿期患者可从事轻工作，注意劳逸结合，避免过度劳累。失代偿期以休息为主，有并发症时应卧床休息，住院治疗。

2. 饮食：应给予高热量、高蛋白质和维生素丰富易消化饮食。肝功能减退显著或有肝性脑病先兆时，应限制或禁食蛋白质；有腹水时，饮食应少盐或无盐。有食管静脉曲张者应避免进食坚硬和粗糙食物。禁酒和禁用损害肝脏的药物。

3. 支持治疗：对食欲极差，进食量少者宜静脉输入高能量营养液，可用高渗葡萄糖加入维生素C、胰岛素、氯化钾等；应注意水电解质及酸碱平衡。低蛋白血症或病情严重者可应用氨基酸、白蛋白、鲜血或血浆。

(二) 药物治疗

护肝药物品质繁多，其疗效尚不肯定，不宜滥用，以少用药，用必要药为原则。可用必需磷脂（易善力）、马洛替酯等药。

肝纤维化是本病发生和发展的关键，抗纤维化治疗具有重要意义，秋水仙碱有抗炎和抗纤维化作用，对肝储备功能尚好的代偿期患者有一定疗效。用法为 0.5g，每日 2 次，每周用药 5 日。副作用有胃肠道反应和粒细胞减少。

中医中药根据病情辨证治疗肝硬化能改善症状和肝功能，一般以活血化瘀为主。

（三）腹水的治疗

腹水的长消与肝功能损害程度密切相关，因此治疗腹水的基本措施应以改善肝功能为主，并加用以下措施：

1. 限制摄入钠和水：肝硬化患者对钠和水的摄入极为敏感，应低盐或无盐饮食，每日摄入钠盐 500～800mg（氯化钠 1.2～2.0g），水 1L 左右，有稀释性低钠血症时应限制在 500mL 以内。有些患者经限钠和水的摄入，可出现自发性利尿，腹水减退，继续限钠和水，能防止腹水复现。

2. 利尿剂的应用：以联合、间歇、交替应用利尿剂为原则，首选醛固酮拮抗剂螺内酯，无效时加用呋塞米或双氢克脲噻。根据尿钠/钾比值选药，如尿钠/钾比值<1，螺内酯效果较好；>1 用呋塞米或与螺内酯合用。螺内酯 20～40mg，每日 3 次；呋塞米 20～40mg，每日 3 次。服用排钾类利尿剂需补充氯化钾。利尿速度不宜过猛，以免引起电解质紊乱，每周体重下降不应超过 2kg。利尿药的应用，间断用药比持续用药效果好。

3. 放腹水加输注白蛋白：一般不主张放腹水来缓解临床症状，对于难治性腹水可采用放腹水加输注白蛋白疗法，每日或每周 3 次放腹水，每次 4000～6000mL，同时静脉输注白蛋白 40g，一次放腹水不应超过 1000mL，以免发生血管舒张性晕厥。

4. 提高血浆胶体渗透压：每周定期输注白蛋白，少量多次输鲜血或血浆，均有助于改善机体一般情况，恢复肝功能，提高血浆渗透压，促进腹水消退。

5. 腹水浓缩回输：是治疗难治性腹水较有效的方法。放出腹水，通过浓缩装置处理后再静脉回输，可补充血浆白蛋白和有效血容量，改善肾循环，增强利尿效应。

6. 腹腔－颈内静脉分流术：采用单向阀门硅管（Leveen 管），一端留置于腹腔，另一端插入颈内静脉，利用腹－胸腔压力差，促使腹水流向颈内静脉。腹水感染或癌性腹水时禁用。并发症有腹水漏、肺水肿、低血钾、DIC、感染、上腔静脉栓塞、硅管堵塞等。

（四）门静脉高压症的分流治疗

1. 外科手术治疗：可通过脾切除，脾－肾静脉或肠系膜上静脉－下静脉分流，降低门静脉系压力和消除脾功能亢进。手术治疗效果与慎重选择病例和手术时机有关，无黄疸或腹水，肾功能损害轻和无并发症者疗效较好，大出血时急诊手术、肝功能损害严重，手术效果差。

2. 介入治疗：经颈静脉肝内门体静脉支架分流术（TIPSS），其疗效可与手术分流相似，对于门静脉高压伴有顽固性腹水和食管胃底静脉曲张破裂出血而不允许手术患者，更是一种福音。TIPSS 缺点是支架易堵塞。

脾明显肿大伴有严重脾功能亢进时亦可采用介入治疗，通过血管导管超选择性血管造影将脾部分栓塞，可取代外科整个脾切除术。

（五）并发症治疗

1. 上消化道出血：急救措施包括禁食、静卧、加强监护、迅速补充有效血容量如快速输液、输鲜血或血浆，采用有效止血措施。

预防食管静脉出血或再出血，可经内镜注射硬化剂或皮圈套扎曲张静脉。亦可长期服用普奈洛尔（心得安）、硝苯吡啶等来降低门静脉压力，防止再出血。一般于出血停止后 10～15 日开始服用。

2. 继发感染：应早期、足量、联合应用抗生素。对自发性腹膜炎，一经诊断，即需立即治疗，不能等待腹水培养结果，选用针对革兰阴性杆菌兼顾革兰阳性球菌的抗生素，如头孢菌素、氨苄西林、阿米卡星、丁胺卡那霉素、诺氟沙星、环丙沙星等，择其2或3种联合应用，用药时间不少于2周。

3. 肝肾综合征：主要措施：①迅速控制消化道出血、感染等诱发因素；②严格限制输液量，量出为入，纠正水、电解质和酸碱失衡；③输注白蛋白、血浆、右旋糖酐或浓缩腹水，以提高血容量，改善肾循环，在扩容基础上再加用利尿剂；④血管活性药如八肽血管升压素或多巴胺能改善肾血流量；增加肾小管滤过率；⑤避免用损害肾功能的药物。

【预防】

对易感人群注射乙肝灭活疫苗，注意搞好水源保护，加强食品从业人员的宣教，预防病毒性肝炎的发生。对病毒性肝炎患者加强治疗和随访，提高对早期肝硬化的诊断，阻止继续发展。

倡导不饮酒、不酗酒，避免长期应用损害肝脏的药物，对从事于生产各种化学毒物者加强防护措施。对血吸虫病流行区加强血防工作，长期坚持灭螺。

自学指导

【重点难点】

肝硬化是一种慢性、进行性、弥漫性肝病。肝硬化是不可以逆转的，而肝硬化的前奏——肝纤维化是可以逆转的，所以，在肝纤维化阶段，在肝硬化早期，早期发现，及时防治，对改善肝硬化的预后具有积极的意义。诊断肝硬化的主要根据为：①有病毒性肝炎、长期饮酒等有关病史；②有肝功能减退和门静脉高压症的临床表现；③肝脏质地坚硬有结节感；④肝功能试验常有阳性发现；⑤肝活组织检查见假小叶形成。肝硬化一旦确诊，防治各种严重并发症就成为主要的任务。其中，尤其重要的是降低门静脉高压，防治上消化道出血。肝硬化的药物治疗目前尚无特效药，平日可用维生素和消化酶。中医药治疗肝硬化历史悠久，确能改善症状和肝功能。一般常用活血化瘀药为主，按病情辨证施治。腹水是肝硬化最突出的临床表现，腹水的治疗方法以利尿剂的使用最为广泛，利尿剂主要使用螺内酯和呋塞米。肝性脑病是肝硬化终末期的严重并发症，是肝硬化致死的重要病因，出现肝性脑病，应立即抢救。

【学习思考题】

1. 试述肝硬化并发上消化道出血的诱因及后果。
2. 为什么肝硬化患者易出现贫血？
3. 试述雌激素、醛固酮、血管升压素在肝硬化患者中升高的临床意义。
4. 简述肝硬化并发门静脉高压症的临床表现及致死的原因。

第六节　原发性肝癌

【目的要求】

1. 了解本病的病因、病理。
2. 掌握本病的早期诊断及鉴别诊断。
3. 熟悉本病的治疗原则。

【自学时数】

6 学时。

原发性肝癌是指发生于肝细胞或肝内胆管细胞的癌肿，临床以进行性肝大和肝区疼痛为特征，早期可无症状，但甲胎蛋白（AFP）大部分升高。

原发性肝癌是我国常见恶性肿瘤之一，死亡率居恶性肿瘤第 3 位。本病发病率有明显的地区性分布，我国东南沿海地区为高发区，江苏启东和广西扶绥的发病率最高。乙肝病毒携带者及有慢性肝炎史者为肝癌高危人群。

本病多见于男性，男女之比约为 2:1～5:1，可发生于任何年龄，但以 40～50 岁为高峰期。

【病因和发病机制】

病因和发病机制尚未完全确定，可能与多种因素的综合作用有关。

1. 病毒性肝炎和肝硬化：原发性肝癌与肝炎病毒的关系广泛受到重视，虽然乙型和丙型肝炎病毒作为肝癌的直接病因尚未得到证实，但肯定是促发因素之一。我国主要以乙型肝炎病毒（HBV）为主，原发性肝癌患者中约有 1/3 有慢性肝炎史，流行病学调查发现肝癌高发区人群的 HBsAg 阳性率高于低发区，肝癌患者血清中 HBV 感染标志阳性率高达 90% 以上。免疫组化显示肝癌细胞中有 HBsAg 存在，分子学研究发现人肝细胞和肝癌细胞 DNA 中有 HBV－DNA 序列。

丙型肝炎病毒（HCV）同 HBV 一样，也为原发性肝癌的相关病因之一。日本调查发现 20 世纪 80 年代以来，丙型肝癌确有明显增加。估计从 HCV 最初感染后急性发作，到进展为肝硬化大约需 20 年，进展到肝细胞癌约需 30 年。

原发性肝癌合并肝硬化占 50%～90%，而肝硬化合并肝癌有 30%～50%，其中多为大结节性肝硬化。肝炎病毒感染引起肝细胞损害，形成增生或不典型增生后，在致癌物质作用下发生癌变。

2. 黄曲霉毒素：流行病学调查表明食品受黄曲霉毒素污染严重地区肝癌发病率也较高。动物实验证明黄曲霉毒素 B_1 有强烈的致癌作用，进食霉变玉米和花生后能引起肝癌。近来研究认为黄曲霉毒素 B_1 和肝炎病毒联合作用，HBV-DNA 整合的肝细胞内可优先聚集黄曲霉毒素，两者形成加成物（adductive），通过影响细胞内关键基因表达而引起癌变。

3．其他：可能与肝癌有关的因素还有：①亚硝胺：咸菜中含亚硝胺较高，动物实验能诱发肝癌；②饮水污染：如池塘中的蓝绿藻是强致癌植物，可污染水源；③微量元素：如流行区内水、土壤、粮食中钼较低、铜和锌高；④华支睾吸虫感染后刺激胆管上皮增生可引起胆管细胞癌；⑤有机氯农药、偶氮芥类、乙醇等均为可疑的致癌物质。

【病理】

（一）分型

1．大体形态分型：①巨块型，癌块超过10cm者称为巨块，可单个、多个或多个融合成块，呈膨胀性生长。易发生坏死，引起破裂；②结节型，癌结节直径一般在5cm左右。常伴有肝硬化；③弥漫型，癌结节细小弥漫分布于全肝，肝大不明显，甚至反可缩小，最少见；④小癌型，单个癌结节直径小于3cm，或相邻两个癌结节直径之和小于3cm。

2．细胞分型：①肝细胞型，癌细胞由肝细胞发展而来，此型约占肝癌的90%；②胆管细胞型，由胆管细胞发展而来，此型很少见；③混合型，上述两型同时存在，此型更少见。

（二）转移途径

1．血行转移：肝内血行转移最早，也最常见，癌细胞通过肝窦或窦旁间隙转移至肝内其他部位，转移灶呈卫星状分布。常侵犯门静脉分支，形成癌栓，阻塞门静脉主干常引起门静脉高压和顽固性腹水。肝外转移肺受累达半数，其次为肾上腺、骨、肾、脑等部位。

2．淋巴转移：转移至肝门淋巴结最常见，也可转移至主动脉旁、胰、脾、锁骨上淋巴结。

3．种植转移：癌细胞脱落可种植于腹膜形成血性腹水；种植在膈可形成血性胸腔积液；种植于盆腔，可在卵巢形成较大肿块。

【临床表现】

起病隐匿，早期缺乏典型症状。仅AFP阳性而无任何症状和体征的原发性肝癌，称为亚临床肝癌。亚临床肝癌多由普查或对高危者，如慢性肝炎患者长期随访所发现。自行就诊者多属中晚期，常有肝区疼痛、食欲缺乏、乏力、消瘦和肝肿大等表现。

1．肝区疼痛：为肝癌常见症状。呈间歇性或持续性胀痛、钝痛。疼痛出现之前可有一段时间的肝区胀满或沉重感。肝区痛程度和出现时间与肿瘤生长速度有关，如肿瘤生长迅速，牵拉肝包膜引起持续性明显疼痛，并逐渐加剧；如果肿瘤早期瘤体较小或其生长缓慢，可无痛或仅轻微钝痛。如病变侵犯膈可出现右肩或右背痛。当肝表面癌结节破裂，坏死癌组织及血液流入腹腔时，可突然出现剧痛，从肝区开始迅速波及全腹，产生急腹症的表现。出血量大时，则很快发生休克，甚至死亡。

2．肝大：进行性肝大为最常见的特殊表现，可在短期内迅速增大，初诊患者约半数主诉肝区有肿块。肝质地坚硬，表面凸凹不平，有大小不等结节或巨块，边缘钝而不规则，常有不同程度的压痛。癌肿向下生长时可突出于右肋弓下或剑突下，腹上区呈现局限性隆起或饱满，位于膈面者向上生长，可使膈抬高，肝浊音界上移。少数癌肿深埋肝实质内，检查时肝表面仍光滑如常。有时可在贴近癌肿的腹壁上听到吹风样血管杂音，系癌肿的动脉血管丰富而纤曲，或巨大癌肿压迫肝动脉或腹主动脉，动脉内径突然变窄引起。

3．黄疸：常发生于晚期，由肝细胞损害引起，或因癌肿压迫或侵犯肝门附近的胆管，或癌组织和血块脱落阻塞胆管所致。如为胆管细胞型肝癌常以黄疸为最突出的较早表现。

4．门静脉高压征象：肝硬化并发的肝癌或癌栓侵犯门静脉时常有门静脉高压的表现，如脾大、腹水、腹壁静脉曲张等。腹水增长速度很快，较顽固；常为血性，多因癌肿侵犯肝包膜或向腹腔内破溃引起，偶尔为腹膜转移癌所致。

5．全身表现：常有进行性消瘦、乏力、发热、食欲缺乏、营养不良，晚期呈恶病质等。少数可有伴癌综合征的特殊表现，以低血糖、红细胞增多症较为多见。其他罕见的有高钙血症、高脂血症、类白血病样反应等。

6．转移灶症状：肝癌易于发生转移，转移至某一器官，则出现相应症状和体征。如转移至肺、胸膜时可产生顽固性咳嗽、咯血或血性胸腔积液；骨骼或脊柱转移，可有局部压痛或神经受压症状；颅内转移有神经定位体征。少数患者可以转移灶表现为首发症状，甚至以转移灶症状为主要表现。

【实验室和辅助检查】

（一）肝癌标志物的测定
肝癌标志物是肝癌细胞产生和释放的某种物质，常以抗原、酶、激素、代谢产物的形式存在于肿瘤细胞内或宿主体液中，通过生化或免疫特性可以检出。甲胎蛋白是诊断肝癌特异性最强的标志物。

1．甲胎蛋白（AFP）：普查中发现可早于临床症状 8～11 个月，肝细胞癌阳性率为 70%～90%。少数转移性肿瘤如胃癌、孕妇、肝炎、肝硬化也可测得少量 AFP。目前多用放射免疫（RIA）和 AFP 单克隆抗体酶免疫（EIA）快速法检测。参考阈值为 20－30μg/L。AFP 低浓度升高不伴有转氨酶升高常提示亚临床肝癌。当 AFP＞400μg/L 持续 4 周；由低浓度逐渐升高不降，在 200μg/L 水平持续 8 周以上可考虑原发性肝癌。

（2）其他：肝癌患者血清 γ－谷氨酰转肽酶同工酶 E（GGT-E）、异常凝血酶原（AP）、L－岩藻糖苷酶（AFU）、酸性同工铁蛋白（AIF）、醛缩酶同工酶 A（ALA-A）、5'-核苷酸磷酸二酯酶同工酶 V（5'-NPDV）等异常时均可提示肝癌之可能。AP 对亚临床型肝癌有早期诊断价值。

（二）影像学检查
1．超声显像：超声显像可显示癌实质性暗区或光团，癌肿坏死液化时，相应部位可出现液性暗区。超声检查可显示直径 2cm 以上的肿瘤，结合 AFP 检测，常用于普查肝癌，有利于早期诊断。血管造影 CO_2 超声可查出 0.5～2.0cm 的肝癌结节。

2．X 线检查：腹部透视或平片可见肝阴影增大，右叶癌可有右膈升高，活动受限或局限性隆起。左叶或巨大肝癌钡餐检查可见胃、膈、结肠被推移。X 线检查还可观察肺、胸腔、骨有无转移。

3．计算机 X 线断层摄影（CT）：CT 图像通常表现为局灶性周界比较清楚的密度减低区，但也可边缘模糊，大小不等的多发阴影。CT 可显示直径 2cm 以上的肿瘤。如再加肝动脉造影（CTA）或碘油肝动脉造影（1ipoidol-CAT），则可检出 1cm 以下的肿瘤，是当前诊断小肝癌和微小肝癌的最佳方法。

4．肝血管造影：选择性腹腔动脉和肝动脉造影能显示直径 1cm 以上的癌结节，结合

AFP 检测，常用于诊断小肝癌。手术前造影可明确癌变部位，估计切除范围，因是创伤性检查，一般在 B 超或 CT 检查后进行。

数字减影肝动脉造影（DSA）是肝血管造影最理想的一种新方法，通过计算机进行一系列的图像数据处理，将影响清晰度的脊柱、肋骨等阴影减除，使图像对比度增强，可清楚显示直径仅 1.5cm 的小肝癌。

5. 放射性核素肝显像：应用放射性核素肝扫描可显示 3～5cm 以上的肿瘤。现多用放射性核素断层扫描（ECT）替代旧式静态显像，提高了分辨率和扫描速度，诊断符合率为 90%～95%。用^{99m}Tc－红细胞做血池显影可有助于肝癌与脓肿、囊肿、血管瘤等良性占位性病变的鉴别。用趋肿瘤的放射性核素^{67}镓或^{169}镱，或用核素标记的特异性抗体亦有助于肿瘤性质的鉴别诊断。

6. 磁共振显像（MRl）：能清楚的显示肝细胞癌内部结构特征，可发现子瘤和癌栓。

（三）肝活组织检查和腹腔镜检查

肝穿刺活组织检查是取得病理证实的有效方法。现多在 B 超或 CT 引导下用细针穿刺癌结节，吸取组织涂片，找癌细胞，阳性者即可诊断。

腹腔镜检查，可直接观察肝表面情况，并可在直视下取肝癌组织进行病理检查。

（四）剖腹探查

疑为肝癌经上述检查仍不能证实或否定，如患者情况许可，应进行剖腹探查，以争取早期诊断和手术治疗。

【并发症】

1. 肝性脑病：通常是肝癌终末期的并发症，约 1/3 患者可因此而死亡。

2. 上消化道出血：占肝癌死亡率的 15%。主要见于食管静脉曲张破裂出血，晚期胃粘膜糜烂合并凝血机制障碍而有广泛出血，大出血又可引起休克和肝性脑病。

3. 肝癌结节破裂出血：10% 因此而死亡。自发性或因外力破裂。破裂可限于包膜下，产生局部疼痛；包膜下出血迅速增多则形成压痛性块；破入腹腔形成急腹痛和腹膜刺激征。大量出血可导致休克和死亡，小量出血表现为血性腹水。

4. 继发感染：患者可因长期消耗或因化疗、放疗而致免疫力低下，容易并发感染如肺炎、败血症、肠道感染等。

【诊断】

有典型临床表现的病例诊断不难，但已届晚期。对凡有肝病的中年男性患者，如有不明原因的肝区痛、消瘦、进行性肝大时应做 AFP 及有关检查。40 岁以上，尤其是有慢性肝病的患者属高危人群，应定期检查，争取早期诊断。

1977 年全国肝癌防治研究协作会议将肝癌分为三型、三期。三型是：①单纯型：临床无明显肝硬化表现者；②硬化型：有明显肝硬化的临床和化验表现者；③炎症型：病情发展迅速，并伴有持续癌性高热或 ALT 增高 1 倍以上者。三期是：Ⅰ期：无明确肝癌症状与体征者；Ⅱ期：介于Ⅰ与Ⅲ期之间；Ⅲ期：有黄疸、腹水、远处转移或恶病质之一者。

国际抗癌联盟（UICC）1987 年公布的肝癌 TNM 分期方案，即按肝细胞肝癌结节数目和有无侵犯血管（T），淋巴结转移（N）和远处转移（M）分为 4 期。

【鉴别诊断】

1. 继发性肝癌：多有原发病灶，与原发性肝癌相比较，继发性肝癌病情发展较慢，症状较轻，常无肝硬化之表现，AFP一般阴性。

2. 肝硬化：原发性肝癌多发生在肝硬化基础上，两者鉴别常有困难。若肝硬化有明显肝肿大、质地坚硬的结节或肝萎缩变形而影像检查又发现占位性病变，则肝癌的可能性较大。反复检查AFP，密切随访最终能作出正确诊断。

3. 肝脓肿：有明显炎症表现如发热，肝大表面平滑无结节，触痛明显局部肌紧张。白细胞计数升高，B超见液性暗区。

4. 肝外肿瘤：邻近肝区的肝外肿瘤如右肾、肾上腺、胰癌、结肠癌等也可在右上腹出现腹块，易于混淆，影像检查和AFP可区别肿块部位和性质，鉴别困难时须剖腹探查才能诊断。

5. 肝良性占位性病变：肝炎性假瘤、肝血管瘤、多囊肝、肝棘球蚴病等可用CT、核素血池扫描、MRI和超声帮助诊断。有时尚须剖腹探查才能确定。

【治疗】

早期和小肝癌应以手术根治切除为主，不能手术治疗者则应采取综合治疗。

（一）手术治疗

手术治疗仍是目前根治原发性肝癌的最好方法，凡有手术指征者均应不失时机争取手术切除。普查发现AFP增高并得到定位者应及时手术。手术指征：①诊断明确，估计病变在叶或半肝者；②肝功能代偿良好，凝血酶原时间不低于正常的50%，无明显黄疸、腹水和远处转移者；③心肺和肾功能良好，能耐受手术者。

（二）介入治疗

介入治疗是肝癌不能手术治疗的较好方法，主要有肝动脉栓塞化疗、瘤内无水乙醇注射、微波、激光和液氮冷冻治疗。

1. 肝动脉栓塞化疗（HAE）：已为肝癌非手术治疗的首选疗法，有较好的疗效。经皮穿刺股动脉，在X线透视下将导管超选插至供应癌肿的肝段动脉，注射抗癌药物和栓塞剂。常用的栓塞剂有碘油、碘苯酯和明胶海绵碎片。碘油能栓塞0.05mm口径血管，甚至填塞肝血窦，发挥持久阻断血流的作用。可将抗癌药和碘油混合注入肝动脉，发挥持久的抗癌作用。一般4~6周重复1次，经2~5次治疗，许多癌缩小甚至消失，癌缩小后可进行手术治疗。

2. 瘤内无水乙醇注射：在超声或CT引导下，经皮肝穿刺将无水乙醇直接注射到肿瘤内、使癌细胞脱水和变性，肿瘤血管凝固栓塞而产生疗效，较小肝癌可能有根治效果。该法如与肝动脉栓塞化疗联合进行，疗效将大为提高。

3. 微波和激光治疗：将微波辐射器或激光器在B超引导下，经皮插入肝癌内，利用热能效应，治疗肝癌。肝癌内微波辐射中心温度可超过80℃，能使癌瘤凝固坏死。聚焦激光能使癌瘤内组织迅速变成气雾，达到治疗目的。

4. 液氮冷冻疗法：用喷射式液氮冷却机，将冷冻探头插入紧贴肝癌表面或癌瘤内部，进行冷冻治疗。

（三）化疗

全身化疗，效果极不满意。经静脉注射或口服给药，对肝癌有一定缓解作用的仅有阿霉素、顺铂、喃氟啶等少数药物，其他单一或联合多种药物的全身治疗多无肯定疗效。肝动脉插管区域性灌注，应用联合或序贯方案，其疗效明显优于全身化疗。

（四）放射治疗

限于病灶较局限和肝功能良好的病人，使用^{60}CO和直线加速器，超选择性病变部位外照射，常用有效量为 40Gy。

（五）生物和免疫治疗

在手术切除或化疗消灭大量癌细胞后，可应用生物和免疫治疗，以提高疗效。如用干扰素、肿瘤坏死因子、白介素－2进行治疗。这些药物通过激活体内杀伤细胞而攻击肿瘤细胞。

（六）中药治疗

采用辨证施治，攻补兼施的方法，以活血化瘀，软坚散结，清热解毒为主，以求得改善症状，调节机体免疫功能。

（七）并发症的治疗

肝癌结节破裂时，应考虑肝动脉结扎、大网膜包裹填塞、喷洒止血剂或紧急肝动脉栓塞治疗。对不能耐受手术患者应补液、输血、止痛、止血等对症处理。其他并发症应采取相应措施。

【预防】

积极防治病毒性肝炎、肝硬化；注意饮水和食物卫生，做好粮食保管，防霉去毒保护水源，防止污染。

自学指导

【重点难点】

早期发现、早期诊断、早期治疗仍然是降低原发性肝癌的死亡率，提高5年生存率的关键。具有典型临床表现的病例不难诊断，但往往已到晚期。因此，对凡有肝病史的中年、尤其是男性患者，如有不明原因的肝区疼痛、消瘦、进行性肝大者，应作 AFP 测定和有关检查，B 超是诊断肝癌常用的定位检查方法，除此之外，必要时还需进行 CT、MRI 检查，争取早期诊断。AFP 检查长期以来一直是诊断肝癌特异性强、敏感性高的一项血清学定性方法，AFP 持续低浓度增高但转氨酶正常，往往是亚临床型肝癌的主要表现。但 AFP 临床上有时会出现假阳性或假阴性，根据 AFP 浓度难以给肝病定性。近年结合 AFP 异质体检查，提高了肝癌的早期诊断率。所谓 AFP 异质体是指用扁豆凝集素 LCA 亲和双向放射免疫电泳方法检测，显示人体血清 AFP 可分为 LCA 结合型和 LCA 非结合型两种异质体。两者同时存在但各占总量的比值因病而异。在肝癌血清中结合型比值高于 25%，而在良性肝病中，结合型的比值均低于 25%。手术切除仍是目前根治原发性肝癌的最好方法，凡有手术指征者均应不失时机争取手术切除。采用局部或半肝移动条野照射的放射治疗方法对一些病灶较为局限、肝功能较好的早期病例，疗效可显著提高，如合并化疗，并同时结合中药或其他支持治疗，效果更好。对肝癌有明确效果的化疗药物只有阿霉素、顺铂、替加氟等少数几种。肝动脉栓塞化疗对肝癌有很好的疗效，可明显提高患者的 3 年生存率，已成为肝癌非手术疗法中的首选方法。

【学习思考题】

1．如何早期诊断原发性肝癌。
2．甲胎蛋白测定的临床意义，为何需要动态观察？

第七节　急性胰腺炎

【目的要求】

1．了解本病的病因、病理及其与临床的联系。
2．掌握本病的诊断及鉴别诊断。
3．熟悉本病的治疗原则。

【自学时数】

4 学时。

急性胰腺炎是指胰酶在胰腺内被激活后引起胰腺及其周围组织自身消化的化学性炎症。临床上以急性上腹痛伴恶心、呕吐，血与尿淀粉酶增高为特点；重症可并发多脏器损害，是消化系常见的急症之一。

本病以青壮年多见，女性多于男性。

【病因】

（一）梗阻与反流

1．胆道疾病：约半数以上的急性胰腺炎由胆道疾病引起。人群中有 2/3 胆总管和胰管共同汇合于十二指肠壶腹部。结石嵌顿、胆道蛔虫、胆道感染、Oddi 括约肌炎症、水肿或痉挛，均可使壶腹部出口梗阻，胆汁反流入胰管，使胰蛋白酶原变为活性胰蛋白酶，由于胰管内压增高，使小胰管和胰泡破裂，胆汁、胰液外溢，引起急性胰腺炎。

胆管感染时细菌毒素、游离胆酸、非结合胆红素等亦可经胆胰间淋巴管交通支激活胰腺消化酶，产生胰腺炎。

2．胰管阻塞：胰管结石、狭窄、肿瘤、痉挛或水肿等，均可使胰液排泄障碍和胰管内压增高，胰腺腺泡破裂，胰液外溢入间质，引起急性胰腺炎。

3. 十二指肠乳头功能障碍：胆石移行损伤或炎症引起 Oddi 括约肌松弛，有利于十二指肠液反流入胰管。十二指肠乳头邻近病变，如十二指肠憩室炎、肠系膜上动脉综合征等，常伴有十二指肠内压增高和 Oddi 括约肌功能障碍，十二指肠液反流入胰管，肠激酶激活胰腺消化酶，产生胰腺炎。

（二）饮食因素

酗酒和暴饮暴食可促使胰腺分泌旺盛或引起十二指肠炎、乳头水肿及 Oddi 括约肌痉挛致胰液排泄不畅；饮酒后胰液内蛋白增多，发生蛋白栓子阻塞胰管；剧烈呕吐时十二指肠内压力骤增，促使十二指肠液反流入胰管激活胰酶。

（三）其他

腹部外伤或手术直接或间接损伤胰管或胰腺；内镜逆行胰胆管造影（ERCP）术；内分泌或代谢性疾病，如高钙血症及高脂血症；某些传染病，如流行性腮腺炎、病毒性肝炎；某些药物如硫唑嘌呤、肾上腺糖皮质激素等，均可引起胰腺炎。胰管分裂症是有些复发性急性胰腺炎的主要原因；尚有些原因不明的胰腺炎称为特发性胰腺炎。

【发病机制】

发病基础是上述多种因素分别或同时引起胰腺分泌过度旺盛、胰液排泄障碍、胰腺血液循环紊乱与生理性胰蛋白酶抑制物减少等，虽致病途径不同，但却具有共同的发病过程，即胰腺各种消化酶被激活引起胰腺自身消化。当胆汁或十二指肠液反流入胰管后，将胰蛋白酶原激活变成胰蛋白酶。该酶再将磷脂酶原 A、弹力蛋白酶原、脂肪酶原、激肽酶原激活为磷脂酶 A、弹力蛋白酶、脂肪酶和激肽酶。磷脂酶 A 使卵磷脂转变为具有细胞毒的溶血卵磷脂、使胰腺细胞和红细胞膜磷脂层破坏，造成胰腺组织坏死与溶血；弹力蛋白酶能水解破坏血管壁的弹力纤维，使胰腺出血和血栓形成；脂肪酶活性过高使脂肪坏死；激肽酶将血中的激肽酶原分解为激肽和缓激肽，导致血管扩张和血管壁通透性增加，引起微循环障碍、休克。正常情况下，胰腺腺泡和胰管中有胰蛋白酶抑制物，血浆中的 α 抗胰蛋白酶和抗糜蛋白酶等可抑制胰蛋白酶活性。当这些生理性防御功能减弱时，促进了胰腺自身消化。

【病理】

1. 水肿型（间质型）：较多见，占90%。胰腺肿大、变硬、间质充血、水肿、炎细胞浸润，可有少量腺细胞坏死。
2. 出血坏死型：胰腺肿大变硬，腺泡及脂肪组织坏死，血管出血坏死，是本型的主要病变特点，可有紫黑色或黑绿色坏死灶，散在于胰腺各部，甚至整个胰腺变棕黑色，并有新鲜出血区。显微镜下见有胰腺细胞坏死、水肿、出血、血栓形成及炎细胞浸润。

【临床表现】

急性胰腺炎常在饱食、脂餐或饮酒后发生。部分患者无诱因可查。其临床表现和病情轻重取决于病因、病理类型和诊治是否及时。轻症（水肿型）胰腺炎症状相对较轻，有时仅有腹痛，多呈自限性经过；重症（出血坏死型）胰腺炎起病急骤，病情严重，变化迅速，常伴有休克和多种并发症，甚至危及患者生命。极少数患者不仅起病急骤，亦可无明显腹痛症状，迅速出现休克、昏迷、肺功能衰竭而突然猝死，即暴发型或猝死型胰腺炎。

（一）症状

1.腹痛：为本病的主要症状，多于暴饮暴食、高脂餐、饱餐及饮酒后突然发生。多为持续性剧痛，状如刀割、绞痛、钝痛或钻痛，可阵发性加重，可向腰背部呈束带状放射，取前倾弯腰或坐位蜷腿痛疼可减轻，进餐或平卧位可加重，服用抗酸剂及一般止痛剂不能缓解。腹痛常位于腹上区，也可偏左或偏右。轻症一般3～5天后缓解，重症持续时间较长。少数老年患者腹痛较轻，甚至无腹痛。

2.恶心、呕吐及腹胀：起病初恶心、呕吐频繁，以后逐渐减轻，呕吐为胃内容物，剧烈时可吐出胆汁或咖啡渣样液体，呕吐后腹上区痛不缓解，轻度腹胀为常见而较早的症状，重症患者腹胀明显，常为病变周围肠段反射性麻痹引起。呕吐剧烈可出现脱水、电解质紊乱和血压下降等。

3.黄疸：发生率为20%～25%，多为轻度黄疸，常于起病2～3天出现，几天内消退，大部分由胰头水肿压迫胆总管所致，如黄疸持续加深，应考虑胆源性；如病后5～7天出现，多由胰腺假性囊肿或脓肿压迫胆总管所致。

4.发热：多为中等度发热，不伴寒战，持续3～5天；如超过39℃，提示重症胰腺炎或继发腹膜炎、胰腺蜂窝织炎、胰脓肿等。

5.休克：仅见于重症，发病数小时突然出现，提示胰腺有大片坏死；也可逐渐出现或随并发症出现而发生。休克主要是有效循环血容量不足所致。

6.手足抽搐：常在血钙＜1.75mmol/L时出现，为重症和预后不良的征兆。

（二）体征

1.轻症患者体征较少，腹上区有中等度压痛，往往与主诉腹痛程度不相称，无肌紧张及反跳痛，均有不同程度的腹胀。

2.重症患者腹上区压痛显著，当胰腺大片坏死渗出或并发脓肿时，腹上区可触及肿块，并有肌紧张和反跳痛；出现腹膜炎时则全腹明显压痛与肌紧张。麻痹性肠梗阻时，腹胀明显，肠鸣音减弱而稀少，少数患者可见两侧胁腹部皮肤呈灰紫色斑（Grey-Turner征）或脐周皮肤青紫（Gullen征），系腹腔内含消化酶的胰液和坏死组织液穿过筋膜与肌层渗入腹壁皮下所致。胰液渗入腹腔及肠系膜产生腹膜炎（胰性腹水）；如经腹膜后途径进入胸导管，则产生胸膜炎（胰性胸腔积液），左侧多见。如有休克则出现休克征象；如出现多器官衰竭或侵及其他系统则出现相应的体征。

患者多有轻重不等的脱水，重症患者每有明显脱水。

【实验室和辅助检查】

（一）淀粉酶测定

血清淀粉酶常在起病后6～8小时增高，超过500U（Somogyi）即可诊断本病。一般持续3～5天后逐渐下降，重症可持续时间较长。淀粉酶增高程度与病变严重程度不一致，有时胰腺细胞广泛破坏，血清淀粉酶可不增高，严重时甚至降低。

尿淀粉酶在血清淀粉酶升高约2小时后开始升高，下降较慢，为时可达1～2周。如肾功能正常，超过256U有意义。

胰源性腹水与胸腔积液多呈血性或紫褐色，淀粉酶浓度异常增高；有胰性脑病时，脑脊液中的淀粉酶浓度也增高。

（二）淀粉酶、肌酐清除率比值（CAm/CCr%）

淀粉酶、肌酐清除率比值计算按下列公式：

$$cAm/CCr\% = \frac{尿淀粉酶 \times 血肌酐 \times 100}{血淀粉酶 \times 尿肌酐}$$

CAm/CCr 的正常均值不超过 5%，若超过 5.5% 有意义。急性胰腺炎时，肾对血清淀粉酶清除率增加而对肌酐清除率无改变，故其 CAm/CCr 的比值可增加达 3 倍。

（三）血清脂肪酶测定

血清脂肪酶升高较迟，于发病后 48～72 小时开始升高，可延续 5～10 天，故对疾病后期诊断价值较大，其特异性优于淀粉酶。血清脂肪酶超过 1.5U 有诊断价值。

（四）血清正铁血白蛋白

在腹腔内渗血和胰酶作用下，形成正铁血红素，正铁血红素与白蛋白结合为正铁血白蛋白，出血坏死型胰腺炎时常阳性，有助于判断急性胰腺炎的预后，而水肿型胰腺炎为阴性。

（五）生化检查

血糖常增高，肝功能异常表现为胆红素、AST、LDH 增高。血钙若低于 1.75mmol/L 提示病情严重，预后不良。血清白蛋白（清蛋白）降低，病死率也高。可有低氧血症，如动脉氧分压低于 7.98kPa（60mmHg），应警惕发生急性呼吸窘迫综合征。亦可有代谢性酸中毒，低钾、低镁血症。

（六）血细胞检查

多有白细胞增多及粒细胞核左移；严重病例血液浓缩，红细胞比容增高。

（七）影像学检查

1. 超声显像：可见胰腺弥漫性均匀性增大，光点增粗，坏死区呈低回声。

2. X 线检查：腹平片可见肠麻痹或麻痹性肠梗阻征象，胰腺阴影增大。胸部 X 线检查可见胸膜反应，胸腔积液、肺炎、肺不张及左膈肌抬高，活动度减弱等。

3. 计算机 X 线断层摄影（CT）：CT 示胰腺增大增厚，轮廓及与周围组织边界模糊不清，坏死区呈低密度不规则的透亮区。并可发现假性囊肿或脓肿，腹腔积液。

【并发症】

1. 局部并发症：有胰腺脓肿与假性囊肿，主要发生于出血坏死型胰腺炎。一般发生于起病后 2～3 周，继发胰腺脓肿时持续高热和腹痛，可呈现腹上区包块。假性囊肿常于病后 3～4 周形成，系胰腺坏死组织或脓肿内容物由胰管排出所致。

2. 全身并发症：重症急性胰腺炎在病后数天内可出现多种严重并发症，如败血症、糖尿病，急性呼吸窘迫综合征、急性肾功能衰竭、心律失常或心力衰竭、消化道出血、胰性脑病、弥散性血管内凝血等多器官功能衰竭，病死率很高。

【诊断】

有急性胰腺炎诱因如胆管疾患、暴饮暴食等，突然发生上腹痛，血尿淀粉酶增高可诊断本病。如出现高热、腹膜炎、休克、低钙血症或呼吸窘迫综合征、心力衰竭等多脏器功能衰竭者，可诊断重症胰腺炎。

中华医学会外科学会胰腺外科组 1992 年 5 月山东泰安第四届学术会提出重症（出血坏

死型）急性胰腺炎的临床诊断和分级标准如下。

1．临床诊断标准：突然腹上区剧痛、恶心、呕吐、腹胀并伴有腹膜刺激征，经检查可除外胃肠穿孔、绞窄性肠梗阻等其他急腹症并具备以下4项中之2项者，即可诊断。①血、尿淀粉酶增高（>500苏氏单位），或突然下降至正常，但病情恶化。②血性腹水，其中淀粉酶增高（>1500苏氏单位）。③难复性休克（扩容后休克不见好转）。④B超或CT检查示胰腺大，质不均，胰外有浸润。

2．分级标准：I级，无重要器官功能衰竭表现；II级，有1个或1个以上的重要器官功能的衰竭。

器官功能衰竭的依据：①肺：呼吸困难，>35次/分，PaO_2<8.0kPa（60mmHg）；②肾：尿量<500mL/24小时；BUN≥3.57mmol/L，Cr≥177μmol/L；③肝：黄疸，胆红素>34μmol/L，ALT达正常的2倍；④胃肠：肠麻痹，呕血或黑粪，估计出血量在1000mL以上，胃镜见粘膜糜烂，溃疡；⑤心：低血压，心率≤54次/分或≥130次/分，平均动脉压≤6.5kPa（49mmHg）；⑥脑：神志模糊、谵妄、昏迷；⑦凝血象：DIC、PT、PTT延长，血小板<80×10^9/L，纤维蛋白原<1.5~2.0g/L。

【鉴别诊断】

1．消化性溃疡穿孔：常有消化性溃疡病史，突然发病、剧烈腹痛、腹肌板样强直、肝浊音界消失，立位X线腹部透视见膈下游离气体，血清淀粉酶虽可增高，但不超过500U。

2．胆石症与急性胆囊炎：常有胆结石病史或胆绞痛发作史；疼痛常位于腹上区偏右，可放射至右肩；往往有黄疸，Murphy征阳性；影像学检查可显示胆结石与胆囊炎征象，血尿淀粉酶可轻度升高。

3．急性肠梗阻：有急性阵发性腹绞痛；便秘和不能排气，肠鸣音亢进；腹部X线平片可见肠梗阻征象；血清淀粉酶轻度升高。

4．心肌梗死：多有冠心病史，心前区有压迫感或疼痛，也可腹上区痛，心电图检查可见特殊梗死图形；血清淀粉酶不高而谷草转氨酶和肌酸磷酸激酶活性增高。

5．其他：尚需与肠系膜血管栓塞、急性胃肠炎、宫外孕破裂等相鉴别。

【治疗】

（一）抑制胰腺分泌

1．禁食及胃肠减压：轻症者可短暂禁食，待腹痛消失后可给流汁饮食，逐渐恢复正常饮食。重症者，有肠麻痹胀气明显时应胃肠减压。

2．抗胆碱药物：可用阿托品或山莨菪碱肌内注射。有肠麻痹和高热时不宜使用。

3．组胺H_2受体阻滞剂：可通过抑制胃酸分泌，从而减少胰腺分泌。常用西米替丁400mg或雷尼替丁150mg，静脉滴注，每日2次。

4．乙酰唑胺：为碳酸酐酶抑制剂，减少胰腺水分和碳酸氢钠分泌，从而减少胰管压力。用量为0.25g，每日3次。

5．生长抑素：生长抑素或其人工合成物奥曲肽能抑制胰液、高血糖素、脂肪酶、淀粉酶、胆囊收缩素等的分泌，治疗重症胰腺炎较好。奥曲肽100μg静脉注射，以后每小时250μg持续静脉滴注，维持5~7日。有人用生长抑素和生长激素联合治疗重症胰腺炎获良好疗效。

6.高血糖素：抑制胰液分泌，减轻胰腺出血坏死。每天 5～10mg 加生理盐水 500mL 静脉滴注，可连用 2～5 天。

（二）解痉镇痛

1.阿托品 0.5mg 或山莨菪碱 10mg，肌内注射，每 6 小时 1 次。

2.哌替啶 50～100mg，肌内注射，必要时 6～8 小时后重复应用。可与阿托品合用。

3.异丙嗪 25～50mg，肌内注射，每日 2～3 次。可与哌替啶合用。

4.普鲁卡因 0.5～1.0g 加入 5% 葡萄糖液 500mL 中静脉滴注。

（三）抑制酶活性

用于重症早期，持续大剂量静脉滴注疗效好。抑肽酶（trasyloⅠ）每次 10 万 U，每日 2 次，溶于葡萄糖液静脉滴注，症状改善后渐减量，疗程 5～8 天。久用有产生抗体和过敏现象。

（四）抗生素

胆源性或重症胰腺炎应酌情使用抗生素，如青霉素、氨苄西林、喹诺酮类和头孢菌素等。

（五）肾上腺糖皮质激素

适用于重症伴有休克或急性呼吸窘迫综合征的患者，每日给地塞米松 20～40mg 加入葡萄糖液静滴，使用 2～3 天。

（六）抗休克及纠正水电解质平衡失调

积极补充液体及电解质如钾、钠、钙离子等，维持有效血循环量，休克时尚应给予白蛋白、鲜血及血浆，低分子右旋糖酐，输液速度及量可根据中心静脉压与治疗反应加以调整。补液后循环衰竭仍未好转，可加用血管活性药物。伴有酸中毒时，应给予碱性药物。

（七）并发症处理

并发急性呼吸窘迫综合征时，可作气管切开，使用呼气末加压人工呼吸，给予利尿剂和地塞米松治疗。急性肾功能衰竭时可透析治疗。

（八）内镜治疗

急性出血坏死型胰腺炎可经内镜作乳头切开置内支架或鼻导管引流，有结石可作内镜取石术。

（九）外科治疗

手术指征：①出血坏死型合并有弥漫性腹膜炎；②黄疸加深需解除胆管或壶腹梗阻者；③并发胰脓肿或假性囊肿者。

【预防】

积极预防和治疗胆管疾病，特别是胆管结石。避免暴饮暴食和酗酒。及时治疗水肿型胰腺炎，防止转化为出血坏死型。

自学指导

【重点难点】

急性胰腺炎是胰酶在胰腺内被激活后引起胰腺组织自身消化的化学性炎症。临床分为水肿型和急性出血坏死型两种类型，根据典型的临床表现和实验室检查，常可作出诊断。水肿型患者有剧烈而持续的上腹部疼痛，恶心，呕吐，轻度发热，上腹部压痛，但无腹肌紧张，同时有血清和（或）尿淀粉酶显著升高及Cam/Ccr%比值增高，据此可以诊断。出血坏死型患者早期诊断不无困难，有以下表现应当拟诊：①全腹剧痛及出现腹肌强直、腹膜刺激征时；②烦躁不安、四肢厥冷、皮肤呈斑点状等休克症状时；③血钙显著下降到 2 mmol/L 以下；④腹腔诊断性穿刺有高淀粉酶活性的腹水；⑤与病情不相适应的血尿淀粉酶突然下降；⑥肠鸣音显著降低、肠胀气等麻痹性肠梗阻；⑦Grey－Turner 征或 Cullen 征；⑧正铁血白蛋白阳性；⑨肢体出现脂肪坏死；⑩消化道大量出血；⑪低氧血症；⑫白细胞$>18\times10^9$/L及血尿素氮>14.3mmol，血糖>11.2mmol/L（无糖尿病史）。其中急性出血坏死型胰腺炎，病情严重，常伴有腹膜炎、休克等各种并发症，病死率高，应引起重视。对此，除采用积极的内科治疗措施外，必要时应外科治疗。内科治疗方法中抑制胰酶分泌适用于出血坏死型胰腺炎的早期，常用药物如抑肽酶。而使用抗胆碱药、H_2 受体拮抗剂、胰升糖素以及胃肠减压与禁食可以减少胰腺外分泌。水肿型胰腺炎以化学性炎症为主，抗菌药物并非必要，但因多数急性胰腺炎与胆道疾病有关，故多应用抗菌药物。出血坏死型患者常有胰腺坏死组织继发感染或合并胆道系统感染，应及时应用抗菌药物。

【学习思考题】

简述急性胰腺炎的病因和发病机制。

（王怡兵　周建锋）

第五章 泌尿系统疾病

泌尿系统由肾脏、输尿管、膀胱、尿道和有关的血管、神经组成。肾脏是泌尿系统最重要的器官，是排泄水分、代谢产物和废物，以维持体内水、电解质和酸碱平衡的器官。肾脏还能分泌一些重要的内分泌物质，对维持机体内环境的稳定起重要作用。本章泌尿系统疾病主要讨论肾脏疾病。限于篇幅，仅包括急慢性肾小球肾炎、慢性肾功能衰竭、泌尿系感染等常见病。

第一节 肾小球肾炎

【目的要求】

1. 了解急慢性肾小球肾炎的病因、发病机制、病理变化。
2. 掌握本病的诊断及鉴别诊断。
3. 了解本病的治疗。

【自学时数】

6 学时。

肾小球疾病是指主要侵犯肾小球的病变，不是单一的疾病，而是由多种病因、不同发病机制引起的病理类型各异的一组病变，可分为原发性、继发性和遗传性，有相似的临床表现如水肿、高血压、蛋白尿和血尿，在我国是发生慢性肾功能衰竭的主要疾病。而其中肾小球肾炎（简称肾炎）是双侧性肾小球病变，在肾小球疾病中最为常见，临床上分为急性、急进性及慢性三型。目前认为肾炎是机体免疫反应异常所引起的一组疾病，导致机体发生异常反应的物质是致病微生物（包括溶血性链球菌及其他球菌、杆菌、寄生虫、原虫、病毒等）的抗原；少数可由外来物质（异种蛋白质、药物等）作为抗原及内源性抗原（甲状腺球蛋白、肿瘤成分等），上述抗原侵入人体后，机体发生免疫反应形成抗体，通过免疫作用而造成肾脏损害。

【发病机制】

多数肾小球肾炎是免疫介导的炎症性疾病，体液免疫在该病的发病机制的作用已得到公认，细胞免疫在某些类型肾炎中作用也得到肯定。免疫是该病的始发机制，在此基础上某些炎症介质如补体、白细胞介素、活性氧和多肽生长因子才导致肾小球损伤并产生相应的临床症状。

（一）免疫反应

体液免疫即免疫复合物（IC）通过下列两种方式形式。

1. 循环免疫复合物（CIC）沉积：某些外源性抗原（如致肾炎链球菌的某些成分）或内源性抗原（如天然DNA）刺激机体产生抗体，在循环中产生CIC，CIC沉积于肾小球系膜区和内皮下，CIC是否能沉积及其程度，主要由以下因素所决定。①CIC自身特性和浓度：如CIC分子大小，抗体种类和亲和力，抗原或抗体的电荷和CIC浓度等因素；②红细胞转运CIC的能力：CIC由红细胞转运至肝、脾，由组织单核吞噬细胞处理，这是清除CIC的主要途径；③补体活化：补体3b（C3b）和IC的结合可抑制IC沉淀，称免疫沉淀的抑制作用；④单核吞噬细胞系统的功能：其功能减退易导致IC介导的疾病产生。

2. 原位免疫复合物（in site IC）的形成：这是指循环中游离抗体与肾小球固有抗原或已植入肾小球外源性抗原相结合在肾小球局部形成免疫复合物，多数位于肾小球上皮细胞下基膜外侧。动物实验模型研究证实，肾小球上皮细胞侧IC的形成主要为原位IC，见于膜性肾病。

3. 细胞免疫：微小病变型肾病肾小球内无IC的证据，但研究显示患者淋巴细胞在体外可释放血管通透性因子。急进性肾小球肾炎早期肾小球内常可发现较多的单核细胞。细胞免疫在机体的免疫反应的重要意义已引起广泛重视，在某些肾小球疾病如抗肾抗体性肾炎中，肾间质内常有大量T细胞浸润，并和该病的预后和进展相关。临床使用细胞免疫抑制剂环孢素A治疗难治性肾病综合征有效。以上这些均支持细胞免疫在肾炎发病机制中的作用。但细胞免疫在肾小球肾炎发病机制中确切意义还未明了。

（二）炎症反应

多数肾小球病为免疫介导性炎症，免疫反应激活炎症细胞使之释放炎症介质才能造成肾小球损害。

1. 炎症细胞：肾脏炎症细胞有两大类：即循环中炎症效应细胞和肾脏固有细胞。前者主要有中性粒细胞、单核吞噬细胞、嗜酸性粒细胞和血小板。中性粒细胞粘附和吞噬免疫反应物引起细胞活化释放一系列炎症介质，其中活性氧和蛋白酶等在肾炎的致病中具有重要意义。单核吞噬细胞和血小板也是炎症效应细胞，尤其前者活化后能产生蛋白酶、活性氧、血栓素、前列腺素、白介素、成纤维细胞生长因子和肿瘤坏死因子等众多的炎症介质。

肾脏固有细胞如肾小球上皮细胞、内皮细胞、系膜细胞、肾小管上皮细胞和肾间质或纤维细胞等，目前已知这些细胞在肾脏疾病进展中不仅是被动的受害细胞，而且通过细胞活化产生多种生长因子、粘附和趋化因子使病变恶化。

2. 炎症介质：在肾小球肾炎的炎症介质过去只强调补体、凝血和纤溶因子、血管活性胺和激肽等，而现在对其认识有新的发展，一些血管活性肽（内皮素、心房钠尿肽、血管紧张素Ⅱ、血管升压素、缓激肽）、生长因子（表皮生长因子、血小板源生长因子、胰岛素样生长因子、成纤维细胞生长因子、白介素、集落刺激因子）、肿瘤坏死因子、干扰素、前列腺素类（环氧化酶产物）、血小板活化因子、细胞粘附因子、活性氧、活性氮等也参与了肾炎的病理过程。

在肾小球疾病的发病过程中，凝血和纤溶障碍具有重要作用。近年来由于免疫学、生物化学和分子生物学等技术迅速发展，业已证明免疫机制在肾小球疾病发病过程中起主要作用，而凝血障碍对疾病的进展和恶化起显著作用。

（三）非免疫、非炎症损伤

早在1982年Brenner等对大鼠做5/6肾切除，用微穿刺方法证实残余肾的单个肾单位肾小球滤过率增高（高滤过），血浆流量增高（高灌注）和毛细血管跨膜压增高（高跨膜压），称为"三高"。三高产生机制主要是残余肾单位入球小动脉扩张较出球小动脉扩张更为显著所致。三高引起细胞外基质明显积聚，最终导致肾小球硬化。长期大量蛋白尿造成肾小球高滤过可使肾小球发生局灶节段性肾小球硬化。糖尿病肾病持续高血压造成肾小球高滤过可诱发或加重肾小球损害，导致肾小球弥漫性硬化。此外，高脂血症特别是胆固醇低密度脂蛋白亦能促使内皮细胞和系膜细胞损伤，并释放细胞因子产生进行性肾小球损伤。

【原发性肾小球病分型】

肾小球病不是单一疾病，有不同病因、发病机制，有多种病理类型，临床表现可交叉重叠。为便于临床识别和治疗，有必要对原发性肾小球病作病理分型和临床分型。

（一）病理分型（WHO1982年制定的肾小球病病理分类标准）

1．轻微病变性肾小球肾炎。

2．局灶性节段性病变：①局灶性肾小球肾炎；②局灶和节段性玻璃样变和硬化。

3．弥漫性肾小球肾炎：膜性肾病；增生性肾炎（包括：系膜增生性肾小球肾炎、毛细血管内增生性肾小球肾炎、系膜毛细血管性肾小球肾炎、致密沉积物性肾小球肾炎、新月体肾小球肾炎）；硬化性肾小球肾炎。

4．未分类肾小球肾炎。

（二）临床分型

包括：急性肾小球肾炎、急进性肾小球肾炎、慢性肾小球肾炎、隐匿型肾小球肾炎、肾病综合征。

临床分型仅是从现象入手分析，只作为临床工作的实用方案，肾小球的临床和病理类型之间虽说有一定的联系，而且随着认识的深化可找到更多的规律，但二者之间又常难以有肯定的对应关系，同一病理类型可表现为多种不同的临床表现。而相同的一种临床表现可来自多种不同的病理类型。因此，肾活检是确定肾小球病病理类型和病变程度的必须手段，而正确的病理诊断又必须与临床密切结合。

急性肾小球肾炎

急性肾小球肾炎常发生于链球菌感染后，又称急性链球菌感染后肾炎，但也可见其他细菌、病毒、原虫和寄生虫等感染后，通常急性起病以血尿、蛋白尿、高血压、水肿、少尿和氮质血症为常见临床表现。这里主要介绍急性链球菌感染后急性肾炎（以下简称急性肾炎）。

【病因和发病机制】

急性肾炎绝大多数患者和β-溶血性链球菌A族感染有关，过去多认为菌体细胞壁上的M蛋白具有致肾炎的抗原性。而近年研究提示链球菌的胞浆或分泌蛋白的某些成分可能为主要致病抗原，导致免疫反应后可通过循环免疫复合物，沉积于肾小球而致病；或抗原种植于肾小球后再结合循环中的特异抗体形成原位免疫复合物而致病。抗原抗体反应活化补体，补体激活后引起一系列的病理反应，特别是上皮下免疫复合物激活补体形成 $C_{5b\sim9}$，此为膜攻击物，在急性肾炎发病中起重要作用。急性肾炎起病后血中 CH_{50}、C_3 和 C_5 均有明显下降。

【病理】

急性肾炎时肾脏体积可较正常增大，病变主要累及肾小球。病理类型为毛细血管内增生性肾小球肾炎。光镜下通常为弥漫性肾小球病变，以内皮细胞和系膜细胞增生为特征性改变。被膜下肾组织光滑，肾小球细胞成分增多，血管袢肥大，充满肾小囊，毛细血管有不同程度阻塞，偶尔有小血栓形成。免疫荧光检查可以见到颗粒样免疫复合物沉积于上支下，部分有 IgG 和 C_3，这种上皮下电子致密物在电镜下形成驼峰（hump）为其特征性改变。

【临床表现】

多见于儿童，男多于女，多见于 5～14 岁，较少累及中、老年人，40 岁以上发生率低于 10%。

（一）潜伏期

以冬春季多见。多数人有前驱感染史，北方 90% 以冬春季多见。南方不少患者发生于脓疮病之后多见于夏季。感染后 1～3 周潜伏期，相当于致病抗原初次免疫后诱导机体产生免疫复合物所需的时间。平均 10 天左右出现症状。呼吸道感染者的潜伏期较皮肤感染者要短。

（二）临床表现

1. 水肿：约 80% 以上患者出现水肿，常为起病早期症状，其特征为晨起颜面水肿，即呈所谓"肾炎面容"，伴有轻度下肢可凹性水肿。随病程发展延及全身，尤以头皮、会阴、男孩子阴囊等部位为明显。水肿主要由于肾小球滤过率下降，而肾小管特别是远端肾小管重吸收能力上升，球管功能失衡所致。全身性毛细血管渗透性增加和继发性醛固酮增多可加重水肿。

2. 高血压：约 80% 患者出现一过性轻、中度血压升高，偶尔可见严重高血压。高血压的原因主要与水、钠潴留和血容量扩张有关，血浆肾素不高，利尿后可逐渐恢复正常。急性肾炎患儿 5% 可发生脑病，表现为剧烈呕吐、嗜睡和黑矇，严重者有阵发性惊厥和昏迷。眼底检查有视网膜出血、渗出和视盘水肿。常和高血压同时存在，也可能和水、钠潴留引起脑水肿有关。

3. 血尿、蛋白尿：血尿常为起病的首发症状，几乎全部患者均有血尿，其中 40% 患者有肉眼血尿。绝大多数患者伴有蛋白尿，常为非选择性轻中度蛋白尿，少数患者（<20%）可 >3.5g/d，即呈肾病综合征范围内的大量蛋白尿。

4. 少尿：大部分患者起病时即有少尿，随少尿出现氮质血症，是受肾小球滤过功能受损的影响。而此时肾血流量正常，所以肾脏滤过分数下降，这是急性肾炎的典型改变。一般 2 周后尿量可渐增，氮质血症逐渐消失。仅少数患者由少尿发展成无尿，表明肾实质病变严重，预后不佳。

此外，急性肾炎患者常有疲乏，食欲减退、恶心、呕吐、嗜睡和头晕等症状。部分患者有腰部钝痛，这是因为肾实质肿大、肾被膜牵张感觉神经末梢所致。

【实验室检查】

尿常规检查除红细胞和蛋白尿外，还能见到红细胞管型、颗粒管型、少量上皮细胞和白细胞。尿常规改变较其他临床表现恢复得慢，常迁延数月。镜下血尿可持续 2 年。血液常规呈轻度正色素正细胞性贫血，血沉增快约 $30\sim60mm/h$。重度水肿时血白蛋白浓度下降，并出现稀释性低钠血症，少尿时血钾升高。

大多数患者循环免疫复合物（CIC）阳性。血清总补体活性 CH_{50}、C_3 下降。急性肾炎早期做咽部或皮肤病灶细菌培养可以有少部分病例获阳性结果。约 $70\%\sim80\%$ 抗链球菌溶血素 O（ASO）滴度增高，6 周以后恢复正常水平。

【诊断】

急性起病，短期内发生水肿、高血压、少尿和血尿等症状，病前 1～3 周有链球菌前驱感染史，血清补体下降，急性肾炎诊断不难。对一些不典型病例或临床症状很轻，仅有轻度尿异常者应作肾活检以明确诊断。

【鉴别诊断】

1. 急进性肾小球肾炎：起病与本病相似，但除急性肾炎表现外，患者呈进行性少尿或无尿、肾功能急骤恶化终至尿毒症。所以急性肾炎 1 个月以上不见缓解应及时作肾活检，以资鉴别。

2. 系膜增生性肾小球肾炎（IgA 肾病及非 IgA 系膜增生性肾小球肾炎）：常以呼吸道感染后发生血尿，有时伴有蛋白尿，少数患者有水肿和高血压表现，类似急性肾炎。但先期感染不是链球菌，ASO 不升高，血补体正常，潜伏期短仅数天甚至数小时，部分患者血清 IgA 升高。病程反复发作无自愈倾向，和急性肾炎不同。

3. 系膜毛细血管性肾炎：起病和急性肾炎很相似，有呼吸道感染史，ASO 升高，但血补体持续性下降，8 周内不恢复，临床上还经常伴肾病综合征，病变无自愈倾向。

4. 紫癜性肾炎：常发生于 10 岁以下儿童，有前驱感染史，尿检有血尿等易和急性肾炎混淆。但紫癜性肾炎可有皮肤紫癜，可伴有关节痛、腹痛、腹泻、粪便隐血阳性，血清 C_3 和 ASO 正常。病理改变为系膜增生性肾炎可以鉴别。

【治疗】

因本病为自限性疾病，故治疗以休息和对症治疗为主，以减轻症状，防止并发症的发生。

（一）一般治疗

急性期应卧床休息，待肉眼血尿消失、浮肿消退、高血压控制、血尿素氮和肌酐恢复后可逐步增加活动。

饮食应富含维生素，有水肿和高血压者应低盐饮食，每日食盐 2～3g。肾功能正常者每日千克体重为 1g 蛋白质，并予以优质动物蛋白质（含多种必需氨基酸的动物蛋白）。如有肾功能不全，氮质血症时应限制蛋白质摄入。

（二）治疗感染灶

咽部或皮肤细菌培养阳性应选择敏感抗生素治疗，青霉素或大环内酯类抗生素对链球菌感染通常有效，以往主张病初注射青霉素 10～14 天，但其必要性有争议。有慢性扁桃本炎且急性肾炎症状有反复发作者可以在病情稳定后考虑作扁桃体摘除术。术前、术后两周需注射青霉素。

（三）对症治疗

1. 利尿：水肿明显者加用利尿剂，常用噻嗪类如氢氯噻嗪（hydrochlorothiazide）每日 2～3 次，每次 25mg，当肾小球滤过功能严重受损时，肌酐清除率＜10mL/min 应用呋塞米（furosemidum），另外多巴胺可解除血管痉挛达到利尿效果。

2. 降压：积极而稳妥地控制高血压可改善肾功能，预防心、脑合并症。利尿治疗能减少容量负荷降低血压。常用降压药物有钙通道阻滞剂如氨氯地平（amlodipine），每日 1 次，每次 5mg，肼屈嗪（hydralazine）和哌唑嗪（prazosin）有扩张血管作用可选择使用。严重高血压或伴有脑病可使乌拉地尔（urapidil）和硝普钠（sodium nitroprusside）治疗。血管紧张素转化酶抑制剂如卡托普利（captopril）少尿时慎用，以防诱发高钾血症。

（四）高钾血症的治疗

少尿或无尿时易发生高钾血症，应控制摄入含钾丰富的食物，补充碱性药物，有水肿时推注较大剂量的呋塞米（200～400mg），钠离子交换树脂口服，每次 25～50g。葡萄糖和胰岛素静脉滴注。

（五）透析治疗

当出现以下情况可采取透析治疗：

1. 急性肾功能衰竭伴高钾血症时。

2. 严重水钠潴留引起左心衰竭，此时强心、利尿治疗效果不好，且易发生洋地黄中毒。

【预后】

多数病例预后良好。可完全治愈。仅 6%～18% 病例遗留尿异常或高血压而转变为慢性。老年患者恢复缓慢，有严重持续高血压、肾病综合征和肾功能损害者预后差。

急进性肾小球肾炎

急进性肾小球肾炎即急骤进行性肾小球肾炎。是临床表现以血尿、浮肿、高血压和蛋白尿症状迅速加重，很快发展为少尿性急性肾功能衰竭，病理改变为新月体肾小球肾炎表现的一组疾病。

【病因】

1. 原发性急进性肾炎：病因不明，约半数以上患者有上呼吸道感染病史，包括细菌和病毒感染，仅少数呈典型的链球菌感染。少数急进性肾炎有结核感染史。某些化学毒物可能是急进性肾炎（抗肾基膜抗体）的病因，以各种烃化物污染关系密切。

2. 继发性急进性肾炎：继发于其他系统性疾病如系统性红斑狼疮、过敏性紫癜、肺出血-肾炎综合征和冷球蛋白血症及继发于感染性疾病如感染性细菌性心内膜炎和败血症。

3. 由原发性肾小球病（如系膜毛细血管性肾炎、膜性肾病、系膜 IgA 肾病和其他链球菌感染后肾炎等）的基础上形成广泛新月体，即病理类型转化而来的新月体肾小球肾炎。

本节主要讨论原发性急进性肾炎（以下简称急进性肾炎）。

【发病机制】

1. 抗肾小球基膜型肾小球肾炎（Ⅰ型）：免疫荧光检查可见肾小球基膜（GBM）有弥漫性线条样沉积，主要成分为 IgG、IgA 和 C_3。目前已证实这是抗肾小球基膜抗体和肾小球相应抗原结合的结果。

2. 免疫复合物型（Ⅱ型）：约占本病 30% 左右，患者血清免疫复合物可呈阳性，免疫荧光证实肾小球系膜和基膜区有弥漫性颗粒状沉积，主要成分有 IgG、IgM、IgA 和 C_3，其病理免疫特点类似免疫复合物介导肾炎。

3. 非免疫复合物型（Ⅲ型）：患者肾组织免疫荧光和电镜检查均未发现或仅微量免疫沉积物、循环 GBM 抗体和免疫复合物阴性，既往认为系非免疫机制或细胞介导的免疫病变。近年研究发现本型患者主要为小血管炎肾损害（肾微血管炎），此类患者以血清抗中性粒细胞胞浆自身抗体（antineutrophil cytoplasmic autoantibodies, ANCA）为共同特点。

【病理】

急性期肾脏体积较正常增大，表面光滑，切面皮质增厚、髓质淤血。其特征性改变为肾小球囊新月体形成，50% 以上肾小球受累。发病初期新月体主要由细胞成分所组成，但硬化发展很快，胶原纤维沉着为主时称纤维新月体。免疫复合物型肾炎（Ⅱ型）有系膜和内皮细胞增生，电镜检查还可发现电子致密物沉积。由小血管炎介导的肾损害常伴有肾小球节段性纤维蛋白样坏死。

【临床表现和实验室检查】

Ⅰ型（抗肾小球基膜型肾小球肾炎）好发于青、中年。Ⅱ型（免疫复合型）和Ⅲ型（小血管炎型）多发生于中、老年，男性居多。

临床表现为起病急，近半数患者发病前有先驱感染史，部分患者起病后尿量即见减少，有肉眼血尿。尿蛋白中度增加。大量蛋白尿和高度水肿等肾病综合征表现者约占 25%。病初有高血压者不足半数，部分在病程进展过程中出现血压增高。进行性肾功能减退是本病的特点，一般在数周至数月发展为尿毒症。全身症状较重，有疲乏、无力、精神不振，可有发热和皮疹。常有贫血，有时存在微血管病性溶血性贫血。

免疫学检查异常主要有抗 GBM 抗体（Ⅰ型）、ANCA 阳性（Ⅲ型）。此外，Ⅱ型患者的血循环免疫复合物及冷球蛋白可呈阳性，并可伴血清补体 C_3 降低。B 超等影像学检查显示双肾增大。

【诊断】

根据急性起病，有水肿、蛋白尿、血尿或有高血压、低蛋白血症，进行性贫血等临床表现，病情迅速恶化，在发病数周或数月内出现较重的肾功能损害应考虑本病。凡有急性肾炎表现同时肾功能急剧恶化，无论是否已达到少尿性急性肾衰竭，应疑及本病并及时进行肾活检。如50%肾小球有大新月体形成，根据临床和实验检查能排除统性疾病，则诊断可成立。

【鉴别诊断】

1．急性肾功能衰竭时非肾小球病变：急性肾小管坏死一般有明确的发病原因如药物、毒物等中毒因素或大出血、休克等缺血因素。尿钠高、尿相对密度（比重）低于1.010，尿液中有特征性肾小管上皮细胞管型。急性间质性肾炎也可以急性肾功能衰竭起病，但常伴有发热、皮疹、嗜酸性粒细胞增高等表现可以鉴别。

2．尿路梗阻发生的急性少尿：有腰痛、原来尿量正常而骤减至无尿或每天尿量变化多。超声检查可发现膀胱或肾盂积水。X线检查可发现结石或增大的肾脏。

3．继发性急进性肾炎：如狼疮性肾炎、过敏性紫癜肾炎和肺出血－肾炎综合征可伴有新月体形成。狼疮性肾炎有发热、皮疹、关节痛、全身多系统损害、血抗核抗体阳性等临床特点。过敏性紫癜肾炎可有皮肤紫癜，多见于下肢伸侧面，常伴有关节痛和腹痛。肺出血－肾炎综合征临床应具备三个条件：即肺出血、肾炎和血清、肾脏洗脱液中GBM抗体阳性，根据上述原发病特点可以鉴别。

4．原发性肾小球病：有的病理改变并无新月体形成，但病变较重或持续，如重症毛细血管内增生性肾小球肾炎或重症系膜毛细血管性肾小球肾炎等。临床上鉴别有时较困难，常要作肾活检协助诊断。

【治疗】

急进性肾炎病程发展快，已速恶化，近年来治疗进展较大，预后有所改观，关键是及时肾活检做出病理诊断，尽早治疗。

1．血浆置换疗法：使用血浆置换机分离患者的血浆和血细胞，弃去患者血浆2～4L，并补充等量健康人新鲜血浆或血浆白蛋白和患者血细胞重新输入体内，每日或隔日进行，一般均需置换10次以上。血浆置换能去除患者循环中抗原、抗体、免疫复合物和炎症介导物质，并有促进网状内皮系统功能，稳定机体的内环境。此法对Ⅰ型疗效好，Ⅱ型稍逊。此法较甲泼尼龙冲击治疗技术难度大、价格昂贵。使用此疗法仍需使用类固醇和细胞毒类药物，以防止免疫、炎症过程"反跳"。

2．糖皮质激素和免疫抑制药物：在使用糖皮质激素和细胞毒类药物常规治疗基础上加甲泼尼龙（methylprednisolone）0.1～1g静脉滴注。每日1次或隔日1次。3次为1冲击疗程，间歇3～5天后可再进行下一个疗程，不超过3个疗程。滴注结束后再改口服泼尼松（prednisone），每日每千克体重1mg。近年报道应用环磷酰胺（cyclophosphamide）静脉注射，每月1次，按0.5～1g/m²体表面积，共6次配合甲泼尼龙冲击治疗。上述治疗使细胞新月体数量减少，肾功能好转，蛋白尿改善，尤其对Ⅱ型、Ⅲ型疗效好，纤维新月体疗效不佳。甲泼尼龙冲击治疗时应注意继发感染、水钠潴留、糖皮质激素性糖尿和消化道出血等不良反应。

3．四联疗法：皮质激素、细胞毒药物、抗凝、抗血小板聚集药物联合使用，又称鸡尾酒疗法。因在新月体形成过程中有纤维蛋白原活化，并可能成为单核细胞趋化物。因此抗凝、抗血小板聚集治疗有一定理论基础。抗凝药物常用肝素加入5%葡萄糖液20CmL中滴入，以凝血时间延长一倍或尿 FDP 量下降作为调节药量指标，全日总量约 5000～20000 单位，5～6 日后改华法林口服。抗血小板聚集药物有双嘧达莫（dipyridamole）和磺吡酮（sulfinpyrazone）等。但临床应用已证实，该疗法欠佳，现已少用。

4. 替代治疗：肾脏病变进展至终末期，肾小球硬化、肾小管萎缩和间质纤维化。上述治疗无效，应考虑替代治疗，作血液透析或腹膜透析。肾移植后复发是本病值得注意的问题，应在病情稳定后半年到 1 年（Ⅰ型患者血中抗 GBM 抗体需转阴）再进行肾移植手术。

【预后】

患者如能得到及时明确诊断和早期强化治疗，预后可得到显著改善。随着对本病诊疗水平提高，影响本病预后因素也逐渐明确。主要有：①和免疫病理类型有关，明确由小血管炎引起的Ⅱ型预后也较好；②强化治疗是否及时甚为关键，病理尚未显示广泛不可逆病变（纤维性新月体、肾小球硬化或间质纤维化）时即开始治疗者预后较好，否则预后较差。已至严重的肾功能不全透析治疗后仍少尿或无尿者预后差；③老年患者预后相对较差。

慢性肾小球肾炎

慢性肾小球肾炎（以下简称慢性肾炎）是由多种病因、不同病理类型的原发性肾小球肾炎，临床以水肿、高血压、蛋白尿、血尿和肾功能损害为基本表现，疾病迁延、缓慢进展，最终发展为慢性肾功能衰竭。

【病因和发病机制】

急性肾炎迁延不愈，病程在 1 年以上可转入慢性肾炎，但仅有少数慢性肾炎是由急性肾炎发展所致，大部分慢性肾炎并非由急性肾炎转变而来，病因尚未清楚。慢性肾炎不是一个独立疾病，发病机制不完全相同。一般认为起始因素仍为免疫介导性炎症、非免疫机制肾脏损害在慢性肾炎的发生、发展中也占很重要作用。包括肾小球病变引起肾内动脉硬化；部分肾小球受损后单个肾单位高灌注、高跨膜压和高滤过引起肾小球硬化；慢性肾炎的高血压可引起肾缺血性改变，导致肾小动脉狭窄、闭塞和长期蛋白尿使系膜区增殖等。

【病理】

慢性肾炎在漫长病程中，肾小管和间质出现继发性病变，久之肾皮质变薄，肾脏体积缩小，肾组织严重受损形成终末期固缩肾。

慢性肾炎根据肾小球病变分型为：①系膜增生性肾小球肾炎，按免疫荧光检查分为以 IgA 沉积为主系膜增生性肾炎和非 IgA 系膜增生性肾炎；②膜型肾病、多有基膜增厚，其内侧有沉积物；③系膜毛细血管性肾小球肾炎；④局灶性节段性肾小球硬化。

病变进展到晚期，所有上述不同类型病理变化均可转化为程度不等的肾小球硬化，病理类型均可转化为硬化性肾小球肾炎。

【临床表现】

慢性肾炎可发生于任何年龄，但好发于中、青年，以男性为多。早期患者可有乏力、疲倦、腰部酸痛和食欲缺乏等。主要临床表现有：

1．水肿：多为眼睑、下肢、踝部出现轻中度水肿，一般无浆膜腔积液。

2．蛋白尿：尿蛋白多数在 1.0～3.0g/d。

3．血尿：尿沉渣镜检有红细胞或颗粒管型。尿为肾小球源性血尿，可出现肉眼血尿。

4．高血压：高血压可发生在疾病早期，肾功能衰竭时 90% 以上病例有高血压。部分患者以舒张压持续中等以上程度升高。

5．肾功能损害：多数人肾功能呈慢性渐进性损害，其进展快慢与病理类型相关。慢性肾炎病程中常因呼吸道感染诱发有急性发作，病情可进行加重，经及时去除诱因或适当治疗后可有一定程度缓解。

既往将慢性肾炎分为普通型、高血压型、肾病型和急性发作型。因难以确切地反应临床和病理特点，因此目前不再作上述分型了。

【诊断】

典型的慢性肾炎诊断不难，凡尿常规异常（蛋白尿、血尿和管型尿等），有水肿、高血压病史超过 1 年以上，无论有无肾功能损害均应考虑本病。在排除继发性肾小球肾炎及遗传性肾小球肾炎后，临床可诊断为慢性肾炎。应尽可能地作肾活检作出病理诊断。

【鉴别诊断】

1．原发性高血压肾损害：慢性肾炎好发于中、青年，而高血压继发肾损害发生较晚。病史很重要，如发生高血压时无肾损害或有肾炎表现时无高血压，则前者应为高血压后者为慢性肾炎。高血压肾损害肾小管功能减退早于肾小球滤过率。原发性高血压致肾损害尿蛋白常不超过每日 1.5g。慢性肾炎高血压贫血较显著。另外高血压者常有其他靶器官（心、脑）并发症。

2．慢性肾盂肾炎：慢性肾盂肾炎晚期蛋白尿也较多，如出现高血压和肾功能减退时较难和慢性肾炎鉴别。但肾盂肾炎有尿频、尿急、尿痛等膀胱刺激症，有低热、腰痛，尿检可有白细胞管型，肾功能以浓缩功能减退出现为早，可发生肾小管性酸中毒。静脉肾盂造影或 CT 检查可观察到两侧肾脏不对称，外形不完整，有肾盂肾盏变形等可作鉴别。

3．狼疮性肾炎：育龄女性多见，有发热、皮疹、关节炎和多系统受损，血沉增快、血细胞降低、免疫球蛋白增多、抗核抗体阳性、血补体活力降低。如有上述表现较易诊断，不典型易误诊为慢性肾炎。

此外，紫癜性肾炎、糖尿病肾病、痛风肾病、多发性骨髓瘤肾病和肾淀粉样变等也各有其特征，但以肾病变为主时易误诊。

【治疗】

慢性肾炎的治疗以防止或延缓肾功能恶化，改善或缓解临床症状和治疗并发症为主要目的，而不以消除尿中蛋白和红细胞为主要目标。其综合治疗措施有：

1．积极控制高血压：慢性肾炎残存肾单位处于高血液循环动力学状态，全身性高血压会加重这种病变，导致肾小球损伤，故对慢性肾炎患者应积极控制高血压才能防止肾功能恶化。

对表现为水、钠潴留的容量依赖性高血压者，宜用利尿剂，如氢氯噻嗪每日 3 次，每次 25mg。对肾素依赖性高血压可选用血管紧张素转换酶（ACE）抑制剂，如贝那普利（benazepril），其作用时间长，每日 1 次，每次 5～20mg；或血管紧张素Ⅱ受体拮抗剂，如芦沙坦（losartan）50～100mg，每日 1 次。β 受体阻滞剂有减少肾素作用，如氨酰心安（atenolol）每日 3 次，每次 12.5～25mg。不少临床研究证实：钙离子拮抗剂治疗高血压，延缓肾功能恶化有较肯定疗效，如氨氯地平 5mg 每日 1 次。血管扩张药如肼屈嗪（hydralazine，肼苯达嗪）降压疗效确实，如和 β 受体阻滞剂合用可减少其心跳加快和钠潴留的副作用。

近年研究证实，血管紧张素转换酶抑制剂可延缓肾功能恶化，除了其降低血压作用外，它还能起到调节肾小球血流动力学的作用。如扩张肾小球出球小动脉较入球小动脉更为显著，从而降低了球内压，缓解了肾小球高血液循环动力学，还通过减轻蛋白尿、防止蛋白尿所引起肾损害和抑制细胞因子等共同起到保护已损害肾功能不再恶化的作用。但肾功能不全者应防止高钾血症的发生。

2. 食物中蛋白的控制：肾功能不全者应依据肾功能减退程度控制蛋白摄入量，一般限制在每日 30～40g，给予优质蛋白，主要指瘦肉、鸡蛋和牛奶等动物蛋白质，并补充氨基酸（含 8 种必需氨基酸加组氨酸）。如患者肾功能正常又有大量蛋白尿，可放宽蛋白摄入，但不宜超过每日每千克体重 1g。低蛋白饮食可减轻肾小球内高灌注和高滤过状态，延缓肾小球硬化。

3. 抗凝和抗血小板解聚药物：临床长期随访表明，大剂量双嘧达莫每日约 300～400mg 和小剂量阿司匹林（aspirin）每日 50mg，可延缓有明确高凝状态和易引起高凝的系膜毛细管性肾小球肾炎的肾功能的损伤。

4. 避免加重肾损害因素：在防治感染时应避免使用庆大霉素、磺胺类和非固醇类消炎药等肾毒性药物，慎用造影剂。积极治疗高脂血症、高血糖和高尿酸血症等。

【预后】

慢性肾炎病情迁延，病变缓慢进展，经过数年至数十年肾功能恶化，晚期出现尿毒症。其预后主要取决于病理类型和是否及时合理的治疗。

自学指导

【重点难点】

1. 急性肾炎起病急，以少尿、血尿（镜下或肉眼血尿）、蛋白尿、管型尿为特征，常有水肿、高血压或短暂的氮质血症的双侧肾小球病变。部分病例有急性链球菌感染史，在感染后 2～3 周发病。尿异常是急性肾炎必有的症状。本病自然痊愈率虽高，但根据一组急性肾炎病例的长期追踪，并通过肾活体组织的观察，发现确有一部分急性肾炎患者，可以发展为慢性，有些即使临床症状已消失，被认为已痊愈者，通过肾活检，仍见到炎症持续存在，并可发展为慢性。在患病和恢复期中，防寒、防湿、防过劳和防重复感染，对减少炎症反复或迁延不愈，争取较好的预后是很重要的，因为这些因素，均可重新激发机体的免疫反应，使炎症恶化。此外，要禁用对肾脏有损害的药物，如磺胺、汞剂和损害肾脏的抗生素等。急进性肾小球肾炎即迅速进行性肾小球肾炎（以下简称急进性肾炎）。临床表现有血尿、浮肿、高血压和蛋白尿，症状日益加重迅速发展为少尿性肾功能衰竭。病理改变为肾小球囊内胞增生、纤维蛋白沉积，故又称新月体性肾炎。凡怀疑急进性肾炎应尽早肾活检作肾病理组织学检查，如50％肾小球有大新月体形成则诊断可成立。前驱感染明确的Ⅱ型预后好。

2．慢性肾炎虽具有进行倾向的肾小球炎症，但病情发展的快慢，与病因、病理类型、患者机体的反应性及医疗监护的好坏有关。有些患者可因肾炎反复急性发作，医疗监护不当，致病情发展较快，经2～3年即进入肾功能衰竭期；有的患者则病情稳定，经5～6年，甚至20～30年后，才发展为肾功能不全期；可能有少数患者，因病情较轻，能长期保持良好的肾功能。因此，对慢性肾炎患者增强体质，避免感染、加强医疗监护，做好防治工作，可延缓肾功能恶化的进程。为此，对疑难病例进行肾穿刺活检，对确定病理类型，制订治疗方案很有意义，但病理形态为疾病的一种表现，很多不同的疾病所引起的肾脏病理改变可相似，故单凭病理变不能决定诊断和处理，还要综合患者的各种临床表现及有关检查，才能做出正确的诊断。在治疗方面，采用中西医结合治疗，常能收到一定疗效，尤其是中医配合激素治疗，是我国已作肯定的独特经验，又如活血化瘀中药治疗慢性肾炎，亦取得一定疗效，为此，应加强这方面的研究。

【学习思考题】

1．试述急性肾炎的临床表现及实验室检查。

2．急性肾炎的诊断标准是什么？

3．试述急性肾炎的治疗原则及用青霉素治疗的目的。

4．简述急进性肾炎的诊断标准。

5．慢性肾炎的临床表现及分型。

6．慢性肾炎进行活检的意义。

7．急性肾炎与慢性肾炎急性发作应如何鉴别？

8．慢性肾炎的预后转归如何？

9．慢性肾炎急性发作的诱发因素有哪些？

第二节　泌尿系统感染

【目的要求】

1．了解本病的病原体、感染途径、发病机制及病理变化。

2．掌握本病的诊断及鉴别诊断。

3．熟悉本病的防治。

【自学时数】

3 学时。

泌尿系感染，又称尿路感染（简称泌感），是指病原微生物在尿中生长繁殖，侵犯尿路粘膜或组织而发生的炎症性疾病。本节所讨论的是由细菌感染引起的尿路炎症。按其感染的部位不同，可分为下尿路感染（主要是膀胱炎）和上尿路感染（主要是肾盂肾炎）。尿路感染是泌尿系统最常见的疾病。本病是常见病，发病率约占人口的 2%，多见于女性，男女发病率之比为 1:10，尤其好发于已婚、育龄妇女及婴幼儿。临床上将本病分为急性和慢性两种，有尿路刺激症状，可伴脓尿或菌尿。本节主要讨论肾盂肾炎。

【病因和发病机制】

（一）致病菌

尿路感染中最多见的病原体是细菌，以肠道细菌为最多，绝大多数为革兰阴性杆菌。其中又以大肠杆菌最为常见，占 70% 以上，其次为副大肠杆菌、变形杆菌、粪链球菌、产碱杆菌、绿脓杆菌、葡萄球菌等，偶见厌氧菌、真菌、病毒和原虫感染。绿脓杆菌、变形杆菌和革兰阳性球菌引起的尿路感染近年来有增多趋势。

（二）感染途径

1. 上行感染：为最常见的感染途径。通常的尿路感染其病原菌是由尿道经膀胱、输尿管逆流上行而达肾脏，首先引起肾盂肾炎，然后经肾盏、肾乳头、肾小管上行到达肾实质。正常情况下，尿道口上端 1~2cm 处有少量细菌存在，当机体抵抗力降低或尿道粘膜受刺激或损伤时，如尿液高度浓缩、月经期、性生活后等，细菌才能入侵、繁殖、上行而致病。女性尿道短而宽，且尿道口距肛门、阴道近，常被细菌污染，更易发生泌尿系感染。上行感染者致病菌多为大肠杆菌。

2. 血行感染：很少见，机体内存在感染病灶（如扁桃体炎、鼻窦炎、龋齿或皮肤感染等）或菌血症、败血症时，细菌侵入血流，到达肾脏引起肾盂肾炎。常见的病原菌有金黄色葡萄球菌、大肠杆菌等。

外伤或泌尿系周围器官发生感染时，直接感染机会罕见，经淋巴道感染尚未证实。

（三）易感因素

正常人有抵御病原体入侵的能力，包括排尿时将细菌冲出体外，尿液中高浓度的尿素和酸性环境不利细菌生长，泌尿道粘膜分泌的有机酸与抗体等以抵御细菌入侵。临床上，当人体防御功能被损伤后即可发生泌尿系感染，常见的机体易感因素有：

1. 尿流不畅和尿路梗阻：为最主要的易感因素。各种原因引起的泌尿道梗阻，如肾及输尿管结石、泌尿道肿瘤、尿道狭窄、前列腺肥大、神经源性膀胱等均可引起尿液潴留，使细菌易繁殖而产生感染；妊娠子宫压迫输尿管、肾下垂或肾盂积水等均可使尿液排泄不畅。此外，肾小管集合系统引流不畅也易使细菌在肾内停留，发生感染，多见于药物、尿酸结晶、高尿钙症和微小结石等。

2. 泌尿系统畸形或功能异常：如肾发育不全、多囊肾、肾髓质性病变、马蹄肾、海绵肾、肾盂或输尿管畸形特别是后尿路瓣膜病，均易使局部组织对细菌抵抗力降低；膀胱输尿管反流使尿液逆流至肾盂增加了感染机会。神经源性膀胱的排尿功能失常导致尿潴留和细菌感染。

3. 机体免疫功能削弱：慢怕全身疾病如糖尿病、慢性肝病、贫血、慢性肾脏病、慢性腹泻、营养不良、肿瘤以及长期应用免疫抑制剂治疗等，使机体抵抗力下降，易发生尿路感染。

4. 其他不利因素：常见者如尿道口周围及女性内生殖器官炎症、妊娠与分娩、会阴部皮肤感染、前列腺炎及导尿、尿路器械检查等。据统计 一次导尿后持续性菌尿的发生率为1%～3%，留置导尿管3天以上，细菌尿发生率高达90%以上，并有致严重肾盂肾炎和革兰阴性细菌败血症的危险性。有些人因遗传关系致尿路粘膜局部防御能力缺陷（如尿路上皮细胞菌毛受体的数目多），也易于发生感染。

（四）细菌的致病力

细菌进入人膀胱后，能否引起尿路感染，和它的致病力有很大关系。目前认为，只有少数致病能力强的细菌才能引起急性非复杂性尿路感染，相反，急性复杂性尿路感染，则一定都由致病力强的细菌引起。

【病理】

1. 急性肾盂肾炎：病变可累及单侧或双侧肾。损害范围局限或广泛，肾盂肾盏粘膜充血、水肿及中性粒细胞浸润。重者肾脏肿大，切面可见粘膜充血溃疡，小脓肿形成。在一个或数个肾乳头内可见大小不一，尖端指向肾乳头，基底伸向肾皮质的楔形炎症病灶。病灶内见肾小管腔有脓性分泌物，小管上皮细胞肿胀、坏死、脱落。肾间质有白细胞浸润和小脓肿形成。炎症剧烈时可见广泛出血。肾小球多无形态改变，但其周围可有中性粒细胞浸润。

2. 慢性肾盂肾炎：肾脏体积缩小，常由急性肾盂肾炎迁延而成，表面有粗糙的瘢痕形成以致凹凸不平，两侧病变常不对称，肾皮质和髓质变薄，肾盂肾盏扩大、畸形，均有瘢痕形成，肾实质内有炎性病灶和纤维组织增生。光镜检查可见肾小管萎缩及瘢痕形成，间质可有淋巴细胞、单核细胞浸润，急性发作时可有中性粒细胞浸润。如有长期高血压，则可见肾小球毛细血管壁硬化，肾小球囊内胶原沉着。病变持续发展至后期，肾体积缩小，肾实质损害加重，成为"肾盂肾炎固缩肾"，临床出现慢性肾功能衰竭。

【临床表现】

（一）急性肾盂肾炎

1. 一般症状：起病急骤，常有寒战、高热，体温可达39℃以上，热型不一，一般呈弛张热，也可呈间歇热或稽留热。如高热持续不退。常提示合并尿路梗阻、肾脓肿或败血症等。全身不适，疲乏无力，多伴头痛、全身酸痛，可有食欲缺乏，恶心呕吐，甚至腹胀、腹痛或腹泻。热退可有大汗。

2. 泌尿系症状：大多伴有腰痛，多为钝痛或酸痛，程度不一。轻则仅有肾区不适。肾区有压痛或叩痛，体检时上输尿管点、中输尿管点和耻骨上膀胱区有压痛。急性肾盂肾炎多伴有膀胱炎，患者常有尿频、尿急、尿痛等尿路刺激症状，在上行性感染时，可先于全身症状出现。儿童患者的泌尿系症状常不明显，起病时除高热等全身症状外，常有惊厥、抽搐。

3. 尿液变化：外观混浊，可见脓尿或血尿。

轻症患者可无明显全身症状，仅有尿路刺激征及尿液变化。部分患者可无尿路刺激征，主要表现为高热或血尿。高龄及体弱者机体反应差。临床隐匿，易漏诊。

（二）慢性肾盂肾炎

以往将病程超过半年或 1 年者称为慢性肾盂肾炎，现在认为肾盂肾盏有瘢痕形成、变形、积水、肾脏外形不光滑，或两肾大小不等才称为慢性肾盂肾炎。慢性肾盂肾炎的临床表现常不典型，复杂多变，大多数由急性肾盂肾炎迁延不愈所致，表现与急性肾盂肾炎相似，但症状较轻，也同样有全身感染症状和肾脏及尿路局部表现。典型者有急性肾盂肾炎史，其后有乏力、低热、食欲减退、腰酸腰痛等症状，有时尿液混浊。至后期可有肾小管功能损害，如夜尿多，低渗、低相对密度（比重）尿，继发肾小管性酸中毒等。

晚期出现肾小球滤过功能损害、氮质血症以至尿毒症。非典型者可表现为无症状性菌尿、继发性高血压、发作性血尿和长期低热等。

慢性肾盂肾炎临床特点是易复发，其主要原因为：

1．有前述的多种易感因素存在，特别是尿路梗阻、畸形和全身及局部免疫功能低下等。

2．慢性炎症使肾内纤维增生、瘢痕形成，使病灶内的细菌不易被清除。

3．致病菌产生耐药性。

4．存在变异型细菌如原浆型（L 型）菌株等，其在肾髓质高渗环境中仍能存活。所以慢性肾盂肾炎是较难根治而逐渐进展的疾病。

（三）膀胱炎和尿道炎

急性膀胱炎一般无明显全身症状，常出现尿频、尿急、尿痛、排尿不畅和下腹部不适等膀胱刺激症状。肾盂肾炎时常合并膀胱炎。单纯尿道炎少见，多数患者排尿时有较显著烧灼感，可有脓尿，尿道口有炎性分泌物，一般全身中毒症状不多见。

【实验室和辅助检查】

（一）尿常规检查

宜留清晨第 1 次尿液待测，镜检白细胞增多，红细胞视血尿程度而定。如见白细胞管型常提示病变在上尿路。多数尿蛋白（＋）～（＋＋），但一般＜2.0g/d，多为小分子蛋白，如有较多蛋白提示肾小球受累及。

（二）尿细菌学检查

1．显微镜检查：尿沉渣涂片做革兰染色后在油镜下检查，其有助于区别菌种，对选择抗菌药物有指导意义。

2．尿细菌培养和菌落计数：常用清洁中段尿作细菌培养、菌落计数，凡有真性细菌尿都可诊断为尿路感染。一般应在未用抗菌药之前或停药 5 天后留取清晨第 1 次尿做中段尿，培养标本应在 1 小时内送检，留取尿液时应严格无菌操作，充分清洁外阴、消毒尿道口，保留中段尿，以防出现假阳性结果。高渗培养可提高 L 型菌株培养阳性率，还可作厌氧菌培养和真菌培养等。培养阳性时应作药物敏感试验，以利于选择有效治疗药物。以往认为尿菌定量结果判断标准为：＞10^5/mL 为阳性，＜10^4/mL 为污染，介于 10^4～10^5/mL 之间需复查或结合临床综合考虑作出诊断。由于目前临床许多尿路感染者菌落计数并不高，甚至只有 10^2/mL，其原因可能包括：已开始使用抗生素治疗；腐生性葡萄球菌和念球菌感染；急性尿道综合征；快速利尿；尿液极度酸化；尿路梗阻。美国传染病学会推荐使用以下标准：有下尿路感染症状、菌落计数达 $10^3/mL$ 者；有肾盂肾炎症状，菌落计数达 $10^4/mL$ 者可考虑感染，其敏感性和特异在前者为 80%～95%。

（三）其他检查

1. 血常规检查：急性期视炎症程度，白细胞计数和中性粒细胞可增高，慢性期红细胞计数和血红蛋白可轻度降低。

2. 肾功能检查：慢性期持续性肾功能损害表现为　①尿浓缩功能减退如夜尿量增多，尿相对密度（比重）和渗透压降低；②肾酸化功能减弱，如尿 pH 值增高尿 HCO_3^- 增多，高氯性酸中毒等；③肾小管重吸收功能障碍，如肾性糖尿、失钾和失钠；④肾小球功能减退如内生肌酐清除率降低，血尿素氮和肌酐增高等。

3. 超声波检查：是目前应用广泛、简便的方法，可了解肾脏大小、形态以及有无结石、积水、肿瘤及前列腺疾病等，还可了解有无先天性畸形如马蹄肾和多囊肾等。

4. X 线检查：X 线检查包括腹部平片、排泄或逆行肾盂造影以及排尿相膀胱造影。对于了解肾脏大小、形态、肾盂肾盏变化以及有无囊肿、积水、结石、梗阻、膀胱输尿管反流等有重要意义。此外，肾 X 线检查对本病与慢性肾炎、肾结核和肾肿瘤等的鉴别诊断有益。

5. 放射性核素肾图检查：可了解分肾功能、尿路梗阻、膀胱输尿管反流及膀胱残余尿情况。

【并发症】

严重的急性肾盂肾炎可并发肾周围脓肿、肾乳头坏死、败血症和急性肾功能不全等；慢性肾盂肾炎可并发肾盂积水或积脓、肾小管性酸中毒、慢性肾功能衰竭等。

【诊断】

1. 急性肾盂肾炎：典型病例根据全身症状、泌尿系统表现和尿液变化诊断不难。表现不典型者，如少数胃肠道症状较突出时易误诊为急性胃肠道感染和急腹症，尿液常规、细菌检查有助于鉴别。

2. 慢性肾盂肾炎：肾盂肾炎病程超过半年，同时伴有下列情况之一者，可诊断为慢性肾盂肾炎：①多次尿细菌定量培养为阳性；②肾外形凹凸不平，肾不对称性缩小，肾盂肾盏变形缩窄；③肾小管功能有持续性损害。

【鉴别诊断】

1. 下尿路感染：某些肾盂肾炎患者全身症状及腰痛、肾区叩击痛等肾脏表现不明显时，临床易误诊为下尿路感染。但尿沉渣抗体包囊细菌阳性、尿 β_2 微球蛋白升高、尿细胞计数白细胞管型增多、肾小管功能损害等均有助肾盂肾炎的诊断。

2. 慢性肾小球肾炎：如有浮肿、大量蛋白尿则鉴别不难。慢性肾炎多有较长时间的水肿、高血压史，尿蛋白较多，且以中分子以上蛋白为主，肾小球功能损害较肾小管功能损害早而突出。影像学检查显双肾同样缩小，外形完整，无肾盂肾盏变形等支持慢性肾炎的诊断。

3. 肾结核：本病可有发热、乏力等全身症状，尿路刺激症状和脓尿等与肾盂肾炎相似。但肾结核血尿多见，多有肾外结核灶，如肺结核、附睾结核、盆腔结核等，尿结核菌培养阳性，X线检查发现肾内钙化灶、肾实质虫蚀样破坏性缺损等有助于肾结核的诊断。

4.尿道综合征：好发于中年女性，以尿频、排尿不畅为主要表现，尿常规检查白细胞可轻度增加，多次尿菌培养阴性。本征不同于尿路感染，抗菌药物治疗无效。有人认为可能是焦虑性精神状态所致。

【治疗】

（一）急性肾盂肾炎

1.一般治疗：症状明显时应卧床休息，进食高热量及富维生素饮食，高热而胃肠道症状明显者，应静脉补充葡萄糖、电解质及维生素等。应多饮水以增加尿量（＞3000mL/d），促使细菌和炎性渗出物从尿中排出体外。服用碳酸氢钠每次lg，每日3次，可碱化尿液，减轻尿路刺激症状，同时青霉素、氨基糖苷类抗生素、红霉素及磺胺等有增强疗效作用。去除病灶，纠正诱发因素也十分重要。

2.抗菌药物治疗：

（1）抗菌药物的应用原则为：①尽量根据致病菌种和药敏试验选用抗菌药，但对起病急、病情重者不必等待细菌学检查结果，在留取尿标本后可立即用药；②因大多数病例为大肠杆菌感染，不等尿培养结果即可首选对革兰阴性杆菌有效、在尿中浓度高的药物；③感染严重者应静脉给药，联合用药；④根据药物分布特性选药，保证病灶内药物浓度达到治疗效果；⑤优先选用抗菌效果好，不易使细菌产生耐药性，对肾无损害、副作用小，口服易吸收，价格便宜的药物。

（2）临床常用药物有：①磺胺类如口服复方磺胺甲噁唑（SMZ-TMP）每日2次，每次2片；②氟喹诺酮类如诺氟沙星每日3次，每次0.2g，或环丙沙星每日2次，每次0.2g；③氨基糖苷类抗生素如庆大霉素0.08～0.12g，每日2次肌内注射或静脉滴注；④半合成青霉素如氨苄西林，每日4～6g，肌内注射或静脉滴注，或卡比西林1～2g，每日3～4次肌内注射；⑤头孢类如头孢羟氨苄2.0g，分次口服，或头孢唑啉0.5g每8小时肌内注射1次，或头孢曲松（菌必治）每日2～4g，肌内注射或静脉滴注，或头孢塔齐定（复达欣）每日2～4g，肌内注射或静脉滴注，此类药物一般不作首选药物，只在细菌产生耐药或严重感染时选用。

抗菌药物应用至症状消失、尿常规正常和尿培养连续3次阴性后3～5天方止，急性肾盂肾炎疗程一般为l0～14天，停药后第2、第4、第6周应复查尿培养，以期及时发现和处理，重视复查随访，在复查随访中再发时应立即再用药1个疗程，切勿过早停药或放弃随访，以免治疗不彻底而迁延成慢性。

（二）慢性肾盂肾炎

1.一般治疗：积极寻找并去除致病的易感因素，提高机体免疫功能，加强全身支持疗法，如加强营养，维持水、电解质酸碱平衡，多饮水，勤排尿，积极治疗并发症。

2.抗菌药物治疗：慢性期抗菌药物的选用与急性肾盂肾炎相似，治疗原则为：①根据尿培养及药敏试验结果，联合应用2～3种药物；②疗程宜适当延长，一般2～4周为1疗程，结束后1周内若尿菌仍为阳性，再换药用l疗程，直至尿细菌检查阴性，总疗程约2～4个月。如上述长程抗菌治疗仍无效或复发者，可采取小剂量长期抑菌治疗，临床常用复方磺胺甲噁唑、呋喃妥因、诺氟沙星、头孢羟氨苄等任一种药1次剂量，定期交替使用，于每晚排尿后入睡前服用，可长达 1 年或更长，可防止再发；③急性发作期的用药同急性肾盂肾炎的治疗；④疗效不佳或频繁再发时，须寻找并去除易感因素，如解除尿路梗阻、尿流不畅，纠正肾和尿路畸形可提高机体免疫功能等。

（三）急性膀胱炎

一般主张使用抗菌药物单次大剂量治疗，如复方磺胺甲噁唑 5 片或头孢拉啶 2g，一次顿服。一般予单剂量或 1～3 天的抗生素治疗能有效控制感染。如症状消失，尿菌培养仍为阳性，应根据菌种、药物试验选择用药，给予 3～7 天的短程治疗。

【预防】

加强卫生宣传教育，做好妇幼卫生在预防本病上有重要意义，妇女月经期、妊娠期、产褥期要特别注意外阴清洁。如女性发病与房事有关，可在事后即排尿并口服一个剂量抗菌药物，有一定的预防价值。泌尿系感染致病菌入侵途径主要是上行感染，预防主要是切断这条感染途径，如坚持每天多饮水，勤排尿，以冲洗膀胱和尿道，避免细菌在尿路繁殖，这是最简便而有效的预防措施。医务人员应严格掌握尿路器械检查指征，对需要留置导尿管者要定期更换，做潮式引流和预防用药。对尿道口、会阴部或阴道分泌物有较多致病菌而易再感染者，应注意清洗会阴部，同时可用新霉素或呋喃妥因油膏涂于尿道口旁粘膜或会阴部反肤，以减少上行性再发感染。加强锻炼，增强体质，进一步提高抗病能力。

自学指导

【重点难点】

尿路感染中肾盂肾炎是临床常见病，在妇女更为多见。本病发病率虽高，但由于临床表现不典型，甚至无症状，造成诊断上困难，误诊、漏诊的不少。肾盂肾炎的诊断是重点。主要依据两个条件，即：有尿路感染的证据及有感染侵入肾脏的证据。菌尿是诊断尿路感染的主要依据。凡有真性菌尿即可诊断为尿路感染。真性菌尿是指有尿路感染症状时，一次清洁中段尿细菌培养$\geq 10^4/mL$ 或无尿路感染症状，二次清洁中段尿细菌培养$\geq 10^4/mL$；或膀胱穿刺尿培养有细菌生长者。脓尿为尿路有炎症存在的标志，在清洁中段尿标本中，即使只有少量的白细胞（>5 个/高倍视野），也应认为有炎症。真性菌尿和脓尿只能提示尿路感染，不能区分是上尿路感染还是下尿路感染，要诊断肾盂肾炎，必须有侵入肾脏的证据，腰痛、肾区叩击痛，上输尿管点、肋腰点压痛，有助于肾盂肾炎的诊断，但靠临床症状定位常不可靠，尤其是慢性患者，下列一些指标，有助于定位，即 ①尿中出现白细胞管型，对诊断肾盂肾炎有重大意义，如在白细胞管型内发现细菌，可确诊为肾盂肾炎；②尿沉渣抗体包活细菌检查对肾盂肾炎的定位诊断价值较大，准确率 80％ 左右；③膀胱灭菌后尿培养准确率 80％ 左右；④肾浓缩试验及静脉肾盂造影对定位虽有帮助，但阳性率不高，分别为 33％ 和 1％。因此，基层医疗单位可根据下述方法定位：①患者全身感染症状较明显，发热高于 38℃，有显著肾区疼和压痛，尿白细胞增多者，可拟诊为肾盂肾炎；②经治疗后又复发多为肾盂肾炎，其准确率80％；③较轻尿路感染患者，单剂抗生素治疗后复发者，多数为肾盂肾炎；④经治疗后仍有肾功能不全表现或X线肾盂造影有异常改变者为肾盂肾炎。在这里还要了解这样两个难点，即是复发还是再感染。复发的常见原因与尿路解剖或功能异常、抗生素选用不当或剂量不足及病变部位瘢痕形成有关，它是指治疗后菌尿转阴，但在停药后6周内再发，且致病菌与先前感染的细菌完全相同，可考虑长程低剂量治疗。而再感染是指菌尿转阴后，另一种与先前不同的致病菌侵入尿路引起的感染，一般在菌尿转阴6周后再发。妇女的尿路感染再发，85％是重新感染，可按首次发作的治疗方法处理，并注意有无易感因素存在。

【学习思考题】

1. 造成尿路感染的易感因素有哪些？
2. 试述急性肾盂肾炎、慢性肾盂肾炎的诊断。
3. 肾盂肾炎的治疗原则是什么？

第三节　慢性肾功能衰竭

【目的要求】

1. 了解本病的病因及发病机制。
2. 掌握本病的诊断及鉴别诊断。
3. 了解本病的治疗原则。

【自学时数】

3学时。

慢性肾功能衰竭（简称慢性肾衰）是一个临床综合征，是指各种原因造成的慢性进行性肾实质损害，致使肾脏明显萎缩，不能维持其基本功能，临床出现以代谢产物潴留，水、电解质酸碱平衡失调，全身各系统受累为主要表现的临床综合征，也称为尿毒症。1998年的统计资料显示，慢性肾脏疾病的年发病率为约0.2％～0.3％，尿毒症的年发率约为100万～130万，预后严重。

【病因】

各种原发或继发的肾脏疾患导致肾实质进行性毁损，最终可发展为慢性肾功能衰竭。由于地区、生活条件及卫生习惯等不同，引起慢性肾衰的病因所占的比例，各地可能也不一致。我国以慢性肾小球肾炎引起者最多，其他依次为梗阻性肾病、糖尿病肾病、红斑狼疮性肾炎、高血压肾病、多囊肾等。据国外发达国家统计，如美国报道糖尿病肾病占第1位，高血压次之，慢性肾小球肾炎降为第3位。有些起病隐匿者，可经多年进展直至尿毒症晚期时才被发现，此时双肾固缩已很难确定其病因。

【发病机制】

（一）慢性肾衰进行性恶化的机制

1．健存肾单位学说：各种原因引起的肾实质疾病，导致大部分肾单位破坏，残余小部分肾单位轻度受损，功能仍属正常，这些"健存"肾单位为了代偿，必须超负荷工作以维持机体正常的需要，而发生代偿性肥大，肾小球滤过功能和肾小管处理滤液的功能增强，最终导致肾小球硬化而丧失功能。但随着"健存"肾单位逐渐减少，肾功能逐渐减退，就出现肾功能衰竭的临床表现。

2．矫枉失衡学说：20世纪50年代末70年代初Bricker就提出该学说，认为肾功能不全时机体呈现一系列病态现象（不平衡），为了矫正它，机体要作相应调整，特别是引起某些物质增加（矫枉，也称平衡适应），这些代偿改变却又导致新的不平衡，即失衡，并由此产生一系列临床症状。典型的例子是磷的代谢改变。肾小球滤过率下降后，尿磷排出减少，血磷升高，血钙下降，机体为矫正这种不平衡，增加甲状旁腺激素（PTH）的分泌，促使肾排磷增多和血钙增高，使血磷血钙水平恢复正常；但随着GFR进一步下降，为维持血钙磷水平，势必不断增加PTH水平，导致继发性甲状旁腺功能亢进（SHP），引起肾性骨病、周围神经病变、皮肤瘙痒和转移性钙化等一系列失衡症状。近30年来这一学说的某些认识又有了新的提法，如研究证明磷的潴留并非产生SHP的始动因素，只有当肾衰进入晚期（GFR<20mL/min）时，才有磷的潴留，而高磷血症不仅通过低钙血症，亦通过其他途径直接促进PTH的分泌。另外，低钙血症并非引起SHP的惟一直接原因。可能还有其他重要因素参与了SHP的形成。

3．肾小球高滤过学说：肾单位微穿刺研究表明，慢性肾炎时"健存"肾单位的入球小动脉阻力下降，而出球小动脉阻力增加，导致肾小球内高压力、高灌注和高滤过。肾小球高压使小动脉壁增厚和毛细血管壁张力增高，引起缺血和内皮细胞损害，系膜细胞和基质增生，促使残余肾小球代偿性肥大，肾小球硬化，使肾功能进一步恶化。

4．肾小管高代谢学说：慢性肾衰时健存的残余肾单位的肾小管呈代偿性高代谢状态，尤其是近端肾小管，其代谢亢进，氧自由基产生增多，细胞损害，使肾小管间质病变持续进行，肾单位功能丧失。研究已证实，慢性肾衰的进展和肾小管间质损害的严重程度密切相关。

5．其他：慢性肾衰的发生还与下述因素有关，比如与过多蛋白从肾小球的滤出、脂质代谢紊乱、肾组织一氧化氮合成减少等，各种多肽类生长因子以及各种细胞因子等因素亦有关。

（二）尿毒症各种症状发生的机制

有些与水、电解质和酸碱平衡失调有关，但有不少症状可能与尿毒症毒素有关。尿毒症毒素的研究已有100余年的历史。现在已知慢性肾衰时体内有200种以上物质水平比正常人增高。所谓尿毒症毒素，可能是肾衰时蓄积在体内的多种物质，包括PTH、磷、尿素、肌酐、胍类、酚类和吲哚等，这些物质可以导致尿毒症症状。

【分期】

临床上根据肾功能损害的不同程度，目前国内学者多主张分为四期：

1. 肾功能不全代偿期：此时内生肌酐清除率（Ccr）降低，但>50%，血肌酐（Scr）<$133\mu mol/L$（1.5mg/dL），一般无临床症状，又称肾储备功能减退期。

2. 肾功能不全失代偿期：Ccr25%～50%，Scr133～$221\mu mol/L$（1.5～2.5mg/dL），除轻度贫血、消化道症状、夜尿增多外无明显不适，但在劳累、感染、血压波动或进食蛋白质过多时临床症状加重，又称氮质血症期。

3. 肾功能衰竭期——尿毒症早期：Ccr10%～25%，Scr221～$442\mu mol/L$（2.5～5.0mg/dL），大多有较明显的消化道症状及贫血症状，有轻度代谢性酸中毒及钙磷代谢异常，但无明显水盐代谢紊乱，称尿毒症早期。

4. 肾功能衰竭终末期——尿毒症期：Ccr<10%，Scr>$442\mu mol/L$（>5.0mg/dL），常出现各种尿毒症状，如明显贫血、严重恶心、呕吐以及各种神经系统并发症，甚至昏迷，明显水盐代谢和酸碱平衡紊乱。

【临床表现】

慢性肾衰在早期，除氮质血症外，往往无临床症状，而只表现为基础疾病的症状，但随着病情的发展，尿毒症症状在肾功能失代偿时就会表现出来。其临床表现十分复杂，主要表现为代谢紊乱和各系统症状，两者又互为因果，加重病情，主要表现如下：

1. 心血管系统症状：高血压常见，发生率达80%，程度可轻重不等，一般收缩压和舒张压均升高，重者发生高血压脑病。尿毒症症状严重时发生的心包炎，起病时常有剧烈左胸痛，常有心包摩擦音，严重者可发生心脏压塞，确凿病因未明，部分与尿毒症毒素有关，称为尿毒症性心包炎；亦有部分与透析相关，称透析相关性心包炎。尿毒症性心肌病常在晚期患者中出现，其发生机制与贫血、高血压、容量负荷过度、缺氧、酸中毒、电解质代谢紊乱、能量代谢障碍、甲状旁腺激素及中分子物质等心肌毒素有关，临床表现多有心脏扩大、各种心律失常和充血性心力衰竭等。心力衰竭是尿毒症常见死亡原因之一，容量负荷过度是最常见因素，此外与高血压、心肌病、心律失常、严重贫血等有关。慢性肾衰患者由于脂代谢紊乱、动脉粥样硬化，缺血性心脏病发生率亦增高。

2. 血液系统表现：主要表现为贫血、出血倾向及血栓形成。绝大多数患者的贫血为正常形态正色素性贫血。且随肾功能进一步减退而加剧。肾性贫血原因主要与肾分泌促红细胞生成素（EPO）减少、血中存在抑制红细胞生成的物质、红细胞寿命缩短、造血物质缺乏（铁和叶酸缺乏）、铝中毒、继发感染等有关。出血也极为常见，表现为皮下出血、鼻出血、月经过多和消化道出血等。出血倾向与出血时间延长、血小板破坏增多及功能异常，以及多种凝血因子功能异常有关。白细胞计数多正常，部分病例可有粒细胞或淋巴细胞减少。

3. 呼吸系统表现：代谢性酸中毒时常有气促，甚至发生 Kussmoul 呼吸。代谢产物潴留及免疫功能低下易合并呼吸系感染，可表现为支气管炎、肺炎、胸膜炎合并胸腔积液。间质性肺炎较为常见，X线检查典型者示肺门两侧蝴蝶状阴影，称为"尿毒症性肺"，病理上主要以肺水肿为主，多见于尿毒症晚期。

4. 精神、神经系统症状：早期可有乏力、头昏、注意力涣散、记忆力减退和睡眠障碍等症状，继而有淡漠、言语减少、意识障碍、无意识性肢体运动等；晚期尿毒症脑病出现嗜睡、谵妄、幻觉、木僵、大小便失禁直至昏迷。周围神经病变表现为皮肤烧灼感、肢体麻木、下肢不宁综合征等。神经肌肉兴奋性增强，表现为肌肉颤动等。部分患者可有自主神经功能障碍，可有直立性低血压、发汗障碍和神经源性膀胱等。

5. 胃肠道表现：慢性肾衰患者常有胃肠道症状，随病情进展而加重。胃肠道症状主要是尿素增加，由细菌分解成氨和碳酸铵刺激胃肠道粘膜所致，也与胃肠道多肽类激素水平增高和代谢障碍引起粘膜屏障功能降低有关。早期出现食欲缺乏，上腹饱胀，然后出现恶心、呕吐、呃逆和腹泻。晚期患者口腔有尿臭味，伴有口腔粘膜糜烂溃疡，腮腺可肿大，甚至出现严重的消化道出血。常伴有胃、十二指肠炎或溃疡。

6. 运动系统表现：尿毒症晚期常有肌病，以近端肌肉受累常见。肾性骨营养不良极常见，简称肾性骨病，包括肾性佝偻病、肾性骨软化症、纤维性骨炎、骨质疏松、骨硬化、转移性钙化等多种表现。骨病临床症状不多，少数表现为骨酸痛，行走不便。

7. 内分泌失调：除肾脏产生的内分泌激素发生障碍外，性激素等也时常紊乱，出现肾素-血管紧张素、泌乳素及促胃液素分泌过多，促甲状腺素、睾酮、糖皮质激素较正常偏低，甲状腺、性腺功能低下，男性出现性欲缺乏和阳痿，女性肾衰晚期可出现闭经、不孕。胰岛素、高血糖素及甲状旁腺素等在肾衰时其作用可延长。此外，患者的中枢神经系统Na^+-K^+-ATP酶活性下降，可有体温调节紊乱，表现为正常体温曲线下调至$35.5℃$，因此临床上慢性肾衰患者出现体温大于$37.5℃$以上时提示存在严重感染，需积极治疗。

8. 蛋白、糖、脂肪代谢失调：慢性肾衰常呈负氮平衡，必需氨基酸水平较低，空腹血糖正常或偏低，糖耐量常有减退，三酰甘油水平常有升高，高密度脂蛋白降低，极低及低密度脂蛋白也增多。

9. 免疫功能障碍：患者机体免疫功能低下，易合并呼吸、泌尿系和皮肤感染，容易发展成败血症，这与白细胞特别是多形核白细胞（PMN）功能障碍、淋巴细胞和单核细胞功能障碍有关。

10. 皮肤变化：患者面色萎黄、晦滞，轻度浮肿感，表现为尿毒症面容。皮肤干燥、脱屑、无光泽、色素沉着。顽固性皮肤瘙痒常见，与尿素霜及钙盐沉着等有关。有时出现红斑，由于搔痒及抵抗力降低，易致皮肤化脓性感染。

11. 水、电解质及酸碱平衡失调：

(1) 失水或水过多：正常肾脏可以对水代谢进行大范围的调节，肾衰时由于浓缩功能不良、夜尿、多尿，加上厌食、呕吐、腹泻，易引起失水。由于肾排水能力差，多饮水或补液不当，又发生水潴留，表现为水肿、高血压、心力衰竭，甚至发生肺水肿、脑水肿等严重后果。

(2) 低钠或高钠血症：当呕吐、腹泻时，钠丢失过多，肾小管对钠重吸收减少，易发生低钠血症，表现为乏力、厌食，重者发生低血压甚至昏迷。如突然增加钠摄入时，又易出现水、钠潴留，发生高血压、水肿和心力衰竭等。

(3) 高钾与低钾血症：肾衰少尿时钾排泄减少，机体分解代谢增加，代谢性酸中毒K^+向细胞外转移，当使用保钾利尿剂或血管紧张素转换酶抑制剂等时，可导致严重高钾血症。表现为嗜睡，严重心律失常，甚至心跳骤停。如果进食少，钾摄入不足，恶心、呕吐、腹泻及长期应用排钾性利尿剂，易发生低钾血症。表现为乏力、肌无力、腹胀、肢体瘫痪，重者发生严重心律失常和呼吸肌麻痹。

（4）低血钙和高血磷：肾衰时肾组织不能正常生成$1,25(OH)_2$和活性维生素D_3，钙从肠道吸收减少，发生低钙血症。但一般很少出现症状，只是在用碳酸氢钠纠正酸中毒时降低了游离钙而诱发手足搐搦。肾单位减少磷排泄时，出现高血磷。高磷血症可使血钙磷乘积升高，低血钙使PTH分泌增加，易发生肾性骨病、转移性钙化等。

（5）高镁血症：肾衰时肾排镁也减少，而肠道对镁的吸收仍正常，可致高镁血症。表现为乏力、皮肤潮红、灼热感等。严重高镁血症可能出现呼吸及心肌麻痹等严重症状。

（6）代谢性酸中毒：慢性肾衰时由于如下原因可引起代谢性酸中毒：①肾衰时代谢产物如磷酸、硫酸和乙酰乙酸等酸性物质由于肾排泄障碍而潴留；②肾小管分泌氢离子的功能受损，使氢、钠离子交换减少，致氢潴留而碳酸氢钠不能重吸收而从尿中丢失；②肾小管细胞制造氨的能力下降，尿的酸化功能障碍，碱盐不能存留。轻度代谢性酸中毒一般无临床症状，严重酸中毒时血pH明显下降，阴离子间隙明显高于正常，患者有疲乏、厌食、恶心、呕吐、腹痛、头痛、躁动不安，出现深而长的呼吸。严重者可有昏迷、心力衰竭、血压下降和心跳停止。

【实验室和辅助检查】

1．尿液检查：尿常规蛋白一般为（＋）～（＋＋），晚期肾功能损害明显时尿蛋白反见减少。尿沉渣镜检有不同程度的血尿、管型尿，粗大宽阔的蜡状管型对慢性肾衰有诊断价值。尿相对密度（比重）降低至1.018以下，或固定在1.010左右，尿渗透压在450mmol/L以下。

2．血常规检查：血红蛋白降低，一般在80g/L以下，重者<50g/L，为正常形态正色素性贫血，白细胞正常或降低。感染或严重酸中毒时白细胞可升高，血小板正常或降低，红细胞沉降率增快。

3．血生化检查：血浆总蛋白<60g/L，白蛋白<30g/L，血钙常低于2mmol/L，血磷>1.6mmol/L，血钾、钠、氯、二氧化碳结合力、阴离子间隙随病情而变化。

4．肾功能检查：不同程度的肾功能损害见前述慢性肾衰的分期。

5．其他检查：X线腹部平片、B型超声检查、放射性核素肾扫描、CT和磁共振检查等对确定肾脏的外形、大小及有无尿路梗阻、积水、结石、囊肿和肿瘤等都很有帮助。慢性肾衰晚期肾体积缩小（多囊肾、肾肿瘤除外）为其特征性改变。

【诊断】

（一）原发病诊断
早期慢性肾衰的原发病可通过肾活检等检查得到诊断，到晚期则比较困难。但如能确诊梗阻性肾病、慢性肾盂肾炎、肾结核、糖尿病肾病、痛风性肾病、系统性红斑狼疮等仍有治疗价值。对病因尚不明者先积极治疗尿毒症，待病情改善后再进一步检查。

（二）寻找促使肾衰恶化的因素
1．有效血容量不足：常见于钠水丢失、出血等，促使GFR下降，加重肾衰。
2．感染：常见者有呼吸道、泌尿系和皮肤感染，包括一些隐匿性感染。
3．尿路梗阻：最常见者为尿路结石，包括完全性或不完全性梗阻。

4. 肾毒性药物：最常见者为氨基糖苷类抗生素和造影剂的使用。

5. 严重心血管病变：包括严重高血压、充血性心力衰竭、严重心律失常和心脏压塞等。

6. 急性应激状态：如严重创伤、大手术后。

7. 高钙血症、高磷血症或转移性钙化。

8. 高蛋白饮食等。

（三）慢性肾功能衰竭程度

根据病史、症状和体征，结合实验室检查，参照慢性肾功能衰竭分期标准即可作出诊断。

【鉴别诊断】

慢性肾衰时各系统症状特征性差，当缺乏肾病史而又以某一系统损害为突出表现时，易局限于某一系统的原发病诊断。如贫血、高血压、胸膜炎、心肌病、上消化道出血等，应注意识别，防止误诊。慢性肾衰有时需和急性肾衰鉴别，后者贫血和低钙常不明显或轻微，肾脏缩小不明显或稍大，仔细询问病史有利诊断。

【治疗】

应根据病情所处阶段合理确定治疗措施。肾功能代偿期应积极治疗原发病，保护和预防肾脏免受其他外来因素损害，如避免肾毒性药物使用等；肾功能不全失代偿期应防止或去除加剧因素，减轻症状和防止肾功能进行性恶化；肾功能衰竭应限制蛋白摄入，矫正水、电解质、酸碱平衡紊乱，积极对症处理；尿毒症晚期则须进行透析或肾移植等替代治疗。

（一）积极治疗基础疾病

积极治疗慢性肾衰的基础疾病是重要措施之一，有些引起慢性肾衰的原发病经治疗后，肾功能可望有不同程度的好转，少数患者甚至可恢复至代偿期。

（二）纠正使肾衰竭恶化的因素

纠正水、电解质和酸碱平衡失调，及时控制感染，解除尿路梗阻，治疗心力衰竭，停止肾毒性药物使用等，使肾功能获得改善。

（三）合理饮食治疗

实验和临床研究证实，合适的饮食治疗方案，是治疗慢性肾衰的重要措施。因为饮食控可以缓解尿毒症症状，延缓肾单位的破坏速度。

1. 限制蛋白饮食：一般认为 GFR 已降至 50mL/min 以下时，便必须进行适当的蛋白质限制。减少饮食中蛋白质能使血尿素氮（BUN）水平下降，尿毒症症状减轻，还有利于降低血磷和减轻酸中毒。但注意长期低蛋白饮食会影响患者的营养状况。一般根据 GFR 调整蛋白质摄入量，当 GFR 为 10～20mL/min 时，摄入蛋白质每天 0.6g/kg，磷每天应低于 750mg；大于 20mL/min 时，可加 5g；小于 5mL/min 时，仅能每天摄入约 20g。但其中的 60% 以上的蛋白质必须是优质蛋白，优质蛋白质是指含必需氨基酸（EAA）较高的食物，如鸡蛋、瘦肉、鱼及牛奶等。尽可能少食含非必需氨基酸的植物蛋白质，如米、面、花生、黄豆及其制品，为了限制植物蛋白摄入，可部分采用麦淀粉、蔬菜（如南瓜、红薯和土豆）等代替主食。

2. 高热量、维生素及微量元素的摄入：高热量饮食可让蛋白饮食的氮得到充分利用，减少蛋白质分解，热量每天约为 122.5kJ/kg，消瘦或肥胖者宜酌情加减。可多食用植物油、人造黄油和食糖。注意补充水溶性维生素尤其是 B 族维生素、维生素 C 和叶酸等，并按病情补充钙、铁和锌等。蔬菜和水果通常不受限制，但对高钾者应避免摄入过多。

（四）必需氨基酸疗法

在优质低蛋白饮食的同时，补充 EAA 可中止或减慢肾衰发展速度，减轻血浆氨基酸代谢紊乱，降低血尿素氮（BUN），改善氮平衡和营养状态，减轻症状。EAA 有口服和静脉滴注两条途径，一般用量为 0.1~0.2g/kg。也可口服 α-酮酸制剂，达到同样疗效。

（五）纠正水、电解质紊乱和酸碱平衡失调

1．水、钠平衡失调的治疗：水过多、严重高血压、心力衰竭和少尿、无尿者，水、钠入量应严格限制，以每日排水量和非显性失水量之和为度，钠盐每日 2~3g，严重水过多者可用袢利尿剂，如呋塞米，必要时可联合应用其他利尿剂。轻度脱水可口服液体，明显失水可静脉补充。其量视病情而定，但不宜过多过快。高钠血症多系脱水引起，以补充水分为主。常规治疗无效应紧急透析治疗。

2．低钾与高钾血症的治疗：轻度低钾进食含钾丰富的食物或口服钾盐即可，严重低钾需静脉滴注，不可静脉直接注射，也不宜过度、不宜过快，不宜过浓，尿量每日在 800mL 以上方补钾。高钾血症应寻找发生因素，如组织分解、酸中毒加重、发热、摄入过多、输库血及药物因素（如潴钾利尿剂螺内酯及氨苯喋啶、血管紧张素转换酶抑制剂、肝素、β 受体阻滞剂、非甾体抗炎药等）。高钾时除限制钾摄入外，采用利尿、导泻、降钾树脂吸附等加速钾排泄。当血钾＞6.5mmol/L，出现心电图高钾表现时，必须紧急处理，可采用：①10% 葡萄糖酸钙 20mL 稀释后缓慢静脉注射；②继之 5% 碳酸氢钠 100mL 静脉推注，5 分钟注射完；③然后用 50% 葡萄糖 50~100mL 加胰岛素 6~12U 静脉注射。也可用 10% 葡萄糖 500mL 加胰岛素 8~12 单位静脉滴注。经上述处理后，应作透析治疗。

3．钙、磷失调的治疗：高磷血症应严格限制磷摄入，使用磷结合剂，如氢氧化铝凝胶，但长期使用有铝中毒之虑；碳酸钙可减少磷吸收，既补充钙，又可利于纠正酸中毒，是一种良好的磷结合剂，每日 3 次，每次 2g，进餐时同服为宜。低钙抽搐时可静脉缓慢注射 10% 葡萄糖酸钙 10~30mL，口服活性维生素 D_3，如骨化三醇每天 0.25μg，如疗效不佳在 2~4 周内增至每天 0.5~1.0μg，有利于纠正低钙血症，防治肾性骨病。

4．代谢性酸中毒的治疗：轻度酸中毒无需特殊处理，酌情予口服碳酸氢钠，每天 3~6g；如二氧化碳结合力＜13.5mmol/L，尤其伴有明显酸中毒症状时，宜静脉补碱，迅速纠正酸中毒，可用碳酸氢钠或乳酸钠，纠正至 20mmol/L 即可。提高二氧化碳结合力 1mmol/L，需给 5% 碳酸氢钠每千克体重 0.5mL；治疗过程中要注意防治低钾和低钙，警惕发生高钠血症、高渗血症和诱发心力衰竭。如因纠正酸中毒后而引起低钙，发生手足抽搐时，可给予 10% 葡萄糖酸钙 10~20mL 缓慢静脉注射。

（六）控制感染

合并感染时须及时使用合适的抗菌药物，禁用或慎用肾毒性药物。必须使用时应根据药物代谢与排泄途径、肌酐清除率及透析对其影响等因素，决定用药剂量及给药间期。此外，还应注意抗生素中含钠和含钾量，以减少电解质代谢紊乱。

（七）对症处理

1．恶心呕吐：除限制蛋白质摄入和纠正酸中毒外，可用胃复安（甲氧氯普胺）口服或肌内注射，重者可肌内注射安定或氯丙嗪。同时注意口腔卫生，保持大便通畅，有助于减少胃肠道症状。

2．心血管并发症的治疗：降压药的使用宜不影响肾血流量和 GFR。要考虑有无禁忌和药物不良反应。中度以上血压增高应限制钠摄入和使用利尿剂，无效时加用降压药物，如 β 受体阻滞剂、钙通道阻滞剂、血管扩张剂、血管紧张素转换酶抑制剂及血管紧张素 II 受体拮抗剂等。心力衰竭处理原则与非尿毒症引起的心力衰竭相似如使用洋地黄宜选快速短效制剂，减少蓄积中毒，利尿剂不能奏效的高容量心力衰竭应尽早透析治疗。尿毒症性心包炎应及早积极充分透析。高脂血症的治疗宜使用降脂药物。但用药剂量应按 GFR 降低程度减少。

3．贫血和出血：肾性贫血者应视病情补充铁剂和叶酸，如血红蛋白低于 60g/L 且有明显贫血症状时，可少量输新鲜血或红细胞悬液。也可使用蛋白同化激素，如丙酸睾酮或苯丙酸诺龙 25～50mg，每 2～3 日肌内注射 1 次，可刺激促红细胞生成素生成，但要注意肝脏毒性及女患者男性化表现等副作用。重组人类红细胞生成素（rHuEPO），简称为 EPO，治疗肾衰贫血疗效显著，为使 EPO 充分发挥作用，可补足铁剂后再用，目前一般用量为每周 3 次，总量为 50U/kg，2 周后增至 75U/kg，直至血红蛋白和血细胞比容达到或接近正常值。然后改用维持量，每周 3 次，50～100U/kg，使血红蛋白维持在 100～120g/L。EPO 的主要副作用是高血压、头痛，偶有癫痫发作。严重出血除输鲜血或血小板悬液外，可酌用抗纤溶止血剂。

（八）中医药疗法

可运用单味中药，也可进行辨证施治理法方药治疗。目前研究证实可能有延缓肾衰慢性进展的有大黄、川芎、冬虫夏草等。其中大黄临床疗效比较肯定，除通腑导浊、活血祛瘀作用外，还能抑制肾小球系膜细胞增殖及肾小管细胞的高代谢状态，降低肾脏氧消耗，对抗炎症因子及生长因子等。辨证施治则常用温肾健脾、和胃降逆、活血化瘀、清热解毒等法。

（九）透析治疗

经中西医结合治疗无效时，便应作替代治疗，即透析或肾移植。

1．血液透析：血液透析简称血透，是利用半透膜原理，将患者血液与透析液分别引进透析器，在透析膜两侧呈反方向流动，借助膜两侧的溶质、渗透和水压梯度，通过扩散、对流、吸附来清除代谢产物。通过超滤和渗透清除体内潴留过多的水分，同时可补充碱基等需要的物质，纠正电解质和酸碱平衡紊乱，能部分替代肾的排泄功能。但不能代替内分泌和代谢功能。一般每周作血透 3 次，每次 4～6 小时。

2．腹膜透析：腹膜透析简称腹透，是用腹膜作为半透膜，置入腹透管后向腹腔内注入透析液，依靠膜两侧的毛细血管时血浆及腹膜腔内的透析液中的溶质浓度梯度和渗透梯度，通过弥散和渗透原理以清除体内代谢废物和潴留过多的水分，同时由腹透液中补充必要的物质。不断更换新鲜腹透液反复透析，达到清除尿毒症毒素，调节水、电解质、酸碱平衡失调的目的。目前常采用持续性非卧床腹膜透析（CAPD），其设备简单，易掌握，安全有效，也可在家中进行，尤其适用于儿童、心血管功能不稳定的老年人、糖尿病肾病及不宜作血透者。其清除中分子物质优于血透，缺点是发生腹腔感染和蛋白质丢失等。CAPD 的方法是将透析管插入腹腔内，通过透析管将透析液输入腹腔，每次入液 2L，停留 4 小时后再交换透析液，每天 4 次，持续进行透析，不影响患者的正常活动，较血透感觉舒适，治疗效果可靠。

（十）肾移植

肾移植是替代肾功能最有效的方法，能使患者获得较高的生命质量，从事正常的生活和工作。移植肾可由尸体供肾或由亲属提供。由于广泛开展 HLA 组织配型，使用新型免疫抑制剂如环孢素 A、霉酚酸酯（mycophenolate mofetil，MM，商品名骁悉）等防治慢性排异反应，选择合适的病例，防治各型肝炎、全身系统性疾患等措施，进一步推动了我国肾移植工作的发展。

自学指导

【重点难点】

慢性肾功能衰竭是发生在各种慢性肾脏疾病后期的一种综合病征，尿毒症则为慢性肾功能衰竭的终末期表现。其发病机制是难点，机制复杂，学说多种，如健存肾单位学说、矫枉失衡学说、肾小球高滤过学说、肾小管高代谢学说等，但可能是多种机制并存而互相作用最终出现不可逆性肾功能衰竭。尿毒症的诊断及治疗是重点，如能明确原发病因，可及时对某些原发病及早给以治疗，可以终止或延缓肾功能不全的进展。此外，对可逆性尿毒症应及时寻找诱发因素，并采取有效措施，可使肾功能逆转。由于感染是常见的诱发因素，因此应注意防治。尿毒症患者由于肾功能衰竭，不能及时将进入体内的药物及时经肾排出，容易引起药物在体内的积蓄，产生毒性和增加副作用，因此治疗时要慎重选择药物和调整剂量。有些肾毒性药物，如庆大霉素、卡那霉素、链霉素、头孢类抗生素等应尽量避免使用。透析治疗是在药物治疗无效时进行的，但透析患者的残余肾功能仍存在不可抗拒的丢失，究其原因可能与原发疾病的机制继续作用、透析膜及透析液的生物不相容性、透析过程中血流动力学改变、终末期肾患者脂质代谢紊乱等有关，延缓残余肾功能目前的对策包括：提前开始透析，选择合适的透析方式，提高透析膜的生物相容性，积极治疗原发病，有效控制血压、降低血脂等。肾移植是替代肾治疗的最有效的方法，但限于供体的量及排异反应等目前还未能普及。

【学习思考题】

1. 慢性肾功能衰竭患者实验室检查可出现哪些变化，为什么？
2. 慢性肾功能衰竭治疗时用药应十分谨慎，有哪些禁忌？为什么？
3. 尿毒症的临床表现有哪些？
4. 可逆性尿毒症的诱发因素是什么？

（杨继兵）

第六章　血液系统疾病

第一节　缺铁性贫血

【目的要求】

1．了解铁的代谢过程、本病的病因和发病机制。
2．掌握本病的诊断和鉴别诊断。
3．掌握本病的治疗。

【自学学时】

2 学时。

缺铁性贫血是由于体内储存铁消耗、缺乏，不能满足正常红细胞生成的需要而发生的贫血。缺铁性贫血属小细胞低色素性贫血。铁是人体必需的微量元素，除了参加血红蛋白的合成外，还参加体内的一些生物化学过程。故当缺铁时，除了贫血的症状外，还会有一些非贫血的症状。

缺铁性贫血是最常见的贫血。在育龄妇女和婴幼儿中的发病率很高。全世界约有 6 亿～7 亿人患有缺铁性贫血。在多数发展中国家里，约 2/3 的儿童和育龄妇女缺铁，其中 1/3 患缺铁性贫血。在发达国家中，亦有约 20％的育龄妇女及 40％左右的孕妇患缺铁性贫血。

【铁的代谢】

（一）铁的来源和吸收

正常人体每天制造新鲜红细胞所需的铁约 20～25mg，大部分来自衰老的红细胞破坏后释放的铁。每天从食物中摄取 1～1.5mg 的铁即可维持体内铁的平衡（孕妇和哺乳的妇女铁的需要量为 2～4mg）。多数食物中都含有铁，以海带、发菜、紫菜、木耳、香菇以及动物的肝、肉、血中铁的含量较丰富。肉类食品中的肌红蛋白所含的铁可完整地直接被吸收，吸收率约为 20％。植物中的铁吸收率仅为 1％～7％，这是因为植物铁多为三价的胶状氢氧化铁，需要还原成二价的亚铁或与铁螯合物结合后才易被吸收，否则容易与植物中的植盐酸、马宁酸等结合成不溶解的铁复合物，不容易被吸收。维生素 C 及其他还原剂能使高铁还原成亚铁。体内铁储存量的多少对铁的吸收亦有影响。当储存量多时，幼红细胞上的转铁蛋白受体减少，血浆铁的转运率降低，铁的吸收减少。铁储存量减少时则相反，幼红细胞上的转铁蛋白受体增多，铁的吸收增多。正常人铁的吸收率约为10%，当缺铁时，吸收率可增至30%～40%。

铁的吸收部位主要在十二指肠及空肠的上段。小肠上皮细胞根据体内铁的储存及红细胞生成状态调节铁的吸收。当大量口服铁剂时，铁亦可被动地弥散进入肠粘膜细胞。

（二）铁的分布

正常成年男性体内铁的总量约为50mg/kg，女性约为35mg/kg。体内铁的2/3在血红蛋白内，约15%在肌红蛋白中。血浆中与转铁蛋白结合的铁仅为3～4mg。细胞中各种酶所含的铁不到10mg，但其功能极为重要。其余的为储存铁，正常男性的储存铁约为1000mg，女性仅为300～400mg。

体内的铁大致上可分成两大部分：①功能状态铁，包括血红蛋白、肌红蛋白、酶和辅因子、转铁蛋白和乳铁蛋白结合的铁。②储存铁，以铁蛋白和含铁血黄素形式储存于单核吞噬细胞系统中。

（三）铁的运输

进入血浆中的铁（Fe^{2+}）经铜蓝蛋白氧化成高铁（Fe^{3+}）后，与血浆中的转铁蛋白结合，被运到各组织中去。转铁蛋白是一种球蛋白，体内仅1/3的转铁蛋白呈铁饱和状态。每一分子的转铁蛋白可与两个Fe^{3+}结合。带铁的转铁蛋白在幼红细胞表面与转铁蛋白受体结合，通过胞饮作用进入细胞内。在细胞内铁与转铁蛋白分离，再次还原成Fe^{2+}，在线粒体上与原卟啉、珠蛋白结合成血红蛋白。

（四）铁的再利用和排泄

红细胞的正常寿命约为120天，故人体每天约有0.8%的红细胞老化而破坏。红细胞破坏后的血红素铁几乎全部被利用于制造相等数量的新生红细胞的血红素。如此周而复始地循环维持体内铁的动态平衡。

在正常情况下，人体每天铁的排泄量不超过1mg。主要是随肠粘膜脱落细胞从粪便中排出，少数由尿中排泄，随皮肤、汗液排出的铁量极少。

（五）铁的储存

体内多余的铁是以铁蛋白和含铁血黄素的形式储存于肝、脾、骨髓等器官的单核吞噬细胞系统中。铁蛋白是以磷酸氧化高铁的形式存在，能溶于水。当身体对铁需要增加时，可再被动用。含铁血黄素是铁蛋白部分变性，部分被溶酶体作用分解的降解物，可被亚铁氰化钾染成蓝色，不溶于水，不容易再被利用。

【病因和发病机制】

在正常情况下，铁的吸收和排泄维持动态平衡。体内的铁呈封闭式的循环，人体一般不会缺铁，只有在需要增加、铁的摄入不足及慢性失血等情况下，才会导致缺铁。造成缺铁的病因可分为：铁摄入不足及慢性失血两大类。

（一）铁摄入不足

成年人每天铁需要量约为1～2mg，育龄妇女、婴儿和生长发育时期的儿童、青少年的需要量增加。如食物中铁的含量不足或吸收不良，就容易发生缺铁。肉类食物中的血红素铁易于被吸收，蔬菜、谷类、茶叶中的磷酸盐、植盐酸、丹宁酸等可影响铁的吸收，故食物的组成，对铁的摄入是否充足有较大的影响。药物或胃、十二指肠疾病亦可影响铁的吸收。如金属（镓、镁）的摄入，抗酸药（碳酸钙和硫酸镁）以及 H_2 受体拮抗剂等药物均可抑制铁的吸收。萎缩性胃炎、胃及十二指肠术后亦会减少铁的吸收。

（二）慢性失血

慢性失血是缺铁性贫血常见的原因。尤以消化道慢性失血或妇女月经过多更为多见。如消化性溃疡、消化道肿瘤、钩虫病、食管胃底静脉曲张出血、痔出血及服用阿司匹林后出血等。子宫肌瘤或功能性出血会导致月经过多（每月出血量>40mL）。此外，反复发作的阵发性睡眠性血红蛋白尿亦可因血红蛋白由尿中排出而致缺铁。

当体内铁缺乏时，除可因血红蛋白合成降低而致贫血外，还可引起：①含铁酶的活性下降，影响细胞线粒体的氧化酵解循环；②运动后骨骼肌中的乳酸堆积较正常人多，使肌肉功能及体力下降；③单胺氧化酶的活性降低，使患儿神经及智力发育受到影响；④上皮蛋白质角化变性，胃酸分泌减少。

【临床表现】

缺铁性贫血的临床症状是由贫血、组织缺铁及发生缺铁的基础疾病所组成。

1. 贫血的表现：贫血的发生较为缓慢，患者常能较好地适应，早期没有症状或症状很轻。常见的症状为头晕、头痛、面色苍白、乏力、易倦、心悸、活动后气短、眼花及耳鸣等。

2. 组织缺铁的表现：儿童、青少年发育迟缓、体力下降、智商低、容易兴奋、注意力不集中、烦躁、易怒或淡漠、异食癖和吞咽困难。

3. 体征：除皮肤、粘膜苍白外，指甲扁平、失光泽、易碎裂，毛发干燥，部分患者呈勺状（反甲）或脾脏轻度增大。

【实验室检查】

（一）血常规

呈现典型的小细胞低色素性贫血（MCV<80fL，MCHC<32%）。血片中可见红细胞染色浅淡，中心淡染区扩大。网织红细胞大多正常或有轻度增多。白细胞计数正常或轻度减少。血小板计数高低不一。

（二）骨髓象

骨髓涂片呈现增生活跃。幼红细胞常数量增多，早幼红细胞和中幼红细胞比例增高，染色质颗粒致密，胞浆少。粒细胞系统和巨核细胞系常为正常。骨髓涂片作铁染色后，铁粒幼细胞极少或消失，细胞外铁亦缺少。

（三）生化检查

1. 血清铁及转铁蛋白饱和度测定：血清铁降低，<3.95μmol/L（50μg/dL）；总铁结合力增高，>64.44μmol/L（360/μg/dL），故转铁蛋白饱和度降低（<15%）。

2. 铁蛋白测定：缺铁时血清铁蛋白降低（<12μg/L）。如遇炎症、肿瘤或肝病时，铁蛋白增高会掩盖了缺铁的表现。应结合临床或骨髓铁染色加以判断。

3. 红细胞游离原卟啉（FEP）测定：FEP 的增高表示血红蛋白的合成有障碍。缺铁或铁利用障碍（如慢性疾病）时，FEP/Hb>4.5μg/gHb，应结合临床及其他生化检查鉴别。

【诊断与鉴别诊断】

（一）诊断

应包括缺铁性贫血的诊断及明确缺铁性贫血的病因或原发病。

临床上将缺铁及缺铁性贫血分为：缺铁、缺铁性红细胞生成及缺铁性贫血三个阶段。其诊断标准分别如下：

1. 缺铁：或称潜在性缺铁期。此时仅有体内储存铁的消耗，血清铁蛋白<12μg/L 或骨髓铁染色显示铁粒幼细胞<10% 或消失，细胞外铁缺如。但此时血红蛋白及血清铁等指标是正常的。

2. 缺铁性红细胞生成：此时红细胞摄入铁较正常时为少，除血清铁蛋白<12μg/L 外，转铁蛋白饱和度<15%，FEP/Hb>4.5μg/gHb，但血红蛋白的含量并不减少，故血红蛋白是正常的。

3. 缺铁性贫血：此时红细胞内血红蛋白明显减少，呈现小细胞低色素性贫血。

除上述各项指标外，Hb<120g/L（女性<110g/L）。

为明确及查明引起缺铁性贫血的原因或原发病，还需进一步根据病史、体检中发现的线索，作某些针对性的检查，如大便隐血试验，尿常规检查，肝、肾功能，胃肠 X 线或胃镜检查，以及相应的生化、免疫学检查等。

（二）鉴别诊断

主要与其他小细胞性贫血相鉴别。

1. 珠蛋白生成障碍性贫血：常有家族史，血片中可见多数靶形红细胞，血红蛋白电泳常有异常。血清铁、转铁蛋白饱和度及骨髓铁染色不降低。

2. 慢性病性贫血：常伴有肿瘤或感染疾病。转铁蛋白饱和度正常或稍有增加，血清铁蛋白增多，骨髓中铁粒幼细胞数量减少，含铁血黄素颗粒增加。

3. 铁粒幼细胞贫血：主要是由于先天或后天获得的铁利用障碍而致的贫血，好发于老年人，转铁蛋白饱和度、铁蛋白及骨髓中铁粒幼细胞或环形铁粒幼细胞增多。

【治疗】

1. 病因治疗：应尽可能地除去导致缺铁的病因。应注意虽然单纯的铁剂补充可能使血常规暂时恢复，但不能使贫血得到彻底的治疗。

2. 补充铁剂：铁剂的补充以口服制剂为首选。目前常用的有琥珀酸亚铁和富马酸亚铁等，每天服元素铁 150～200mg 即可。于餐后服用，以减少药物对胃肠道的刺激。铁剂忌与茶同时服用，否则铁不易被吸收。患者服用铁剂后，自觉症状可以很快地恢复。网织红细胞于服用后逐渐上升，7 天左右达高峰。血红蛋白于 2 周后应该上升，1～2 个月后可恢复正常。在血红蛋白完全正常后，仍需继续补充铁剂 3～6 个月，或待血清铁蛋白>50μg/L 后再停药。

如果患者对口服铁剂不能耐受，可改用胃肠外给药。常用的是右旋糖酐铁或山梨醇铁肌内注射。用药总剂量的计算方法是：所需补充铁(mg)＝[150－患者 Hb(g/L)]×体重(kg)×0.33。首次注射量为 50mg，如无不良反应，第 2 次可增加到 100mg，以后每周注射 2～3 次，直到总量注射完。

【预防】

主要为重视营养知识的教育及妇幼保健工作，如改进婴幼儿的喂养，提倡母乳喂养和及时添加辅食，妊娠期及哺乳期妇女应予铁剂补充。在钩虫流行地区应大规模地进行防治工作，及时治疗各种慢性出血性疾病等。

【预后】

缺铁性贫血的预后取决于原发病是否能治疗彻底。治疗原发病或纠正饮食的偏食习惯及制止出血后，补充铁剂可使血红蛋白较快地恢复正常。

自学指导

【重点难点】

1. 缺铁性贫血是最常见的贫血，是由于体内储存铁不能满足正常红细胞生成的需要而发生的贫血。铁是人体必需的微量元素，除了参加血红蛋白的合成外，还参加体内的一些生物化学过程。故当缺铁时，除了贫血的症状外，还会有一些非贫血的症状。实验室检查缺铁性贫血时红细胞内血红蛋白明显减少，呈现小细胞低色素性贫血；骨髓象及生化检查有助于确定诊断。缺铁性贫血的诊断应包括缺铁性贫血的诊断及明确缺铁性贫血的病因或原发病。

2. 缺铁性贫血的治疗包括病因治疗和补充铁剂。

【学习思考题】

1. 缺铁性贫血临床表现、血常规、骨髓象及生化检查的特点是什么？

2. 缺铁性贫血如何诊断？

3. 缺铁性贫血治疗有哪些？如何判定铁剂治疗的疗效？

第二节 再生障碍性贫血

【目的要求】

1. 了解本病的病因和发病机制。

2. 掌握本病的诊断和鉴别诊断。

3. 掌握本病的治疗原则。

2 学时。

再生障碍性贫血（简称再障）是一组由于化学、物理、生物因素及不明原因引起骨髓造血功能衰竭，以造血干细胞损伤、外周血全血细胞减少为特征的疾病。典型表现常为较严重的贫血、出血、感染。

再障在我国发病不多，每年 0.74/10 万人口，其中每年有 0.14/10 万人口为急性再障。

【分类和分型】

分先天性和获得性两大类，以获得性占绝大多数，先天性再障罕见。获得性再障分原发性和继发性两型，又可按临床表现、血常规和骨髓象不同，分为急性和慢性两型。急、慢性之比为 1:4.6。

【病因】

原发性再障约占再障半数，病因不明。继发性再障与下列因素有关：

1. 化学因素：药物引起本病约占其总数 80%，其中氯霉素约占 30%～60%，其他药物有保泰松、抗肿瘤药（氮芥、环磷酰胺、白消安等）、磺胺药、抗癫痫药（三甲双酮、苯妥英钠）、抗甲状腺药（甲巯咪唑、甲硫氧嘧啶）、抗组胺药及肼屈嗪、氯丙嗪、甲基磺丁脲、水杨酸制剂、秋水仙碱等。其次为非药物性化学物，以苯及其衍化物为主，还有某些颜料、染发剂、砷、汞等。偶有过量服用枸橼酸乙胺嗪，接触有机磷农药、杀虫药后发病的报道。

2. 物理因素：各种电离辐射如 X 线、放射性核素等，达到一定剂量时，可抑制造血功能，引起本病。

3. 生物因素：某些细菌感染（如败血症、血行播散型肺结核）与病毒感染（如病毒性肝炎）后发生再障。

4. 其他：可见于某些疾病晚期，如长期未经治疗的贫血、慢性肾功能衰竭等。

【发病机制】

关于再生障碍性贫血的发病机制，目前尚未完全明了。

1. 骨髓造血干细胞减少或缺陷（种子学说）：上述化学、物理、生物等因素，可损害骨髓造血干细胞，使之不能正常造血，导致发病。

2. 造血微环境的缺陷（土壤学说）：骨髓的微循环和基质构成了骨髓的微环境。后者与造血干细胞的分化、增殖及成熟密切相关。当骨髓微环境受到损害，造血干细胞不能正常造血而发病。

3. 免疫机制紊乱：去除再障患者骨髓的抑制性 T 淋巴细胞，有利于体外细胞培养粒系及红系祖细胞集落的生长；部分再障患者血清内有抑制因子存在，对粒系祖细胞集落形成起抑制作用；应用免疫抑制剂治疗可使一些病人的病情好转，说明抑制性 T 淋巴细胞及体液抑制因子可能与某些再障的发病有关。

【临床表现】

再障临床表现的轻重，与血细胞减少的程度与发展速度有关。其共同表现如下：

1. 贫血：呈进行性、难治性，主要是由于骨髓造血功能低下所致。表现为皮肤、粘膜苍白，头痛、眩晕、耳鸣、眼花、晕厥、记忆力减退、注意力不集中、心悸、气促，食欲减退、恶心、呕吐、腹胀、腹泻、便秘，性功能减退及月经失调等。

2. 出血：与血小板减少和质的异常有关。常表现为皮肤和粘膜出血，如鼻出血、齿龈出血、皮肤瘀点，也可发生消化道与泌尿道出血，月经过多以及眼底、颅内出血等。后者是死亡的主要原因之一。

3. 感染：主要原因是机体防御功能减退和粒细胞及单核细胞减少，血清 γ 球蛋白和裂解素减低，血清杀菌力下降以及淋巴组织萎缩。局部感染常见于口腔、齿龈、扁桃体、肛门等处。重者可发生坏死性溃疡，并发肺炎或败血症。各种严重感染也是再障死亡原因之一。

临床上根据病程缓急可分为：

1. 急性型：起病缓急不一，但发展迅速。常以出血和感染为首发及主要表现，继之有严重贫血。病人常在数周或数月内进入衰竭状态，病程平均 8 个月左右。

2. 慢性型：较多见，起病缓慢，病情平稳。贫血为首发及主要表现；出血和感染较轻。病程在数年以上，部分病例经适当治疗可长期缓解或治愈，也有少数迁延不愈，甚至急性变，致使病情急转直下。

【实验室及其他检查】

1. 血常规：呈全血细胞减少，急性型较明显。贫血呈正常细胞正色素型。红细胞轻度大小不等。粒细胞、单核细胞和血小板均有不同程度减少。网织红细胞显著减少，尤以急性型为著，常低于 1%。

2. 骨髓象：

(1) 急性型：增生减低或重度减低，造血细胞明显减少，尤其是巨核细胞和血小板，淋巴细胞比例明显增高。非造血细胞（如网状细胞、浆细胞、组织嗜碱细胞等）轻度增多。

(2) 慢性型：不同部位的骨髓象可不一致。可从增生不良到增生活跃，但至少有一个部位增生不良。在增生良好部位，常为幼红细胞比例增多，其核呈 2～4 叶或更不规则，呈现脱核障碍。但巨核细胞总是减少，伴血小板生成异常。骨髓涂片肉眼观察油滴增多，骨髓小粒镜检非造血细胞数目一般在 60% 以上。

3. 骨髓活组织检查：正常成人骨髓造血组织和脂肪组织比率近 1:1，而再障时脂肪组织大于 75%，早期红细胞、粒细胞及巨核细胞显著减少，非造血细胞增多。

4. 造血干细胞培养：红系祖细胞（CFU-E）、粒系祖细胞（GM-CFU）、前红系祖细胞（BFU-E）均减少。

5. 其他检查：放射性核素骨髓扫描，用 ^{99}Es 或 ^{111}In 核素骨髓扫描估计造血骨髓量及其分布有助于诊断；环磷酸腺苷明显减低；淋巴细胞对刀豆素（ConA）及植物血凝素（PHA）转化率减低；皮肤迟发变态（SK-SD、OT）试验显著减低等。

【诊断】

1987 年第四届全国再障学术会议制定的诊断标准如下：

(1) 全血细胞减少，网织红细胞绝对值减少。

(2) 一般无脾肿大。

(3) 骨髓检查显示至少一个部位增生减低或重度减低（如增生活跃，须有巨核细胞减少，有条件者应作骨髓活检）。

(4) 能排除其他引起全血细胞减少的疾病，如阵发性睡眠性血红蛋白尿，骨髓增生异常综合征中的难治性贫血，急性造血功能停滞，骨髓纤维化，急性白血病，恶性组织细胞病等。

(5) 一般抗贫血药物治疗无效。

1. 急性再生障碍性贫血（AAA）（亦称重型再生障碍性贫血-I 型，SAA-I）：

(1) 临床特点：发病急，贫血呈进行性加剧，常伴严重感染，内脏出血。

(2) 血常规：除血红蛋白下降较快外，须具备以下三项中之二项：①网织红细胞<1%，绝对值<$0.015×10^{12}$/L；②白细胞明显减少，中性粒细胞绝对值<$0.5×10^9$/L；③血小板<$20×10^9$/L。

(3) 骨髓象：①多部位增生减低，三系造血细胞明显减少，非造血细胞增多，如增生活跃须有淋巴细胞增多。②骨髓小粒非造血细胞及脂肪细胞增多。

2. 慢性再生障碍性贫血（CAA）：

(1) 临床特点：起病慢、贫血、感染、出血较轻。

(2) 血常规：血红蛋白下降速度较慢，网织红细胞、白细胞、中性粒细胞及血小板值常较急性再生障碍性贫血为高。

(3) 骨髓象：①三系或两系减少；至少一个部位增生不良，如增生良好红系中常有晚幼红（炭核）比例增多；巨核细胞明显减少。②骨髓小粒脂肪细胞及非造血细胞增加。

(4) 病程中如病情恶化，临床血常规及骨髓象与急性再生障碍性贫血相同。称重型再生障碍性贫血-Ⅱ型（SAA-Ⅱ）

【鉴别诊断】

1. 阵发性睡眠性血红蛋白尿（PNH）：本病主要的临床表现为慢性溶血性贫血，有的病例全血细胞减少。其临床过程可分为三个阶段。第一阶段为血红蛋白尿前期。临床上以贫血为主，其中多数病例在发病后半年至 2 年内进入血红蛋白尿发作期，少数病例始终无血红蛋白尿发作。第二阶段为血红蛋白尿发作期。开始发作较轻，发作次数少，以后逐渐加重，发作频繁。第三阶段为缓解期或并发症期。部分病例经过较长时间的发作，并发肝胆系统疾病，肾功能衰竭或栓塞等，有的发生骨髓造血功能衰竭，有少数可转变为急性白血病。部分病例经过治疗血尿好转，发作停止，获得缓解。

再生障碍性贫血与 PNH 关系密切，不仅有些病例与再生障碍性贫血相似，具有贫血、全血细胞减少的特征，而且部分病例可以演变为再障或 PNH 与再障合并存在，称再障－阵发性睡眠性血红蛋白尿（AA-PNH）综合征。再障患者在确诊时均需作酸化血清溶血试验（Ham 试验），以排除 AA-PNH 综合征及阵发性睡眠性血红蛋白尿。典型阵发性睡眠性血红蛋白尿属慢性溶血性疾病，多数有黄疸、脾大及网织红细胞增高，Ham 试验、糖水试验、尿含铁血黄素试验（Rous 试验）阳性，再障为阴性有助于鉴别。有些病例骨髓增生降低，骨髓象与再障不易区别，但尿含铁血黄素试验及 Ham 试验阳性对诊断本病有特殊意义。二者鉴别要点见表 6-1。

表 6-1 　　　　　　再生障碍性贫血与阵发性睡眠性血红蛋白尿的鉴别要点

项　目	再生障碍性贫血	阵发性睡眠性血红蛋白尿
出血	常有，程度较重	较少，程度较轻
感染	多见	少见
黄疸	无	部分病例有
肝脾肿大	偶有	部分病例有
全血细胞减少	所有病例均有	大部分病例有
血小板波动	较少有波动	波动较大
网织红细胞	减低	增高
骨髓增生程度	多数增生减低	多数增生活跃
血清胆红素	正常	轻度增高
酸溶血试验	阴性	阳性
含铁血黄素尿	阴性	阳性

2．低增生性急性白血病：临床主要表现为贫血、出血和发热，血常规示全血细胞减少，骨髓增生低下，故易与再障混淆。但本病外周血常规可见幼稚细胞，骨髓中原始（粒、淋或单核）细胞的数量明显超过正常。而再障骨髓即使增生活跃原始细胞也不会增加。

3．骨髓增生异常综合征（MDS）：是一组由于造血干细胞病态而致一个系列或二三个细胞系列的病态造血，临床上为贫血及（或）出血，或伴感染。常有全血细胞减少，骨髓中有红系、粒系、巨核细胞系的造血异常的特征。可分为五型：难治性贫血（RA）、铁粒幼细胞性贫血（RAS）、慢性粒单白血病（CMMoL）、难治性贫血伴原始细胞增多（RAEB）及难治性贫血伴原始细胞增多转变型（RAEB-T），后二者很快转变为急性白血病，以急性非淋巴细胞白血病多见。MDS 中部分转变为白血病，其前期称为白血病前期，为回顾性诊断。而有的病人尚未转变为白血病，由于出血或感染而死亡。以老年人多见，50 岁以上占 60%～77%，MDS 的 RA 型与再障很难鉴别，如果骨髓增生活跃，找到小巨核细胞有诊断价值，骨髓活检亦有利于鉴别诊断。

4．恶性组织细胞病：恶性组织细胞病（简称恶组）是单核巨噬细胞系统中的组织细胞及其前身细胞呈异常增生的恶性疾病。本病虽呈全血细胞减少，与再障类似，但往往半有长期高热而不能以一般感染性疾病来解释，同时本病常有肝、脾、淋巴结肿大，血常规、骨髓象或淋巴结活组织检查可找到异常组织细胞及（或）多核巨细胞，对恶性组织细胞病有诊断意义。

5．急性造血功能停滞：所谓造血功能通常主要指红细胞系统而言，其他系统也可受累。本病常在溶血性贫血或正常骨髓伴有感染发热的患者中发生，少数也可发生在缺铁性贫血、营养不良性和妊娠期贫血等。在上述疾病中因某些诱因如感染等，外周血三系细胞尤其是红细胞骤然下降，网织红细胞可降至 0，骨髓红细胞系统减少，与再障有类似之处，但病程早期骨髓出现巨大原始细胞，该病属自限性疾病。主要通过了解发生前的病情及有关诱因，并通过控制感染、加强支持疗法，发现其预后良好，不难与再障区别。

6. 单纯红细胞再生障碍性贫血：单纯红细胞再生障碍性贫血（简称纯红再障），系选择性骨髓红细胞系统再生障碍所致一组少见的综合征。纯红再障和再障在发病机制方面不同，前者主要影响造血祖细胞，后者主要影响多能干细胞，因此前者仅表现为单纯红细胞系统再障。血常规表现为单纯严重贫血，白细胞及血小板数正常；骨髓红细胞系统可以缺如，而粒细胞系统、巨核细胞系统正常，后者影响红、粒、巨核细胞三系列，故不难鉴别。但慢性获得性纯红再障如有白细胞和血小板轻度减少，则需和慢性再障作鉴别。

此外还需与肝性贫血、肾性贫血、恶性贫血、严重缺铁性贫血、系统性红斑狼疮、脾功能亢进、骨髓纤维化、骨髓转移瘤及其他各种有全血细胞减少的疾病相鉴别。

【治疗】

临床治疗应考虑以下几点：①通过全面检查，寻找致病因素，并中断其接触；②治疗未生效前予适当输血以维持血红蛋白在一定水平；③防治感染和出血；④用各种方法刺激或促进骨髓再生；⑤考虑是否需要免疫治疗；⑥考虑有无脾切除的适应证；⑦考虑进行造血组织移植的可能性。

1. 去除病因：仔细分析病因，予以去除。

2. 对症治疗：

（1）输血：强调成分输血：①严重贫血有心脑缺氧表现时输红细胞；②重度血小板减少（$<10×10^9/L\sim20×10^9/L$），有脑出血危险时输血小板；③一般不预防性的输白细胞，只在严重感染充分抗生素治疗无效时应用。

适合骨髓移植的病人，最好不输血，否则病人骨髓移植易于失败。另外大量输血后有发生含铁血黄素沉着症的不良后果。

（2）感染和出血的防治：感染和出血是再生障碍性贫血常见的死亡原因，应予积极治疗。一旦发生感染时，要采取积极治疗措施，尽量寻找致病菌，选用对造血功能无损害而对致病菌有效的抗菌药物。平时应注意个人卫生，加强护理，适当限制探视人员，以减少感染的机会。

再障合并革兰阴性杆菌败血症，如不及时抢救可在数小时内出现休克导致死亡，早期使用庆大霉素和氨苄西林或羧苄西林突击治疗可能获得痊愈。羧苄西林对绿脓杆菌有强烈杀灭作用。长期使用大剂量广谱抗生素治疗要注意发生继发霉菌感染，每天观察患者口腔、痰液、呕吐物等的性状，必要时应作涂片或培养检查，证实霉菌感染后可用制霉菌素或两性霉素治疗。

出血的原因主要是血小板减少，其次有微血管异常和凝血因子的异常等。出血的一般治疗包括使用各种止血剂，如酚磺乙胺和大剂量维生素 C 等；合并血浆纤溶酶活性增高可使用抗纤溶药物如 6-氨基己酸（每日 6g，加入 5% 葡萄糖液中静脉滴注）；对于月经过多但月经周期大致正常的患者，可于每次月经来潮前 7～10 天使用丙酸睾酮，直至月经来潮，此法可使经量减少、经期缩短；口服避孕药治疗也可使月经出血减少；糖皮质激素对预防再生障碍性贫血出血有一定效果。为控制严重的出血以防止脑出血时需输血小板或新鲜血。如出血与感染并存，需同时积极治疗感染，否则出血不容易控制。

3. 刺激造血干细胞再生药物的应用：雄激素能增加促红细胞生成素的产生，并加强促红细胞生成素对造血干细胞的作用；能激发处于休止期的多能干细胞进入细胞增殖周期而产生红系定向干细胞，处于 G_1 期的红系定向干细胞对促红细胞生成素发生反应，分化为原红细胞，进而繁殖、成熟为红细胞。

雄激素是治疗慢性再障首选药物，但对急、重型再障常无效。常用制剂为睾酮类和蛋白合成激素，而后者比前者疗效好，且前者无效时，后者仍可奏效。部分病例停药后复发，复发后再用药，仍可有效。

丙酸睾酮成人每日肌内注射 50～100mg，对育龄妇女患再障而有月经过多时，有较好疗效。副反应为男性化作用。

蛋白合成激素如羟甲雄酮（复康龙），每日口服 100mg，其次是司坦唑醇（康力龙），每日 6mg，分次口服，主要副反应为肝脏损害，在服药期间如有轻度或中度肝功能异常，仍可继续用药，但必须剂量减半，并仔细观察。

4. 改善造血微环境药物的应用：这类药物适用于治疗慢性再障，其中包括：

（1）神经兴奋药：如士的宁和一叶萩碱，具有脊髓兴奋作用，可以通过自主神经调节骨髓血流，改善微循环，继而刺激和滋养残存造血细胞重新增殖。硝酸士的宁每周注射 5 天，日肌内注射量分别为 1，2，3，3，4mg，儿童为 1，1，2，2，3mg 直至缓解，疗程一般 3～6 个月，无明显副作用。一叶萩碱的治疗方法为每日 16mg 肌内注射。一般于用药 1.5～2 个月开始产生疗效，疗程至少需 4 个月以上。适用于治疗慢性再障。目前认为一叶萩碱加司坦唑醇（康力龙）是治疗慢性再障较佳方案之一。

（2）莨菪类药物，如大剂量山莨菪碱，每日 0.5～2mg/kg，静脉滴注，并睡前口服山莨菪碱 10～40mg，1 个月为一疗程，休息 7 天，继续第 2 疗程。可通过解除血管痉挛，调节骨髓血流灌注，改善骨髓微循环。

5. 纠正免疫缺陷药物的应用：

（1）抗胸腺细胞球蛋白（ATG）及抗淋巴细胞球蛋白（ALG）：多用于治疗急性或重型再障。

ATG 治疗再生障碍性贫血的作用机制尚未明了。一些学者认为 ATG 抑制患者 T 淋巴细胞（Tγ）或非特异性自身免疫反应，解除骨髓抑制，造血功能得到恢复。但近年来有人指出，ATG 具有丝裂原的作用，能抑制外周淋巴细胞增殖，增加白细胞介素－2 的生成，并降低干扰素的水平，从而解除骨髓抑制，恢复造血，故其作用并非免疫抑制而是免疫刺激。有专家对部分 ATG 治疗有效者作单抗检测，也发现患者的 T 抑制细胞并未下降，且有 T 辅助细胞、自然杀伤细胞增高。因此认为 ATG 治疗再障其机制为免疫调节作用。

治疗方法为皮试阴性后，国外多用马－ATG，国内多用猪－ATG（P－ATG）每日15～20mg/kg，静脉滴注。疗程一般为 4～5 天。治疗期间患者应住入隔离室，并口服消化道不吸收抗生素，以减少外源和肠道感染机会。有指征时使用抗生素及输白细胞，为补偿 ATG 所致血小板消耗，避免引起严重出血，用 ATG 后需输新鲜血或血小板。并常规使用糖皮质激素及抗组胺药，以预防变态反应和血清病。

（2）免疫增强疗法 左旋咪唑 50mg，每日 3 次，每周服 1～3 日。可增强辅助性 T 淋巴细胞功能，能调节患者细胞免疫功能。其他尚有多抗甲素、胸腺素等治疗再障取得疗效的报道。

6. 脾切除：近年已少用切脾治疗，因为疗效不满意。遇有下列情况可以考虑脾切除：

①慢性再障经半年以上积极治疗无效，并有恶化趋势者；②有脾大或用^{51}Cr标记红细胞进行体表核素扫描，提示脾脏有破坏红细胞过多者；③有溶血因素存在者，网织红细胞稍增多、溶血指数增高、红细胞寿命缩短者；④有免疫因素存在，如自身抗体阳性，糖皮质激素治疗有暂时疗效。临床上，急性再障不宜手术。严重型再障、骨髓增生降低或极度降低以及年龄较大者疗效不佳。术前反复感染者，脾切除要慎重。

7. 造血干细胞移植：

(1) 骨髓移植：骨髓移植的目的是将HLA相配健康的骨髓干细胞输入患者体内，并使之能在患者骨髓内分化增殖，以替代其异常的造血细胞，从而恢复患者造血功能，本法仅用于急性或重型再障。

(2) 胎肝移植：由于异基因骨髓移植受到相配合供体的限制，并易产生严重的移植物抗宿主病（GVHD），条件要求较高。在胚胎发育的第二阶段，肝脏是主要造血器官，含有大量的造血干细胞，同时存在造血和调节免疫的体液因子，因此是治疗骨髓重建造血功能和免疫功能的物质基础。取材较容易。近年来国内外开展胎肝移植治疗再障取得一定的疗效。但亦只适用于急性和重型再障。

(3) 胎肝输注：该法不需要移植前的预处理，如全身照射（TBI）成全身淋巴照射（TLT）加用环磷酰胺或抗胸腺细胞球蛋白、单克隆抗体等。目前已广泛开展的胎肝输注治疗再障经证明除刺激造血因子外，还有调节免疫的刺激因子，刺激造血和提高机体非特异性免疫功能。适用于急性、重型再障，肝炎后再障，慢性再障，尤其慢性再障长期治疗无效者均可试用。

【预后】

本病目前虽已有较多的治疗方法，但总的说来效果还不够满意。除急性再障经骨髓移植可使患者缓解外，多数患者于半年至1年内死亡，死亡原因多为脑出血和败血症。慢性再障通过治疗，可使1/3患者治愈和缓解，1/3患者明显进步，1/3患者仍迁延不愈，少数患者死亡。死亡原因有的因为急性变后，死于脑出血和败血症；有的由于合并继发性血色病，死于肝功能衰竭、心力衰竭或糖尿病等。

【预防】

1. 防止滥用对造血系统可能有损害的药物，若必须使用，用药过程需定期观察血常规。
2. 接触能引起本病的化学、物理因素的人员，应做好防护，定期进行血象检查。
3. 对严重感染，特别是粟粒性结核及病毒性肝炎要及早治疗。

自学指导

【重点难点】

1. 再障临床表现特点是进行性贫血、出血、感染和全血细胞减少。其确诊有赖于骨髓细胞形态学检查。再生障碍性贫血必具全血细胞减少，而全血细胞减少并非一定是再障。全血细胞减少，脾大，骨髓三系细胞增生，见于脾功能亢进；全血细胞减少，且可见幼稚粒细胞及幼稚红细胞，见于骨髓病性贫血；全血细胞减少，一系细胞增生，原始细胞＞30％，其他系细胞减少，见于急性白血病；全血细胞减少，骨髓有一系以上的增生亢进并有形态异常，原始细胞Ⅰ型加Ⅱ型＜30％，见于骨髓增生异常综合征；全血细胞减少，红细胞系增生，其他系细胞增生减低，酱油色尿，见于 PNH；全血细胞减少，骨髓见异常组织细胞，见于恶性组织细胞病。尤其应注意慢性再生障碍性贫血灶性增生出现增生性骨髓象时，应多部位骨髓穿刺，并注意巨核细胞减少是其重要特征。

2. 急、慢性再生障碍性贫血是性质不同的两种病，在治疗上应区别对待。中西医结合治疗再生障碍性贫血取得显著疗效。据文献统计，971 例慢性再生障碍性贫血治愈率 5%～21%，平均 12.6%；有效率 54.3%～85.8%，平均 79%。5 年生存率达 58.7％±5.7％，说明我国治疗再生障碍性贫血，应用中西医结合取得较好疗效。

但是，再生障碍性贫血治疗难度大，临床上应坚持长程、交替、联合用药；推行有效方案巩固治疗；缓解后维持用药；及时处理感染灶，这些都是不断提高疗效的关键所在。

3. 加强预防性措施，是再生障碍性贫血防治工作中的重要环节。

【学习思考题】

1. 再生障碍性贫血临床表现血常规及骨髓象特点是什么？
2. 再生障碍性贫血应与哪些疾病相鉴别？鉴别要点是什么？
3. 再生障碍性贫血治疗原则是哪些？

第三节 白 血 病

【目的要求】

1. 本病的病因病理及常用的临床分型。
2. 掌握急、慢性白血病的诊断和鉴别诊断。
3. 掌握本病的治疗原则。

【自学学时】

3 学时。

白血病是一类造血干细胞的克隆性恶性疾病。其克隆中的白血病细胞失去进一步分化成熟的能力而停滞在细胞发育的不同阶段。在骨髓和其他造血组织中白血病细胞大量增生积聚，并浸润其他器官和组织，而正常造血受抑制。

【发病情况】

白血病是十大恶性肿瘤之一，是儿童及 35 岁以下成人发病率、死亡率最高的恶性肿瘤。白血病的年发病率大致为 2.76/10 万；急性与慢性之比为 5.5:1；男女之比为 1.81:1。

【分类分型】

目前对白血病的分型国际公认为 FAB 分型，国内基本参照其内容，分为：

（一）急性白血病

1.急性淋巴细胞白血病（简称急淋）：根据细胞形态学可再分为三型：第 I 型（L_1）细胞分化较好，治疗后缓解率较高；第 II 型（L_2）相对较差；第 III 型为伯基特型，治疗后缓解率很低。第 I 型和第 II 型中 25% 带有 T 细胞标记，第 III 型多数病例可有 B 细胞标记，但大多数急淋细胞为非 B 或非 T 标记。其中具有 T 及 B 共同标记的为共同型急淋（C-ALL）或称为双重标记细胞型急淋（D-ALL），T 及 B 细胞都缺乏的称为裸细胞型急淋（Null-ALL）。

2.急性非淋巴细胞白血病（简称急非淋）：1986 年全国白血病分型经验交流会修改的意见建议如下：①原粒细胞白血病未分化型（M_1）；②原粒细胞白血病部分分化型（M_{2a}），原粒细胞白血病部分分化型（M_{2b}）——曾定为亚急粒白血病；③颗粒增多的早幼粒细胞白血病（M_3）：粗颗粒型（M_{3a}），细颗粒型（M_{3b}）；④粒－单核细胞白血病（M_4）：M_{4a} 原始和早幼粒细胞增生为主，M_{4b} 原幼单核细胞增生为主，M_{4c} 原始细胞既具粒系又具单核系特征，M_4EO 除上述特点外，有嗜酸性颗粒粗大而圆，着色较深的嗜酸性粒细胞；⑤单核细胞白血病（M_5）：未分化型（M_{5a}）、部分分化型（M_{5b}）；⑥红白血病（M_6）；⑦巨核细胞白血病（M_7）。

（二）慢性白血病

1.淋巴细胞（慢淋）。

2.粒细胞（慢粒）。

3.单核细胞。

4.红血病。

（三）特殊类型白血病

1.慢粒急变。

2.淋巴肉瘤细胞性白血病。

3.组织细胞肉瘤细胞性白血病。

4.多毛细胞性白血病。

5.嗜酸性粒细胞性白血病。

6.嗜碱性粒细胞性白血病。

7.组织嗜碱细胞性白血病。

8.未能分型急性白血病。

【病因和发病机制】

人类白血病的病因和发病机制比较复杂，至今尚未完全明确。目前认为病因是多方面的，这些因素互相作用而致病。

1. 生物因素：目前有较多证据说明病毒（特别是 C 型 RNA 肿瘤病毒或称 Oncorna 病毒）可能是人类白血病的病因之一。主要依据：①Oncorna 病毒可从动物白血病细胞分离，包括鱼、鸟、鼠、猫、牛及非人灵长类。外源性而能在自然宿主致瘤的病毒，已发现有绒猴纤维肉瘤病毒（SiSV）、长臂猿白血病病毒（GaLV）、鼠白血病病毒 Rauscher 株（MuLVR）、猫白血病病毒；②人类白血病有 Oncorna 病毒"信息"。常能查得细胞浆为颗粒具有 Oncorna 病毒的性质；③已经分离出一些推测是人类的 C 型 Oncorna 病毒，例如 HL-23V，SAK-21 病毒，此皆与 SiSV、GaLV 抗原关系密切；④Gallo 报道用 T 淋巴细胞生长因子能从 T 淋巴病如蕈样霉菌病，常规地产生赘生性 T 淋巴细胞性白血病。

2. 物理因素：电离辐射能诱致白血病，广岛、长崎遭受原子弹损害者，急性白血病、慢性粒细胞白血病增多，但慢性淋巴细胞白血病未见增多；治疗性照射（如类风湿生脊椎炎）白血病的发病率增高。

3. 化学因素：苯及其衍化物被认为可引起白血病，从接触其到发病的潜伏期为 6 个月至 6 年，大多为白细胞减少性急性白血病；化学药物中受到怀疑的有保泰松、氯霉素等；抗肿瘤细胞毒药物的长期应用也有可能引起白血病。

4. 遗传及其他因素：某些遗传性疾病，如 Fanconi 贫血、先天性愚型较易发生白血病。同卵孪生的一对同胞，若一个发生了白血病，另一个发生白血病的几率可高达 25%。

白血病细胞本身也往往有染色体的异常。在急性白血病中，约半数病例有染色体异常，以 C 组及 G 组较为常见；虽各例染色体的异常并不一样，但在每例中前后多次（初发与复发）检查的发现却是一致的。慢性粒细胞白血病中，约 85% 的病例有 Ph' 染色体，而且在白血病出现之前即已存在。

综上所述，本病的发病机制比较复杂，很可能是多种病因的复合作用。

在增殖方面恶变的白血病干细胞似乎处于比较有利的地位，而白血病细胞的分化又有阻滞，保持着分裂能力的原始的白血病细胞不断增殖，虽然细胞周期时间延长，仍大量积聚，由造血组织散布到血液和全身其他组织，从而形成白血病。

【病理】

病理形态上的表现主要有：白血病细胞的增生、浸润、出血，组织的营养不良和坏死、继发感染以及抗白血病药物的影响。

白血病细胞的增生和浸润主要发生在造血组织中，也可出现在全身其他组织。骨髓一般有不同程度的增生。红髓明显增加，骨小梁变窄；在严重病例，骨髓因造血细胞增生明显活跃而呈灰红或黄绿色。骨髓中的有核细胞多属于同一系列的白细胞，其分化与成熟可有不同程度的阻滞。偶尔可有骨髓衰竭或纤维化的现象。

全身淋巴组织于早期即有白血病细胞的浸润，后期淋巴结明显肿大，正常结构大多消失，被一片几乎清一色的白血病细胞所替代。肝脏与脾脏也都有白血病细胞的浸润而肿大。在慢性粒细胞白血病，脾脏肿大可达巨大的程度。肝脏一般也肿大，但没有脾脏明显。

50%～80% 白血病尸检有比较明显的中枢神经系统演变。常见的病变为：血管内白细胞淤滞与血管周围的白细胞浸润、白细胞呈结节状增生与弥漫性浸润，出血，神经组织变性坏死，胶质细胞增生，脑膜浸润。其他最常发生白血病细胞浸润的脏器是肾脏、肺脏、心脏、胸腺、睾丸，慢性粒细胞白血病及单核细胞白血病常有皮肤浸润的表现。

近年来，随着化疗和抗生素的应用，尸检时发现病理改变情况有所变化。白血病细胞崩解，浸润消失，出现纤维蛋白渗出，组织细胞吞噬，继以纤维化。骨髓可萎缩或纤维化。某些霉菌、病毒或原虫的感染增多了，药物引起的演变增多。

急性白血病

【临床表现】

(一) 起病

可急骤亦可较缓慢。急骤者常以高热、进行性贫血、显著出血倾向、全身酸痛为首发症状。起病缓慢首先有一段时间的乏力、虚弱、贫血、体重减轻、体内某处疼痛或肿胀，然后转入上述急骤的症状。乏力、虚弱可由于贫血或电解质（血钙、血镁）紊乱。体重减轻缘于进食减少而代谢增加。

(二) 发热、出汗

发热常见，其主要原因是感染，由于正常粒细胞减少、缺乏及免疫功能降低所诱发；其次是免疫功能低下，皮肤及粘膜的屏障功能削弱。常见的感染为肺炎、咽峡炎、扁挑体炎、中耳炎、肾盂肾炎、肛周炎、疖痈等。也有感染而找不到明显的病灶部位。严重感染可致败血症。大多数感染是人体或环境（特别是医院内）的微生物所引起。随着抗生素治疗的进展，引起严重感染或死亡的菌谱也有变化，主要为对常用抗生素有耐药性的病原菌，如金葡菌、革兰阴性杆菌，特别是绿脓杆菌。细菌感染易发生在白血病恶化期及诱导完全缓解粒细胞缺乏时。

近年来，由于应用联合化疗、糖皮质激素、广谱抗生素，使病人易患霉菌感染（如念珠菌、曲菌、隐球菌等）。本病也易有病毒（如巨细胞病毒或疱疹播散）、原虫（如肺孢子病）感染。

除发热外，未缓解病例多数有盗汗，缓解后体质虚弱的病人则常有自汗。

(三) 出血

出血部位可遍及全身，以皮下、口腔、鼻腔为常见。致命出血为颅内出血、消化道出血、呼吸道大出血。视网膜出血可致视力减退。耳内出血可致眩晕、耳鸣等功能障碍。出血的原因一般为血小板明显减少；此外还有弥散性血管内凝血、纤维蛋白溶解、感染时的细菌多糖体、血液 5 - 羟色胺降低及大量白血病细胞形成血栓以致小血管破裂等。

(四) 贫血

早期即可出现，随病程发展迅速加重，常与出血程度不成比例。有贫血的一般症状。贫血的主要机制是幼红细胞生成受异常增生的白血病细胞所干扰。红细胞寿命缩短，无效性造血增加，也是导致贫血的因素，尤其在疾病晚期更是如此。

(五) 白血病细胞浸润所引起的症状和体征

1. 肝脾肿大：是本病常见的体征。肿大的程度与细胞类型、病情进展快慢有关。发展急者，浸润还来不及引起明显的肿大。在几种急性白血病中，肝脾肿大以急淋较显著。

2. 淋巴结肿大：可呈不同程度的肿大，质地自柔软至中度，多位于颈、腋下、腹股沟等处，一般无压痛。纵隔淋巴结肿在小儿急淋多见。深部的淋巴结肿可压迫邻近组织而引起症状。淋巴结肿大以急淋、急单较多见。

3. 神经系统表现，近年来，由于化疗和支持疗法的进展，缓解率提高，缓解期延长，中枢神经系统白血病（CNS-L）发病率增加；主要由于多数化疗药物不易透过血－脑屏障，使中枢神经系统成为白血病细胞的"庇护所"。中枢神经系统的表现可类似脑膜炎、脑瘤和脑积水等。此外，个别病例可有椎管内浸润而发生脊髓压迫症。除 CNS-L 之外，还可并发出血、感染（细菌、霉菌）和药源性改变。CNS-L 或出血，除有神经症状外，还可有精神障碍。

4. 骨骼和关节疼痛：急性白血病常有胸骨压痛，这对诊断具有意义。白血病细胞浸润破坏骨皮质和骨膜，可引起疼痛，以隐痛、酸痛较常见。骨剧痛多见于急淋，病理上可有骨坏死。白血病细胞也可浸润关节。骨关节痛较多见于儿童，可被误诊为风湿病。

5. 皮肤和粘膜的病变：特异性的皮肤损害以单核细胞白血病较多见，表现为弥漫性斑、丘疹及结节等，非特异性皮肤损害除瘀点、瘀斑外，可有荨麻疹等。特异性与非特异性的粘膜损害也可见于鼻腔、口腔及上呼吸道。齿龈肿胀、口腔溃疡，以急单最显著。

6. 其他浸润表现：心肌的浸润多于心包，但仅偶尔有心肌炎、心包炎或心力衰竭表现。呼吸道、消化道的浸润并不少见，但临床表现不多。急性单核细胞白血病可有肠道浸润、溃疡或直肠周围感染。肺部浸润，在 X 线片上可酷似结核。胸腔积液多见于急淋。肾脏浸润很常见，可发生蛋白尿、血尿。在白血病活动时或化疗时尿酸排泄增加，可发生肾结石或尿酸性肾病。后者可致尿酸结石沉淀于肾小管，引起肾功能衰竭，造成死亡，或使化疗不能进行。白血病的眼底变化很常见，以视网膜静脉改变（扩张、白鞘），视网膜出血及渗出斑占多数。

7. 局部肿瘤（绿色瘤）：常见于小儿及青年急粒病列，多见于眼眶骨膜之下，引起不对称的突眼症，其次也可见于颞骨、鼻旁窦、胸骨、肋骨及骨盆，成结节或肿块。绿色瘤的绿色是由于含有大量过氧化物酶。乳腺、肝、肾、肌肉等也可有肿瘤。

【实验室检查】

（一）血常规
典型的血常规显示贫血、白细胞质和量的变化及血小板的减少。

1. 红细胞和血红蛋白：贫血程度轻度不等。一般属正细胞正色素性贫血。血中可见少数幼红细胞。在 M_6 时，则幼红细胞可能较多。网织红细胞常减少，少数病例可轻度增加。

2. 白细胞：计数可多至（300～500）×10^9/L，也可少至 $0.2×10^9$/L。一般白细胞数早期偏低，晚期多数偏高。白细胞数特别高或低者，病情往往严重，治疗较困难。周围血中发现幼稚型白细胞（白血病细胞）为诊断白血病的重要依据。在急性白血病，主要是原始细胞和（早）幼细胞。根据周围血常规中白细胞总数和幼稚细胞多少可将白血病分为：①白细胞增多性。周围血中白细胞显著增多（15×10^9/L 以上）并有大量幼稚细胞；②白细胞不增多性。周围血中白细胞不增多，甚至低于正常（15×10^9/L 以下），血中较难发现幼稚细胞。因此，对于白细胞数高者诊断不难，但在白细胞数低者，白血病细胞往往要经浓缩涂片才能找到。有些急性白血病病人血中仅见最幼稚和成熟的白细胞，中间阶段缺如，被称为白血病"裂孔现象"，提示部分骨髓尚能正常造血。在早幼粒细胞性白血病和红白血病，血常规常呈全血细胞减少。

3. 血小板：一般病初就有血小板减少，出血时间延长，血块退缩不良。除量的减少外，可有质（功能）的异常。

（二）骨髓象

典型的骨髓象显示，有核细胞增生明显活跃，有关系列的原始细胞和幼稚细胞占大多数。原始细胞＞30％，正常成熟粒细胞减少，巨核细胞减少。各系列原始细胞鉴别见表6－2。

表6－2　　　　　　　　　　　　三种常见急性白血病的鉴别

	淋巴细胞白血病	粒细胞白血病	单核细胞白血病
病变细胞	原淋巴细胞	原粒细胞	原单核细胞
瑞式染色胞质	量极少	量少	量较多
核染色质	粗粒状，在核仁及核膜周围浓密	细纱状，分布均匀	纤细网状，分布不均匀
核仁	1～2个	3～5个	少而大
Auer's小体	无	常有	可有
伴有的细胞	幼淋巴细胞，破碎细胞易见	早幼粒细胞，可有异常中性或嗜酸性粒细胞	幼单核细胞
核丝分裂	胞质透明，染色质短、粗	胞质不透明，染色质细、长	胞质泡沫状，染色体粗长，边缘纤毛状
组织化学染色过氧化酶与苏丹黑染色	（－）	（＋）或（＋＋），阳性颗粒粗、分布与局部或全细胞	（－）或（±），颗粒细而散在
糖原染色①	可有阳性颗粒或大小块	有的细胞胞质弥漫染色，可有细颗粒	有的细胞胞质弥漫性淡染，细或粗颗粒在细胞边缘伪足处
酯酶染色			
①α-醋酸萘脂	（±）	（＋）	（＋＋）～（＋＋＋）
②α-醋酸萘脂＋氟化钠	（－）	（－）	（＋）
血清溶菌酶	正常或降低	常增加、正常或降低	常明显增加

①在红血病、红白血病中，原红与幼红细胞呈阳性，有助于诊断。

骨髓象中除以上改变外，正常的造血细胞减少。有的病例中可以很少，以致仅能发现少数比较晚期的粒系细胞和幼红细胞，巨核细胞与血小板也很少。

（三）其他

血浆白蛋白降低，γ及β球蛋白增加。血液的尿酸与尿液中的尿酸排泄增加。

【诊断】

本病的诊断主要依据血常规与骨髓象的检查。遇有原因不明的发热、贫血、骨痛，伴有白细胞计数增高或减少以及血小板减少时，应怀疑有本病的可能，及时进行血常规和骨髓象的检查，常常可以迅速确定诊断。

【鉴别诊断】

1. 白细胞不增多性急性白血病需与再生障碍性贫血、血小板减少性紫癜、粒细胞缺乏症相鉴别，其鉴别要点见表6-3。

2. 骨髓增生异常综合征：MDS在疾病分类学上处于急性非淋巴细胞白血病的边缘（见再障）。1982年FAB协作组提出了精确的分类标准。1984年4月5日在英国伦敦FAB协作组关于急性白血病诊断标准规定：骨髓中某一系列的原始细胞（Ⅰ型及Ⅱ型）达30%以上时才能诊断，原始细胞等于或少于30%，红细胞系少于50%，则诊断为MDS的难治性贫血伴有原始细胞增多（RAEB）或难治性贫血伴有原始细胞增多转化型（RAEB-T）；原始细胞大于30%，红细胞系大于50%时诊断为红白血病。

表6-3　　急性白血病与再生障碍性贫血、血小板减少性紫癜、粒细胞缺乏症鉴别

	贫　血	白细胞计数、分类	血小板	骨髓象
急性白血病	较为明显，严重程度与出血量不成正比	正常、增多或减少，有异常幼稚细胞	减少	增生极度活跃，主要为原始组胞
再生障碍性贫血	较为明显，严重程度与出血量不成正比	减少，淋巴细胞相对增多，无幼稚组胞	减少	增生明显减低，造血细胞明显减少，非造血细胞相对增多
血小板减少性紫癜	贫血程度与出血量成正比	多正常，无幼稚细胞	减少	增生活跃，巨核细胞正常或增多，但形成血小板明显减少
粒细胞缺乏症	一般无	$< 0.5 \times 10^9$/L，粒细胞极度缺乏，以淋巴细胞为主，粒细胞毒性变化	正常	红细胞及巨核细胞系大致正常，粒细胞系可呈"再生障碍型"或"成熟障碍型"

【治疗】

近年来治疗上采用综合措施，包括改善病人一般情况，进行中西医结合的长程治疗，防止中枢神经系统白血病的发生等，从而提高本病的缓解率与延长缓解期，使部分病人得以较长地生存以至治愈。

（一）支持治疗

明显贫血、发热与出血的病人须卧床休息，一般病人不必过分限制活动。由于代谢亢进，应进高蛋白、高热量饮食。注意环境的保护，加强护理。特别要重视口腔、肛门及外阴部位的卫生，防止发生感染。

1. 贫血：纠正贫血最有效方法为积极争取疾病缓解，重度贫血可酌予输血或红细胞悬液。

2. 感染：应先查明感染部位并做有关培养，在疑有败血症时应做血培养，细菌学未得到结果前，原则上根据经验选择使用有效抗菌药物。获得细菌培养及药物敏感试验的结果后，可以调整抗生素的种类。病毒、真菌、原虫等感染则使用有关药物。

由于感染多发生于化疗后粒细胞缺乏时，故当抗生素治疗无效时，可以输注白细胞悬

液。预防感染更重要的是创造"保护性环境"（系有一定隔离装置的病室），配以消毒措施等以减少感染的发生。

3．出血：当白血病治疗取得病情缓解时，出血常随之好转。但在缓解前的化学疗法过程中，常因血小板减少而出血，严重时颅内出血致死。必须密切注意血常规，严重出血时可用糖皮质激素，若血小板在 $20×10^9/L$ 以下应输新鲜血或浓缩血小板，最好是 HLA 相容者的血小板。发生 DIC 时，须用抗凝剂如肝素、双嘧达莫（潘生丁）等，伴有纤维蛋白溶解时，需用抗纤溶剂如 6-氨基己酸等，也可用抑肽酶。局部出血则相应止血，如鼻腔出血可以填塞或用明胶海绵止血。

4．高尿酸血症：大量白血病细胞分解时，血尿酸增高，有时尿路为尿酸结石梗阻，引起少尿，甚者可致急性肾功能衰竭。别嘌醇可以阻断次黄嘌呤和黄嘌呤变为尿酸，纠正尿酸过高。剂量为 0.1g，每日 3～4 次，疗程 5～6 日。同时应大量补液和碱化尿液。

（二）化学治疗

急性白血病的化疗，目前多采用几种化学药物，组成不同方案来杀灭白血病细胞，使病情缓解，延长生存期，以期达到治愈的目的。

临床常用药物根据细胞动力学原理分为细胞周期特异性药物（CCSA）和细胞周期非特异性药物（CCNSA）两类。CCSA 有：①M 期药：长春新碱（VCR）；②S 期药：阿糖胞苷（Ara-C）、羟基脲（Hu）、6-巯基嘌呤（6-MP）、甲氨喋呤（MTX）；③G_1 期药：门冬酰胺酶（L-ASP）等。CCNSA 有环磷酰胺（CTX）、柔红霉素（DNR）、盐酸阿霉素（ADM）、高三尖杉酯碱（H）、泼尼松（pred）等。

急性白血病化疗药物的选择，通常以 CCNSA 及 CCSA 联合，以大量杀伤处于不同阶段的白血病细胞，一般采用短期、足量及多疗程的方法。每个疗程 5～7 天，以大量杀灭处于增殖周期的白血病细胞，然后间歇 7～14 天，以利正常造血细胞及患者体质的恢复，待 G_0 期的白血病细胞进入增殖周期，于下一个疗程将其杀死。一般连用 1～3 疗程，达到完全缓解。

1．急淋（ALL）的治疗：初治的急淋，经联合化疗多数可取得完全缓解。急淋按临床及血常规可分为标危组（标准危险组）及高危组（高危险组）两型。凡年龄 2～10 岁，初诊时白细胞 $20×10^9/L$，形态学分型属于非 L_3，免疫学分型属于非 T 非 B，无纵隔淋巴结肿大，无中枢神经系统白血病者属标危组，其余皆为高危组；成人急淋均属高危组。

急淋的化疗包括三个步骤，即诱导缓解、中枢神经系统白血病的防治及维持治疗。

（1）诱导缓解：常用方案有：①VP 方案：为标危组首选方案，90% 患儿在 1 个月内可取得完全缓解。该方案简单易行，且副作用小。方法：VCR 1～2mg，每周 1 次（即第 1、8、15、22 天）静脉注射，泼尼松 40～60mg，第 1～28 天，口服。如 4 周后未达完全缓解标准，可改换治疗方案；②VDP 方案：适用于高危组及急淋复发的病例。VP 方案＋DNR30～60mg，第 1～3 天或第 1、8、15、22 天静脉注射。VPL-ASP 方案，VP 方案＋L-ASP 2 000～10 000 单位，每日或隔日静脉滴注 1 次，10～20 次为 1 疗程。上述方案完全缓解率可达 80% 以上；③VMP 方案：VP 方案＋6-MP 100～150mg，分次口服，1～28 天；④VCP 方案：VP 方案＋CTX 200～400mg 静脉注射，每周 2～3 次；⑤COAP 方案：VP 方案＋CTX＋Ara-C 100mg，静脉滴注或肌内注射，5～7 天。

（2）防治中枢神经系统白血病：预防可于治疗第 3 周开始，MTX 10mg＋地塞米松 2～

4mg 鞘内注射，每周 1 次，连续 4 次后改为 8 周 1 次，持续至停药。治疗时可用 MTX 10mg＋地塞米松 2～4mg，第 1 周隔日 1 次，第 2 周以后每周 2 次，至脑脊液正常后改为 1 周、2 周、3 周、4 周、6 周 1 次，以后每 6～8 周 1 次，直至全身化疗停药或复发。

(3) 维持巩固治疗：患者诱导缓解后，体内的白血病细胞由 10^{12} 降至 10^6～10^8 个，此时，白血病细胞用一般方法不能检测出来。如不继续治疗，常在 2～4 个月复发。因此，须进行维持巩固治疗，以进一步清除体内残存的白血病细胞，从而达到治愈的目的。目前常用的方法是：当完全缓解后，先用诱导缓解的原方案（pred 由 28 天改为 7～10 天）巩固 2～4 个疗程。以后再用 6-MP、MTX、CTX 维持治疗。也可在第一年内每月交替使用上述各种诱导缓解方案 5～7 天作为维持治疗，以后再用 6-MP、MTX、CTX 维持。

2. 急性非淋巴细胞白血病（ANLL）的化疗：

(1) 诱导缓解：以往常用的 COAP 方案，其完全缓解率仅 40％。近年来，国内以高三尖杉酯碱取代 CTX，组成 HOAP 方案，完全缓解率可达 60％～70％。国外多用 Ara-C＋DNR＋6-TG（6-硫鸟嘌呤），完全缓解率可达 60％～80％。我国常用的几种化疗方案见表 6－4。

表 6－4　　　　　　　　　　急性非淋巴细胞白血病几种化疗方案

方　案	药品	常用剂量	给药途径	给药期
HOAP	H	2～4mg/d	静脉注射	第 1～7 天
	VCR	2mg	静脉注射	第 1 天
	Ara-C	50mg/12h	静脉注射或肌内注射	第 1～7 天
	pred	30～40mg/d	口服	第 1～7 天
DA 或 DAT[1]	DNA	40mg	静脉注射	第 1～3 天
	Ara-C	100mg	静脉滴注或肌内注射	第 1～7 天
	6-TG	100mg	口服	第 1～7 天
HAT	H	4mg		
	Ara-C	100mg		
	6-TG	100mg		
HAMPT	Hu[2]	50mg/kg	口服	第 1 天
	Ara-C[3]	100mg	静脉滴注	第 2～7 天
	6-MP[4]	50mg	口服	第 2～7 天
	pred	40mg/d	口服	第 2～7 天
	MTX	10mg/d	口服	第 5 天

①DAT 方案中 DNR 改为 ADM 30mg，称为 AAT 方案；②1 次/12h；③2 次/d；④3 次/d。

急性早幼粒细胞白血病（M_3）易并发 DIC，故应及早给予联合化疗，同时给予预防性肝素治疗。对增生低下型急性白血病、年老体弱、肝肾功能障碍而不宜联合化疗者，可用小剂量 Ara-C 作分化诱导治疗。小剂量 Ara-C 亦有可能抑制 DNA 的合成，但主要是影响细胞的分化过程，使白血病细胞分化成熟而达到治疗的目的。方法：Ara-C 每日 $20mg/m^2$，分 2 次作皮下注射，14～21 天为一疗程。休息 2～4 周后重复治疗，国外报道完全缓解率可达 50％。

(2) 维持巩固治疗：急非淋取得完全缓解后及时进行巩固强化治疗，可延长生存期。一般以原方案巩固 4 个疗程。维持治疗可交替使用如 HOAP、DAT、AAT、HAT 等各种方案。

（3）中枢神经系统白血病的防治：预防性治疗的需要程度远比急淋少。大剂量 Ara-C 连续静脉滴注可能有利于更多药物通过血－脑脊液屏障进入脑脊液。出现中枢神经系统白血病后可用 Ara-C 25mg ＋ 地塞米松 2～4mg 鞘内注射，用药次数、间歇同急性淋巴细胞白血病。

（三）免疫治疗

国外应用同种异体瘤苗、卡介苗（BCG）、MER（BCG 的甲醇提取剩余物）、绿脓杆菌疫苗，国内也有应用 BCG 及麻疹疫苗者。此对急粒可能有效，可延长生存期，延长完全缓解期或提高完全缓解率。对应用过免疫疗法的病例复发后再用化疗，重新完全缓解率较高。国内也有应用短棒杆菌、转移因子、免疫核糖核酸、左旋咪唑、猪苓、白山云芝等治疗的报道。

（四）骨髓移植

同种异基因骨髓移植已获成功，胚胎肝细胞移植有短期嵌合成功的报道。

此外，中医中药亦有较好疗效。可与化学药物、免疫疗法合用，提高缓解率。

【预后】

本病的自然病程较短，近年来治疗方法的改进，部分病例可获长期生存（5 年以上）。初治的儿童急性淋巴细胞白血病可能治愈。

影响疗效的因素有：①白血病的细胞类型：以淋巴细胞性白血病的疗效较好，粒细胞性白血病次之，单核细胞性白血病最差；②年龄：儿童急淋长期缓解较多，而老年病例完全缓解率较低；③治疗前的白细胞数：白细胞低于 50×10^9/L 者，缓解期较长，高于 50×10^9/L 者，缓解期较短；④中枢神经系统受累；受累者的缓解期较短。此外，疗效与治疗是否得当以及病人的个体差异亦有关。

本病的死亡原因主要是感染、出血及全身衰竭。此外，还有心力衰竭、中枢神经系统病变影响生命中枢及尿酸性肾病等。

附：急性白血病疗效标准（全国白血病化学治疗讨论会 1987.11.20，苏州）

一、缓解标准

（一）完全缓解

1. 骨髓象：原始粒细胞Ⅰ型＋Ⅱ型（原单＋幼单或原淋＋幼淋）≤5％，红细胞及巨核细胞系正常。

M_{2b} 型——原粒Ⅰ型＋Ⅱ型≤5％，中性中幼粒比例在正常范围；

M_3 型——原粒＋早幼粒≤5％；

M_4 型——原粒Ⅰ型＋Ⅱ型＋原单＋幼单≤5％，

M_6 型——原粒Ⅰ型＋Ⅱ型≤5％，原红＋幼红以及红系比例基本正常；

M_7 型——粒、红二系比例正常，原巨及幼巨基本消失。

2. 血常规：血红蛋白≥100g/L（男）或≥90g/L（妇女及儿童），中性粒细胞绝对值≥1.5×10^9/L，血小板≥100×10^9/L，分类中无白血病细胞。

3. 临床无白血病浸润所致的症状和体征，生活正常或接近正常。

（二）部分缓解

骨髓原始粒细胞Ⅰ型＋Ⅱ型原单＋幼单或原淋＋幼淋＞5％，但≤20％，或临床、血常规两项中有一项未达完全缓解标准者。

（三）未缓解

骨髓象、血常规及临床三项均未达上述标准者。

二、白血病复发

有下述三者之一者为复发。

1．骨髓原始粒细胞Ⅰ型＋Ⅱ型〔原单＋幼单或原淋＋幼淋〕＞5％，但≤20％，经过有效抗白血病治疗1个疗程仍未能达到骨髓完全缓解标准者。

2．骨髓原始粒细胞Ⅰ型＋Ⅱ型〔原单＋幼单或原淋＋幼淋〕＞20％。

3．有髓外白血病细胞浸润者。

〔注〕Rai等（Blood 1981；58：1203）提出白血病复发标准为骨髓白血病细胞＞25％。

三、持续完全缓解

指从治疗后完全缓解之日起计算，其间无白血病复发达3～5年或更长者。

四、长期存活

白血病自确诊之日起，存活时间（包括无病或带病生存）达5年者。

五、临床治愈

指停止化疗5年或无病生存达10年者。

〔注〕凡统计生存率时应包括诱导治疗不足1疗程者；诱导治疗满1疗程以上的病例均应列入疗效统计范围。

慢性白血病

慢性白血病在国内以慢性粒细胞白血病多见，慢性淋巴细胞白血病较少见，慢性单核细胞白血病则更少见。基本病变为相应系列分化较成熟细胞的弥漫性增生并浸润至全身组织。粒细胞白血病主要见于中年，淋巴细胞白血病则多见于50～60岁，均男多于女。

一、慢性粒细胞白血病

【临床表现】

1．全身症状：逐渐出现乏力、消瘦、低热、出汗等。后期常有贫血与出血倾向。

2．肝脾肿大：早期可无肝脾肿大，随着病情进展，逐渐增大，可致巨脾，占满全腹而且伸入盆腔。肿大的脾脏还可发生脾梗塞、脾出血及脾周围炎，但很少发生脾破裂。肝大则不如脾大显著。

3．淋巴结肿大：可有轻度肿大，后期也有中度肿大者，但无融合与粘连。

4．其他：部分病例可有骨骼疼痛，多为钝痛、隐痛，胸骨压痛较常见，范围可能不大，也可有眼底变化（静脉迂曲、渗出物及出血等）及皮肤浸润等。

【实验室检查】

1．血常规：随着病情进展，白细胞计数增高，可达（20～50）×10^9/L以至1000×10^9/L。各阶段中性粒细胞均增多，自中性中幼粒以至分叶核细胞（尤其是成熟的中性粒细胞）可占到分类的90％以上，原始和早幼粒细胞则少见，二者之和一般在10％以下，嗜酸性及嗜碱性粒细胞也可增多，甚至明显增多（达30％以上）。在早期，红细胞与血小板计数均正常，少数病例可以增高，尤以血小板为著，但很少超过100×10^9/L。随着病情的进展，二者均逐渐减少，发生贫血及出血倾向。

2．骨髓象：有核细胞增生明显活跃至极度活跃，粒红比例明显增高。粒细胞系列自中幼粒细胞以下各阶段细胞均明显增多，嗜酸性粒细胞、嗜碱性粒细胞增多，原始粒细胞及早幼粒细胞一般在 20% 以下。

3．染色体检查：约 85% 的慢性粒细胞白血病病例有特异性 Ph′ 染色体，Ph′ 染色体不仅见于幼粒细胞，还可见于幼红及巨核细胞。少数病例无 Ph′ 染色体，其血小板减少，骨髓与血液的粒细胞较幼稚，病程常较短（可短于 1 年）。

4．其他：中性粒细胞的碱性磷酸酶活性大多明显降低以致积分明显减少或阴性，血液中的尿酸与尿液中的尿酸排泄则增加。

【诊断】

诊断主要依靠血常规和骨髓象检查。组织化学检查也有助于进一步确定诊断。

【鉴别诊断】

1．类白血病反应：严重感染、恶性肿瘤广泛转移、中毒及其他原因引起患者周围血中白细胞反应性异常增高，甚至出现幼稚白细胞，称为类白血病反应。与白血病鉴别点是：①类白血病反应有一定的病因，祛除病因后血液学改变可以完全恢复正常；②周围血白细胞增高，但多低于 50×10^9/L，分类以晚期幼稚细胞为主，无明显贫血，血小板计数多正常；③骨髓除有增生和左移外，多数无明显的白血病变化；④中性粒细胞的碱性磷酸酶活性增高；⑤无器官组织浸润表现；⑥Ph′ 染色体检查为阴性。

2．其他原因引起的脾肿大：肝硬化、血吸虫病、霍奇金病等，此类疾病均无慢性粒细胞白血病的血常规和骨髓象的改变。

【病程和慢粒的急变】

本病的病程一般在 3~4 年左右，但有些病例较短，甚至不到 1 年，尤以 Ph′ 染色体阴性的病例。相反，也有长至 15 年以上者。约 80% 慢粒最终发生急性变；原始细胞明显增高者，病程凶险，多于 6 周内死亡，治疗常无效。其他急变者，可以为急粒变或急淋变，后者应用 VP 等急淋化疗方案能短期有效；少数病例先有单纯红系再生障碍，或先有血小板增多。急性变预后极差，往往数月内死亡。

【治疗】

1．治疗药物：治疗慢粒的药物很多（表 6-5）。其中以白消安为首选物，在服药期间定期作血常规检查，根据白细胞数调整剂量。

脾区局部放疗，目前已较少应用。

2．慢性期的治疗：为化疗效果最好时期，中数生存期约 40 个月，下列措施可以试用：

（1）轮换应用多种药物，避免耐药性的发生。

（2）设计较强烈的综合治疗方案。若能使骨髓的 Ph′ 染色体明显减少或暂时消失，生存期似乎可能延长。

（3）中西医结合治疗，应用白消安、羟基脲、二溴甘露醇，也应用作用原理不同的靛玉红或青黛，同时辨证论治，增加机体的抗病力。

（4）用适量的 BCG（或加用瘤苗），可能延长生存期。

表 6 - 5　　　　　　　　　　　　　　　慢性粒细胞白血病的治疗药物

药物	用法、剂量	效果	主要毒性反应
白消安(马利兰)	成人 4～8mg/d,口服,根据白细胞增多程度掌握剂量,维持量 2～4mg/d,每周 2～3 次	目前为首选药物,国内缓解率达 95%,完全缓解期文献最长达 48 个月,多数生存期 40～42 个月	骨髓抑制可致血小板减少,可有胃肠道反应、闭经、皮肤色素沉着、肺纤维化
羟基脲 HV	每日 40～50mg/kg,分 2 次口服	效果与白消安相似,对白消安有耐药性的病例也可有效。多数生存期 39.6 个月	骨髓抑制,其次为胃肠道、皮肤反应、脱发等
二溴甘露醇 DBM	成人一般口服 0.25～0.5 g/d,维持量约每周 0.25g	对慢粒有效,可用于对白消安呈耐药性的病例;但缓解期较短,宜维持治疗。多数生存期 43 个月	少数病例有轻度胃肠反应、皮疹,个别全血细胞减少
二去水卫茅醇	50mg 静脉注射或静脉滴注,5～9 天为一疗程,停药 1～3 周,待白细胞回升至 $10×10^9$/L 以上,再给下一疗程,直至缓解。维持治疗 50mg,每周 1～2 次	对慢粒有效	食欲减退、恶心、腹部不适等消化道反应,皮肤色素沉着
青黛	6～12g/d,分 3 次口服	22 例中完全缓解及部分缓解 8 例,进步 11 例	食欲减退、恶心、腹部不适等消化道反应,皮肤色素沉着
靛玉红	150～200mg/d,大多 200mg,分 3～4 次服	25 例中完全缓解 12 例,部分缓解 4 例,进步 4 例	同青黛,但副作用较上两药为轻,偶有引起血小板减少者
干扰素 α	300 万～900 万 U/d,皮下或肌内注射,每周 3～7 次,持续用数月至 2 年不等	约 1/3 患者 Ph′染色体阳性细胞减少。与小剂量阿糖胞苷联合应用可提高疗效	

　　(5) 骨髓移植:同基因骨髓移植、自身骨髓移植、自身血液移植均有成功病例的报道。近年发现由于在慢粒外周血中干细胞数大于骨髓,故抽取初诊慢性期患者的血液,深低温保存,待急变后自身重输,能重建慢性期造血功能,延长生存期。

　　3.急性期的治疗:一般认为慢粒急变是慢粒的晚期表现,治疗上通常按急淋、急非淋治疗方案进行。

二、慢性淋巴细胞白血病

【临床表现】

　　起病比慢粒更缓慢,常拖延数月以至数年才就诊,首先出现症状为淋巴结肿大,其次为乏力、消瘦、贫血等。本病临床表现要比慢粒多样。

　　1.全身症状:如发热、出汗、瘙痒等,多为疾病发展的表现。

　　2.淋巴结肿大:可为全身性,常见于颈部、腋下及腹股沟等处的淋巴结轻至中度肿大(较慢性粒细胞性白血病明显),表面光滑,中等硬度,无压痛与粘连。淋巴结肿大虽不如淋巴瘤，但偶也可产生压迫症状，如纵隔淋巴结肿大可致刺激性咳嗽，反复发生肺炎及上腔静脉综合征等。腹膜后淋巴结肿大可致下身浮肿、肾盂肾炎反复发作及尿毒症等。其他淋巴组织如扁桃体、胸腺等偶也可明显肿大。

3. 肝脾肿大：常见脾大，脾大要比肝大明显，但不如慢性粒细胞性白血病显著。

4. 其他：皮肤表现较慢性粒细胞性白血病多见，有特异性的（如结节、红皮病等）；也有非特异性的（如荨麻疹、丘疹等）。慢性淋巴细胞白血病病人容易发生感染（尤以肺炎），可能与免疫缺陷及成熟中性粒细胞缺乏有关。

【实验室检查】

1. 血常规：白细胞数一般在（30～200）×10^9/L，80%～99%为小淋巴细胞，偶可见到原始淋巴与幼稚淋巴细胞，红细胞和血小板减少多是晚期表现，除因白血病细胞浸润以至骨髓正常造血减少外（可能由于脾功能亢进所致），本病早期可并发自身免疫性溶血性贫血及血小板减少。

2. 骨髓象：骨髓增生明显活跃，小淋巴细胞可占分类中的50%至接近100%，原始淋巴细胞与幼稚淋巴细胞少见。有溶血症状发作时晚幼红细胞可增生。巨核细胞减少。

3. 其他：淋巴细胞糖原颗粒显著。约1/3病例有低丙种球蛋白血症，少数病例有单株免疫球蛋白增多症或冷球蛋白血症。绝大多数的慢性淋巴细胞白血病为B淋巴细胞的异常增生。

【诊断与鉴别诊断】

诊断主要依据血常规和骨髓象。

淋巴结肿大方面，本病应与淋巴瘤、结核性淋巴结炎等相鉴别。淋巴瘤的淋巴结肿大可先出现于某组，然后蔓延到他组；虽为双侧肿大，常不对称；早期虽可消散，晚期则常粘连，形成固定的巨块；而且早期血常规也无淋巴细胞增多。结核性淋巴结炎淋巴结融合，成串状，与周围组织粘连，易软化溃破成窦道，抗结核有效。淋巴结活检呈明显的病理改变。

淋巴细胞增多方面，须与传染性单核细胞增多症、传染性淋巴细胞增多症相鉴别。两者均为病毒性感染，传染性单核细胞增多症血象中有异型淋巴细胞，该细胞常于1～2个月后消失，血清嗜异凝集试验阳性，其抗体可部分或不被豚鼠肾组织所吸收，但可被牛红细胞完全吸收，传染性淋巴细胞增多症多见于小儿，症状轻、病程短，为良性疾病。

【治疗】

1. 化学治疗：应用于疾病正在进展、有症状、有体征的病例。应用最广的是苯丁酸氮芥（瘤可宁）、环磷酰胺及泼尼松。链黑霉素对慢淋也有效，也有人用联合化疗，如苯丁酸氮芥（或环磷酰胺）+泼尼松，或骨髓瘤的M$_2$方案。

苯丁酸氮芥为本病首选药物，对本病的缓解率可达50%～98%，能使症状改善，淋巴结及脾脏缩小，白细胞数下降，但淋巴细胞百分数多不能恢复正常。成人剂量每日4～6mg，白细胞数下降后，可相应减少剂量，维持量为每日或隔日2mg，使白细胞数保持在（100～150）×10^9/L。

泼尼松的适应证为骨髓衰竭、自身免疫性溶血性贫血或血小板减少症以及对烷化剂发生耐药性。其剂量为每日 40~60mg，见效后可改为每周 40~60mg 或每周服 2 日间歇维持。

环磷酰胺用于病情较重、幼淋巴细胞较多、血小板减少的病例。

2．放射治疗：一般多用于局部治疗，照射肿大的淋巴结或脾脏，使其缩小以解除局部压迫与脾功能亢进。也有作者使用分剂量全身放疗（每天 5rad，平均每周 5 次）；纵隔放疗，并取得较好疗效。

3．其他治疗：并发丙种球蛋白减少而频发感染者，可定期给予丙种球蛋白，雄激素用于贫血、血小板减少病例。自身免疫性溶血性贫血或血小板减少症以及脾功能亢进症在激素治疗或治疗无效时，可行脾切除。

自学指导

【重点难点】

1．急性白血病临床特点主要有发热、出血、贫血、白血病细胞浸润所致的表现。诊断主要依据典型的血常规及骨髓象。

2．急性白血病是一组在形态学上极多样化的疾病。因此其分类的目的并不在于单纯形态学的描述，而因不同的细胞学类型与临床表现存在着多种联系，如小儿白血病以原始淋巴细胞类型为主，单核细胞型常伴皮肤局部表现，急性早幼粒细胞白血病则具特殊的出血并发症等。白血病的分类对选择化疗方案有重要实用价值。FAB 分类法是国际上较为统一的分类法，因此，我国也基本参照这种分类法。

3．本病具有发热、出血，故应重点与再障、血小板减少性紫癜相鉴别，后两者不具有白血病细胞浸润的临床表现，如肝、脾、淋巴结肿大，胸骨压痛，血常规、骨髓象无白血病细胞。急性白血病血常规与骨髓象中有大量幼稚细胞，故应重点与 MDS 鉴别，自 1982 年 FAB 协作组对 MDS 进行精确分类以来，1984 年又对 MDS 与白血病、红白血病诊断标准明确规定：骨髓中某一系列的原始细胞（Ⅰ型及Ⅱ型）达 30％以上时才能诊断急性白血病；原始细胞等于或少于 30％，红细胞系少于 50％，则诊断为 MDS 的难治性贫血伴原始细胞增多（RAEB）或难治性贫血伴原始细胞增多转化型（RAEB-T）；原始细胞大于 30％，红细胞系大于 50％时诊断为红白血病。

4．近 10 年来，对该病的化疗进展很快，显著地提高了急性白血病的完全缓解率、延长了生存期。对不同细胞类型、不同分型、不同分期、不同个体选择适合的联合化疗方案是决定预后的关键，对于急淋患者有效地防治中枢神经系统白血病也是极为重要的措施之一。

5．慢性白血病起病缓慢，多有乏力、消瘦、贫血，肝、脾、淋巴结肿大。典型的骨髓细胞形态学改变为其确诊依据。

6．慢性粒细胞白血病以白消安为首选药物，慢性淋巴细胞白血病以苯丁酸氮芥为首选药物。其他药物或治疗方案可轮换使用，以利减少耐药性的产生。脾区放疗与脾切除可根据情况施行。

7．凡临床上出现下述情况，应考虑慢粒急变：脾肝进行性肿大，不能被原先采用的治疗控制、体温 38.5℃ 以上，对多种抗生素治疗无效的发热、出血倾向、贫血加重，骨关节病、口腔溃疡、淋巴结肿大、神经系统被累表现、髓外肿瘤形成等。血红蛋白、血小板进行性减少，血常规中原粒＋早幼粒＞10%，骨髓中原粒＋早幼粒＞20%。一旦急变发生，病情急转直下。因此密切注意观察，及时调整治疗方案，是治疗的重要措施。如有条件进行自身骨髓移植，则是目前提高完全缓解率、延长生存期的最佳方案。

【学习思考题】

1．急性白血病临床表现特点、诊断依据是什么？
2．急性白血病应重点与哪些疾病相鉴别？鉴别要点是什么？
3．急淋、急非淋常用联合化疗方案有哪些？
4．慢性粒细胞白血病的临床表现特点、治疗措施是什么？
5．慢性淋巴细胞白血病临床表现特点、治疗措施是什么？

第四节　白细胞减少症和粒细胞缺乏症

外周血液中白细胞计数持续低于正常值（成人 4.0×10^9/L）时称为白细胞减少症。如周围血中性粒细胞绝对数低于 2.0×10^9/L 时称为粒细胞减少症；低于 0.5×10^9/L 时称为粒细胞缺乏症。中性粒细胞减少的程度常与感染的危险性有明显相关。

【粒细胞的生成和释放】

正常人每天中性粒细胞生成率为 1.63×10^9/kg。骨髓是生成粒细胞的惟一组织。当成熟的中性粒细胞由储存的骨髓组织释放至血液，6 小时后进入组织，执行吞噬功能。约数天后中性粒细胞死亡或从粘膜消失。

粒细胞的生成过程可概括如下：

1．粒细胞来自于造血干细胞，在骨髓内分裂，发育顺序为原始、早幼、中幼、晚幼、杆状核、分叶核。前两者具有分裂能力，后两者为成熟粒细胞。成熟粒细胞积累于骨髓储备池中等待释放，该池中的粒细胞约为周围血液中粒细胞的 10～15 倍。

2．释放入周围血液的粒细胞，约半数随血液循环（即循环池），其余附着于小静脉及微血管壁（即边缘池），两部分经常互相转换，保持动态平衡。粒细胞在周围血液中的半寿期仅 6～7 小时。

3．粒细胞通过毛细血管壁进入组织后不再返回血管中。组织中粒细胞为血管内的 20 倍，粒细胞在血管外生存 3～5 天。

临床上检查白细胞及粒细胞数，只能了解其在血液循环中之数量，而不能反映白细胞及粒细胞在体内的全貌。

【病因】

原发性者病因未明，继发性者与下列因素有关：

1. 化学因素：极大多数由药物引起。可以引起本症的药物很多（表6-6），主要有抗癌药、氯霉素、磺胺类、氨基比林、抗甲状腺药、氯丙嗪等。化学物中有苯、二硝基酚、223等。其中以苯最为多见。

表6-6　　　　　　　　　　　引起白细胞减少的常用药物

类　别	药　物
抗癌药	氮芥、白消安、环磷酰胺、巯嘌呤、氟尿嘧啶、长春新碱、噻替派、柔红霉素、盐酸阿霉素、甲氨蝶呤、阿糖胞苷等
解热镇痛药	氨基比林、保泰松、安乃近、阿司匹林、吲哚美辛、布洛芬、安替比林、砒罗昔秦等
安定催眠药	苯巴比妥钠、氯丙嗪、丙米嗪、米帕明、地西泮、甲丙氨酯等
抗甲状腺药	硫氧嘧啶类、甲巯咪唑、卡比马唑等
抗癫痫药	苯妥英钠、三甲双酮、巴比妥类等
磺胺药	磺胺噻唑、磺胺嘧啶、磺胺对甲氧嘧啶、磺胺异噁唑等
抗生素	氯霉素、新霉素、青霉素、链霉素、头孢菌素、氨苄西林等
抗结核药	异烟肼、异烟腙、对氨水杨酸、氨硫脲、利福平、乙胺丁醇等
抗疟药	奎宁、伯氨喹、扑疟奎、乙胺嘧啶、氯奎等
抗组胺药	苯海拉明、西咪替丁、马来酸氯苯那敏、法莫替丁等
抗糖尿病药	甲苯磺丁脲（D_{860}）、氨磺丙脲等
心血管病药	盐酸普鲁卡因胺、普萘洛尔、甲基多巴、奎尼丁等
利尿药	乙酰唑胺、双氢克尿塞、依他尼酸、氢氯噻嗪、氯酞酮、乙酰唑胺等
其他	氯氮平、青霉胺、甲基咪呱、左旋咪唑、α-干扰素、铋、锑、金、有机砷、山道年等

2. 物理因素：各种放射性物质，如X线、放射性核素等。

3. 生物因素：细菌性感染，如伤寒、副伤寒、败血症等；病毒性感染，如病毒性肝炎、流感等；原虫感染，如黑热病、疟疾等。

4. 先天性或遗传性因素：如良性家族性粒细胞减少症。

5. 其他疾病：如系统性红斑狼疮、类风湿性关节炎、脾功能亢进症、白血病、恶性肿瘤骨髓转移、维生素 B_{12} 及叶酸缺乏等。

【发病机制】

按照中性粒细胞动力学理论，其发病机制可归纳为三类：

1. 粒细胞的生成、成熟障碍：

（1）粒细胞生成减少：各种放射性物质、抗肿瘤药及某些其他药物（抗甲状腺药、磺胺药、氯霉素等）、某些细菌及病毒等均可损害幼粒细胞脱氧核糖核酸或使脱氧核糖核酸合成障碍，直接抑制粒细胞增殖而发生粒细胞减少；恶性肿瘤骨转移、营养不良等均可影响粒细胞的生成和成熟，导致粒细胞减少。良性家族性粒细胞减少症、周期性粒细胞减少症也属于生成减少类型。

（2）骨髓幼粒细胞成熟障碍及释放减少：如抗代谢药甲氨蝶呤所致粒细胞减少，叶酸或维生素 B_{12} 缺乏所致粒细胞减少。单纯成熟障碍型较少单独出现，常同时伴有生成减少。

2. 疾病因素：粒细胞在血液或组织中破坏过多、超过骨髓的代偿能力发生粒细胞减少，见于严重败血症、药物所致免疫性粒细胞减少，脾功能亢进、慢性炎症及结缔组织疾病等。

引起免疫性粒细胞减少的药物，常见的是氨基比林。药物作为一种半抗原，在敏感者体内与白细胞蛋白质结合为全抗原，导致抗自身白细胞抗体的产生。当重复给药后，再次使大量抗体附着于粒细胞表面，迅速引起白细胞凝集，在脾、肺的毛细血管及单核吞噬细胞系统中被吞噬破坏。患者血清中可发现白细胞凝集素。药物引起的免疫性粒细胞减少和用药剂量无关，多见于第2次用药后。

3. 粒细胞分布异常：血管壁上（边缘池）大量粒细胞暂时或长期滞留，以至血循环中（循环池）的粒细胞减少，称为假性粒细胞减少症，见于异体蛋白反应及内毒素血症。

上述各种类型，临床上可混合存在，应注意分析。

【临床表现】

1. 白细胞减少症：多为慢性过程，少数可无症状而在验血时发现；多数有头晕、乏力、食欲减退、低热、失眠、多梦、腰痛及心悸等症状。对感染的敏感性个体差异很大。如伴单核细胞增多者，可无严重感染。继发性白细胞减少症的临床表现取决于原发疾病。也可伴有口腔炎、中耳炎、支气管炎、肺炎等。临床上有些病人反复发生感染，也有些病人并不常发生感染。

2. 粒细胞缺乏症：除抗肿瘤化疗药物所致者外，绝大多数为其他药物或化学物品所致；由于免疫机制而引起发病。由于抗原－抗体反应，大量的粒细胞迅速被破坏。病人起病急骤，突然畏寒、高热、头痛及全身困倦。由于继发感染，在咽部、齿龈和颊部等粘膜出现溃疡。严重病例在皮肤、鼻腔、阴道、肛门、直肠等处发生坏死性溃疡。颌下和颈淋巴结明显肿痛。严重者并发脓毒血症，预后严重。以往死亡率高达50%～90%，尤其是老年患者。近年来由于抗生素的积极应用及输注粒细胞等，病死率已有降低，一般在25%左右。

【实验室检查】

1. 白细胞减少症：周围血液白细胞数一般在 $(2.0\sim4.0)\times10^9/L$，中性粒细胞百分比正常或轻度减低，其绝对值常在 $(1.0\sim1.8)\times10^9/L$。淋巴细胞相对增多。粒细胞除了量的变化外，尚可有核左移或核右移、异形细胞核等现象。红细胞与血小板数量与形态大致正常。骨髓象随不同病因而异，可增生活跃、增生明显活跃或增生低下；或粒细胞成熟障碍；粒细胞可出现空泡、中毒性颗粒及核固缩等退行性变；红细胞系及巨核细胞系则正常；淋巴细胞、浆细胞、单核细胞可增加。在条件较好的医院，可进行下列项目检查：

（1）骨髓粒细胞储备功能测定：用以测定骨髓中的粒细胞储备功能及释放能力。氢化可的松或某些致热源如初胆烷醇酮、脂多糖等注入人体后，通过中间产物"中性粒细胞释放因子"刺激骨髓释放粒细胞。静脉注射氢化可的松100mg，若骨髓粒细胞储备能力正常，于3～6小时后，周围血液粒细胞应较注射前增加 $(2.8\sim8.5)\times10^9/L$。这对于某些骨髓受损引起粒细胞减少的轻型病例的诊断有一定帮助。

（2）肾上腺素试验：肾上腺素能引起血管内粒细胞重新分布，故用来测定粒细胞绝对数。皮下注射0.2mg，注射后20分钟测白细胞数，如升高 $2.0\times10^9/L$ 或较原水平高1倍以上，提示血管壁上有粒细胞过多聚集。如无脾肿大，则可考虑为假性粒细胞减少症。

（3）白细胞凝集素：可在个别免疫性粒细胞减少症血清中发现，有辅助诊断意义。但多次输血者或经产妇，也可有阳性反应，应予注意。

(4)^{3}H-嘧啶标记和 DNA 测定：以^{3}H-嘧啶作为 DNA 合成标本，以此了解骨髓内增殖池情况。在增殖池中分化细胞的 DNA 合成时，^{3}H-嘧啶能选择性地结合进去，这样可较快地了解幼粒细胞的增殖状态。

(5)粒细胞寿命测定：以 DF^{32}P（氟磷酸二异丙酯）放射核素标记细胞用放射核素稀释方法，测定总血液粒细胞池。静脉注射可测定骨髓转换时间、骨髓粒细胞转换率及粒细胞储备功能。^{51}Cr 与 DF^{32}P 相互结合更有利评定粒细胞动力学。

2.粒细胞缺乏症：周围血液白细胞数在 2.0×10^9/L 以下，甚至低至 0.1×10^9/L，中性粒细胞仅占 10%～20%，有时低至 1%～2%或完全消失。粒细胞中常有中毒性颗粒或空泡等退行性变。淋巴细胞相对增多，有时单核细胞增多。红细胞和血小板一般正常。骨髓象中，成熟的和比较成熟的中性粒细胞（包括分叶核、杆状核及晚幼粒细胞）明显减少，有时几乎完全没有，而原粒、早幼粒和中幼粒细胞仍有相当数量，骨髓呈粒细胞成熟受阻，更严重者可出现粒细胞再生障碍的骨髓象。幼粒细胞也有退行性变。淋巴细胞、浆细胞和组织细胞可能稍增多。巨核及幼红细胞系列大致正常。当病情恢复时，周围血中幼粒及其他成熟粒细胞、单核细胞等相继出现，个别可以呈类白血病血常现。

【诊断和鉴别诊断】

1.白细胞减少症：白细胞数的生理变异较大，因此反复定期检查，才能确定是否有白细胞减少。本病病因复杂，有的尚未阐明，又缺乏可靠检查方法，所以病因学诊断较为困难。需要详细的病史和全身体格检查和实验资料，必要时动态观察，对部分病人才能作出明确诊断。

2.粒细胞缺乏症：多数起病急骤，病情较重，血常规中粒细胞极度减少，一般诊断不难。大多数由于药物所致，故应详细询问病史。有时需和下列疾病鉴别：

(1)白细胞不增多性急性白血病：除急起畏寒、发热外，常有明显出血和贫血，肝、脾、淋巴结肿大和胸骨压痛，血常规和骨髓象可发现白血病细胞。

(2)再生障碍性贫血：可由于合并感染，而有恶寒、发热等，但一般病程较长，常有贫血和出血，全血细胞减少，网织红细胞减少，骨髓增生多数低下。

【治疗】

(一)去除病因
理化因素引起者须立即停止接触；由感染引起者，须积极控制感染；继发于其他疾病者，须积极治疗原发病等。

(二)一般治疗
1.粒细胞缺乏症须住院治疗，最好是单人房间隔离，医务人员应穿隔离衣和戴口罩，室内定期用紫外线消毒，以预防医院感染。注意口腔卫生，用2%过氧化氢溶液漱口。输血并不能显著提高白细胞，但若患者极度虚弱或有严重感染，可输白细胞悬液，以增强人体抗感染的能力。

2.白细胞减少症：须注意劳逸结合，适当锻炼身体，增强体质。有反复感染病史者须做好预防措施。对慢性原因不明患者，白细胞减少不严重、症状不明显、病程长、骨髓检查基本正常者，不须作过多的药物治疗，可随访观察，做好解释工作，减少病人的顾虑；因多数患者呈良性经过。

（三）控制感染

如已有感染，特别是粒细胞缺乏症，应尽早使用抗菌药物，并争取在用药前，根据临床表现相应地作咽拭子、口腔溃疡分泌物、痰、血、大小便培养，寻找致病菌，以便指导治疗。若致病菌尚不明确，可根据患者病史、病情、感染来源选用抗菌药物。一般以广谱抗生素为宜。可先给青霉素加氨基糖苷类药物；若病情严重可用头孢菌素，怀疑绿脓杆菌感染者用第三代头孢菌素。以后根据细菌培养和药物敏感试验结果，调整用药。治疗中必须注意厌氧菌感染及霉菌感染的控制，应重复培养及输白细胞悬液。

（四）糖皮质激素

糖皮质激素可使粒细胞的释放增加，但抑制免疫反应，掩盖感染征象。白细胞减少症一般不用，而对免疫性粒细胞缺乏症有一定疗效。由于副作用多，仅短期用于全身衰竭或中毒性休克患者。使用该药时须同时并用足量广谱抗生素，防止感染扩散。常用泼尼松每次 10～20mg，每日 3～4 次口服，或氢化可的松静脉滴注，每天 200～300mg。待白细胞回升、体温下降后，逐渐减量以至停药。

（五）促进粒细胞生成药物

此类药物虽多，但疗效多不满意，主要试用于白细胞减少症。常用的有：

1. 维生素 B_4：每次 10～20mg，每日 3 次口服，或 20mg 肌内注射，每周 1～2 次。

2. 核苷酸：每次 100mg，每日 3 次口服，或 50mg 肌内注射，每日 1～2 次。

3. 鲨肝醇：每次 20～40mg，每日 3 次口服。

4. 利血生：每次 20mg，每日 3 次口服。

5. 白血生：每次 200～300mg，每日 3 次口服。

6. 碳酸锂：提高白细胞作用较肯定，其作用机制是刺激骨髓生成粒细胞。每次 200～300mg，每日 3 次口服，显效后减量服用，每次 200mg，每日 2 次口服，维持 2～4 周为一疗程。如用上述小剂量，药物副作用少，有轻度胃灼热感及恶心，并有乏力及困倦。停药即可消失。

以上药物一般可选用 1～2 种，观察 3～4 周，如无效，可换用另一组药物。部分病人近期疗效尚好，但停药后多数复发。

（六）脾切除

对原发性或继发性脾功能亢进症，脾切除有一定疗效。

【预后】

继发性白细胞减少症如能及时发现，除去原因，采用适当治疗措施，多能恢复。原因不明慢性白细胞减少症，病程多为良性，粒细胞缺乏症患者，如年龄大、严重衰竭、黄疸、合并感染者，病死率高；如经 10 天左右的妥善治疗而症状不好转，预后不佳；周围血中单核细胞持续存在并短暂增多者，提示病情有好转可能。

【预防】

1. 避免应用各种可能引起粒细胞减少的药物，如必须使用，应定期观察血常规。若白细胞有下降趋势，应停药并密切观察。

2．对接触 X 线、放射性物质或苯等有害理化因素的人员，应加强劳动保护，定期作预防性体检及血常规检查。

自学指导

【重点难点】

1．白细胞减少症病程进展缓慢，大部分病人易并发感染，此时，抗菌药物的选用应相当慎重，避免使用对造血功能有损害的药物。治疗时应以综合性治疗措施为主。此外，中医辨证论治对白细胞减少症及其并发感染有一定疗效，应予以重视。

2．急性粒细胞缺乏症在临床上属急重症，该病起病急，寒战、高热，很快出现全身衰竭。粒细胞显著减少，机体防御功能低下，细菌侵入组织而持续高热、头痛、咽痛，于口腔、咽峡、直肠、肛门等处可出现坏死性溃疡，颌下、颈淋巴结明显肿痛，病情进一步恶化，可发生脓毒血症。周围血白细胞在 $2.0 \times 10^9/L$ 以下，甚至低于 $0.5 \times 10^9/L$。中性粒细胞比例极度减少，常在 $10\% \sim 20\%$ 以下，有时甚至完全缺如。粒细胞呈明显毒性改变。淋巴细胞相对增多，有时单核细胞稍增多。红细胞和血小板大致正常。骨髓呈粒细胞成熟受阻，仅有原始和早幼粒细胞，且严重者可出现粒细胞再生障碍的骨髓象。巨核及幼红系细胞大致正常。浆细胞、淋巴细胞和组织细胞可能稍增多。当病情恢复时，周围血中幼粒及其他成熟粒细胞、单核细胞等先后出现，个别病例可以呈类白血病血常规。

3．粒细胞缺乏症一旦明确诊断，应采取紧急有效措施，立即停服致病药物，根据病情进行输液、输新鲜血或白细胞悬液，严密消毒隔离，积极控制感染，在有效、足量抗生素应用同时，短程、足量糖皮质激素的使用，可以使病情好转。升白细胞药物可考虑选择使用。

4．该病病死率仍较高，因此，预防工作很重要。应强调，使用有可能引起粒细胞缺乏症的药物时，必须定期检查血常规。发现有粒细胞下降趋势时，应减少剂量或停止使用，并密切观察一段时期。对已发病患者，应尽可能确定其致病因素，以保证患者今后不再应用和接触类似有害因素。

【学习思考题】

1．白细胞减少症的定义是什么？
2．粒细胞缺乏症的临床表现、实验室检查的特点是什么？治疗措施有哪些？

第五节　特发性血小板减少性紫癜

特发性血小板减少性紫癜（简称 ITP）是系血小板免疫性破坏，外周血中血小板减少的出血性疾病。以广泛皮肤、粘膜或内脏出血，血小板减少，骨髓巨核细胞发育、成熟障碍，血小板生存时间缩短及抗血小板抗体出现为特征。

临床上分急性和慢性两型，前者可为自限性，多见于儿童；后者很少有自发性缓解，以青年女性常见。

【病因和发病机制】

血小板减少性紫癜分特发性和继发性两种，以后者为多见，原发性的疾病与下列因素有关：

1. 免疫因素：目前认为本病是一类与自身免疫有关的疾病。自 1951 年 Harrington 发现 ITP 患者血清中存在抗自身血小板的因子以来，该病的发病机制已被人们所公认。近年来的研究，发现 60%～80% 左右的病人血清中有抗血小板的抗体。抗血小板抗体有两种形式：一种是结合于血小板表面的相关 Ig（PAIg）；另一种是游离于血清中的血小板 Ig（PBIg）。在大多数病例，抗血小板抗体为 7S 部分的 IgG。经免疫荧光法观察，95% 属 IgG，其中少数合并有 IgA 或 IgM，极少系单纯 IgM。在 IgG 类中也包括 IgG_1、IgG_2、IgG_3 及 IgG_4 等亚型。

急性型多发生在病毒感染的恢复期，患者血清中有较高的抗病毒抗体。血小板表面的 PAIgG 明显增高。血小板破坏的机制可能由于血小板表面吸附的病毒抗原产生自身抗体，或者由于免疫复合物与血小板的 Fc 受体结合，也可能两者都有关。

慢性型常无前驱感染的病史。几乎所有病例的 PAIgG 量均增高，并与血小板的破坏率及减少程度相平行。部分病例除 PAIgG 外尚有 C_3。PAIgG 或 C_3 可促使血小板生命期缩短及功能发生变化。目前已证实这类抗血小板抗体是在脾脏、肝脏、骨髓内生成的。与抗体或补体相结合的血小板在单核巨噬细胞系统内被吞噬破坏。

由于抗血小板抗体的存在，因此患者的血浆输给健康人，可使受血者的血小板减少，严重者可以发生紫癜。若将健康人的血小板输给病人，血小板在病人体内迅速破坏。IgG 抗体可通过胎盘，使新生儿发生暂时性的血小板减少，产生新生儿紫癜。多数学者认为 ITP 的发病机制系由于自身免疫，故称为自身免疫性血小板减少性紫癜（ATP）。抗血小板抗体除可引起血小板寿命缩短，血小板更新率加速，骨髓巨核细胞出现代偿性增生外，由于血小板与巨核细胞有共同抗原，故血小板抗体可抑制巨核细胞，使其成熟障碍，致血小板生成减少。

2. 脾脏因素：以 ^{51}Cr 标记的血小板注入病人体内，发现大多数血小板在脾脏内破坏，其次是肝脏。如将病人的脾脏切除后，血小板计数可以迅速上升，骨髓巨核细胞恢复正常，多数病人血清中抗血小板抗体滴度有所下降。脾切除后，约 2/3 病人临床表现有不同程度的好转。在病人脾脏洗出液中，可发现血小板抗体；用病人脾脏细胞进行培养，产生的 IgG，超速离心后，既与患者血小板，也与巨核细胞相结合。脾脏不但能清除和破坏血小板，而且又是产生抗血小板抗体的器官，故在本病的发病机制上，脾脏起着相当重要的作用。

3. 毛细血管因素：该病病人的毛细血管脆性增高，与血小板减少有关。应用糖皮质激素后，血小板计数不一定升高，但临床出血症状有较明显的改善。由于糖皮质激素有减轻毛细血管通透性作用，说明毛细血管壁的缺陷与本病的发生有一定的关系。

4. 血小板功能异常：血小板花生四烯酸代谢异常，血小板粘附、聚集和释放反应异常。

【临床表现】

1. 急性型：常见于儿童，男女发病率相近。通常在发病前1～3周可有上呼吸道或其他病毒感染史。起病急骤，发热、畏寒，突然有广泛、严重的皮肤和粘膜出血，甚至大片瘀斑或血肿。皮肤瘀点通常先出现于四肢，尤以下肢为多，分布不匀。粘膜出血多见于鼻、齿龈、口腔及舌。胃肠道与泌尿道出血并不少见。颅内、脊髓或脑膜出血较少见，但有生命危险。患者如有头痛或呕吐，要警惕颅内出血。少数有结膜下出血，偶因视网膜大片出血而失明。急性型ITP往往呈自限性；若经积极治疗，常在数周内逐渐恢复或痊愈。少数患者可迁延半年左右，亦有演变为慢性者。

2. 慢性型：较为常见，且以女性青年为多见。起病缓慢，出血症状亦轻。女性病人可能以月经过多为主要表现，多数患者有皮肤瘀点和瘀斑，血肿很少见。慢性型的持续时间可数月或数年。在持续发作者，血小板往往多年持久地减少。反复发作者，每次发作常持续数周或数月。经治疗后部分病人可获痊愈或缓解数年。反复发作者常有脾脏轻度肿大，出血量多和（或）持续时间较长者常引起贫血。

【实验室检查】

在发作期，血小板计数减少，且有形态异常。如血小板体积增大、形态变异、颗粒减少、染色过深，出血时间延长，毛细血管脆性试验阳性，血块退缩不良，凝血酶原消耗不良。骨髓象巨核细胞显著增多，尤以慢性型为甚。急性型ITP中幼巨核细胞比例增多。急性型和慢性型均有形成血小板的巨核细胞减少。

血小板相关抗体（PAIgG、PAIgM、PAIgA）、相关补体（PAC$_3$）增高，并与血小板抗体呈负相关。

放射性核素标记血小板测定结果，血小板寿命明显缩短，血小板的更新率明显加速。此外，血小板第3因子活动度减低，血小板花生四烯酸代谢异常，血小板粘附、聚集功能降低，血小板释放反应障碍，血小板抗人球蛋白消耗试验阳性。

【诊断】

本病的诊断依据为临床出血现象，血小板计数减少，出血时间延长，毛细血管脆性试验阳性和巨核细胞质和量的改变。有条件时测定血小板寿命、抗血小板抗体，可进一步确定诊断。急性型与慢性型的鉴别见（表6-7）

【鉴别诊断】

1. Evans综合征：本病为自身免疫性溶血性贫血伴有ITP，既有前者又有后者的临床表现，两者可同时或先后出现，抗人球蛋白（Coombs）试验阳性。多数学者认为此与自身免疫有关。治疗同特发性血小板减少性紫癜，可用糖皮质激素治疗，若疗效不佳，可加用免疫抑制剂；若仍无效，可作脾切除。

2. 血栓性血小板减少性紫癜：临床上有三个特点：①血小板减少；②Coombs试验阴性的溶血性贫血；③有一过性多变的神经系统症状，而非血小板减少所能解释。

表 6-7　　　　　　　　　　　　　急性型与慢性型 ITP 的鉴别

项　目	急　性	慢　性
年龄	2~6 岁多见	20~40 岁多见
性别	无差别	男:女为 1:3
发病前感染史	发病前 1~3 周常见	不常见
起病	突然、常伴畏寒、发热	缓慢
出血症状	严重，常有粘膜及内脏出血	皮肤瘀点、瘀斑，月经过多
血小板计数	低于 20.0×10^9/L	$(30.0 \sim 80.0) \times 10^9$/L
骨髓巨核细胞	增多或正常，体小，胞浆颗粒少，幼稚型比例增高，无血小板形成	明显增多或正常，胞体大小正常，颗粒型比例增高，血小板形成减少
血小板生存时间	约 1~6 小时	约 1~3 天
病程	一般 2~6 周	数月或数年
自发缓解	见于大多数病例	不常见，病程反复多见

3. 溶血-尿毒症综合征：本病主要发生于 8 岁以下的幼童、孕妇、分娩或口服避孕药者。临床特点为血小板减少性紫癜合并微血管病性溶血性贫血，尚有神经系统症状及肾功能衰竭。本征治疗关键是处理急性肾功能衰竭，其余疗法与 ITP 类似。

4. 过敏性紫癜：过敏性紫癜也称为出血性毛细血管中毒症，为一种毛细血管变态反应性疾病。临床特点除紫癜外，常有过敏皮疹及血管神经性水肿、关节炎、腹痛及肾炎等症状，本病血小板计数、出血时间、凝血时间均正常。半数患者的毛细血管脆性试验阳性。血常规和骨髓象巨核细胞一般正常，可有嗜酸性粒细胞增多。

5. 继发性血小板减少性紫癜：除有血小板减少或出血症状外，尚有原发疾病的特征。血小板减少性紫癜的病例，发病前有用药史，并有明显的淋巴结及肝脾肿大；发热，失血量不多而贫血较重；骨髓穿刺涂片发现再生障碍性白血病及骨髓异常细胞浸润等。

【治疗】

1. 一般治疗：急性出血或血小板过低时应卧床休息，避免外伤。有感染时应使用抗生素治疗。

2. 糖皮质激素：该药是治疗的首选药物，近期有效率约为 80%。适用于急性型和慢性型急性发作期。由于糖皮质激素可以抑制抗体产生和抗原抗体反应，抑制单核吞噬细胞系统，特别是脾脏中的吞噬细胞对血小板的吞噬破坏，且有降低血管通透性的作用，控制出血症状的作用非常迅速。提高血小板数量，PAIgG 量下降。常用剂量，泼尼松为每日 30~60mg 或用氢化可的松静脉滴注每日 200~300mg，或地塞米松 10~30mg 静脉滴注。严重出血者可适当增加剂量。病情改善、血小板回升后逐渐减量。急性型 4~8 周为一疗程，大剂量疗法不宜超过 2 周，慢性型常需用小剂量维持 3~6 个月。

3. 免疫抑制剂：适用于糖皮质激素疗效不佳并不愿切脾者或切脾后疗效不佳者。可在应用小剂量糖皮质激素的情况下，加用或单独应用免疫抑制剂。目前所用的免疫抑制剂，除了非特异性的抑制免疫反应外，还有抑制细胞生长和阻止细胞分裂的作用，所以这类药物不作为首选药物。常用的有环磷酰胺，每日 100~150mg 静脉注射或分次口服；长春新碱每周 1~2mg 静脉注射；硫唑嘌呤每日 100~150mg 分次口服，待病情缓解后逐渐减量，一般维持3～6个月。免疫抑制剂治疗对本病近期疗效尚好，但停药后仍易复发，且有抑制造血功能的副作用，为其缺点。

4. 脾切除：脾切除是治疗本病有效的方法之一。慢性患者切脾后缓解率达到75%～90%。但不作为首选方法。

脾切除的适应证：①经糖皮质激素治疗2～6个月无效，或治疗后缓解期较短，仍多次反复发作者；②急性型，出血严重，经积极治疗1～2周，出血仍未控制，甚至危及生命者；③泼尼松每日20～30mg，仍不能维持缓解者。但是，脾切除疗效不一。目前认为，骨髓巨核细胞增生明显活跃，对糖皮质激素有近期疗效或脾脏轻度肿大者，经放射性核素标记血小板体表扫描脾区的放射量增高或脾与肝之比值增高者，脾切除术后血小板上升速度快，峰值高，术中切除副脾者，脾切除的疗效可能较好。目前对手术指征的意见尚未完全一致，因此对各病例要具体分析，作出决定。脾切除的相对禁忌证为：①患严重器质性疾病，不能耐受手术者；②后期妊娠患者；③急性暴发型病例，手术死亡率高，应先用糖皮质激素或输血小板悬液等；④儿童急性型者，多数可以自动缓解，一般无手术指征；⑤2岁以下患儿切脾后可发生难以控制的感染，手术应推迟至10～15岁以后为宜。

脾切除术前准备：①已经长期应用糖皮质激素治疗者，在术前术后应加大剂量2～3天以防发生肾上腺皮质危象；②出血严重者，在术前和术中适当输给新鲜全血或浓缩血小板悬液。在手术中应注意寻找副脾并切除之。术后血小板维持正常值在2个月以上，才能表示脾切除有疗效。部分患者在脾脏切除后仍有轻度出血症状，或偶有外伤出血者，一般不需药物治疗。必要时再用糖皮质激素和中药治疗，仍然有效。如术后无出血现象，而在月经期间经量过多或有出血症状时，可在月经期间用泼尼松治疗。

5. 输血和输血小板悬液：输新鲜血液有较好的止血作用，一般以采血后6小时内的血液为佳。也可输浓缩的血小板悬液。用塑料输血器械可减少血小板的破坏。反复输注，容易产生同种抗体，引起血小板更迅速的破坏。因此，输浓缩血小板悬液，仅适用于抢救危重出血患者，或在脾脏切除术前准备或术中应用，不宜作一般治疗。

6. 其他疗法：应用升血小板及止血的药物，如三磷腺苷（ATP）、辅酶A、酚磺乙胺、肾上腺色腙等。

自学指导

【重点难点】

1. 特发性血小板减少性紫癜是一种由于患者体内存在自身抗血小板抗体，致使血小板破坏过多，寿命缩短，计数减少为特征的自身免疫性疾病。

2. 目前认为该病血小板破坏的机制主要有：①由脾脏产生的抗血小板抗体（PAIgG、PAIgM、PAIgA）先与血小板膜上的相应抗原（GPⅡb及/或GPⅢa、GPⅠb等）特异性结合，然后通过PAIgG的Fc段与巨噬细胞的Fc受体结合，致使血小板被吞噬破坏；②通过血液循环中的免疫复合物（CIC）抗体分子上Fc片段与血小板Fc受体结合，并激活补体，使补体固定于血小板上，以致血小板被巨噬细胞识别和破坏。

3. 本病是一种常见的出血性疾病。临床上有皮肤、粘膜及其他部位的出血，实验室检查有血小板减少，出血时间延长，血块退缩不良，毛细血管脆性试验阳性，骨髓中巨核细胞增生正常或增生活跃，伴成熟障碍。临床上可以分为急性型、慢性型、急性型以儿童多见，出血严重，脾不肿大。慢性型多见于成人，女性多见，持续反复发作，症状相对较轻，女性病人以月经过多为其特点，部分病人可有脾脏轻度肿大。

4. 诊断与鉴别诊断要点以临床出血现象、血小板减少、巨核细胞质与量的改变为依据，有条件可以开展血小板抗体、血小板寿命的测定，并且注意排除继发性血小板减少的原因。

5. 本病的治疗，目前仍以糖皮质激素、免疫抑制剂和脾切除为主。但疗效不甚满意。近年来在治疗上，尤其是难治性血小板减少性紫癜的治疗有一定进展，如大剂量丙种球蛋白（HD-IgG）、血浆置换＋长春新碱（VCR）＋环磷酰胺（CTX）、新鲜冷冻干燥血浆（FFP）＋VCR＋HD-IgG、Cop方案、单克隆抗体（McAb）等均有成功的报道。我国在应用中医药治疗该病也取得较好的成绩，是今后努力的方向。

【学习思考题】

1. ITP 的诊断依据是什么？应与哪些疾病相鉴别？其鉴别要点是哪些？
2. ITP 的治疗原则是什么？

附：**原发性血小板减少性紫癜的诊断标准**（首届全国血栓与止血学术会议　1986.11．西安）
1. 多次化验检查血小板减少。
2. 脾脏不肿大或仅轻度肿大。
3. 骨髓检查巨核细胞数增多或正常，有成熟障碍。
4. ①泼尼松治疗有效；②切脾治疗有效；③PAIg增多；④PAC_3增多；⑤血小板寿命测定缩短。以上五点中应具备任何一点。
5. 排除继发性血小板减少症。

第六节　弥散性血管内凝血

弥散性血管内凝血（DIC）是许多疾病发展过程中的一种病理生理状态。属于发病机制和临床经过相当复杂的一组出血性综合征。其特征为弥散性血管内纤维蛋白沉积和血小板凝聚，形成弥散性微血栓，消耗大量凝血因子和血小板，在病程中又可继发性纤维蛋白溶解亢进，从而引起微循环障碍、出血、血栓和溶血等临床表现。

【病因】

（一）感染

1. 内毒素血症伴低血压或休克：如暴发型流行性脑脊髓膜炎菌血症、败血症（大肠杆菌、需氧克莱勃菌、嗜血性流感杆菌、变形杆菌属等）。
2. 败血症：如重度肺炎球菌性败血症（常见于无脾病员）、β-溶血性链球菌败血症、葡萄球菌性败血症。

3．钩端螺旋体病。

4．病毒感染：如流感（甲型）、弥散性疱疹感染、出血热。

5．恶性疟疾。

（二）妊娠和分娩并发症

1．胎盘早期剥离。

2．羊水栓塞。

3．死胎滞留。

4．妊娠毒血症。

5．葡萄胎。

6．产科的溶血性尿毒症。

（三）儿科疾病

1．新生儿疾病：双胎妊娠合并一个死胎滞留、子宫内或新生儿感染。

2．暴发性紫癜。

（四）恶性肿瘤

1．癌肿广泛转移及组织坏死（尤其是胰、胃、前列腺及支气管癌）。

2．急性早幼粒细胞性白血病。

3．慢粒急变。

（五）肝病

1．肝硬化伴门静脉高压。

2．重症肝炎。

（六）外科并发症

1．体外循环。

2．前列腺手术。

（七）严重组织损伤

1．脑组织毁损。

2．大面积外伤导致不可逆性休克。

3．中暑。

4．大面积烧伤（伴感染）。

（八）其他

1．溶血性输血反应。

2．急性系统性血管炎。

3．动脉瘤。

4．大块性静脉血栓形成。

5．巨大血管瘤。

6．心脏骤停。

7．毒蛇咬伤。

【发病机制】

1. 血管壁内皮细胞损伤、激活内源性凝血系统：见于严重的细菌感染、病毒感染、原虫感染、钩端螺旋体病、抗原－抗体复合物、药物过敏反应、缺氧、高热或严寒、酸中毒、休克或持续性低血压等。均可损伤血管壁内皮细胞，致血管胶原纤维暴露，促使血小板凝聚和激活因子Ⅻ。激活因子Ⅻ则可导致：①启动凝血过程，诱发血管内凝血；②激活血浆中胰舒血管素原，引起缓激肽的释放，使血管扩张，血压下降；③纤维蛋白溶解酶原转变为纤维蛋白溶解酶，引起继发性纤维蛋白溶解。

2. 组织损伤，激活外源性凝血系统：严重创伤、烧伤、大手术、急性白血病（尤其是早幼粒细胞性白血病）、恶性肿瘤、毒蛇咬伤、产科意外等。在这些病例中，病变细胞及坏死组织等分泌组织因子，如大量进入血液循环，直接激活外源性凝血系统。

3. 红细胞或血小板大量破坏：如血型不合输血、血管内溶血、体外循环、血栓性血小板减少性紫癜等。红细胞、血小板损伤后，可释放大量磷脂类物质（如红细胞素、血小板第3因子等）可以激活内源性和外源性凝血系统。

4. 促凝物质进入血液循环：某些外源性或内源性物质，具有直接或间接的促凝作用，诱致微血栓形成。如急性出血性胰腺炎释放大量胰蛋白酶（促使凝血酶原转变成凝血酶）进入血液循环；毒蛇咬伤时的蛇毒（使凝血酶原转变成凝血酶，使纤维蛋白原裂解出纤维蛋白多肽A，并形成纤维蛋白单体的酶活性）；高脂血症和脂肪栓塞时，饱和脂肪酸具有激活因子Ⅻ和因子Ⅸ的作用。

5. 单核吞噬细胞系统和肝清除功能受损：单核吞噬细胞系统，有清除血液中促凝物质的作用。长期应用糖皮质激素类药物、严重感染和功能性或解剖性无脾症等，阻滞单核吞噬细胞系统的功能；严重肝病时，如重症肝炎或肝硬化等，促凝物质的清除能力减弱，易于诱发 DIC。

6. 纤溶系统受抑：长期不恰当地应用大量抗纤溶药如氨乙酸、氨甲苯酸、氨甲环酸等，致过度抑制纤溶系统而易诱发或加重 DIC。

上述多种因素，通过不同的病理途径，最后都可产生大量的凝血酶，又促使血小板凝聚及粘性变形，释放一系列促凝因子，使血液呈高凝状态。发生 DIC 时，大量地消耗了血小板及凝血因子，使血液处于消耗性低凝状态。此外，在 DIC 发生时，大量产生的凝血酶，红细胞和血小板的破坏，以及组织损伤时所释放的组织活化素，均可使纤溶酶原转变为纤溶酶，引起继发性纤溶亢进。纤溶酶是一种蛋白水解酶，除溶解纤维蛋白之外，还可以水解其他凝血因子，进一步消耗大量的凝血因子。

【临床表现】

(一) 临床分型

除基础病的症状外，按 DIC 发病的缓急可分为三型：

1. 急性型：多见于革兰阴性杆菌败血症、产科意外、流行性出血热等。病势凶险，数小时至一二日内发病，严重出血症状，伴有短暂或持久的血压下降或休克，休克又转而进一步加重 DIC，形成恶性循环，所谓不可逆休克与此型有关。

2. 亚急性型：常见于恶性肿瘤转移、白血病或死胎滞留等。病情较缓和，症状多在数天至数周内出现。

3．慢性型：较少见，病程可长达数月，一般发生于慢性疾病，如卵巢肿瘤、系统性红斑狼疮、巨大血管瘤等，出血程度不重，临床表现可被原发性疾病的症状所掩盖，容易误诊或漏诊，仅在尸检中发现。

（二）常见症状、体征

1．出血：出血是最常见的早期表现之一。出血多是突然发生，仅少数为隐匿性。出血部位视原发病变而异，如产科意外为大量阴道流血，手术时为伤口渗血不止或血不凝固，局部注射后有针孔流血。皮肤出血表现为一处或多处的大片瘀斑，有时可融合成片，或发生局部血肿。急性DIC可有严重的胃肠道、肺或泌尿道出血，甚至颅内出血。暴发性紫癜以两下肢及臀部为主，伴有皮肤坏死及下肢坏疽。慢性DIC出血常表现为反复发作的瘀斑或血肿。通常在急性型的高凝阶段少见出血，而在低凝状态急性和亚急性均可明显出血。在继发性纤溶期，出血症状更为严重。

2．微血管栓塞症状：在少数急性病例中微血管栓塞可为突出的表现，但多数在较晚期发生。慢性的可反复发生。微血管内有广泛的纤维蛋白血栓时，发生血液循环障碍。受累器官有缺血、缺氧、代谢紊乱、组织坏死甚至功能衰竭。内脏栓塞以肺及肾最为常见。也可累及脑、心及胃肠道等。肺部有广泛微血栓时，表现为胸痛、发绀、呼吸困难甚至呼吸衰竭。脑栓塞者表现为头痛、抽搐、昏迷、瞳孔异常等变化。肾微血管血栓引起肾小管坏死出现腰痛、血尿、少尿甚至无尿等表现。胃肠道粘膜缺血坏死，可引起消化道出血。皮肤栓塞可引起干性坏死，出现手指、足趾、鼻、颊部和耳郭发绀。

3．微循环障碍：表现为低血压或休克，出现昏迷、少尿或尿闭、呼吸及循环衰竭等症状。产生原因：①原发病的影响，如败血症；②DIC出血所致血容量的减少；③肺、肝和周围小血管血栓形成，致使肺动脉和门静脉压升高，回心血量减少，心排出量减少；④激肽系统被激活而产生缓激肽，致使毛细血管通透性增加，血液瘀滞，血管扩张而血压下降；⑤纤维蛋白及纤维蛋白原的降解产物可使血管壁通透性增加，血浆外渗，有效血容量减少。一旦DIC发生休克，又会加重DIC，形成恶性循环。

4．溶血：DIC引起的溶血较为轻微，早期不易察觉。并发微血管病性溶血性贫血时，因红细胞强行通过血管内的网状纤维蛋白索结构，遭受机械损伤，出现明显的溶血症状。临床表现为寒战、高热、黄疸及血红蛋白尿等。由红细胞破坏后释放出的促凝物质，可进一步加重DIC病理过程。

【实验室检查】

有关DIC实验检查，主要是消耗性凝血功能障碍和继发性纤维蛋白溶解亢进两大类。高凝状态在急性型患者中往往止于时间短暂，临床表现不明显，易于漏检。检查项目需作动态观察，对诊断、治疗和预后都有一定的意义。各项检查一般应在输血和给予影响凝血功能的药物之前进行，才较为可靠。

（一）有关消耗性凝血功能障碍的检查

1．血小板减少：一般低于100×10^9/L。急性型可降至很低值。如血小板并不持续下降，DIC可能性并不大。

2．凝血酶原时间延长：DIC时，凝血因子大量消耗，同时血浆中纤维蛋白（原）降解产物和其他抗凝物质增加，病人血浆凝血酶原时间比正常延长 3 秒以上。在 DIC 早期，血液处于高凝状态时，凝血酶原时间可以正常。因此，需作动态观察。

3. 纤维蛋白原减少：约 70% 左右的 DIC 病例，纤维蛋白原低于 2.0g/L。对一些原先纤维蛋白原水平较高者，或在 DIC 的早期阶段，纤维蛋白原降低不显著。亚急性和慢性 DIC 纤维蛋白原的消耗和生成大致平衡，故定量也正常。但如果进行动态观察，仍可见纤维蛋白原有持续减少倾向。如含量低于 1.5g/L，有诊断价值。

以上三项实验室检查，一般可作为 DIC 的初筛试验，如果三项试验结果均异常，结合临床，可以作为 DIC（消耗性低凝血期）的诊断指标。此外，如出血时间延长，凝血时间延长，血块退缩不良，白陶土部分凝血活酶生成时间异常，对诊断都有参考价值。

（二）有关纤维蛋白溶解亢进的检查

1. 凝血酶时间延长：纤维蛋白原明显减少或纤维蛋白（原）降解产物（FDP）增多时，均可使凝血酶时间延长。但本测定结果可受肝素治疗的影响。而连续凝血酶时间测定是诊断FDP 的一项较敏感的指标。

2. 血浆蛇毒致凝时间：用从蛇毒中提取的酶代替凝血酶进行凝血酶时间测定。当 FDP增多时，时间延长。本方法的优点是不受肝素的影响。

3. 纤维蛋白（原）降解产物（FDP）增多：正常人血中只有微量 FDP，若血中含量明显增多，则表明纤溶亢进，也可以间接反映有血管内凝血存在。测定 FDP 的方法很多，临床常用的有以下几种：

（1）血浆鱼精蛋白副凝固试验（又称 3P 试验）以及乙醇胶试验：在血管内凝血时，FDP 与纤维蛋白单体结合，形成可溶性复合物，不被凝血酶所凝固。鱼精蛋白可使此复合物分解，重新出现纤维蛋白单体。纤维蛋白单体及 FDP 自我聚合，形成肉眼可见的絮状沉淀（称为副凝固现象）。乙醇胶试验则产生凝胶现象。这两种方法可靠性均差、均有假阳性及假阴性结果。乙醇胶试验敏感性更差，但稍可靠。3P 试验特异性差，假阳性多。如 FDP裂片分子量较小时，3P 试验也可为阴性。最好两者同时操作，相互参考比较，意义较大。

（2）免疫试验：免疫法有 Fi 试验、免疫扩散法、葡萄球菌凝集试验、鞣酸化红细胞血凝抑制试验等。

（3）优球蛋白溶解时间缩短：在活化素作用下，纤溶酶原转变为纤溶酶，优球蛋白可被纤溶酶所溶解。正常溶血时间大于 90 分钟，如在 90 分钟内溶解，表明有纤溶亢进。本试验操作简单，1~2 小时即可出结果，一般在 DIC 晚期才有阳性结果，因此不能作出早期诊断。

（4）全血凝块溶解试验：DIC 晚期，继发性纤溶亢进，全血凝块溶解时间缩短。方法是取静脉血 1~2 mL，置于小试管中，放于 37℃ 恒温箱，待血液凝固后 2 小时，观察血凝块有无溶解。继续观察 24 小时，同时测定正常对照标本。正常凝血块在 24~48 小时内尚完整，如凝块在 24 小时内溶解，则为溶解活性增高。DIC 伴纤溶亢进时，形成的凝块小而碎，常在 24 小时内溶解，个别严重患者的血凝块可以在 1~2 小时内全部溶解。

（三）其他实验室检查

1. 全血凝固时间：试管法凝血时间在 DIC 早期的高凝阶段可明显缩短，常在 5 分钟内即凝固。对诊断早期 DIC 有较大价值。随着凝血因子的消耗和纤溶亢进，凝血时间逐渐延长。

2. 白陶土部分凝血活酶时间（简称 KPTT）：这是内源性凝血系统的初筛试验。方法将白陶土、钙离子和脑磷脂加入受检血浆和正常血浆中，观察血浆凝固时间。白陶土的作用是激活血浆中的凝血因子，脑磷脂代替血小板。除Ⅶ因子外，其他任何凝血因子只要低于正常值仅30%时，KPTT时间即延长。

DIC时由于血浆凝血因子Ⅷ、Ⅸ、Ⅺ、Ⅻ消耗以及FDP等抗凝物质存在，KPTT时间延长，血浆凝血块小而碎。DIC高凝期，KPTT时间缩短。由于本试验敏感、简便，已成为DIC重要诊断指标之一。

3．血浆凝血因子测定：近年来发现DIC时，在凝血酶和纤溶酶的作用下，Ⅷ因子促凝活性（简称Ⅷ:C）明显降低，而Ⅷ因子相关抗原（ⅧR:Ag）水平仍正常，甚至增高，两者比例失调，失调情况与病情成正比。正常时两者比例为1。肝脏疾病时，Ⅷ:C及ⅧR:Ag都增加。因而测定Ⅷ:C和ⅧR:Ag也有利于肝病出血与DIC的鉴别诊断。

4．抗凝血酶Ⅲ（AT-Ⅲ）含量测定：DIC时AT-Ⅲ大量消耗故明显下降。

5．β-血小板球蛋白（β-TG）：β-TG为血小板特有的蛋白质，由血小板α颗粒释放，正常人血浆中含有少量β-TG。DIC时，血浆β-TG增加。通过β-TG测定可间接证实血管内凝血及血小板消耗。

6．有关微血管病性溶血的检查：周围血片中可发现畸形红细胞，如碎裂细胞、盔甲细胞等。DIC时血片上破碎及变形红细胞比例超过2%。

【诊断与鉴别诊断】

本病的病因繁多，临床表现较为复杂，辅助检查的特异性及敏感性均不高，因此诊断必须依靠病史、临床表现及实验室检查进行全面的分析。在产科意外、严重感染、大手术、晚期肿瘤等疾病中，如出现：①突然发生的大量出血；②原因不明或难以纠正的顽固性休克；③肢体发绀等栓塞现象；④血液凝固机制障碍；⑤不明原因的溶血，即应考虑DIC的可能性。

实验室检查方面，如血小板减少、凝血酶原时间延长和血浆纤维蛋白原含量减低，三者均异常者；或其中有二项异常另加纤溶亢进检查中的一项异常者，并结合临床，可基本诊断为本症。DIC的出血须与重症肝炎及原发性纤维蛋白溶解症相区别（表6－8）。

表6－8　　　　　　　　　　　DIC与重症肝炎及原发性纤溶症的鉴别

项　　目	DIC	重症肝炎	原发性纤溶
血小板计数	减少	正常或减少	正常
出血时间	延长	正常或延长	正常
凝血时间	延长	延长	延长
凝血酶原时间	延长	延长	延长
纤维蛋白原	正常或减少	通常减少	减少
凝血酶时间	延长	轻度延长	延长
3P试验	阳性	阴性	阴性
ELT	缩短或正常	一般正常	显著缩短
周围血红细胞碎片	易见	无	无
Ⅷ:C	减少	正常	正常
AT-Ⅲ	减少	减少	正常

注：ELT优球蛋白溶解时间

【治疗】

1. 消除病因与诱因：积极有效地控制感染，清除子宫内容物（如死胎、胎盘）以及抗肿瘤治疗等。在消除对 DIC 不利的发病因素方面要特别注意补充血容量，提高血压，防治休克，改善缺氧状态，纠正酸中毒，调整水及电解质平衡，防止输血反应和溶血等。轻型DIC 病人，往往在控制原发疾病和加强支持疗法后，凝血障碍多可获纠正。起病急骤的病人，在诱发因素消除后，往往也可以迅速缓解。

2. 抗凝治疗：抗凝治疗是阻断 DIC 病理过程极为重要的措施。临床上常用的抗凝剂是肝素。肝素的药理作用在于抑制凝血活酶和凝血酶的生成及其活性，抑制纤维蛋白单体和不溶性纤维蛋白的形成等。由于肝素对已形成的血栓无效，且在酸中毒时往往不能发挥作用，故要争取尽早使用。

肝素临床应用指征，对诊断明确的 DIC，即使原发病或病因不能控制时，也应立即使用。对疑似 DIC 的病人，例如有 DIC 倾向而 3P 或其他试验阴性，或虽然 3P 试验阳性但无临床出血症状者，可暂不用肝素，但需严密观察，反复检查。一旦检查结果及临床表现明确支持 DIC 时，应即采用肝素治疗。在下列情况时，一般不用肝素治疗，以免加重出血：①DIC 晚期，继发性纤溶亢进为主要出血因素时；②原有严重出血性疾病，或新近有肺结核咯血、溃疡病出血、脑溢血等；③术后不久，大创面未愈；④原有骨髓造血功能障碍，血小板生成不良者；⑤有明显的肝、肾功能不良者。

肝素的用法和剂量，根据病人具体情况而异。由于在 DIC 过程中，血小板大量解体而释放血小板第 4 因子（抗肝素因子），且 DIC 一旦发生，诱发因素可能加重 DIC，所以机体对肝素耐受量可能较大。一般采用中等剂量，每 4～6 小时静脉注射 50mg 或连续静脉滴注（每小时滴 10mg 左右）。24 小时用量可在 200～300mg（每 100mg＝12500U），也可急性时静滴，病情改善后间歇静脉注射。急性白血病宜先以小剂量开始，每日用量不超过 100mg，以后视病情调整。重症肝炎目前主张仍用中小剂量为妥。流脑患者要早期足量应用，注射1～2 次即可见效，24 小时内临床好转。羊水栓塞等可先用静脉注射 100mg，继以静脉滴注。肝素使用过程中用凝血时间（试管法）进行实验室监护，以决定肝素用量。肝素剂量，原则上以使凝血时间（试管法）维持在正常值的 2 倍左右（即 15～30 分钟）。如果在肝素治疗中发生副作用，应停止使用；必要时可酌用鱼精蛋白对抗肝素，1mg 鱼精蛋白静脉注射可对抗1mg 肝素。肝素治疗需维持 3～5 天，以至 1 周，待临床症状明显改善，出血停止，休克纠正，凝血酶原时间和纤维蛋白原含量恢复正常时，逐渐减量停药。

3. 抗血小板聚集药物：临床上常用药物是，双嘧达莫（潘生丁）每日 400～600mg，阿司匹林每日 1.2～1.5 g，若两者合用，可减少剂量。其他如吲哚美辛、保泰松、苯乙双胍、前列腺素 E 等。这类药物主要用于高凝状态，或 DIC 已被控制，肝素剂量正在递减或已停用。DIC 早期诊断尚未完全肯定，或病情较轻者，可先用抗血小板聚集药物治疗。

低分子右旋糖酐，具有扩充血容量、降低血液粘稠度、减低血小板粘附和聚集，解除红细胞的聚集、增加血流速度，有利于改善微循环，因此也有抗凝的作用。一般每日用量500～1000 mL，必要时可增加剂量，但剂量过大，易致渗血及封闭单核吞噬细胞系统的功能。目前临床上多采用双嘧达莫或肝素加入右旋糖酐溶液内静脉滴注，以提高疗效。

4. 抗纤溶药物：适用于 DIC 晚期有继发性纤溶症时。该类药物如氨乙酸、对羧基苄胺、氨甲环酸等，能抑制纤维蛋白溶解，促使纤维蛋白进一步沉积和血栓形成。因此，早期应用，有使病情恶化的可能。在下列情况可使用抗纤溶药物：①DIC 中期已经是消耗性低凝期，同时开始有纤溶亢进，可在使用足量肝素的基础上，慎用小剂量抗纤溶药物；②DIC 晚期，继发性纤溶亢进时，才可单独使用抗纤溶药物，临床常用的是 6 - 氨基己酸，首次剂量是 5 g，以 5% 葡萄糖液或生理盐水 100 mL 稀释静脉滴注 15～30 分钟，而后每小时 1 g 维持，通常 8 小时后中止用药，24 小时不超过 30 g。

5. 补充血小板及凝血因子：DIC 伴有活动性出血及（或）需外科手术时，以及 DIC 引起血小板计数及（或）凝血因子浓度明显减少时，需及时合理地补充血小板及（或）凝血因子，同时合用肝素或双嘧达莫，提高 DIC 的疗效。方法输注新鲜血液、新鲜血浆及（或）纤维蛋白原、浓缩血小板。

DIC 的治疗效果，是与能否及时控制原发病和消除诱因密切相关。本症死亡原因大致为：①原发病与诱因未能消除；②未及时诊断、贻误病情；③肝素剂量过小或使用时间太晚；④抗纤溶药物使用不当；⑤其他严重并发症等。

自学指导

【重点难点】

1. DIC 是由于多种病因所引起的一种复杂的病理过程和临床综合病征。在某些致病因素作用下，血液凝固过程加速，产生病理性凝血酶，在微循环内广泛地发生血小板聚集和纤维蛋白沉积，形成弥散性微血栓，使大量血小板和凝血因子被消耗，继发性纤维蛋白溶解。临床出现广泛而严重的出血、休克、栓塞以及溶血等症状，循环系统及有关脏器功能障碍。预后不良，如不及时诊断及处理，会导致病人死亡。

2. 早期诊断首先应掌握基本诊断条件：①存在基础疾病和病因；②具备有出血，微循环衰竭，溶血及提示肺、肾、脑、肝、肢体及皮肤栓塞的症状体征；③肝素和其他亢凝治疗有效。其次是实验室检查：Colman 等提出的三条实验初筛的指标；血小板计数 $< 100 \times 10^9 /$ L；凝血酶原时间较正常延长 3 秒以上；纤维蛋白原 $< 2 g/L$；或以上二项阳性，加上一项纤溶指标异常者。基层单位发现试管法凝血时间缩短，血小板和血红蛋白减少，尤其是动态的迅速下降，应作为诊断早期 DIC 的主要实验室指标。

3. DIC 的治疗，应强调对原发病的治疗要强有力，要积极地抗休克，补充血容量，纠正酸中毒，维持水与电解质平衡，早期正确应用肝素，补充凝血因子，给氧，保温等。DIC 是一个急骤动态变化着的病理过程，要随时观察和分析每个时期病人病理变化的主要矛盾，给予相应措施进行处理。如高凝期重点是抗凝和给血小板解聚剂；低凝期在抗凝后补充凝血因子；纤溶期再加上抗纤溶药物等。目前临床上认为，肝素 + 双嘧达莫 + 右旋糖酐 40 和（或）＋抗纤溶剂治疗效果好。

【学习思考题】

1. DIC 临床表现特征是什么？
2. DIC 诊断依据是什么？
3. DIC 各期治疗要点是什么？如何使用肝素？

附：DIC诊断标准（1994 年全国出血与血栓学术讨论会提供）

1. 有下列两项以上临床表现：①多发性出血倾向；②不易用原发病解释的微循环衰竭或休克；③多发性微血管栓塞症状、体征，如皮肤、皮下、粘膜栓塞坏死及早期出现的肾、肺、脑等脏器功能不全；④抗凝治疗有效。

2. 实验室检查有下列三项以上异常：①血小板低于 100×10^9/L 或进行性下降；②血浆纤维蛋白原含量＜1.5g/L 或进行性下降；③3P 试验阳性或 FDP＞20mg/L；④凝血酶原时间缩短或延长 3 秒以上或呈动态性变化；⑤周围血破碎红细胞＞2%。

此外，纤溶酶原含量及活性降低，AT-Ⅲ含量及活性减低，血浆因子Ⅷ：C 活性＜50% 等都有助于较疑难病例的诊断。

（钱士明　吴其标）

第七章　内分泌及代谢疾病

内分泌及代谢疾病主要指发生于内分泌腺（垂体、甲状腺、甲状旁腺、肾上腺、性腺和胰岛）的各种疾病，本章仅论述甲状腺功能亢进症中的 Graves 病和糖尿病两种临床常见病。糖尿病因常伴有糖、蛋白及脂肪代谢的紊乱，故既属内分泌疾病，也可称为代谢疾病。

第一节　甲状腺功能亢进症

【目的要求】

1．了解本病的病因及发病机制。

2．掌握本病的诊断、鉴别诊断。

3．熟悉本病的治疗原则和甲状腺危象处理。

【自学时数】

4 学时。

甲状腺功能亢进症（简称甲亢）是由于多种原因引起的甲状腺激素分泌过多而致的一组临床综合征。临床上称 Graves 病，又称毒性弥漫性甲状腺肿或 Basedow 病，最为常见。本病属自身免疫性疾病，临床表现为高代谢症候群、甲状腺肿大和突眼为其主要特征。少数病人可出现胫前粘液性水肿或指端粗厚、甲亢性肌病、周期性瘫痪等。本章仅讲述此病。

【病因和发病机制】

本病病因尚未完全阐明。近来大量研究资料认为，甲亢属自身免疫性疾病的一种特殊类型。在患者血清中，已检出了多种能兴奋甲状腺的自身抗体，称甲状腺刺激免疫球蛋白（TSI），它通过与甲状腺细胞膜上的促甲状腺激素受体（TSH）结合，激活腺苷酸环化酶，促进甲状腺激素合成和释放，导致甲亢。产生自身免疫的始动因素，尚不十分清楚。目前认为，可能是由于抑制 Ts 淋巴细胞的免疫监护功能和调节功能因遗传缺陷而降低，导致辅助 Th 淋巴细胞致敏，在白介素 1、白介素 2 的作用下，使 B 淋巴细胞产生大量甲状腺刺激免疫球蛋白而致病。

此外，本病的发生与遗传因素有关，精神创伤和感染常为本病的诱因，推测应激反应可通过影响 T 细胞的免疫监护功能而导致某些遗传缺陷者显化而发病。

【病理】

1. 甲状腺：多呈不同程度的对称性弥漫性肿大，腺内血管增生、充血扩张。滤泡增生明显，呈立方或高柱状，并可形成乳头状绉折突入滤泡腔内，腔内胶质减少或消失。高尔基器肥大，线粒体增多。以上均提示甲状腺滤泡上皮功能活跃，合成和分泌功能亢进。滤泡间有大量淋巴细胞浸润。甚至出现淋巴组织生发中心。

2. 眼：浸润性突眼者，球后组织中有脂肪浸润，纤维组织增生，粘多糖和糖胺聚糖沉积，透明质酸增多，淋巴细胞和浆细胞浸润。眼肌纤维增粗，透明变性、断裂，肌细胞内粘多糖增多。

3. 胫前粘液性水肿：可见透明质酸沉积，肥大细胞、吞噬细胞、成纤维细胞浸润及糖蛋白和酸性糖胺聚糖沉积。

4. 其他：骨骼肌、心肌肌纤维透明变性。肝内脂肪浸润、局灶或弥漫坏死，门静脉纤维化乃至肝硬化。少数患者可有骨质疏松，脾肿大。

【临床表现】

本病多见于女性，男女之比为1:5，任何年龄组均可发病，但以20～40岁女性最多见，多数起病缓慢，少数在精神创伤或感染应激情况后急性发病。患者病情轻重不一，典型表现为高代谢症候群，甲状腺肿大及眼症。

（一）甲状腺激素分泌过多症候群

1. 高代谢症候群：由于T_3、T_4分泌过多和交感神经兴奋性增高，促进三大物质代谢，加速氧化。产热、散热均增加，故患者怕热喜凉，皮肤温暖多汗，体重减轻。疲乏无力，蛋白分解增强可致尿肌酸排出增多。

2. 精神、神经症状：T_3、T_4可使中枢神经系统和神经肌肉兴奋性增高，而出现神经过敏、精神紧张、烦躁易怒、多言好动、失眠多梦、思想不集中、记忆力减退等表现。偶有表现为情志淡漠、抑郁或躁狂等精神症状，检查患者手指、舌、眼睑有震颤，腱反射亢进。

3. 心血管系统：由于代谢亢进、甲状腺素对心肌的直接作用，使循环系统活动增强。表现为心悸、气短、胸闷，严重者可引起甲亢性心脏病。病人可出现以下体征：①心动过速，多为窦性，休息、睡眠时仍快，乃为本病特征之一；②心律失常，以房性期前收缩多见，亦可出现心房颤动或扑动，偶见房室传导阻滞；③心尖部第一心音亢进，常可闻及Ⅰ～Ⅱ级收缩期杂音，是由于血流加速或左心室增大导致相对二尖瓣关闭不全所致；④心脏增大和心功能不全；⑤收缩压增高，舒张压降低，而致脉压差增大，严重者可出现周围血管征。

4. 消化系统：食欲亢进体重减轻。由于甲状腺素刺激肠蠕动增快，排便次数增多，粪便呈稀糊状，含不消化食物，重者可有肝大、肝功能异常，偶见黄疸。老年患者可出现食欲减退、厌食而致恶病质。

5. 其他表现：①部分患者出现甲亢性肌病，肌肉萎缩和肌无力，以肩胛和骨盆带肌群受累明显。病人表现为登楼、卧位起立和梳头困难，偶见重症肌无力；②周期性瘫痪：多见于青年男性患者，原因不明，发作时常伴有血钾降低，而尿钾正常；③骨质疏松：尿钙、尿磷排出增多；④生殖系统：女性月经量减少或闭经，男性可有阳痿，偶见乳房发育。

（二）甲状腺肿大

多数呈弥漫性对称性肿大。肿大程度多为轻、中度。质地柔软，无压痛。肿大程度与病情轻重不相平行。由于甲状腺血管扩张，血流加速，甲状腺体可闻及收缩期吹风样或连续性收缩期增强的血管杂音，显著时可触及震颤。杂音和震颤为诊断本病的重要特征。少数患者甲状腺可无肿大，或位于胸骨后纵隔内，需进行 X 线、核素扫描方可确定。

（三）眼症

突眼为重要而较特异性的特征之一。临床上可分为单纯性（非浸润性、良性、干性）突眼和浸润性（恶性、水肿性）突眼两类。

1．单纯性突眼：较为多见，主要与交感神经兴奋性增强，眼外肌及上睑提肌的肌张力增高有关。球后及眶内软组织病变轻微，经治疗后常可恢复，预后较好。可出现以下眼征：①眼球突出，突眼度不超过 18mm；②瞬目减少；③睑裂增宽，向前平视时，角膜上缘外露；④双眼向上看时，前额皮肤不能皱起；⑤向下看时，上眼睑不能随眼球下落；⑥两眼视近物体，眼球辐辏反射不良。

2．浸润性突眼：较为少见，可能与甲状腺刺激免疫球蛋白及免疫复合物作用于球后组织有关。突眼度越过 18mm，有时可达 30mm，预后较差。除上述眼征更明显外，往往伴有眼睑肿胀肥厚，球结膜充血水肿，病人出现眼内异物感、畏光、流泪、复视、斜视、视力下降、眼睑闭合不全，易致角膜炎、角膜溃疡或全眼球炎，严重者可致失明。

【特殊类型临床表现】

1．甲状腺危象：为本病的严重表现，可危及生命，多见于未经治疗，或治疗不当的患者，尤其是老年患者。主要诱因有感染、手术、精神创伤或躯体其他严重疾患等。危象发生时，原甲亢症状急剧加重，出现高热（＞39℃），心率增快（140～240 次/分）伴心房纤维颤动或扑动，病人烦躁不安、呼吸急促、大汗淋漓、厌食、恶心、呕吐、腹泻，体重明显减轻，最后可因虚脱休克、昏迷而死亡。其发生机制可能与血中甲状腺素水平急剧升高，交感神经兴奋性增强，肾上腺皮质功能减退有关。实验室检查可有白细胞总数升高 TT_3、TT_4、FT_3、FT_4 升高。

2．淡漠型甲亢：多见于老年患者，起病隐袭，缺乏甲亢的典型症状和体征。主要表现为厌食腹泻、消瘦乏力、神志淡漠、反应迟钝、嗜睡，有的仅表现原因不明的阵发或持久性心房颤动，如未能得到及时诊治，易发生甲状腺危象。

3．甲亢性心脏病：约占甲亢的 10%～22%，病人表现为心律失常、心脏增大和心力衰竭，甲亢控制后，一般可完全恢复。注意排除其他原因引起的心脏病和心力衰竭。但老年患者可合并有冠心病、心肌梗死等。

4．局限粘液性水肿：常发生在胫骨前，也可见于手足背及距小腿关节，多为双侧对称性，患处皮肤粗糙变厚，呈棕红色突起斑块或结节，边界清楚，可有感觉减退或过敏，或伴痒感，如发生在指端，外形似杵状指，称甲状腺指端病；下肢粗大似橡皮腿。

5．T_3 和 T_4 型甲亢：①T_3 型甲亢仅 TT_3、FT_3 增高，而 TT_4、FT_4 正常，甲亢症状较轻，T_3 抑制试验阴性；②T_4 型甲亢仅 TT_4、FT_4 增高，而 TT_3、FT_3 正常，常伴有其他严重躯体疾病或碘甲亢病例。

6．妊娠期甲亢：①妊娠合并甲亢；②妊娠期出现甲亢症状，中止妊娠或分娩后消失。

【实验室及其他检查】

1. 基础代谢率测定（BMR）：此检查法简便易行，患者早晨醒后，即测量脉率（x 次/分）、血压（计算出脉压差，以 mmHg 为单位表示）。粗测法公式为：

$$BMR = （脉率 + 脉压 - 111）\times 100\%$$

正常值为 $-10\% \sim +15\%$。

注意点：检查当日晚餐不宜过饱，或禁食 12 小时以上，保证睡眠 8 小时以上。

2. 血清总甲状腺素（TT_4）：是判定甲状腺功能状态的最基本指标。

成人正常值放射免疫（RIA）法为 $65 \sim 156$ nmol/L（$5 \sim 12 \mu g/dL$）。

免疫化学发光（ICMA）为法 $58.1 \sim 154.8$ nmol/L（$4.5 \sim 11.9 \mu g/dL$）。

而 T_3 型甲亢 TT_4 可正常。

3. 血清总三碘甲状腺原氨酸（TT_3）：TT_3 在甲亢早期升高幅度比 TT_4 明显，亦是诊断 T_3 型甲亢的特异指标。但老年淡漠型或久病者可不高。

成人正常值 RIA 法为 $1.8 \sim 2.9$ nmol/L（$115 \sim 190$ng/dL）。

ICMA 法为 $0.7 \sim 2.1$n mol/L（$44.5 \sim 136.1$ng/dL）。

4. 血清游离甲状腺素（FT_4）与游离三碘甲状腺原氨酸（FT_3）：FT_4、FT_3 不受血中甲状腺激素结合球蛋白的影响，其敏感性和特异性明显高于 TT_4、TT_3。成人正常值：

RIA 法：FT_4 为 $9 \sim 25$pmol/L（$0.7 \sim 1.9$ng/dL）。

FT_3 为 $3 \sim 9$pmol/L（$0.19 \sim 0.58$ng/dL）。

ICMA 法：FT_4 为 $9.0 \sim 23.9$pmol/L（$0.7 \sim 1.8$ng/dL）。

FT_3 为 $2.1 \sim 5.4$pmol/L（$0.14 \sim 0.35$ng/dL）。

5. 血清反 T_3（rT_3）：rT_3 无生物活性，是 T_4 的降解产物，其浓度与 T_4 变化相一致，可作为了解甲状腺功能的一项指标。成人正常值 RIA 法为 $0.2 \sim 0.8$nmol/L（$13 \sim 53$ng/dL）。

6. 甲状腺摄[131]I 率：此法诊断甲亢符合率达 90%，缺碘性甲状腺肿亦可升高，但无高峰前移。正常值（盖革计数管测定）3 小时为 $5\% \sim 25\%$，24 小时为 $20\% \sim 45\%$，高峰在 24 小时出现。甲亢患者，3 小时 $>25\%$，24 小时 $>45\%$，且高峰前移。

7. T_3 抑制试验：主要用于鉴别单纯性甲状腺肿，亦可用于预测甲亢停药后复发可能性的参考。

方法：先测基础摄[131]I 率后，口服 T_3 $20 \mu g$，每日 3 次，连服 6 日后再测摄[131]I 率。对比两次吸[131]I 率结果，如下降 50% 以上为正常人和单纯甲状腺肿；甲亢患者不能被抑制，故摄[131]I 下降率小于 50%。

8. 其他检查：甲状腺自身抗体和促甲状腺激素（TSH）测定。超声、放射性核素扫描、CT、MRI 等检查有助发现异位甲状腺和球后病变性质的诊断。

【诊断】

典型病例主要根据临床表现怕热多汗、心悸、易激怒、食欲亢进、消瘦无力，结合特异性甲状腺肿大及眼征，诊断并不困难。不典型病例，尤其是小儿、老人及轻型甲亢易被误诊或漏诊。临床上在遇有长期不明原因体重减轻、低热、腹泻、手指震颤、心动过速、心房颤动、月经紊乱等均要排除甲亢的可能性。确诊主要依据甲状腺功能检查及特异性检查：如 FT_3、FT_4（或 TT_3、TT_4）增高。T_3 型甲亢仅 FT_3、TT_3 增高而 FT_4、TT_4 正常；T_4 型甲亢仅 FT_4、TT_4 增高明显而 FT_3、TT_3 正常。此外甲状腺摄^{131}I率增高，且高峰提前出现，不能被 T_3 抑制试验所抑制，有条件可测定血中甲状腺自身抗体，及促甲状腺激素（TSH）等。确诊甲亢还应先排除其他原因引起的甲亢。

【鉴别诊断】

1. 神经症：虽有神经兴奋症状，但无高代谢症候群，心动过速在入睡后可正常。神经症有时怕热，但亦怕冷，无甲状腺肿大及眼征，甲状腺功能检查正常。

2. 单纯甲状腺肿：仅有甲状腺肿大而无甲亢症状，摄^{131}I率虽增高，但高峰不前移，T_3 抑制试验可被抑制，TT_4 正常，TT_3 正常或偏高。

3. 嗜铬细胞瘤：有高代谢症候群等表现，但无甲状腺肿大，甲状腺功能正常。常伴高血压，但舒张压升高明显，血和尿儿茶酚胺升高，肾上腺影像学检查异常，有助鉴别诊断。

4. 其他：①以消瘦、低热、多汗为主要表现者，应与结核、风湿热及恶性肿瘤相鉴别；②心律失常应与冠心病、风心病相鉴别；③腹泻者应与慢性结肠炎相鉴别；④突眼者应与眶内肿瘤及慢性肺心病相鉴别。

【治疗】

(一) 一般治疗

消除精神紧张，避免情绪波动，适当休息，给予高热量、高蛋白、高糖类饮食，补充足量的维生素 B。精神紧张失眠严重者，可给予镇静剂如地西泮等。交感神经兴奋，心率过快者可给予普奈洛尔 $10\sim20mg$，每日 3 次口服（有心力衰竭、房室传导阻滞、哮喘者禁用）。

(二) 抗甲状腺药物治疗

临床应用最广，其优点是：①疗效较肯定；②使用方便、经济安全；③一般不引起甲减。其缺点是：①疗程长达 $1\sim2$ 年或更长；②停药后复发率较高（约 50% 左右）；③少数患者出现肝损害及粒细胞减少症。常用药物分为硫脲类和咪唑类，硫脲类有甲基和丙基硫氧嘧啶等；咪唑类有甲巯咪唑（他巴唑）和卡比马唑（甲亢平）等。两类药物作用机制相同，都是通过抑制甲状腺过氧化酶的活性，抑制离子碘形成活性碘，减少甲状腺素的合成。近来发现此类药物还可抑制甲状腺免疫球蛋白的生成，抑制 T_4 转换成 T_3，减低甲状腺中淋巴细胞浸润等作用。

1. 适应证：①病情较轻，甲状腺呈轻、中度肿大者；②年龄在 20 岁以下，或孕妇、年老体弱合并严重心、肝、肾疾病而不宜手术者；③甲状腺次全切除术后复发而不宜用^{131}I治疗者；④手术前准备；⑤放射性^{131}I治疗前后的辅助治疗。

2. 剂量与疗程：根据病情轻重决定剂量大小，因个体之间差别较大，故用药过程中应根据症状随时调整剂量。用药一般分三个阶段。

(1) 初治期：甲基或丙基硫氧嘧啶 $300\sim450mg/d$，或甲巯咪唑（他巴唑）和卡比马唑（甲亢平）$30\sim40mg/d$ 分 $2\sim3$ 次口服，用至症状缓解或甲状腺素恢复正常时减量。此期约 $1\sim3$ 个月。

(2) 减量期：每 $2\sim4$ 周减量 1 次，硫脲类每次减量 $50\sim100mg$。咪唑类每次减量 5~

10mg，待症状完全消除，体征明显好转，甲状腺素水平恢复正常减至最小维持量。此期约 2～3 个月，减量不及时，亦可引起甲减。

（3）维持期：硫脲类药物维持在 50～100mg/d，咪唑类药物维持 5～10mg/d，如此维持 1.5～2 年或更长。停药前可将维持剂量再减半。治愈率约为 50%，其余停药 1 年后复发。注意疗程中除非出现严重反应，一般不宜中断服药。

3．毒副作用：①粒细胞减少和粒细胞缺乏症，故用药期间每 2 周复查白细胞一次，如白细胞低于 $3.0×10^9$/L，或中性粒细胞低于 $1.5×10^9$/L，应停药观察处理；②皮疹、皮肤瘙痒较常见，可给予抗组胺类药物治疗，一般无须停药；③中毒肝炎、肝功能异常严重者应停药处理。

4．其他药物治疗：①复方碘溶液，对甲状腺激素有暂时性抑制作用，不宜长期应用，否则会干扰抗甲状腺药物的作用，使其缓解率降低复发率增高，目前仅用于甲状腺危象抢救及术前准备。②普萘洛尔 10～40mg，每日 3 次，可抑制 T_4 转为 T_3，亦可改善甲亢症状，近期疗效显著。亦可用于甲状腺危象及术前准备。

（三）放射性^{131}I 治疗

甲状腺有高度摄取和浓集碘的能力，放射性^{131}I 进入甲状腺后，放出 β 射线，射程仅 2mm，电离辐射仅限于甲状腺局部而不损伤邻近组织。甲状腺滤泡上皮破坏，甲状腺激素分泌自然减少。此外^{131}I 亦可抑制甲状腺内淋巴细胞抗体生成。因此，放射碘疗法具有简便、安全、疗效显著等优点。

1．适应证：①年龄在 25 岁以上，中度甲亢患者；②对抗甲状腺药物过敏或毒副反应大而不能继续用药者，或长期治疗无效，停药后复发者；③患者不愿手术，或有手术禁忌证，或术后复发者。

2．禁忌证：①妊娠及哺乳期妇女；②年龄在 25 岁以下；③严重肝肾功能不全及活动性结核；④重度浸润性突眼；⑤外周血白细胞在 $3.0×10^9$/L 以下或中性粒细胞在 $1.5×10^9$/L 以下者；⑥甲状腺危象。

3．剂量：根据甲状腺估计的重量和最大摄碘率计算。一般每克甲状腺组织一次给予^{131}I 2.6～3.7MBq（70～100μCi）放射剂量口服。病情严重者，先用抗甲状腺药物治疗 3 个月左右，再服^{131}I。用药 3～4 个月后约有 60% 患者可治愈。如半年后仍未缓解可进行第二次治疗。

4．并发症：①剂量过大可致甲减；②放射性甲状腺炎；③偶诱发甲状腺危象；④极少数引起突眼恶化。

（四）手术治疗

甲状腺次全切除的治愈率可达 70%～90%，但术后并发症较多。

1．适应证：①甲状腺显著肿大，压迫邻近器官；②中、重度甲亢，长期服药无效，停药后复发及不能或不愿服药者；③胸骨后甲状腺肿伴甲亢；④结节性甲状腺肿伴甲亢。

2．禁忌证：①较重的浸润性突眼；②严重心、肝、肾功能不全者；③妊娠早期（第 3 个月内）及晚期（6 个月后）；④轻症可用药物治疗者。

3．术前准备：术前口服抗甲状腺药控制症状，心率降至 80 次/分左右，T_3、T_4 正常。术前 7～10 天开始加服复方碘溶液，每次 3～5 滴，每日 3 次，可使甲状腺质地变硬，减少术中出血。

近来有人主张用普萘洛尔联合碘化物作术前准备，效果更快。

（五）甲状腺危象的防治

预防感染、避免精神刺激，积极治疗控制甲亢症状，作好充分的术前准备，是预防甲亢危象的重要措施。一旦发生，应立即救治，其措施如下：

1. 抑制甲状腺素合成：首选丙基硫氧嘧啶 600mg 口服，以后每次 200mg，每日 3 次，待症状控制后减为一般剂量。亦可用相应剂量的甲巯咪唑或甲亢平。

2. 抑制甲状腺素释放：服丙基硫氧嘧啶后 1～2 时加用复方碘口服液，首剂 30～60 滴，以后每 6～8 小时口服 5～10 滴。亦可用碘化钠 0.25～1.0g 加入 10% 葡萄糖液 500ml 中，静脉滴注 12～24 小时，根据病情逐渐减量。一般用 3～7 日停药。对碘过敏者，可改用碳酸锂 0.5～1.5g/d，分 3 次口服。

3. 降低周围组织对甲状腺素的反应：可用普萘洛尔 30～50mg，每 6～8 小时口服 1 次，或 1mg 经稀释后静脉注射。血压高者可用利血平 1～2mg，6～8 小时肌内注射 1 次。

4. 糖皮质激素：有拮抗应激状态，抑制 T_4 转为 T_3，阻滞甲状腺素释放，降低周围组织对甲状腺素反应，替代肾上腺皮质功能不足等作用。氢化可的松 200～500mg/d，分次加入葡萄糖盐水中静脉滴注。或用相应剂量的地塞米松等制剂静脉滴注。

5. 其他：高热者物理或药物降温，有感染者使用抗感染药物；注意纠正水、电解质、酸碱平衡紊乱；补充大量维生素 B 和维生素 C；纠正心力衰竭等。

经上述综合治疗后，一般甲亢危象在 36～72 小时内开始缓解，平均 1 周左右恢复，死亡多发生在前 3 日内。

（六）浸润性突眼的防治

严重突眼者，不宜作手术切除，放射性 ^{131}I 治疗亦应慎重。其治疗措施有：①保护眼睛，戴有色眼镜防强光刺激；睡眠时用纱布、眼罩防治结膜炎、角膜炎。用 0.5% 甲基纤维素或 0.5% 氢化可的松滴眼。可减轻水肿和眼局部刺激症状。②免疫抑制剂：泼尼松 10～20mg，每日 3 次，症状好转后逐渐减量到最小维持量再停药。③手术或球后放射治疗。④生长抑素：据报道奥曲肽有抑制球后组织增生作用。

自学指导

【重点难点】

甲亢是自身免疫性疾病，典型病例诊断并不难，主要依据高代谢症候群，怕热、多汗、易激动，食欲亢进伴消瘦乏力，心动过速睡眠时仍快，甲状腺对称性肿大伴血管杂音和震颤、突眼征等，结合 FT_3、FT_4、TT_3、TT_4 测定及甲状腺摄 ^{131}I 率测定、T_3 抑制试验等即可确诊，但部分不典型病例，如淡漠型甲亢等，仅表现为一组症状，如低热、心房颤动、腹泻、周期性瘫痪等，则较难以识别，只要能考虑到甲亢的可能，进一步作上述相关实验检查，仍可获得确诊。但要注意与神经症、单纯甲状腺肿、嗜铬细胞瘤、风湿、结核、恶性肿瘤等疾病的鉴别诊断。甲亢的治疗，应用抗甲状腺药物为最基本疗法，但复发率较高。其他放射性^{131}I治疗、手术治疗应注意其适应证。甲状腺危象虽临床并不常见，一旦发生，应熟悉其抢救措施。中医治疗甲亢常用软坚散结的海藻、昆布类含碘丰富的中药，临床应用时要持慎重态度，剂量不宜过大。

【学习思考题】

1．甲亢的主要临床表现有哪些，较特征性的临床表现是什么？
2．FT$_3$、FT$_4$、TT$_3$、TT$_4$对诊断甲亢的价值如何？
3．甲亢治疗措施有哪些，如何正确使用复方碘制剂？
4．甲状腺危象的治疗要点。

第二节 糖 尿 病

【目的要求】

1．了解本病病因及发病机制。
2．掌握本病的诊断、鉴别诊断。
3．掌握本病常见急性并发症的处理。
4．熟悉本病的防治。

【自学时数】

5学时。

糖尿病是由于多种病因而引起的内分泌代谢疾病。临床以慢性高血糖状态为特征。引起高血糖的主要原因是胰岛素的分泌减少或作用缺陷（胰岛素抵抗等）或二者同时存在而引起糖、脂肪、蛋白质、水和电解质代谢紊乱，典型表现为"三多一少"症状。即多尿、多饮、多食及消瘦乏力等。其主要并发症有酮症酸中毒及高渗性昏迷、感染、血管病变及神经病变等。

糖尿病是危害人民健康的常见病、多发病，随着人民生活水平的提高，人口趋老龄化，检验水平的进步，糖尿病的患病率逐年在增高。1980年，国内患病率为0.67%，1996年患病率增为3.21%。WHO1997年统计，全世界有1.35亿糖尿病患者，预测2025年将达到3亿。糖尿病将成为继心血管疾病及肿瘤之后的第三大非传染病。

1997年美国糖尿病协会（ADA）提出了修改糖尿病分类标准的建议，将糖尿病分为四大类型：①1型糖尿病：胰岛β细胞破坏，胰岛素绝对不足，易发生酮症酸中毒。②2型糖尿病：成人肥胖者多见，有显著的胰岛素抵抗或相对胰岛素不足。③其他特殊类型糖尿病：包括继发性糖尿病或已明确病因的类型及β细胞遗传功能缺陷等而致糖尿病。④妊娠期糖尿病：凡妊娠后出现葡萄糖耐量减低或明显糖尿病，不论分娩后这一情况是否持续存在，均称为妊娠期糖尿病。

【病因及发病机制】

糖尿病的病因及发病机制目前尚未完全阐明。各型糖尿病的病因存在差异。总之，遗传、环境和免疫因素参与其发病过程。

1. 1 型糖尿病：与遗传因素相关，特别与人类白细胞组织相容抗原系统（HLA）第 6 对染色体短臂上基因群关系密切，从而导致病毒的易感性和自身免疫反应。1 型糖尿病循环血中可检出胰岛细胞自身抗体（ICA）、胰岛素自身抗体（IAA）、谷氨酸脱羧酶抗体（CAD）等。免疫反应的始动因素与遗传和病毒感染有关。以上诸因素导致胰岛 β 细胞损害，胰岛素水平降低。

2. 2 型糖尿病：2 型糖尿病的发病比 1 型糖尿病有更强的遗传基础和广泛的遗传异质性，属多基因疾病。多见于成年肥胖者，病人出现胰岛素抵抗（即机体对一定量胰岛素的生物反应低于正常人）或胰岛素分泌缺陷。不伴有胰岛 β 细胞的自身免疫破坏。外界环境、感染、妊娠为 2 型糖尿病的诱因。糖耐量降低是 2 型糖尿病必然经过阶段。

【病理生理】

由于胰岛素的生物活性或其效应绝对或相对不足导致糖尿病病人一系列代谢紊乱。

1. 糖代谢紊乱：组织对葡萄糖利用减少，糖原合成减少，糖原异生增强，从而导致血糖增高。

2. 脂肪代谢紊乱：胰岛素不足导致脂肪合成减少，分解代谢增强，血中游离脂肪酸和三酰甘油增高。由于糖代谢紊乱，草酰乙酸不足，乙酰辅酶 A 进入三羧酸循环受阻，通过 β 氧化产生乙酰乙酸、β 羟丁酸、丙酮（三者合称酮体）。当酮体大量积聚，超过机本利用和排泄能力时，即发生酮症酸中毒。

3. 蛋白质代谢紊乱：胰岛素不足可使蛋白质合成代谢降低，分解代谢增强，而导致负氮平衡。同时伴有成酮氨基酸的增多，而加重酮症酸中毒。

4. 水、电解质酸碱平衡及维生素代谢紊乱：常引起全身主要脏器功能失常。

【病理】

胰岛 β 细胞数目减少，细胞核深染，胞浆颗粒稀少。胰岛内毛细血管旁纤维组织增生，严重者可有明显纤维化。1 型糖尿病胰岛病理改变明显，早期可见淋巴细胞和单核细胞浸润，称胰岛炎。2 型糖尿病胰岛病理变化较轻，约 1/3 病例可没有形态学上的明显变化。

多数患者的小血管和微血管发生病变，内皮下可有糖蛋白沉积，致毛细血管基膜增厚，此为糖尿病的特征性改变，称为糖尿病性微血管病变，常见于视网膜、肾、心肌和神经等组织。大、中血管可有动脉粥样硬化和中小动脉硬化，无特异性，亦可见于非糖尿病患者。病程长和病情控制不佳的患者，可有糖尿病性神经病变，表现为末梢神经纤维轴突变性及脱髓鞘改变等，常累及周围神经、自主神经和中枢神经等。病情控制不良者，还可出现脂肪肝。

【临床表现】

糖尿病进展缓慢，尤其是 2 型糖尿病早期无临床症状。但 1 型糖尿病发病较急，常表现为糖尿病典型的三多一少症状（多尿、多饮、多食及体重减轻）。

1. 多尿：血糖增高，超过肾脏重吸收葡萄糖的阈值（8.9～10mmol/L），即出现糖尿。由于尿渗透压增高，而肾小管对水重吸收减少，故尿量及排尿次数增多，夜尿亦增多，一日总尿量常在2000～3000mL以上。严重多尿，又可致血液浓缩而致高渗性昏迷。

2. 多饮：由于多尿导致失水，加之高血糖状态，故血浆渗透压增高，引起烦渴，多饮。饮水量往往与血糖浓度、尿量及尿糖排出量密切相关。

3. 多食善饥：由于组织对葡萄糖利用减少，尿中丢失大量葡萄糖，为补充体内能量来源，患者食欲亢进，多食善饥。

4. 体重减轻、疲乏无力：由于糖代谢失常，能量利用减少，蛋白质、脂肪分解代谢增强，加之失水，而致体重减轻，疲乏无力。2型糖尿病因原体型肥胖，虽体重减轻，而不一定呈现消瘦。

5. 其他表现：①全身皮肤可因脱水、干燥而出现瘙痒症状。女性外阴瘙痒更为常见，多因局部皮肤受尿糖刺激或伴真菌感染所致。②男性阳痿不育，女性月经不调，闭经；③部分2型糖尿病患者餐后3～5小时，因胰岛素水平异常增高，而引起反应性低血糖表现。

以上临床表现1、2型糖尿病不尽相同。1型糖尿病多见于青少年（＜30岁），起病较急，"三多一少"症状明显，血浆胰岛素水平显著降低，对胰岛素敏感，血糖浓度波动大，易发生低血糖和酮症酸中毒；2型糖尿病，多见于40岁以上肥胖者，起病缓慢，症状较轻，血浆胰岛素水平可正常、降低或偏高，对胰岛素不敏感，血糖波动小，易发生心血管和神经系统并发症。

【并发症】

1. 糖尿病酮症酸中毒：引起酮症酸中毒的常见诱因是感染、胰岛素用量不足或中断、饮食失调或因外伤、手术、精神创伤、心肌梗死、妊娠分娩等应激状态诱发。本症常见于1型糖尿病。其临床表现为糖尿病多尿、烦渴多饮、乏力症状加重，并出现食欲减退、恶心、呕吐，伴头痛、嗜睡、烦躁、呼吸深快、呼气呈烂苹果味。后期出现严重失水，尿量减少，皮肤干燥，眼球下陷，血压下降，脉细而快，直至昏迷，各种反射迟钝或消失。此时，血糖、血酮增高明显，尿酮阳性，血钠、血氯常降低，血钾早期正常，治疗后常降低。白细胞常升高。

2. 糖尿病高渗性非酮症昏迷：为糖尿病急性代谢紊乱的另一种类型，多见于老年患者，糖尿病症状轻微，多无食欲亢进。但血糖增高明显，失水严重，血液浓缩，继发醛固酮增高加重高血钠，引起脑细胞脱水，而出现神经精神症状，如嗜睡、幻觉、偏盲、定向障碍、癫痫样抽搐而陷入昏迷。病人无酸中毒大呼吸，无酮症。由于血糖、血钠增高明显，血浆渗透压增高。尿糖强阳性，血尿素氮、肌酐升高。本症病死率高达40%，故应早期诊断和治疗。

3. 感染：①易发生皮肤的疖、痈等化脓性感染，亦可引起败血症或脓毒血症。手、足癣常见；②结核感染：糖尿病肺结核的发病率比正常人群高3～5倍，病灶多呈渗出、干酪性变，易形成空洞而发生播散；③泌尿系感染更为常见，如肾盂肾炎，女性可有真菌性阴道炎。

4. 大血管病变：多见于2型糖尿病患者。由于肥胖、脂肪代谢紊乱，病人常见高脂血症，促进大、中动脉的粥样硬化而引起高血压、缺血性心脏病，脑动脉硬化引起急性脑血管病，肾动脉硬化出现肾功能损害，四肢动脉硬化而致脉管炎，严重者可发生缺血性坏死。

5．微血管病变：微血管是指微小动静脉之间的毛细血管和微血管网。微血管基膜增厚和微血管瘤形成而导致微循环障碍及血流动力学改变等。微血管病变主要累及肾脏、视网膜、神经、心肌等组织。①糖尿病肾病：肾小球硬化症是糖尿病特有的微血管病变之一。1型和2型糖尿病病人均可出现。病人早期表现为微量蛋白尿，继则呈持续蛋白尿、管型尿，最后可发展成为尿毒症。糖尿病肾病的诊断主要靠肾活检。②视网膜病变：是糖尿病微血管病变的重要表现，是失明的主要原因之一。常与糖尿病肾病相伴随。早期可见微血管瘤、血管扩张、出血、渗出。继则进入增殖期，血管新生和纤维增生而出现玻璃体下出血；晚期甚至发生视盘脱离，导致失明。此外，糖尿病还可引起白内障、青光眼等。③糖尿病心肌病：心脏微血管病变可致心肌广泛性灶性坏死及代谢紊乱，而发生心律失常、心力衰竭、心源性休克和猝死。

6．神经病变：糖尿病神经病变主要由微血管病变及山梨醇旁路代谢增强所致，可累及神经系统的任何部位，但以周围神经病变最常见。早期表现为对称性上下肢感觉异常，进而出现手套、袜套状分布的浅感觉减退和踏棉垫感。有时伴痛觉过敏。后期可有运动神经受累，出现肌力减弱、肌肉萎缩甚至瘫痪。自主神经受累可出现心动过速、顽固性腹泻、上肢和头部多汗、尿潴留、尿失禁、阳痿等。脑神经受累，可出现动眼神经或外展神经麻痹等。

7．糖尿病足：由糖尿病末梢神经病变、下肢供血不足、感染等多种因素引起足部疼痛、皮肤溃疡、肢端坏疽等病变称为糖尿病足。严重可致骨质破坏和关节畸形。

【实验室及其他检查】

1．血糖测定：血中葡萄糖的增高是诊断糖尿病的主要依据。一般常用静脉血浆测定作为诊断标准，正常值为 $3.9 \sim 5.6$mmol/L（$70 \sim 100$ mg/dL），亦可用毛细血管全血测定法，但测出值比静脉血浆法偏低 15% 左右。

2．尿糖：尿糖阳性是诊断糖尿病的重要线索，尿糖量往往与病情轻重有关，但尿糖阴性不能完全排除糖尿病诊断。临床有定性及 24 小时定量两种测定方法。尿糖可作为判定药物疗效的参考指标。

3．葡萄糖耐量试验（GTT） 一般用口服法测定，清晨测空腹血糖后，按成人口服葡萄糖 75g，溶于 $250 \sim 300$ 水 mL 中，5 分钟内服完，2 小时后再测静脉血浆血糖；儿童按每千克体重 1.75g 计算，总量不超过 75g。对胃切除病人可用静脉注射法测定。糖耐量试验对血糖高于正常而又未达到糖尿病诊断标准者有重要诊断价值。

4．糖化血红蛋白 A_1 和糖化白蛋白测定：①糖化血红蛋白 A_1（GHbA$_1$）为血红蛋白与葡萄糖非酶化结合物质，其量与血糖浓度呈正相关，且为不可逆反应。GHbA$_1$ 为糖尿病控制情况的重要监测指标，可反映取血前 $4 \sim 12$ 周血糖的总水平，以补充空腹血糖仅反映瞬间血糖值的不足（正常值 8% $\sim$ 10%）。②糖化血浆白蛋白测定（FA）可反映糖尿病近期 $2 \sim 3$ 周内血糖总水平，为近期病情的空制指标，正常值 $1.7 \sim 2.8$mmol/L。但 GHbA$_1$ 和 FA 测定不能作为诊断糖尿病的依据。

5．血浆胰岛素和 C－肽测定：正常空腹血浆胰岛素约为 $35 \sim 145$pmol/L（$5 \sim 20$mU/L）；C－肽为 0.4nmol/L。以上两项的测定有助于了解胰岛 β 细胞的储备功能，亦不能作为糖尿病的诊断依据。

6. 其他：糖尿病病人可有高胆固醇血症、三酰甘油、低密度脂蛋白（LDL）升高，高密度脂蛋白（HDL）降低，血酮增高，尿酮阳性，血浆渗透压增高和氮质血症等改变。

【诊断】

1999 年 10 月我国糖尿病学会决定采用新诊断标准（表 7-1）。①空腹静脉血浆葡萄糖测定：≥6.0～<7.0mmol/L（≥110～<126mg/dL）为空腹血糖过高（IFG），≥7.0mmol/L（≥126mg/dL）可诊断糖尿病（需另一天再次证实）。空腹的定义为 8 小时无热量摄入。②随机血糖≥11.1mmol/L（200mg/dL），再加糖尿病症状可诊断为糖尿病。随机是指一天内任何时间，包括餐后 2 小时血糖。③糖耐量试验（GTT）2 小时血糖<7.8mmol/L（140mg/dL）为正常，≥7.8～<11.1mmol/L（≥140～<200mg/dL）为糖耐量降低（IGT），≥11.1mmol/L（≥200mg/dL）考虑为糖尿病（需另一天再次证实）。

表 7-1 糖尿病及其他类型高血糖的诊断标准（WHO 咨询委员会临时性报告，1998 年）

| | 血糖浓度,mmol/L(mg/dL) | | |
| | 全血 | | 血浆 |
	静脉	毛细血管	静脉
糖尿病	≥6.1(110)	≥6.1(110)	≥7.0(126)
空腹和(或) 服糖后 2 小时	≥10.0(180)	≥11.1(200)	≥11.1(200)
糖耐量降低(IGT)空 腹(如有检测)和	<6.1(110)	<6.1(110)	<7.0(126)
服糖后 2 小时	≥6.7(120)～<10.0(180)	≥7.8(140)～<11.1(200)	≥7.8(140)～<11.1(200)
空腹血糖过高(IFG)	≥5.6(100)～<6.1(110)	≥5.6(100)～<6.1(110)	≥6.1(110)～<7.0(126)
服糖后 2 小时(如有 检测)	<6.7(120)	<7.8(140)	<7.8(140)

新的诊断标准将空腹血糖由原 7.8mmol/L 降至 7.0mmol/L，可使糖尿病诊断和餐后 2 小时血糖≥11.1mmol/L 的符合率增加。当空腹血糖≥7.0mmol/L 时，微血管病变发生的危险性亦增加。1998 年 7 月 WHO 糖尿病咨询委员会临时报告指出，对无糖尿病症状的患者，必须有二次血糖异常方可做出诊断。

【鉴别诊断】

1. 其他原因引起糖尿：①肾性糖尿。因肾小管重吸收葡萄糖功能降低（糖阈降低），此时空腹血糖及 OGTT 正常；②餐后糖尿。进食大量糖类可致暂时性糖尿。但空腹血糖及 OGTT 正常；③应激性糖尿。脑外伤、脑出血、急性心肌梗死时，由于肾上腺皮质激素等分泌过多，亦可出现短暂性糖尿。

2. 继发性糖尿：①胰腺炎、胰腺癌等胰腺疾病引起胰腺 β 细胞破坏，胰岛素分泌减少，亦可引起糖尿；②库欣综合征、嗜铬细胞瘤、巨人症等可因儿茶酚胺、生长激素分泌过多拮抗胰岛素而致糖尿或糖耐量异常。必须靠详问病史、全面细致体格检查和实验检查鉴别之。

3. 药物对糖耐量影响：糖皮质激素、噻嗪类利尿剂呋塞米、口服避孕药、阿司匹林等均有抑制胰岛素释放和对抗胰岛素的作用，而致糖耐量减低，血糖增高，尿糖阳性。故临床诊断糖尿病还应询问近期服药情况。

4. 糖尿病酮症酸中毒应与非酮症高渗性昏迷、低血糖昏迷、乳酸性酸中毒相鉴别，详见表 7-2。此外还应与急性脑血管病、尿毒症等昏迷相鉴别。一般通过详问病史、体格检查及实验室检查结果，鉴别多无困难。

表 7-2　　　　　　　　　　　　　糖尿病并发昏迷的鉴别

	酮症酸中毒	低血糖昏迷	高渗性昏迷	乳酸性酸中毒
病史	多发生于青少年，较多有糖尿病史，常有感染、胰岛素治疗中断等病史	有糖尿病史，有注射胰岛素、口服降糖药、进食过少、体力活动过度等病史	多发生于老年，常无糖尿病史，常有感染、呕吐、腹泻等病史	常有肝、肾功能不全，低血容量休克，心力衰竭，饮酒，服双胍类药物等病史
起病及症状	慢（2～4天），有厌食、恶心、呕吐、口渴、多尿、昏睡等	急（以小时计），有饥饿感、多汗、心悸、手抖等交感神经兴奋表现	慢（数日），有嗜睡、幻觉、震颤、抽搐等	较急有厌食、恶性循环心、昏睡及并发病的症状
体征				
皮肤	失水、干燥	潮湿多汗	失水	失水
呼吸	深、快	正常	加快	深、快
脉搏	细速	速而饱满	细速	细速
血压	下降	正常或稍高	下降	正降
化验				
尿糖	阳性＋＋＋＋	阴性或＋	阳性＋＋＋	阴性或＋
尿酮体	＋～＋＋＋	阴性	阴性或＋	阴性或＋
血糖	显著增高，多为16.7～33.3mmol/L	显著降低＜2.8mmol/L	显著增高，一般为33.3mmol/L 以上	正常或增高
血酮体	显著增高	正常	正常或稍增高	正常或稍增高
血钠	降低或正常	正常	正常或显著升高	降低或正常
pH	降低	正常	正常或降低	降低
CO_2	降低	正常	正常或降低	降低
结合力				
乳酸	稍升高	正常	正常	显著升高
血浆渗透压*	正常或稍升高	正常	显著升高，常＞350mmol/L	正常

注：* 血浆渗透可直接测定或按公式计算。

【治疗】

目前强调早期治疗，长期综合治疗及治疗措施个体化原则。治疗目标是纠正代谢紊乱，消除症状，减少并发症，保障青少年生长发育，维持健康和劳动能力，延长寿命，降低病死率。具体措施是以饮食治疗和体育锻炼为基础，根据病情给予不同药物治疗。

（一）一般治疗

包括对患者及家属进行卫生宣教，对本病有正确认识，治疗需持之以恒。学会自己测尿糖、血糖及胰岛素注射技术，掌握降糖药物应用注意事项，合理饮食和适度体育锻炼，注意个人卫生，预防感染。

（二）饮食疗法

饮食疗法是治疗糖尿病重要的基础治疗措施。对 2 型糖尿病肥胖超重者尤为重要。控制饮食可减轻体重，降低血糖和血压，改善脂质代谢紊乱，减轻胰岛 β 细胞的负担。1 型糖尿病可在饮食治疗的基础上配合胰岛素治疗。此外，饮食中多食纤维素食品，有利降低血糖，改善脂肪代谢紊乱，促进肠蠕动，预防便秘。

1. 计算总热量：根据不同性别、年龄、身高用简易公式计算出理想体重，即理想体重（kg）＝身高（cm）－105。再根据患者的工作性质和生活习惯，计算出每日所需总热量：①成人休息状态下，每日每千克体重理想给予热量 $105\sim125.5$ kJ（$25\sim30$ kcal）；②轻体力劳动 $125.5\sim146$ kJ（$30\sim35$ kcal）；③中度体力劳动 $146\sim167$ kJ（$35\sim40$ kcal）；④重体力劳动 167kJ（40kcal）以上。儿童、孕妇、哺乳期妇女、消瘦者可酌情增加，而肥胖者酌减。最后使患者恢复至理想体重的 ±5% 左右。

2. 饮食结构比：①糖类占总热量的 50%～60%，提倡用粗粮、杂粮，忌食含糖高的食品；②蛋白质占总热量的 15%，成人每日每千克体重 $0.8\sim1.2$ g，儿童、孕妇、乳母可酌情增加至 $1.5\sim2.0$ g，肾功能不全、血尿素氮增高者，应限制在 0.6g 以下；③脂肪占总热量的 30%，按每日每千克体重 $0.6\sim1.0$ g，以不饱和脂肪酸（植物油）为主。胆固醇每日摄入量应在 300mg 以下。

3. 合理分配三餐：根据上述方法计算出每日饮食总热量及碳水化合物、蛋白质、脂肪组成后，再将热量换算为食品重量。每克糖类和蛋白质产热 16.7kJ（4kcal），脂肪为 37.7kJ（9kcal）。制定每日食谱，一般早、中、晚三餐分配比为 $1/5$、$2/5$、$2/5$ 或各 $1/3$。

（三）体育运动和体力劳动

①2 型糖尿病病人，适当体育运动和劳动能促进机体对葡萄糖的利用。提高对胰岛素的敏感性，减轻体重，改善血糖和脂肪代谢紊乱。个体应根据具体情况妥善安排。②1 型糖尿病病人，体育运动宜在餐后进行，运动量不宜过大，时间不宜过长，避免运动后低血糖反应。

（四）口服降糖药物

1. 磺脲类：作用机制主要是促进有功能的胰岛 β 细胞释放胰岛素，并可改善胰岛素受体或受体后缺陷，增强靶组织细胞对胰岛素的敏感性，故有胰外降血糖作用。适用于 2 型糖尿病经饮食和体育运动不能获得控制者、对胰岛素耐药性或不敏感者；非适用于 1 型糖尿病病人。

磺脲类药物有多种。第一代药物有甲苯磺丁脲（tolbutamide，D-860）、氯磺丙脲（chlorpropamide）、醋磺己脲（acetohexamide）等。第二代药物有格列本脲（glibenclamide，优降糖）、格列齐特（gliclazide，甲磺吡脲，达美康）、格列吡嗪（glipizide，吡磺环己脲，美吡达）、格列喹酮（gliquidone，糖适平）等。老年患者多选用生物半衰期短的药物如格列苯脲（优降糖）、格列齐特（达美康）和格列吡嗪可增加纤维蛋白溶解活性，降低血小板粘附和聚集，减轻和延缓微血管病变。第二代药物多于早餐前半小时一次口服。

如血糖控制不理想可改为早、晚餐前半小时二次口服。应用此类药一月内效果不佳者，可加用双胍类（甲福明）、α-葡萄糖苷酶抑制剂或加用胰岛素治疗。磺脲类药物用药剂量和作用时间见表7-3。

表7-3　　　　　　　　　　　　　　磺脲类药剂量和作用时间

| | | 一般剂量
（mg/d） | 剂量范围
（mg/d） | 每日服
药次数 | 生物半
衰期（h） | 作用时间（h） | | |
						开始	最强	持续
第一代	甲苯磺丁脲	1500	500～3000	2～3	4～8	0.5	4～6	6～12
	氯磺丙脲	250	100～500	1	38	4	10	60
第二代	格列本脲	5	2.5～20	1～2	10～16	0.5	2～6	16～24
	格列吡嗪	5	2.5～30	1～2	3～6	1	1.5～2	12～24
	格列齐特	80	80～240	1～2	12		5	12～24
	格列波脲	25	12.5～100	1～2	6～12			12～24
	格列喹酮	30	30～180	1～2				

磺脲类药物的主要毒副反应是用量过大易出现低血糖反应，其他有食欲减退、恶心、呕吐、皮肤过敏（皮疹、瘙痒）、骨髓抑制（白细胞、血小板减少，贫血等）。氯磺丙脲服药期饮酒可出现皮肤潮红、心动过速，并可引起血管升压素分泌过多而出现水中毒低血钠。

2．双胍类：此类药物主要作用机制是促进外周组织对葡萄糖利用，抑制糖原异生，减少葡萄糖吸收，改善糖代谢，降低体重等作用。血糖在正常范围内，无降血糖作用，故单独应用时不引起低血糖。与磺脲类药物合用可增强降糖效果。双胍类主要用于2型糖尿病，1型糖尿病应用胰岛素时血糖波动大，亦可加用此类药物。常用药物有甲福明（二甲双胍）500～1500mg/d，分2～3次口服。最大剂量不超过2g。苯乙双胍（降糖灵）因易引起乳酸性酸中毒，现已少用，剂量50～150mg/d，分2～3次服用。

双胍类常见副作用为胃肠道反应（口干苦、异味、恶心、呕吐等）、过敏反应（皮肤潮红、皮疹等）。

3．α-葡萄糖苷酶抑制剂：主要制剂有阿卡波糖（acarbose，拜糖平），可抑制小肠粘膜上α-葡萄糖苷酶活性，延缓碳水化合物吸收，降低餐后高血糖。主要适用2型糖尿病，尤其是空腹血糖正常而餐后血糖明显升高者。此类药可与磺脲、双胍类或胰岛素合用。开始用药剂量25mg，每日3次，进餐时同时服药，如无反应可逐渐加大至50mg，每日3次，最大剂量为100mg，每日3次口服。毒副反应有腹胀、腹泻、肠蠕动增强、排气增多等。禁用于胃肠功能紊乱及孕妇。其单独应用不引起低血糖反应。

4．噻唑烷二酮（thiazolidinedione，TZD）：主要作用机制是增强靶组织对胰岛素的敏感性，减低胰岛素抵抗，故称为胰岛素增敏剂。主要用于2型糖尿病对其他药物疗效不佳而对胰岛素有抵抗者。制剂有罗格列酮（rosiglitazone），用法为4～8mg，每日1次服用。帕格列酮（pioglitazone），15mg，每日1次服用。

（五）胰岛素制剂

1．适应证：①1型糖尿病；②糖尿病酮症酸中毒、高渗性昏迷、乳酸酸中毒伴高血糖；

③合并重症感染、消耗性疾病、视网膜病变、肾病、神经病变、心肌梗死、急性脑血管病等应激状态；④妊娠和分娩；⑤外科大手术前后；⑥2型糖尿病饮食、口服降糖药物未获控制者；⑦全胰切除引起继发性糖尿病。

2．制剂类型：分为短（速）、中、长效三种制剂。短效主要用于控制1餐饭后高血糖，中效主要用于2餐饭后高血糖，长效主要是提供基础水平胰岛素。各型胰岛素制剂特点见表7－4。

表7－4 各种胰岛素作用时间

作用类别	胰岛素类型	注射途径	胰岛素注射后作用时间（h）			注射时间
			开始	最强	持续	
快（短）	胰岛素（regular insulin, RI）	皮下 静脉	1/2~1 即刻	2~4 1/2	6~8 2	餐前0.5小时，3~4次/日
	锌结晶胰岛素（grystalline zinc insulin, CZI）	皮下 静脉	1/2~1 即刻	4~6 1/2	6~8 2	餐前0.5小时，3~4次/日
	半慢胰岛素锌悬液（semilente insulin）	皮下 静脉	即刻	2~6	12~16	餐前0.5小时，3~4次/日
中效	慢胰岛素锌悬液（lente insulin）	皮下	2	6~12	18~24	早餐或加晚餐前1小时，1~2次/日
	2:1胰岛素混合（胰岛素2，鱼精蛋白锌胰岛素1）	皮下	4	12~16	24~36	早餐或加晚餐前1小时，1~2次/日
	中性鱼精蛋白锌胰岛素（NPH）	皮下	3~4	8~12	18~24	早餐或加晚餐前1小时，1~2次/日
慢（长）	特慢胰岛素锌悬液（ultralente insulin）	皮下		16~18	30~36	早餐或晚餐前1小时，1次/日
	鱼精蛋白锌胰岛素（protamine zinc insulin, PZI）	皮下	3~4	14~20	24~36	早餐或晚餐前1小时，1次/日

注：1. NPH系neutral protamine hagedorn之简称，每100U胰素中有0.3~0.6mg鱼精蛋白及0.016~0.04mg锌。

2．慢胰岛素锌悬液中含有30%半慢及70%半慢胰岛素锌悬液。

3．表中时间，公供参考，因为胰岛素吸收、降解等受许多因素影响。

3．使用方法：胰岛素用量个体间差别很大，受多种因素影响，故剂量确定和调节必须高度个体化，用量应从小剂量开始。以胰岛素为例，在固定饮食基础上，用4~8单位，餐前半小时皮下注射，全日剂量不宜超过20单位，剂量分配应早＞晚＞午。调整胰岛素剂量一般根据餐前尿糖情况确定：午、晚、早餐前尿糖情况分别确定早、午、晚餐前胰岛素的用量。调节剂量不宜过大，一般为2~4单位。此外，调节剂量仍应参照空腹、餐后2小时血糖和24小时尿糖量决定。如果晚上尿糖阴性，早晨血糖不高，亦可用中、短效胰岛素联合使用，比例为7:3。

4．副作用：①低血糖反应为其主要副作用，甚至可因此导致死亡。临床表现为饥饿感、心悸出汗、头昏乏力甚至昏迷抽搐。部分病人低血糖反应后出现反应性高血糖，易被误认为胰岛素用量不足而加大胰岛素用量会造成不良后果，此点应引起临床医生注意。此外，在治疗过程中，应让患者熟悉低血糖的表现，一旦发生，可自我及时服用糖类食品（糖水、糖块、甜饼干等），严重者需静脉注射高渗葡萄糖；②过敏反应：局部注射可有部位皮肤瘙痒、荨麻疹，过敏性休克罕见，一旦发生，按过敏休克救治。一般过敏反应可更换注射部位，应用抗组胺药物，更换纯度高的胰岛素，严重者可暂停使用。

（六）胰腺移植和胰岛细胞移植

主要用于1型糖尿病病人，仅限于在技术条件精良的大医院中进行。但胰腺、胰岛细胞来源目前仍存在问题。

（七）控制目标

长期良好的病情控制，可延缓或预防并发症的产生。糖尿病理想控制目标是症状基本消失，体重降至理想体重或超重＜5%，劳动能力完全恢复，各种检查指标接近正常。其空制目标详见表7－5

表7－5　　　　糖尿病控制目标（亚洲－太平洋地区2型糖尿病政策组，1999年）

血浆葡萄糖*	mmol/L		理想	尚可	差
		空腹	4.4~6.1	≤7.0	>7.0
		非空腹	4.4~8.0	≤10.0	>10.0
GhbA$_1$c	%		<6.2	6.2~8.0	>8.0
血压	mmHg		<130/80	>130/80~<160/95	>160/95
体重指数（BMI）***	kg/m²		男<25	男<27	男≥27
			女<24	女<26	女≥26
总胆固醇***	mmol/L		<4.5	≥4.5	≥6.0
HDL-C	mmol/L		>1.1	1.1~0.9	<0.9
三酰甘油	mmol/L		<1.5	<2.2	≥2.2
LDL-C***（计算）	mmol/L		<2.5	2.5~4.4	>4.5

注：*若用全血血糖，应换算。

　　**参考范围取决于测定方法，通常非糖尿病患者的GhbA$_1$c<6%，6.2%是基于UKPDS的资料。

　　***这些数据来自欧洲，血脂及BMI应在各国人群的正常范围内。

（八）糖尿病酮症酸中毒的处理

1．补液：补液是抢救糖尿病酮症酸中毒的首要关键措施，补液量可达病人体重的10%左右，先以生理盐水为主，依据中心静脉压测定决定补液量。当血糖降至13.9mmol/L（250mg/dL）时，可用5%葡萄糖液加入胰岛素静脉滴注（按3~4g葡萄糖加1单位胰岛素计算）。病人清醒后，可鼓励饮水。糖尿病酮症酸中毒患者只有当补液达到一定的组织血流灌注后，才能充分发挥胰岛素的生物效应。

2．小剂量胰岛素持续静脉滴注：每小时每千克体重给予0.1U胰岛素，使血清胰岛素浓度保持在100~200微单位（μU）/mL。首次静脉滴注一般用胰岛素10~20单位，以后再根据血糖下降情况酌情调整剂量，直至改用皮下注射。

3．纠正电解质和酸碱平衡失调：①轻度酮症酸中毒，经补液及胰岛素应用后酸中毒即可纠正，无须补碱，只有当pH＜7.1以下方可补碱，常用5%碳酸氢钠溶液。补碱过量，可致血红蛋白氧离曲线左移，加重组织缺氧。②充分补钾：糖尿病酮症酸中毒时体内有不同程度缺钾，经胰岛素治疗4～6小时后，血钾往往明显降低，应给予静脉补钾，一般用10%氯化钾10mL加500mL液体中静脉滴注。③其他应注意血钠、血氯等电解质检测并及时调整纠正。

4. 防治诱因和并发症：去除引起酮症酸中毒的各种诱因，尤其是积极控制感染最为重要。预防和处理心、肾功能不全及脑水肿等并发症。

（九）其他

①高渗性非酮症糖尿病昏迷的处理原则与酮症酸中毒相近。补液可用0.45%氯化钠，亦可用生理盐水，主要依据血浆渗透压测定来决定。如血浆渗透压＞350mmol/L，血钠＞155mmol/L，则考虑用0.45%氯化钠，但应注意在使用过程中因渗透压下降过快，可能诱发脑水肿。②糖尿病合并妊娠治疗：饮食控制的总热量可适当增加，应用短效胰岛素治疗，忌用口服降糖药，妊娠后期（32周）宜住院治疗，直至分娩。

自学指导

【重点难点】

糖尿病是影响人民健康的常见病和多发病，发病率逐年增高，其病因虽未完全阐明，但一般认为与遗传、环境及免疫因素有关。典型病例出现"三多一少"症候群，再结合血糖检测，诊断不难，2型糖尿病症状不典型，有的甚至出现并发症后方可明确诊断。因此临床医师对2型糖尿病诊断应特别警惕。中老年体型肥胖者，应经常定期检测血糖。糖尿病新的诊断标准我国于1999年10月已被采用，故应掌握。①空腹血糖≥7.0mmol/L（需另一天再次证实）；②有糖尿病症状加随机血糖≥11.1 mmol/L；③OGTT，2小时血糖≥11.1 mmol/L（需另一天再次证实）。

临床医生在作出糖尿病诊断时，一定要充分肯定其依据的准确性。必要时隔一段时间，再次复查，仍符合诊断标准时，方可确诊。

糖尿病的治疗，饮食疗法是最基本措施，不少2型糖尿病可通过长期控制饮食而愈，亦可配合口服降糖药物治疗。1型糖尿病往往需要终生注射胰岛素治疗，如果血糖波动较大，亦可与双胍类联合应用，但不能用磺脲类药物。1型糖尿病严重并发症是酮症酸中毒，应掌握其诊断、鉴别诊断及处理原则。2型糖尿病心、脑血管并发症是导致病人死亡的主要原因，亦应积极防治。

此外，加强对糖尿病人的卫生宣教，使其认识到糖尿病是终生疾病，治疗需持之以恒。使患者自己掌握饮食治疗、体育锻炼的具体措施和要求，了解使用降糖药物的注意事项、低血糖的临床表现及防治方法，并学会自己测尿糖、便携式测血糖、自我注射胰岛素技术等。

【学习思考题】

1. 1型和2型糖尿病的临床表现和治疗原则有何不同？

2．糖尿病的并发症有哪些？微血管病变常累及哪些脏器？

3．试述糖尿病诊断标准（1998 年 WHO）。

4．简述酮症酸中毒的处理原则。

（刘隆棣）

第八章　神经系统疾病

神经系统疾病主要指发生于脑、脊髓和周围神经的疾病，由于肌肉是神经运动功能的重要效应器之一，故某些肌病也归属此类。本章仅重点讲述癫痫及急性脑血管病。

第一节　癫　痫

【目的要求】

1. 了解本病病因及发病机制。
2. 掌握癫痫发作类型和癫痫持续状态的诊断和处理。
3. 熟悉癫痫的分类和治疗原则。

【自学时数】

3 学时。

癫痫是由于脑神经元反复发作性异常放电而引起短暂性脑功能异常的一组慢性综合征。临床主要表现为一过性意识丧失、抽搐、感觉、运动行为及自主神经功能紊乱等。我国癫痫的患病率为 0.3%～0.6%。

【病因】

1. 特发性癫痫：病因尚未阐明，可能与遗传因素有关，有遗传家族史者，癫痫发病率比正常人群高 4～5 倍，其发病年龄有两个高峰，即儿童期（6 岁左右）及青春期（12 岁左右），常以全身失神发作多见，脑部及全身检查常无器质性改变。

2. 继发性癫痫：又称症状性癫痫，继发于多种脑部疾病或全身其他疾病之后。

（1）脑部疾患：如先天畸形、发育和代谢异常；颅脑损伤如产道损伤、脑外伤；颅内感染如细菌、病毒、真菌和寄生虫（猪囊虫、血吸虫、弓形虫）等感染；脑血管疾病如脑动脉硬化、急性脑血管病等；颅内肿瘤如幕上肿瘤、生长于额叶及中央回皮质附近的肿瘤及转移性癌；脑变性疾病如阿耳茨海默病和皮克病也常伴有癫痫。

（2）全身其他疾病：各种中毒（一氧化碳、酒精、铅、汞、异烟肼、安眠药等）、代谢及内分泌疾病如尿毒症、肝昏迷、低血糖、低血钙等。其他如妊娠期，高热惊厥，佝偻病及维生素 B_6 缺乏、糖尿病、甲亢、甲状腺功能减退等均可引起癫痫发作。

（3）诱发因素：可因疲劳、睡眠不足、饥饿、饮酒、感染、中毒、情感冲动、过度换气、月经期及闪光、下棋打牌等而诱发。部分病人发作前无诱因可寻。

【病理生理】

正常休息时，大脑皮质锥体细胞放电频率一般在 1~10 次/秒，而癫痫发作期可高达每秒数百次，从而引起周围组织甚至远处神经元同步异常放电。谷氨酸和天门冬氨酸是脑内最重要的兴奋递质，其作用是使钾和钠离子进入神经元。局部神经元的痫性活动如仅在大脑某一个区域内，不扩散，则表现为单纯部分发作。如果扩散到整个大脑皮质，则表现为全身强直－阵挛发作。颞叶或顶叶眶部的痫性活动在边缘系统传播，则表现为复杂部分发作。如果痫性活动传至丘脑网状结构即被抑制则表现为失神性发作。特发性癫痫开始即发生脑干网状结构和皮质间的联系紊乱而致意识丧失。

【临床表现】

根据 1989 国际抗癫痫联盟（ILAE）提出癫痫分类如下：

（一）部分局限性发作

此型又可分为两型：单纯性部分发作和复杂性部分发作。但部分性发作可转为全身性发作。

1. 单纯性部分发作：患者意识清醒。临床表现为①单纯部分运动性发作：多为口角、眼睑、手指或足趾局部肌肉抽搐，严重者可扩散至同侧肢体抽搐或抽搐后伴有短暂瘫痪，一般历时数秒至数分钟不等；②单纯部分感觉性发作：肢体局部出现麻木、针刺感，特殊感觉障碍可表现为视幻觉（如闪光）、幻听（嗡嗡声）、嗅幻觉（焦臭味）、眩晕等；③自主神经发作表现为烦渴、排尿次数增多；④精神性发作表现为恐惧、愤怒、忧郁、欣快、遗忘症、各种错觉及复杂幻觉（如听见他人呼唤自己的名字、谈话等）。精神症状的出现往往也是复杂部分发作和全身强直——阵挛性发作的先兆。

2. 复杂性部分发作：又称精神运动性发作或颞叶发作，占成人癫痫的半数以上。以精神症状伴意识障碍为突出表现。患者突然与外界失去接触，做出一些无意识的动作，称自动症，如不停地咂嘴、咀嚼、舔舌、吞咽、吸吮、搓手、无摸衣扣、挪动桌椅等，有的突然外出游走、奔跑歌唱、脱衣裸体、无理吵闹、伤人或自伤。每次持续数分钟或更长时间后清醒，对发作经过不能回忆。

（二）全身性发作

1. 全身性强直－阵挛性发作：以往称大发作，是癫痫最常见的一型。发作可分三期：①强直期：病人意识突然丧失，吼叫一声，跌仆于地，全身骨骼肌呈强直性收缩，角弓反张，上肢屈曲，拇指内收，下肢伸直，足内翻，上睑上吊，眼球上窜，呼吸暂停、面色青紫。此期持续约 10~20 秒；②阵挛期：全身出现一张一弛的肌肉阵挛，由于胸部肌肉阵挛，气体从口中反复进出而出现口吐白沫或血沫（舌及颊粘膜被咬破），此期持续 0.5~1 分钟，最后可发生一次较长时间的阵挛后，抽搐停止，进入阵挛后期；③阵挛（惊厥）后期：早期病人仍处于昏迷状态，全身肌肉松弛，如括约肌松弛可出现二便失禁。病人呼吸逐渐恢复平稳，发绀消失，经 5~10 分钟，意识恢复，醒后主诉头痛、全身肌肉酸痛、极度疲乏无力。对发作经过全无记忆。部分病人在发作前可有先兆症状，如恐惧、眩晕、心悸或幻觉等。

2. 失神性发作：以往称小发作，多见于 5~14 岁儿童。临床表现为突然意识丧失而中止原来的活动但无先兆，无惊厥，无跌倒，如说话突然中断，双目凝视不动，手中持物坠落，眼睑口角、上肢出现不易察觉颤抖，此时呼之不应，约经 3～15 秒后，意识迅速恢复，对发作情况不能记忆。患儿每日发作数次至数百次不等，易被家人发现。脑电图有特征性改变，各导联同步发出短暂 3Hz 的棘－慢波放电，背景电活动正常。

3．强直性发作：突然发生肢体或躯干强直收缩，时间短暂而无阵挛期。脑电图呈棘－慢波，其振幅逐渐增高。

4．肌阵挛发作：多见于肝性脑病、尿毒症患者，病人突然出现身体某部分肌肉收缩，可单次或重复收缩。亦可波及全身而出现跌倒，可与其他形式发作合并存在。脑电图多为棘－慢复合波或尖－慢复合波。

5．无张力性发作：全身或部分肌肉张力突然降低，引起垂颈、张口、肢体下垂或跌倒，但很快能恢复正常。脑电图多为棘－慢波或低电位快活动。

（三）癫痫综合征

①West 综合征：又称婴儿痉挛症，多发生在 1 周岁以内的婴儿，其病因可能与遗传因素有关，亦可因产道损伤、脑畸形、病毒性脑炎、维生素 B_6 缺乏等致病。其临床表现主要为全身屈肌群的痉挛，出现屈颈点头、上肢屈曲上举、弯腰等动作，颇似敬礼姿势，故又称为敬礼性痉挛。每次痉挛约 1～15 秒，常持续发作数次或数十次。脑电图呈不规则、弥漫性高电位慢波，杂有棘波、尖波。患儿多伴有智力障碍，2～5 岁后停止发作，但可转为其他类型癫痫发作；②其他综合征从略。

（四）癫痫持续状态

各类癫痫若长期反复发作，而在每次发作之间不恢复者，称为癫痫持续状态。以全身强直－阵挛发作的癫痫持续状态最为严重。病人持续发作达 1 小时以上或反复发作间期缩短，病人始终处于昏迷状态。此时病人体温升高、大汗、脱水、酸中毒，如不及时救治可因衰竭而死亡。

【诊断与鉴别诊断】

癫痫的诊断是个严肃的问题，一旦诊断确立，则需长期治疗和随访，所以医务人员必须认真对待。

1．首先要确定是否癫痫：要排除其他疾病。①癔病：易与全身强直－阵挛发作、复杂性部分发作相混淆，但癔病发病与精神因素密切相关，患者情感脆弱，有夸张表演色彩，常伴哭泣、喊叫。病人神志清楚，抽搐常伴有随意运动，且持续时间长达数十分钟或数小时，无跌倒、咬伤，无大小便失禁，对发作情况可记忆。发作期病人眼球活动自如，对光反射正常，暗示疗法有效。②晕厥：常伴有短暂意识丧失，需与全身失神性发作鉴别。晕厥发生前常有一定诱因和先兆症状，诱因常为疼痛刺激、持续站立、咳嗽、排尿等，病人晕厥前先有头昏、眼前黑蒙、心慌、胸闷、恶心、出冷汗等，发作后症状和体力恢复较慢。而失神性发作为突发性，无诱因，无先兆。③精神分裂症等精神病应与部分复杂性发作的精神异常、幻觉相鉴别。后者虽有精神失常，但发作时间短暂，仅数分钟不等，发作后精神即刻恢复正常。

2．其次是明确发作类型：根据详细询问病史或目击者详述发作全过程，如果医生能直接观察到一次发作情况，则更为重要。其他主要根据各类型癫痫的临床特征性表现，结合脑电图异常等。对典型发作者，诊断不难。

3．病因和定位诊断：首先要鉴别是特发性或继发性癫痫，必须结合详尽病史、临床表现特征及各种辅助检查如各种生化检查、CT、MRI、脑血管造影、脑电图等，对多数病人的病因和定位诊断可初步明确，但仍有相当部分病人难以做出病因及定位诊断。

【治疗】

1．去除病因、避免诱因：继发性癫痫病因明确者 针对原发病处理。如颅内感染等应积极控制感染；脑瘤、脑血管病等需手术治疗；低血糖、低血钙则纠正其代谢紊乱；避免新生儿产道损伤；儿童反复高热惊厥者必要时给予预防服药。癫痫患者应保持精神乐观，生活有规律，戒烟酒，为防止癫痫发作时对生命的威胁，患者不能从事高空、水上、驾驶等工作。

2．一般处理原则：发作期如出现意识障碍，应将病人移至安全区，松开衣领及裤带，有义齿者应摘除义齿，采取侧卧位，防止口腔分泌物、呕吐物吸入气管。强直抽搐者，可用手帕、纱布填塞患者上下齿之间，防止咬伤，不要重压抽搐肢体，否则易发生脱臼或骨折。复杂性部分发作者应防自伤、伤人、毁物。

3．抗癫痫药物选择：①全身强直－阵挛性发作一般首选苯妥英钠、丙戊酸钠或苯巴比妥；②复杂性部分发作首选卡马西平，其次为苯妥英钠；③单纯性部分发作，首选卡马西平，其次为苯妥英钠和苯巴比妥；④失神性发作首选乙琥胺，其次为丙戊酸钠；⑤婴儿痉挛症（West 综合征）首选 ACTH 注射每日 $40 \sim 80U$，辅以泼尼松 $2mg/$（$kg \cdot d$），疗程 6 周以上；⑥单纯性肌阵挛发作首选丙戊酸钠，其次为乙琥胺和氯硝西泮。常用抗癫痫药物使用方法及毒副反应见表 8－1

4．抗癫痫药物终止：全身强直－阵挛发作、单纯性部分发作，服药完全控制 $3 \sim 5$ 年后停用；失神性发作在完全控制 6 个月后考虑停用。停药前一定要注意逐渐减量，病程越长，用药量越大，则停药更需缓慢进行。停药是医护人员和病人密切合作的过程。停药后复发，则要重新给药。部分癫痫病人如复杂性部分发作，有时需终身服药治疗。

5．外科治疗：正规抗癫痫药物治疗 2 年无效者，可进行颅内埋藏电极做脑电图检查，若癫痫灶源自一侧颞叶部，手术切除该侧颞叶，可使 60％以上病人终止发作或症状明显改善。

6．癫痫持续状态的处理：

（1）一般对症处理：侧卧位，防止异物吸入，防止咬伤；吸氧；预防感染；注意纠正水、电解质酸碱平衡失调；有高热者给予物理降温；有脑水肿者给予 20％甘露醇降颅压。

（2）药物治疗：①地西泮 10mg 缓慢静脉注射（注射时间＞5 分钟），有效而复发者 30 分钟后重复注射或 100mg 地西泮加 5％葡萄糖 500mL 中静脉滴注，12 小时滴完，注意地西泮抑制呼吸的副作用。无效则更换药物。②苯妥英钠：按 $15 \sim 18mg/kg$ 稀释于生理盐水中静脉注射，其速度应小于每分钟 50mg。注意引起低血压、房室传导阻滞的副作用。③异戊巴比妥钠 $0.5 \sim 1.0g$ 加入注射用水 $10 \sim 20mL$ 缓慢静脉注射（$5 \sim 10$ 分钟注射完毕），注意观察血压、心率及呼吸的改变。④10％水合氯醛 $20 \sim 30mL$（儿童 $0.5mL/kg$）或副醛 $8 \sim 10mL$（儿童 $0.3mL/kg$）保留灌肠。⑤严重抽搐不止者可在脑电图监护下行全身麻醉。

【预后】

癫痫病人如能早期诊断，及时正规治疗，约有 60％病人可获完全控制。全身发作性癫痫疗效较好，复杂性部分发作和婴儿痉挛症相对较差。意识突然丧失发作可能导致意外损伤或死亡。出现癫痫持续状态有生命危险。

表 8 - 1   主要抗癫痫药

药名	主治	成人日剂量 (mg)	半存留期 (h)	治疗血浓度 (μg/mg)	蛋白结合 (%)	药物相互作用	较轻副反应	药物过量	严重副反应
苯妥英钠 (PTN,) (大伦丁)	强直-阵挛(大发作)部分发作	300~500	12~100	10~20	90	异烟肼、磺胺类、双香豆素↑血浓度，VPA↑游离PTN，CBZ、鲁米那↓血浓度，与叶酸相互干扰	嗜睡、恶心、呕吐、食欲减退、胃炎、巨幼红细胞贫血，(少见)齿龈增生、体重减轻、毛发增生	眩晕、眼震、构音不清、共济失调、复视、易激动、精神症状、意识障碍	少见：剥脱性皮炎、粒细胞缺乏、肝炎、心肌损害、淋巴肉瘤样表现、多动
卡马西平 (得利多)	强直-阵挛(大发作)部分发作	600~1200	9~19	4~12	80	PTN、鲁米那↓血浓度，红霉素↑血浓度	皮疹、食欲减退、胃部不适、白细胞减少、恶心、腹泻、呕吐	共济失调、眩晕、头痛、复视	少见：多动、骨髓抑制、肝脏损害
苯巴比妥 (鲁米那)	强直-阵挛(大发作)部分发作	60~300	37~90	10~50	40~60	PNT、VPA↑血浓度，促进其他药物在肝脏的代谢	嗜睡、皮疹、发热、巨幼红细胞性贫血(少见)、性欲减退	眼震、构音不清、共济失调、复视精神症状	甚少见：剥脱性皮炎、紫癜
扑米酮 (米苏林)	强直-阵挛(大发作)部分发作	750~1500	8~12, PE	5~12, 40~100	少量, 80~95	同苯巴比妥 PNT↑游离 VPA	嗜睡、皮疹、恶心、巨幼红细胞贫血、呕吐、红细胞	眩晕、眼震、构音不清、共济失调	甚少见：骨髓抑制
丙戊酸钠 (VPA) (地巴金)	失神发作、典型失神发作、肌阵挛发作、大发作(部分性)	不应从62.5开始，渐加) 600~1400	MA24~48。苯巴比妥37~90 6~18	40~100			呕吐、巨幼红细胞贫血(少见)、嗜睡、食欲减退、恶心、呕吐、食欲亢进、肥胖、偶有大便次数增多、秃发、血氨增高	眩晕、眼震、构音不清、食欲失调、精神症状、共济失调、震颤	
乙琥胺	失神	750~1250	60, 30(儿童)	40~100	少量		嗜睡、皮疹、肠胃刺激		少见：骨髓抑制

续表

药名	主治	成人日剂量 (mg)	半存留期 (h)	治疗血浓度 (μg/mL)	蛋白结合 (%)	药物相互作用	较轻副反应	药物过量	严重副反应
氯硝西泮	失神，不典型失神肌阵挛	1~20	20~48	5~80mg/mL	50	若与VPA同服，可能性触发失神持续状态	嗜睡，皮疹，呕吐，消化不良，食欲亢进，睡液分泌增多	共济失调，头晕，行为障碍	甚少见：白细胞缺乏症
非氨酯 (Felbamate, Felbatol)	部分性，继发强直－阵挛	1800~3600	15~20	30~80mg/mL*	25	PTN, CBZ↓, VPA↑血浓度，↑PTN, VPA血浓度（↑CBZ浓度（↑环氧化物浓度）	头痛，失眠，恶心，食欲不振，肠胃刺激	眩晕，共济失调，嗜睡（?）	
加巴喷丁 (Gabapentin, Neurontin)	部分性，继发强直－阵挛	600~2400	6	4~8mg/mL*	0	无	头痛，眩晕，嗜睡，体重增加	眩晕，嗜睡，共济失调	
拉莫三嗪 (Lamotrigine, lamictal)	部分性，继发强直－阵挛	300~600	15~24 (与VPA合用,60)	2~4mg/mL*	55	PTN, CBZ, 苯巴妥↓, VPA↑血浓度，↓VPA血浓度，拮抗叶酸(?)	皮疹，头痛，恶心，呕吐	眩晕，复视，共济失调	

自学指导

【重点难点】

癫痫可分为特发性和继发性癫痫两型。特发性癫痫虽病因未明，但一般认为与遗传因素有关。继发性癫痫可由多种病因引起，但临床往往一时难于确定病因，有时尚需做各种复杂的辅助检查如 CT、MRI、脑血管造影、脑电图等方可确定。国际抗癫痫联盟将癫痫发作分为部分性和全身性发作两类。应重点掌握全身强直－阵挛性发作的临床特点、诊断、鉴别诊断及处理要点。癫痫持续状态的发生常与医生用药不当有关，切忌短期用药后突然停用而随意改用其他抗癫痫药物。一旦发生癫痫持续状态应立即给予足量的止痉药物，如地西泮、苯妥英钠、异戊巴比妥钠等，尽快中止其发作。各类癫痫发作选用药物治疗的种类不尽相同，临床应予注意。应用抗癫痫药物的疗程长达 3～5 年，应注意逐渐减量后停药并定期复查血常规和肝、肾功能。

【学习思考题】

1．试述癫痫的分类及临床分型。
2．试述全身强直－阵挛性发作的特征及处理。
3．何谓癫痫持续状态？如何急救处理？

第二节　急性脑血管病

【目的要求】

1．了解本病的病因及发病机制。
2．掌握短暂性脑缺血发作、脑梗死、脑出血、蛛网膜下腔出血的诊断及鉴别诊断。掌握脑血栓及脑出血的急诊处理。
3．熟悉本病的治疗原则。

【自学时数】

6 学时。

急性脑血管病又称脑卒中或脑中风，是最常见的神经系统多发病，病死率及致残率均高。我国因脑血管疾病而死亡者仅次于恶性肿瘤，居第二位，不少大城市已跃居为死因的首位。近年资料统计，脑卒中我国每年新发病约 130 万～150 万人，死亡约 100 万人，幸存者

3/4 丧失劳动能力，重度致残达 40％。随着我国人口的迅速老龄化，高血压、糖尿病的发病率逐年增高，脑中风的发病率亦将逐年增高。

1．脑占体重的 2％ 左右，而脑安静态的血流量可达心输出总量的 20％，脑组织中几乎无糖和氧的储备，必须随时依靠血流输送氧和糖维持其正常功能。一旦脑血液供给减少50％ 以下，脑细胞功能仅能维持数分钟，完全中断血流 2 分钟则脑活动停止，5 分钟则出现不可逆损伤。

2．脑部的血液供给：脑部的血液由两条颈内动脉和两条椎动脉供应。颈内动脉由颈总动脉分出，入颅后依次分出眼动脉、后交通动脉、脉络膜前动脉、大脑前动脉和大脑中动脉；供应眼部及大脑半球前 3/5 部分即额叶、颞叶、顶叶及基底核等部位。椎动脉由两侧锁骨下动脉发出，经枕骨大孔入颅后形成基底动脉。椎－基底动脉在颅内由近端至远端先后分出小脑后下动脉、小脑前下动脉、脑桥支、内听动脉、小脑上动脉等，供应小脑及脑干，基底动脉的末端至中脑处分成左、右两条大脑后动脉，供应大脑半球的后 2/5 部分，即枕叶及颞叶基底面，枕叶的内侧面及丘脑等部位。两侧大脑前动脉之间由前交通动脉，两侧颈内动脉与大脑后动脉之间由后交通动脉连接起来，构成脑底动脉环（Willis 环）。

3．脑血流量调节与动脉灌注压呈正相关，与脑血管的阻力呈负相关。其他与血流粘稠度、血中二氧化碳及氧含量等有关。脑血管自动调节是很有效的，如血压升高，小动脉收缩，血流量减少，血压降低，血管扩张，血流量增加。此调节功能仅在血压在 60～160mmHg 时存在。超此限度调节能力则减弱或丧失。所以血压过高时，小动脉不收缩，则导致脑血流过度灌注，导致毛细血管破坏而发生脑出血、脑水肿。血压过低时，小动脉不扩张，而致脑血流灌注进一步减少而发生急性脑缺血。

4．常见引起急性脑血管病的病因和危险因素有：高血压、动脉硬化、高脂血症、先天性血管畸形、糖尿病，心脏病如风湿性心脏病、冠状动脉粥样硬化性心脏病、亚急性细菌性心内膜炎，凝血机制障碍，吸烟、饮酒、肥胖、饮食因素等。父母有中风家族史者，其发病率比对照组高 4 倍。发病年龄多在 55～75 岁。

5．急性脑血管病分类：①缺血性脑中风：有短暂性脑缺血发作，局限性脑梗死包括脑血栓、脑栓塞、腔隙性脑梗塞等；②出血性脑中风：有脑出血和蛛网膜下腔出血。

短暂性脑缺血发作

短暂性脑缺血发作（简称 TIA）是指供给脑部的动脉系统，发生一过性供血不足而引起的局灶性神经功能障碍，其症状体征最长在 24 小时内完全恢复正常，常反复发作。

【病因及发病机制】

1．微栓塞：微栓子主要来源于颅外动脉或心源性栓子。因栓子小，易破裂，或很快溶解，故症状消失快。患者因动脉硬化灶及心脏病变继续存在，故易反复发作。

2．血流量减少：患者某一动脉如颈内动脉起始部因动脉粥样硬化而狭窄或闭塞，导致脑血流量减少而发生缺血症状。

3．椎－基底动脉系统：因颈椎增生压迫，或动脉硬化等因素而致局部缺血。

4．其他如脑血管痉挛、低血压、严重贫血等均可导致脑缺血症状。

【临床表现】

TIA 的临床特点有：①突然发作，历时短暂，一次发作数秒至 24 小时，一般为 5～20 分钟；②症状、体征在 24 小时内完全恢复，不留后遗症；③常反复发作，一日数次。

1. 颈内动脉系统 TIA：典型表现为对侧发作性偏瘫，偏身感觉障碍和同向偏盲。主侧（左侧）半球病变可伴失语，亦可出现一过性失明。

2. 椎-基底动脉系统 TIA：典型表现为突发性眩晕，伴有恶心、呕吐。大脑后动脉栓塞可表现为视力减退、视野缺损和遗忘症；脑干、小脑受累可出现复视、共济失调、眼球震颤、吞咽困难、构音障碍及交叉瘫痪等表现。

【诊断】

主要依据病史、典型症状、体征在 24 小时完全恢复正常，再结合临床必要检查、多普勒超声检查、CT、MRI、脑血管造影等，一般诊断不难。

【鉴别诊断】

1. 梅尼埃病眩晕、呕吐：持续时间超过 24 小时，多伴有耳鸣和听力减退，发病年龄较轻。

2. 局限性运动发作癫痫：其肢体抽搐、发麻，常自一处开始向周围扩展，脑电图异常，CT 常可发现脑内局灶性病变。

【治疗】

TIA 是发生完全性脑卒中的重要危险因素，应给予及时处理。

1. 病因治疗：寻找引起 TIA 的病因，针对病因治疗，如调整血压，降低血脂，积极治疗心律失常，纠正血液成分异常等。

2. 抗血小板聚集药物：阿司匹林是目前最常用的药物，每日剂量 50～300mg，胃炎、溃疡病患者可选用肠溶片。

3. 钙离子拮抗剂：有解除脑血管痉挛，扩张血管，维持红细胞变形能力等作用，常用尼莫地平 20～40mg，每日 3 次；西比灵 5mg，每晚 1 次。

4. 抗凝治疗：频繁发作时选用肝素 50mg 加入 5% 葡萄糖 500mL 中，静脉滴注，每分钟 20 滴（维持 24～48 小时）后口服双香豆素类抗凝药物，如华法林，首次量 15～20mg，次日 5～10mg，3 日后给予维持量 2.5～5mg/d。

5. 脑血管扩张剂及扩容剂：如培他啶（Betahistine）20mg 加入 5% 葡萄糖 500mL，或低分子右旋糖酐 500mL 静脉滴注，每日 1 次；烟酸 100mg，每日 3 次口服。

6. 颈动脉内膜剥离术：清除动脉硬化斑块，清除微血栓，改善脑血流，但临床上应慎重考虑，除颈内动脉高度狭窄外，不可轻易施行手术。

局限性脑梗死

脑梗死是急性脑血管病中最常见的一型，占 75% 左右，其中以脑血栓、脑栓塞、脑腔隙性梗死最为多见。

一、脑血栓

脑血栓是脑卒中最常见的一型，约占50%，主要是因为脑动脉粥样硬化而致其管壁狭窄、闭塞，或形成血栓，造成脑部急性血流中断，脑缺血缺氧甚至发生软化坏死，而出现相应的神经系统症状。脑血栓的好发部位是大脑中动脉、椎－基底动脉系统。血压降低、血流缓慢、血液粘稠度增加亦可促进血栓的形成。

【临床表现】

多见于65～75岁的老年人，常有动脉硬化，并伴有高血压、糖尿病、冠心病，多在安静状态发病，发病前1/4患者有TIA反复发作史。起病相对较缓慢，症状经一至数日达高峰。一般意识清楚，生命体征正常，严重时亦可出现昏迷，脑疝而死亡。可逆性脑缺血发作（RIND）的神经症状可在24小时至3周内完全恢复，不留后遗症，属于轻型脑梗死。

（一）颈内动脉缺血

1. 大脑中动脉：其主干闭塞出现对侧肢体偏瘫、偏身感觉障碍和同向偏盲的"三偏征"，优势侧（左侧）半球受累出现失语，大面积损伤可致颅内压增高、昏迷、死亡。非优势侧（右侧）半球受累出现失认、失用和自身疾病认识不能，亦可出现感觉或运动性失语。

2. 大脑前动脉：一侧梗死额叶内侧缺血出现对侧下肢瘫痪及感觉障碍，旁中央小叶受累可出现尿失禁。双侧大脑前动脉梗死时，可出现淡漠、欣快等精神症状及双侧脑性瘫痪。

3. 颈内动脉眼动脉分支闭塞：可出现病侧短暂性单眼失明和霍纳（Horner）征。

（二）椎－基底动脉缺血

1. 大脑后动脉：梗死时可见对侧偏瘫，同向偏盲，一过性黑蒙，嗜睡等。优势半球受累可出现失语，失读等症状。非优势半球受累可出现体像障碍。

2. 椎－基底动脉：常出现眩晕、恶心、呕吐，眼震颤，复视、共济失调、吞咽困难，交叉瘫；基底动脉主干闭塞可出现四肢瘫痪、昏迷，迅速死亡。小脑大面积梗死可出现面瘫、外展神经麻痹、同向凝视、锥体束征阳性。严重者可因呼吸麻痹而死亡。

【实验室及临床检查】

脑脊液压力可增高，其他检查多正常。

【诊断】

诊断本病的要点是：①年龄多在60岁以上，多有动脉硬化和高血压病史；②发病前常有TIA反复发作；③安静状态（夜间醒后）或日常状态发病；④症状多在数小时至数日内达高峰；⑤意识障碍轻，多数无昏迷，而偏瘫，失语体征明显；⑥脑脊液检查多正常，CT呈低密度灶（1～2日后）。

【鉴别诊断】

首先应与其他类型脑卒中相鉴别，见表8－2。其他应与颅内占位性病变（肿瘤，血肿，脓肿）相鉴别。脑脊液及CT检查有助鉴别诊断。

	缺血性脑血管病		出血性脑血管病	
	脑血栓形成	脑栓塞	脑出血	蛛网膜下腔出血
发病年龄	多在 60 岁以上	青壮年多	50～65 岁多见	中老年多
常见病因	动脉粥样硬化	风湿性心脏病	高血压及动脉硬化	动脉瘤、血管畸形、高血压动脉硬化
TIA 史	常有	可有	多无	无
起病时状况	多在安静、血压下降、血流缓慢时	不定，常有静态到动态时	多在活动、情绪激动、血压上升时	多在活动、情绪激动血压上升时
起病缓急	较缓（时、日）	最急（秒、分）	急（分、时）	急骤（分）
昏迷	常无或较轻	少、短暂	常有、持续较重	少、短暂较浅
头痛	多无	少有	常有	剧烈
呕吐	少	少	多	最多
血压	正常或增高	多正常	明显增高	正常或增高
瞳孔	多正常	多正常	患侧有时大	多正常
眼底	动脉硬化	可能见动脉栓塞	动脉硬化，可能见视网膜出血	可见玻璃体膜下出血
偏瘫	多见	多见	多见	无
颈强直	无	无	可有	无
脑脊液	多正常	多正常	压力增高，血性	压力增高，血性
CT 检查	脑内低密度灶	脑内低密度灶	脑内高密度灶	蛛网膜下腔高密度影

【治疗】

治疗原则是调整血压，防治并发症，减少梗死范围。

1．一般处理：针对引起脑血栓的基础疾病治疗，如动脉硬化、高血压、糖尿病等。卧床休息，注意防治褥疮和呼吸道感染，适当补充液体和营养，必要时给予吸氧和改善脑组织代谢药物。高血压者勿使骤降过低，而低血压者给予补液并应用多巴胺、阿拉明等升高血压，以维持正常脑血流灌注。

2．溶栓治疗：最好在发病 6 小时以内应用尿激酶 1 万～2 万 U 溶于生理盐水 20mL 静脉注射，每日 1 次，7～10 天为一疗程。亦可采用静脉滴注法，2 万～10 万 U 加入生理盐水溶解后再加入 5% 葡萄糖 500mL 静脉滴注，每日 1 次，5～10 天一疗程。

3．低分子右旋糖酐 500mL，静脉滴注，每日 1 次，7～10 天一疗程。有降低血液粘度、扩容、改善脑血流灌注作用。亦可将丹参注射液 8～16mL 加入低分子右旋糖酐中静脉滴注。

4．血管扩张剂：对其使用一直有不同看法。一般认为应在发病 3 周后，脑水肿已消退时应用，早期应用可加重脑水肿或并发出血性脑中风。但对病情轻、无脑水肿的小梗死，亦可使用。

5．防治脑水肿：大面积梗死而致脑水肿，常用 20% 甘露醇 125～250mL 静脉滴注，半小时内滴完，每日 3～4 次，连用 7～10 天。重症患者可加用地塞米松每日 10～20mg 加入甘露醇中静脉滴注，持续 3～5 日。用甘露醇后亦可改用或交替使用 10% 复方甘油 250～500mL 静脉滴注，每日 1～2 次。虽甘油可提供能量，且颅内压反跳现象少，但滴速过快可发生溶血和肾功能衰竭等副作用。其他治疗脑水肿方法还有快速利尿等。

6. 代谢活化剂：常用 ATP、细胞色素 C、胞磷胆碱、辅酶 A、脑复康等。

7. 血小板集聚剂：见本章第一节 TIA。

8. 钙离子拮抗剂：见本章第一节 TIA。

9. 手术治疗：大面积梗死，可做减压术，坏死脑组织吸出术，小脑梗死可行脑室引流术，清除坏死组织。

10. 恢复期：进行运动锻炼和康复治疗。中医针灸、推拿及活血通络中药应用可促进神经功能恢复。

【预后】

约 30% 可部分或完全恢复工作，病死率约 5%～15%。致残率高达 50% 以上。

二、脑栓塞

脑栓塞是指各种栓子进入脑内动脉，导致血流突然阻塞，引起脑组织的缺血坏死而致脑功能障碍，约占脑卒中的 15%～20%。其栓子来源最常见为①心源性：如风湿性心脏病、二尖瓣狭窄伴心房颤动时，多在左房形成附壁血栓，细菌性心内膜炎赘生物破碎脱落，心肌梗死、心肌病形成的附壁血栓，心脏外科手术后血栓，其他心脏粘液瘤、二尖瓣脱垂、先天性心脏病等均可形成栓子；②非心源性栓子：如主动脉内动脉粥样硬化斑块或附着物脱落，细菌感染形成脓栓，长骨骨折的脂肪栓，其他癌细胞栓、寄生虫栓子以及各种原因的气栓或异物栓等。栓塞部位最常见于颈内动脉系的大脑中动脉。动脉突然堵塞导致的急性缺血，因常伴有脑血管的痉挛而使缺血范围扩大。脑栓塞的病理改变与脑血栓基本相同。当形成栓子的原发病未消除时，脑栓塞可反复发生，甚至多个部位同时发生，亦可同时伴有全身其他脏器（肺、肝、肾、末梢动脉等）的急性栓塞。

【临床表现】

脑栓塞临床表现特点：①发病年龄青中年多见；②发病最急，无先兆症状，数秒至数分钟症状即达高峰；③半数患者可有短暂的意识障碍；④常伴有局限性抽搐，如全身抽搐，则提示梗死范围广泛；⑤常有偏瘫，失语，偏身感觉障碍及偏盲，其他神经症状因栓塞部位不同而各异（参阅脑血栓症状部分）。

【实验室及其他临床检查】

CT 和 MRI 可确诊梗死部位和范围，24～48 小时后表现为低密度缺血灶；脑脊液压力增高，其他检查正常；X 线检查可发现心、肺疾病，ECG 及超声诊断可进一步明确心脏病情况；血培养阳性有助诊断细菌性心内膜炎；脑血管造影可发现主动脉及大血管病变。

【诊断】

青年患者突然偏瘫，无先兆症状，伴短暂性意识障碍和抽搐或伴有全身其他部位栓塞症状，有心脏病史者，诊断不难。无心脏病史应注意查找其他栓子的来源，通过各种辅助检查明确诊断。

【鉴别诊断】

首先应与各型脑中风鉴别，详见表8-2。抽搐者应与癫痫相鉴别，可通过询问病史，临床表现及脑电图，脑血管造影等检查鉴别。

【治疗】

治疗原则基本同脑血栓，如改善脑循环，减轻脑水肿，减少梗死范围等。针对栓子来源，应积极治疗原发病，如抗心律失常、防治心力衰竭，亚急性细菌性心内膜炎应积极抗感染，但禁用抗凝疗法。

【预后】

急性期病死率为5～15%，再发者病死率更高，合并心肌梗死者预后更差。栓塞后神志很快恢复者，预后良好。

三、腔隙性梗死

腔隙性梗死是高血压小动脉硬化而引起的微栓塞，梗死灶直径约为0.2～15mm，因多发生在小动脉的深支，无侧支循环，易发生软化和坏死。当坏死软化组织被吸收后，残留小囊腔，又因反复发作，故CT、MRI检查常呈现多个囊腔。本病约占脑梗死的20%～30%。

临床表现与梗死部位有关。多数患者无临床症状，仅CT检查时发现。部分临床症状轻微，持续时间较短，可表现为单纯运动、感觉障碍，共济失调，构音障碍，手笨拙综合征，吞咽困难，面瘫，舌瘫等。治疗基本同脑血栓，主要应控制血压，口服阿司匹林，钙离子拮抗剂等。禁用抗凝剂以免引起脑出血。

脑 出 血

脑出血是指非外伤性脑实质内的出血，约占脑卒中的20%～30%，好发于大脑半球基底核附近，其次是脑叶的皮质下白质，脑干和小脑。

【病因病机与病理】

主要由于高血压合并动脉硬化引起，其他少见病因如脑血管畸形，脑动脉炎，出血性疾病及恶性肿瘤转移破坏血管而致出血。脑内动脉壁薄弱，肌层和外膜结缔组织均少，且无外弹力层，故高血压动脉硬化时，可形成微血管瘤破裂出血，在脑实质内形成2～8cm血肿，内囊区受损最为常见，出血量大，可破入侧脑室，丘脑出血可破入第三脑室，脑桥和小脑出血可破入第四脑室。大量出血全部脑室皆充满血液，并导致颅内高压。幕上半球出血可形成小脑幕疝，小脑出血可形成枕骨大孔疝。脑疝是导致病人死亡的直接原因。急性期后出血灶区形成胶质瘢痕。

【临床表现】

临床表现：①多见于50岁以上高血压患者；②常在兴奋或用力、排便时发病；③发病急，症状在数分至数小时达高峰；④头痛，恶心，呕吐，昏迷，偏瘫，失语，抽搐，二便失禁等；⑤发病时血压明显增高。因出血部位不同而临床症状不一。

1. 基底核区出血多侵及内囊：轻者出现"三偏征"，失语，两眼凝视病灶侧，意识障碍较轻，大量出血破入脑室则表现为昏迷、鼾声、呕吐咖啡样胃内容物（应急溃疡引起），如出现瞳孔大小不等，提示小脑幕疝。后期可形成枕骨大孔疝而死亡。

2. 脑叶出血：额叶出血表现为额部疼痛，对侧单肢或偏身轻度瘫痪或精神症状；颞叶出血则同侧耳痛，对侧同向偏盲，语言障碍等；顶叶出血则表现为颞顶部头痛，对侧单肢或偏身感觉障碍等；枕叶出血则同侧眼区疼痛，对侧同向偏盲等。

3. 脑桥出血：起病急骤，深度昏迷，多在1~2日内死亡。常表现为交叉性瘫痪，两眼凝视瘫痪侧，甚至两侧面部及四肢均瘫痪，双眼针尖样瞳孔（极度缩小），眼球运动消失，中枢性高热，共济失调，呼吸节律不整，构音障碍等。但出血量<5mL的脑桥出血，无意识障碍者，则预后良好。

4. 小脑出血：轻者眩晕、呕吐、眼球震颤、颈项疼痛、步态不稳，一般无昏迷，重者突然出现深昏迷，继则呼吸和循环衰竭，迅速死亡（枕骨大孔疝）。

5. 脑室出血：继发性脑实质出血破入脑室者病情凶险，表现为深昏迷，呕吐，瞳孔缩小，呼吸不整，去皮质强直，血性脑脊液，体温升高，多迅速死亡。原发性脉络丛血管出血破入脑室者，一般出血量小，其表现与蛛网膜下腔出血相似，意识障碍轻，则预后良好。

【实验室及其他辅助检查】

CT、MRI检查呈高密度出血灶，并能显示脑出血部位、大小，有否脑移位或破入脑室。以此来指导临床制定治疗方案。脑血管造影可发现血管畸形、动脉瘤。腰穿脑脊液压力增高，出血破入蛛网膜下腔可呈血性。有脑疝者禁做腰穿。

【诊断与鉴别诊断】

对50岁以上有高血压病史者，在情绪激动时突然出现头痛、昏迷、呕吐、偏瘫、失语等脑局灶性症状。再结合CT或MRI检查，一般诊断不难。但应与其他原因引起的昏迷（糖尿病昏迷，肝性脑病，尿毒症，低血糖，酒精、药物中毒等）相鉴别。此外还应与其他型脑中风鉴别（表8-2）。

【治疗】

1. 一般处理：急性期尽量减少搬动，卧床休息，平卧位，将头偏向一侧，昏迷者及时清理口、咽、鼻分泌物，保持呼吸道通畅，必要时气管切开。定时更换体位，防止褥疮。使用抗生素预防感染。吸氧。3日后仍不能进食者，应给予鼻饲流质，以保持营养供给。

2. 调整血压：应用降压药将血压降至安全水平（正常人血压上限水平），常用药物为硫酸镁，钙离子拮抗剂，快速利尿剂等。降压过低会减少脑血流灌注。

3. 控制脑水肿：参见脑血栓一节。

4. 手术治疗：开颅进行血肿清除术或血肿抽吸术。手术适应证：①壳核出血>50mL；②小脑血肿>10mL；③丘脑出血>10mL；④病人年龄不大，心、肝、肾功能良好者。

5. 恢复期治疗同脑血栓。

【预后】

急性期死亡率达 15%～40%，死亡原因主要是是脑疝。无瘫痪者预后良好。我国 5 年随访观察复发率高达 25%。

蛛网膜下腔出血

脑表面血管破裂出血流入蛛网膜下腔称为原发性蛛网膜下腔出血，可伴有或不伴有颅内或椎管内其他部位出血。脑实质出血进入蛛网膜下腔称为继发性蛛网膜下腔出血，见脑出血一节。本文所述的蛛网膜下腔出血主要指原发性的，即一种自发性非外伤性的由脑表面血管破裂出血而直接流入蛛网膜下腔所致的疾病。

【病因病机与生理】

最常见的病因是颅底动脉瘤和动静脉畸形破裂。颅底动脉瘤约占半数以上，可为先天性异常或后天损害（如高血压动脉硬化）；动静脉畸形约占 5%～10%，可分布成团，管壁多缺乏肌层，有的仅有一层内皮细胞，极易破裂出血。其他病因如动脉炎、血液病、脑瘤等。尚有 20% 左右患者病因不明。

动脉瘤和血管畸形多见于颅底动脉环前半部（约占 85%～90%），动、静脉畸形更常见于顶叶。病灶处血管破裂出血迅速进入蛛网膜下腔，导致颅内压升高而有剧烈头痛、呕吐和不同程度的意识障碍。若出血量多，影响脑干，可致暴死。血液刺激脑膜引起无菌性脑膜炎，加剧了头痛，并出现脑膜刺激征。出血刺激自主神经可有高血压和心律失常。出血引起的动脉痉挛可致脑缺血而有意识障碍和神经定位征（如偏瘫、偏盲）。迟发性动脉痉挛发生于发病 1～2 周后，使病情再度恶化，有时出现脑梗死表现。出血块机化可形成蛛网膜下腔粘连、闭塞而形成脑积水。此外，脊髓血管畸形而引起的蛛网膜下腔出血，病人可表现为项、背疼痛，甚至出现截瘫和排尿障碍等。

【临床表现】

本病可发生在任何年龄组，血管畸形破裂，多见于青少年。动脉瘤破裂易见中年。高血压动脉硬化出血多见于老年。常在体力活或排便、咳嗽时发病，发病前常有偏头痛病史，起病急骤，典型表现是突然剧烈头痛、恶心、呕吐、短暂意识障碍、脑膜刺激征阳性及血性脑脊液改变等。少数病人可出现精神症状，定向障碍，部分表现一侧肢体偏瘫、失语、脑神经麻痹、癫痫样抽搐、眩晕、共济失调等。病情凶险者，发病后迅速进入昏迷，形成脑疝者，可因呼吸衰竭而死亡。

【辅助检查】

眼底检查可见视网膜、玻璃体下出血，视神经盘水肿。脑脊液呈均匀一致血性，CT 显示脑室、蛛网膜下腔出血高密度影及血管畸形等。脑血管造影或数字减影脑血管造影可明确动脉瘤及血管畸形部位大小、单发或多发。对诊断及决定手术方案有重要价值。

【诊断与鉴别诊断】

诊断本病主要依据：既往有头痛病史，起病急骤，以剧烈头痛、恶心呕吐、脑膜刺激征、均匀一致血性脑脊液，特别是眼底玻璃体下出血对本病诊断有重要价值。必要时做CT、MRI。脑血管造影更有助于诊断。注意与其他脑卒中的鉴别诊断（表8-2）。

【治疗】

治疗原则基本同脑出血，关键是要制止继续出血、解除血管痉挛、去除病因和防止再发。

1. 一般处理：绝对卧床休息在4周以上，环境安静，避免强光刺激，少搬动。保持大便通畅，注意营养及水、电解质平衡。头痛剧烈者给予镇静及止痛剂。

2. 降低颅内压：常用甘露醇、呋塞米等。亦可慎重考虑用细针做腰穿，缓慢放脑脊液3~5mL，既可降颅内压，又有止头痛作用。

3. 解除脑血管痉挛：①早期多用尼莫地平20~40mg，每日3次，连用3周；②亦可用异丙肾上腺素0.4~0.8mg溶于5%葡萄糖150mL中静脉滴注，每分钟10~20滴，每8小时1次。

4. 制止继续出血：常用氨甲环酸250~500mg加入5%~10%葡萄糖液中静脉滴注，每日1~2次。用此类抗纤维蛋白溶解酶制剂的目的是防止动脉瘤周围凝血块溶解而再度出血。

5. 手术治疗：脑血管畸形是手术治疗的理想疗法。动脉瘤破裂手术择期有争议。一般主张在发病1~3天内手术，但患者身体条件较差，不能耐受手术者例外。选用瘤蒂针夹术、凝固术等。近来有人主张用人工栓塞或球囊导管堵塞术治疗脑动脉瘤及血管畸形，其前景和疗效有待进一步观察。

【预后】

①颅内动脉瘤出血急性期病死率约30%，存活者有1/3在发病2周内复发，第二次出血死亡率30%~60%，第三次出血几乎100%死亡；②脑血管畸形出血病死率10%~15%，复发率低，一般无后遗症。

自学指导

【重点难点】

急性脑血管病包括局限性脑梗死，又称为缺血性脑血管病，其中临床最常见者为脑血栓，占半数以上，是由于脑内动脉系统血栓形成阻断血流所致；TIA是由于微栓子阻塞微小动脉而引起短暂性缺血发作，症状体征在24小时完全恢复正常；脑栓塞是指颅外栓子，尤其是心脏栓子等突然阻断脑血流所致。以上三种疾病的临床表现和体征虽各有不同，且处理原则相似：如溶栓、抗凝、防治脑水肿，脑血管扩张剂应用一般在3周后应用，否则会加重早期脑水肿或并发出血性脑卒中。恢复期采用功能锻炼和康复疗法，中药、针灸、推拿、气功、活血化淤等疗法，促进脑代谢的药物常用 ATP、辅酶 A、胞磷胆碱、吡乙酰胺等。

出血性脑血管病包括脑出血和蛛网膜下腔出血，脑出血常见 50 岁以上高血压患者，起病急骤，突然头痛、呕吐、昏迷，常出现典型"三偏征"或失语。CT 检查可提供确诊依据。蛛网膜下腔出血是指脑表面血管畸形或动脉瘤破裂出血直接流入蛛网膜下腔，临床以剧烈头痛、脑膜刺激征、血性脑脊液及眼底检查玻璃体下出血为其特征。出血性脑卒中常引起颅内压增高，甚至脑疝，此时如需要做腰穿，应注意用细针穿刺，脑脊液流出速度宜慢，量宜少，否则会加重脑疝形成，加重病情。

出血性脑血管病的处理原则大致相似。①高血压者调整血压达正常值上限即可。降压过低，脑血流灌注过少，不利疾病恢复。②控制脑水肿：常用甘露醇、呋塞米、甘油等。③止血治疗：临床在蛛网膜下腔出血时可用，但在高血压脑出血时并非主要措施。④手术治疗：在无手术禁忌证时，可开颅止血，清除血肿或摘除畸形血管，疗效确切可靠。⑤其他对症处理，维持生命体征亦很重要。此外缺血性脑中风亦可转为出血性中风。故应及时做 CT，MRI 检查以明确诊断，及时处理。

【学习思考题】

1. 急性脑血管病的分类及各类型之间的鉴别诊断。
2. 何谓"三偏征"，其临床意义是什么？
3. 脑血栓的处理原则。
4. 脑出血的处理原则。

（刘隆棣）

第九章 结缔组织疾病

结缔组织疾病是一类发生于结缔组织及网状组织、脂肪组织的疾患。其病因、病理尚不完全明了，目前多认为可能属自身免疫性疾病（有些教材与专著将其划归免疫性疾病）。本章主要讨论系统性红斑狼疮与类风湿关节炎两种常见疾病。

第一节 系统性红斑狼疮

【目的要求】

1．了解本病的病因及发病机制。

2．掌握本病的诊断及鉴别诊断。

3．熟悉本病的治疗原则。

【自学时数】

2 学时。

系统性红斑狼疮（SLE）是一种自身免疫性结缔组织疾病，由于体内有大量致病性自身抗体和免疫复合物，造成组织损伤，临床可以出现各个系统和脏器损害的症状。本病女性约占 90％，常为育龄妇女。有色人种比白人发病率高，我国患病率约为 70/10 万。

【病因】

病因未明，可能与遗传、环境和性激素有关。

1．遗传素质：下述提示本病与遗传有关：①单卵孪生者发病率约为 40％，而双卵孪生者仅约 3％；②患者家族中患 SLE 者，可高达约 13％；③本病的发病率在不同人种中有差异；④SLE 的易感基因，如 HLA-DR2、HLA-DR3 等，在患者中的发生频率明显高于正常人。

2．环境因素：日光、紫外线、某些化学药品（如肼屈嗪、青霉胺、磺胺类等）、某些食物成分（如苜蓿芽）都能诱发 SLE。

3．性激素：下述提示雌激素可能会促发 SLE：①本病育龄妇女与同龄男性之比为 9∶1，而在绝经期男女之比仅为 3∶1；②女性的非性腺活动期（<13 岁，>55 岁），SLE 发病率显著减少；③SLE 患者不论男女，体内的雌酮羟基化产物皆增加；④妊娠可诱发 SLE，与妊娠期性激素水平改变有关。有人认为雄激素与雌激素的作用相反，因阉割后 的雄性 SLE 小鼠病情加重。

【发病机制】

SLE 具体的发病机制仍未完全清楚。可能是由于一个具有遗传素质者，在环境因素或（和）性激素的影响下，促发了异常的免疫应答，持续产生大量的免疫复合物和致病性自身抗体，引起组织损伤。SLE 的免疫应答异常可以出现在多个方面和多个水平，其中以 T 和 B 淋巴细胞的高度活化和功能异常最为突出。多数学者认为 T 辅助淋巴细胞的功能亢进促使了 B 淋巴细胞的高度活化而产生多种自身抗体，这是本病的免疫学特点，也是本病发生和延续的主要因素之一。免疫应答异常也有赖于细胞因子网络失衡、细胞凋亡异常、免疫复合物清除能力下降等多方面因素。

本病自身抗体的相应抗原是：细胞核的不溶性（组蛋白、DNA）或可溶性（多种核糖核蛋白）成分，细胞膜成分（红细胞、血小板的表面抗原），细胞内其他成分（磷脂等）。其中部分对人体有损伤性，如抗 ds-DNA 抗体，当与循环中相应抗原结合成免疫复合物后，可沉积于肾小球；或者 DNA 与肾小球基膜结合后再与循环中抗 ds-DNA 抗体结合形成原位免疫复合物，两者均能引起炎症反应，在炎症细胞及其产生的介质参与下，发生狼疮肾炎。此外，针对自身红细胞或血小板表面抗原的自身抗体，亦可与相应的自身抗原结合，从而使靶细胞损伤。免疫复合物亦可沉积在小血管壁，引起血管炎，导致各个组织和器官发生病变。故免疫复合物的形成及沉积是 SLE 发病的主要机制。

【病理】

1. 结缔组织的纤维蛋白样变性：是由于免疫复合物及纤维蛋白构成的嗜酸性物质，沉积于结缔组织所导致。

2. 结缔组织的基质发生粘液性水肿，见于疾病的早期。

3. 坏死性血管炎：中、小血管壁的结缔组织发生纤维蛋白样变性，甚至坏死、血栓形成，引起出血和缺血等病变。

受损器官的特征性改变是：① "苏木紫小体"，是由于细胞核受抗体作用变性为嗜酸性团块；② "洋葱皮样" 病变。即小动脉周围有显著向心性纤维组织增生，尤以脾脏中央动脉为明显。心包、心肌、肺、神经系统等器官均可出现上述基本病理变化。心瓣膜的结缔组织反复发生纤维蛋白样变性，而形成赘生物。

【临床表现】

SLE 临床表现多式多样，变化多端。早期可仅侵犯 1~2 个器官，因而表现不典型，容易误诊。以后可侵犯多个器官，而使临床表现复杂 。多数患者呈缓解与发作交替过程、因此即使在缓解期也需一定的治疗和（或）随访观察。

1. 全身症状：活动期患者大多数有全身症状。约 90% 患者在病程中有各种热型的发热，尤以长期低、中度热为常见。此外，疲倦、乏力、体重减轻等、亦颇常见。

2. 骨关节和肌肉：有约 85% 患者在病程中有关节痛，最常见于指、腕、膝关节，伴红肿者较少见。偶有指关节变形。常见表现为不对称的多关节痛，呈间歇性。关节 X 线片大多正常。约40％可有肌痛，5％可有肌炎。

3．皮肤与粘膜：约80％在病程中有皮肤损害。约40％患者面部有蝶形红色皮疹，偶可为盘状红斑。约60％患者有广泛或局限性斑丘疹，多见于日晒部位。亦可为各式各样的皮疹。如红斑、红点、丘疹、紫癜或紫斑、水疱和大疱等。大疱破后可形成糜烂和溃疡。有约40％患者有光过敏现象。偶有皮下小结节，网状青斑。约30％患者有口腔溃疡，溃疡浅，可有轻微疼痛，偶见于鼻粘膜。约40％患者有脱发。少数患者有雷诺现象。

4．肾：几乎所有患者的肾组织均有病理变化，但有临床表现者仅约75％，可表现为急性肾炎、急进性肾炎、隐匿性肾小球肾炎、慢性肾炎和肾病综合征，以表现为慢性肾炎和肾病综合征者较常见。早期多表现为无症状的尿异常，随着病程的发展，患者可出现大量蛋白尿、血尿（肉眼或显微镜下）、各种管型尿、氮质血症、水肿和高血压等，晚期发生尿毒症，是SLE死亡的常见原因。

5．心血管：约30％患者有心血管表现，其中以心包炎最常见，可为纤维蛋白性心包炎或为心包积液。患者有心前区疼痛或不适，超声心动图对诊断有很大帮助。约10％患者有心肌炎。可有气促、心前区不适、心律失常，心电图有助于诊断。严重者可发生心力衰竭而死亡。约10％患者可发生周围血管病变，如血栓性静脉炎等。

6．肺：约35％患者有胸膜炎，可为干性或胸腔积液，多为中等量渗出液，可为双侧性。少数患者可发生狼疮肺炎，表现为发热、干咳、气促。肺X线可见片状浸润阴影，多在双下肺。必须排除肺部感染后，才能确诊。偶可为肺间质病变，X线见间质纹理增粗。

7．神经系统：可累及神经系统任何部位，但以中枢神经系统尤其脑为最多见。约10％患者可发生各种精神障碍，如躁动、幻觉、猜疑、妄想等。约15％患者出现癫痫发作。凡有中枢神经系统症状者均表示病情活动，且严重，往往预后不佳。脑脊液检查蛋白量常增加，葡萄糖量可减少，氯化物却正常，白细胞轻度增多，颅内压增高。狼疮脑病应与脑部感染，特别是要和结核或真菌感染鉴别。此外，少数患者可发生偏瘫、蛛网膜下腔出血、脊髓炎，颅神经和外周神经病变等。

8．消化系统：约30％患者有食欲不振、腹痛、呕吐、腹泻、腹水等。有约40％患者血清转氨酶升高，肝脏不一定肿大，常无黄疸。少数可发生急腹症，如胰腺炎、肠穿孔、肠梗阻等，往往是SLE发作的讯号。消化系统症状与肠壁和肠系膜的血管炎有关，但必须除外非SLE所致者。

9．血液系统：活动性SLE约60％有慢性贫血，仅10％属溶血性贫血（coomb′s试验阳性），约40％患者白细胞减少或淋巴细胞绝对数减少。约20％患者有血小板减少，有的患者因血小板减少明显而发生各系统出血，如鼻出血、牙龈出血、皮肤紫癜、血尿、便血、颅内出血等。约20％患者有无痛性轻、中度淋巴结肿大，以颈部和腋下为多见，常为淋巴组织反应性增生所致。约15％患者有脾大。

10．干燥综合征：发生于SLE者是继发性干燥综合征，多见于具有抗SSA和（或）抗SSB抗体阳性者。

11．眼：约15％患者有眼底变化，如出血、视盘水肿、视网膜渗出物等，其病因是视网膜血管炎，影响视力，严重者可在数日内致盲，如及时抗狼疮治疗，多数可逆转。有继发性干燥综合征者可出现干燥性角结膜炎。

【实验室和其他检查】

（一）一般检查

血常规、尿常规的异常如前所述。血沉增快。

（二）自身抗体

1. 抗核抗体（ANA）：对 SLE 的敏感性为 95%，是目前最佳的 SLE 筛选试验，如多次为阴性，则 SLE 的可能性不大，目前本试验已代替了狼疮细胞检查。由于可见于多种结缔组织病和其他慢性炎症，故对 SLE 的特异性较差，仅约 65%。血清效价 $\geqslant 1:80$ 者，对结缔组织病的诊断有很大的意义。

2. 抗双链 DNA（dsDNA）抗体：特异性高达 95%，敏感性仅 70%，对确诊 SLE 和判断狼疮的活动参考价值大。本抗体滴定度高者常有肾损害。

3. 抗 Sm 抗体：特异性高达 99%，但敏感性仅为 25%，在 SLE 不活动时亦可阳性，故可作为回顾性诊断的重要根据。

4. 抗 RNP 抗体：阳性率约 40%，对 SLE 特异性不高，其他结缔组织病亦会阳性。

5. 抗 SSA（Ro）抗体：阳性率约 30%，特异性低，在 ANA 阴性 SLE、合并干燥综合征者、老年人或新生儿狼疮，本抗体均可阳性。

6. 抗 SSB（La）抗体：阳性率约 10%，特异性低。

7. 抗 Rib-P（rRNP）抗体：即抗核糖体 P 蛋白抗体，阳性率约 15%，特异性较高。阳性者常有狼疮神经系统损害。

8. 抗磷脂抗体：阳性率约 50%，包括狼疮抗凝物质、抗心脂抗体、梅毒试验假阳性。其抗原均为磷脂。有此抗体者，容易发生动脉与静脉的血性形成、习惯性流产、血小板减少，称为抗磷脂综合征。

9. 其他自身抗体：包括抗组蛋白、抗红细胞膜（与溶血有关）、抗血小板膜、抗淋巴细胞膜、抗神经元（与狼疮脑损害有关）等抗体均可阳性。此外，约 15% 的患者血清类风湿因子阳性。

（三）补体

CH_{50}（总补体）、C_3、C_4 降低，有助于 SLE 的诊断，并提示狼疮活动，其阳性率约为 80%，特异性比较高。

（四）狼疮带试验

用免疫荧光法检测皮肤的真皮和表皮交界处有否 Ig 沉积带。SLE 的阳性率约为 70%，IgG 沉着诊断意义较大。取腕上方伸侧部的正常皮肤做检查，可提高本试验的特异件。

（五）肾活检

肾活检对狼疮肾炎的诊断、治疗和估计顶后，均有价值。肾组织示慢性病变为主，而活动性病变少者，对免疫抑制治疗反应差，反之，治疗反应好。肾组织活动性病变为：肾小球坏死、细胞性新月体、透明血栓、肾间质炎症浸润、坏死性血管炎等。慢性病变为：肾小球硬化、纤维性新月体、肾间质纤维化、肾小管萎缩等。

（六）其他

CT 对狼疮梗死性、出血性脑病，X 线对肺部浸润、胸膜炎，超声心动图对心包积液、心肌、心瓣膜病变均有利于早期发现。

【诊断和鉴别诊断】

（一）诊断

1982年美国风湿病学会的分类标准：

1．颧部红斑：遍及颧部的扁平或高出皮而固定性红斑，常不累及鼻唇沟附近皮肤。

2．盘状红斑：隆起的红斑上覆有角质性鳞屑和毛囊栓塞，旧病灶可有皮肤萎缩性疤痕。

3．光过敏：日光照射引起皮肤过敏。

4．口腔溃疡：口腔或鼻咽部无痛性溃疡。

5．关节炎：非侵蚀性关节炎，累及2个或2个以上的周围关节伴关节的肿、痛或渗液。

6．浆膜炎：①胸膜炎：胸痛、胸膜摩擦音或胸膜渗液；②心包炎：心电图异常，心包摩擦音或心包积液。

7．肾脏病变：①蛋白尿＞0.5g/天或＞＋＋＋；②细胞管型：可为红细胞、血红蛋白、颗粒管型或混合管型。

8．神经系统异常：①抽搐：非药物或代谢紊乱所致；②精神病：非药物或代谢紊乱所致。

9．血液系统异常：①溶血性贫血伴网织红细胞增多；②白细胞减少＜$4.0×10^9$/L；③淋巴细胞减少＜$1.5×10^9$/L；④血小板减少＜$100×10^9$/L。

10．免疫学异常：①LE细胞阳性；②抗dsDNA抗体阳性；③抗Sm抗体阳性；④梅毒血清试验假阳性。

11．抗核抗体：免疫荧光抗核抗体滴度异常或相当于该法的其他试验滴度异常，排除了药物诱导的"狼疮综合征"。

4项或4项以上可诊断为SLE，但应排除感染性疾病、肿瘤或其他结缔组织病。1997年美国风湿学会提出，上述诊断除10①以外，以抗心磷脂抗体（IG型或IM型）阳性或狼疮抗凝物阳性取代了梅毒血清假阳性。

诊断明确后，则要判定SLE活动的严重程度：①癫痫发作、精神异常、脑血管病；②多关节炎、关节痛；③蛋白尿、血尿、管型尿、血肌酐升高、肾活检组织的活动性病变；④皮疹、皮肤血管炎、口腔粘膜溃疡；⑤胸膜炎、心包炎；⑥溶血性贫血、血小板减少、白细胞减少、淋巴细胞绝对值减少；⑦全身症状，如发热（＞38℃）、疲倦、乏力；⑧血清C_3、C_4水平下降；⑨抗dsDNA抗体升高；⑩血沉加快。上述指标，要连续作动态观察，才能准确地判断SLE活动度。如上述指标恶化，表示SLE活动；如好转，表示SLE趋向缓解。故狼疮活动严重程度的判断，是指导治疗和估计疗效的依据。

（二）鉴别诊断

1．感染：80%的患者活动期发热，大多为高热，需与感染相鉴别。抗生素治疗无效，有关免疫学检查有助诊断。

2．溶血性贫血：约有2%的患者以溶血性贫血起病，不伴或很少伴有SLE其他症状，易误诊。检测抗核抗体谱有助鉴别。

3．血小板减少性紫癜：3%的患者以血小板减少性紫癜起病，不伴或很少有SLE的其他症状，很容易误诊为原发性血小板减少性紫癜。骨髓检查、抗核抗体检测及其他免疫学指标可助诊断。

4．淋巴结肿大：5%的患者以淋巴结肿大起病，常伴有发热，易与霍奇金病及淋巴结核相混淆。但其病理改变常为反应性淋巴结炎或坏死性淋巴结炎。应进一步进行免疫学检查。

5．肾病综合征：9%的患者以慢性肾炎或肾病综合征起病。有时在起病1~2年后才出现 SLE 的其他症状。免疫学检查及肾穿刺检查有助于诊断。

6．类风湿关节炎：以关节炎起病，尤其是类风湿因子阳性的 SLE 患者，常误诊为类风湿关节炎，除免疫学检查外，还应密切随诊。

7．荨麻疹样皮疹：以反复发作的荨麻疹起病者占患者的1%左右，易误诊为慢性荨麻疹，但典型的实验检查有助诊断。

【治疗】

SLE 目前虽不能根治，但合理治疗后可以缓解，尤其是早期患者。故宜早期诊断，早期治疗。治疗原则是活动且病情重者，给予强有力的药物控制，病情缓解后，则接受维持性治疗。

（一）轻型 SLE

约占25%。虽有轻度活动性，但症状轻微，如疲倦、关节痛、肌肉痛、皮疹等，而无重要脏器损伤者。如以关节肌肉疼痛为主，可用非甾体抗炎药如双氯芬酸（双氯灭痛）25mg，每日3次。如以皮疹为主，可用抗疟药如氯喹0.25g，每日1~2次，治疗2~3周，可望改善。氯喹对光过敏和关节症状也有一定疗效。皮疹还可用含糖皮质激素的软膏，如1%醋酸氢化可的松软膏外涂。如上述治疗无效，应及早服用小剂量糖皮质激素治疗（每日服泼尼松0.5mg/kg）。

（二）重型 SLE

SLE 活动程度较高，病情较严重，患者每有发热、乏力等全身症状，实验室检查有明显异常。按病情需要，可应用下述治疗。

1．糖皮质激素（简称激素）：对不甚严重病例，可先试用大剂量泼尼松或泼尼松龙每日1mg/kg，晨起顿服。若有好转，继续服至8周，然后逐渐减量，每1~2周减10%，减至小剂量时（每日0.5mg/kg），不良反应已不大，在能控制 SLE 活动的前提下，激素应更缓慢地继续减量，直至最小量作维持治疗。如用大剂量激素未见效，宜及早加用细胞毒药物。长期使用激素会出现以下不良反应：如肥胖、血糖升高、高血压、诱发感染、股骨头无菌性坏死、骨质疏松等，应予以密切监测。

激素冲击疗法：用于急性暴发性危重 SLE，如急性肾衰竭、狼疮脑病的癫痫发作或明显精神症状、严重溶血性贫血等，即用甲泼尼龙1000mg，溶于葡萄糖液中，缓慢静脉滴注，每天1次，连用3天，接着使用大剂量泼尼松如上述，这样能较快地控制 SLE 暴发。

2．细胞毒药物：活动程度较严重的 SLE，应给予大剂量激素和细胞毒药物，后者常用的是环磷酰胺（CTX）和硫唑嘌呤。加用细胞毒药物有利于更好地控制 SLE 活动，减少 SLE 暴发，以及减少激素的需要量。狼疮肾炎用激素联合 CTX 治疗，会显著减少肾衰竭的发生。

（1）环磷酰胺：CTX 冲击疗法，每次剂量10~16mg/kg，加入生理盐水200mL 内，静脉缓慢滴注，时间要超过1小时。除病情危重每2周冲击1次外，通常4周冲击一次，冲击6次后，改为每3个月冲击1次，至活动静止后1年，才停止冲击。冲击疗法比口服疗效好。CTX 口服剂量为每日 2mg/kg，分 2 次服。CTX 有不少不良反应，如胃肠道反应、脱发、肝损害等，尤其是血白细胞减少，应定期做检查，当血白细胞 $< 3 \times 10^9/L$ 时，暂停使用。

（2）硫唑嘌呤：激素联合使用硫唑嘌呤也有疗效，但不及 CTX 好，仅适用于中等度严重病例，脏器功能恶化缓慢者。硫唑嘌呤不良反应相对较 CTX 少，主要是骨髓抑制、肝损害、胃肠道反应等。剂量为每日口服 2mg/kg。在 SLE 活动已缓解数月后，本药应减量，酌情继续服用一段时间后，可停服。

大剂量激素联用细胞毒药物治疗 4～12 周，如病情获得改善，激素在病情允许情况下，宜尽快减至小剂量。

3. 环孢素：如果大剂量激素联合细胞毒药物使用 4～12 周，病情仍不改善，应加用环孢素，每日 5mg/kg，分 2 次服，服用 3 个月，以后每月减 1mg/kg，至每日 3mg/kg 作维持治疗。其主要不良反应为肾、肝损害，使用期间应予以监测。在需用 CTX 的病例，由于血白细胞减少而暂不能使用者，亦可用本药暂时替代。

近年有学者报告霉酚酸酯（MMF）治疗本病有效，用量为 0.5～1.5g/d，分 2～3 次口服。但仍需进一步验证。

4. 雷公藤总甙：每次 20mg，每日 3 次，病情控制后可减量或间歇疗法，1 个月为一疗程。对本病有一定疗效，但不良反应较大，如对性腺的毒性，可发生停经、精子减少，尚有肝脏损害、胃肠道反应、白细胞减少等，使用时要小心监测。

5. 静脉注射大剂量丙种球蛋白：适用于某些病情严重而体质极度衰弱者或（和）并发全身性严重感染者。本疗法是一种强有力的辅助治疗措施，对危重的难治性 SLE 颇有效。一般每日 0.4g/kg，静脉滴注，连用 3～5 天为一疗程。

6. 中药的应用：不少文献报道中药有一定疗效，按辨证可分为：①热毒炽盛型，可用清瘟败毒饮随症加减；②阴虚内热型，可用知柏地黄汤加减；③肝肾阴虚型，用六味地黄汤加减；④气阴两虚型，可用四君子汤合六味地黄汤加减；⑤脾肾阳虚型，可用真武汤加减。此外，每方宜加活血化瘀药（如丹参、益母草等）和清热解毒药（如白花蛇舌草、半枝莲等）各 2～3 味。中药可作为辅助疗法。

（三）急性暴发性危重 SLE

对狼疮脑病癫痫发作者、急性肾衰竭者、狼疮心肌损害严重者，除使用甲泼尼龙冲击疗法和 CTX 冲击疗法如上述外，还需进行对症治疗。狼疮癫痫发作者，宜用卡马西平等抗癫痫药；急性肾衰竭者，宜采用保护或（和）替代肾功能措施；有心力衰竭表现者，宜减轻心前后负荷和适当使用洋地黄制剂。此外，可酌情给予辅助治疗。

（四）一般治疗

①进行心理治疗，使患者对疾病树立乐观情绪；②急性活动期要卧床休息，病情稳定的慢性患者可适当工作，但注意勿过劳；③及早发现和治疗感染；④避免使用可能诱发狼疮的药物，如避孕药等；⑤避免强阳光曝晒和紫外线照射；⑥缓解期才可做防疫注射。

（五）缓解期的治疗

病情控制后，尚需接受长期的维持性治疗。应使用不良反应最少的药物和用最小的剂量，以达到抑制疾病复发的目的，例如可每日晨服泼尼松 7.5mg。

（六）妊娠

如果没有中枢神经系统、肾脏或心脏严重损害，而病情处于缓解期达半年以上，一般能安全地妊娠，并产出正常婴儿。非缓解期 SLE 易于流产、早产或死胎（发生率约 30%），故应避孕。妊娠可诱发 SLE 活动，特别在妊娠早期和产后 6 周。有习惯性流产病史或抗磷脂抗体阳性者，妊娠时应服低剂量阿司匹林（50mg/d）。激素通过胎盘时被灭活（但地塞米松和倍他米松是例外），不会对胎儿有害，妊娠时及产后 1 个月内可按病情需要给予激素治疗，必要时可加用硫唑嘌呤。产后避免哺乳。

【预后】

随着早期诊断的手段增多和治疗 SLE 水平的提高，SLE 预后已明显改善。目前 1 年的存活率约为 96%，5 年约为 85%，10 年约为 75%，20 年约为 68%。20 世纪 80 年代发病的患者，其存活率比 20 世纪 50 年代者有显著提高。有下述者预后差：①血肌酐已升高；②高血压；③心肌损害伴心功能不全；④严重狼疮脑病。死于 SLE 本身病变者约占半数，最常见的是肾衰竭、脑损害和心力衰竭。死于 SLE 并发症者亦约占半数，主要是感染，如细菌、结核、真菌等引起的肺、皮肤、泌尿道、脑和血液的感染。

自学指导

【重点难点】

SLE 是一种多发于青年女性的累及多脏器的自身免疫性的炎症性结缔组织病。本病病因不明，近研究证实本病是以免疫反应异常为特征的疾病，至于其造成免疫障碍的因素可能是遗传、环境和性激素多方面的。病理变化中受损器官的特征性改变是"苏木紫小体"和"洋葱皮样"病变。SLE 的临床表现多种多样，变化多端。可有皮疹；发热；骨关节疼痛、肿胀；肾损害；心包炎、心肌炎、血栓静脉炎；胸膜炎、狼疮肺炎；精神障碍；消化系统症状；贫血；干燥综合征；眼底变化等。目前 SLE 的诊断采用美国风湿病协会（ARA）1982年的修正诊断标准，共 11 项，符合 4 项或以上始能确诊。SLE 的治疗原则为消除炎症的抗炎疗法和纠正病理过程，使用免疫抑制或促进两方面药物进行免疫调节。近有人用溴隐亭治疗 SLE 亦取得一定效果。中西医结合治疗 SLE，在缓解病情，提高疗效，降低病死率方面提供了新的途径与研究方向，但仍处于摸索阶段。

【学习思考题】

1. SLE 的基本病理变化及特征性改变是什么？
2. SLE 的诊断标准如何？
3. SLE 的治疗原则。

第二节　类风湿关节炎

【目的要求】

1．了解本病的病因及发病机制。

2．掌握本病的诊断及鉴别诊断。

3．熟悉本病的治疗原则。

【自学时数】

2 学时。

类风湿关节炎（RA）是一个累及周围关节为主的多系统性炎症性的自身免疫病，其特征性的症状为对称性、周围性多个关节慢性炎性病变，临床表现为受累关节疼痛、肿胀、功能下降，病变呈持续、反复发作过程。其病理为慢性滑膜炎，侵及下层的软骨和骨，造成关节破坏，60%～70%的患者在活动期血清中出现类风湿因子（RF）。本病呈全球性分布，我国的患病率为 0.32%～0.36%，低于欧美国家白人的 1%，是造成我国人群丧失劳动力和致残的主要病因之一。

【病因】

病因尚不清楚，可能与下列多种因素有关：

1．感染因子：尚无被证实有导致本病的直接感染因子，但一些病毒、支原体、细菌都可能通过某些途径影响 RA 的病情进展。它们：①改变滑膜细胞或淋巴细胞基因表达而改变其性能（反转录病毒嵌入上述细胞时）；②活化 B 淋巴细胞，如 EB 病毒；③活化 T 淋巴细胞和巨噬细胞并释放细胞因子，尤其是具超抗原性能的细菌如金黄色葡萄球菌、链球菌、支原体等；④感染因子的某些成分和人体自身抗原通过分子模拟（molecular mimicry）而导致自身免疫性的产生。

2．遗传倾向：流行病学调查显示 RA 的家族及同卵双胞胎中 RA 的发病约 15%，说明有一定的遗传倾向。通过分子生物检测法发现其遗传基础表现于 HLA-DR4 某些亚型的 P 链第三高变区的氨基酸排列有相同的片段，称之为共同表位（shared epitope），它出现在 RA 患者的频率明显高于正常人群，因此被认为是 RA 易感性的基础。同时此表位的量又与病情严重性呈正比。然而 HLA 只能说明部分 RA 的遗传性，因为只有部分 RA 不具共同表位，因此 HLA 以外的基因如 T 细胞受体基因、性别基因、球蛋白基因均可能与 RA 的发病、发展有很大关系，总的来说 RA 是一个多基因的疾病。

【发病机制】

当抗原进入人体后首先被吞噬细胞或吞噬细胞样细胞所吞噬，经消化、浓缩后与其细胞膜的 HLA-DR 分子结合成复合物，若此复合物被其 T 细胞的受体所识别，则该 T 辅助淋巴细胞被活化，通过其所分泌的细胞因子、生长因子及各种介质，不仅使 B 淋巴细胞激活分化为浆细胞，分泌大量免疫球蛋白，其中有类风湿因子和其他抗体，同时使关节出现炎症反应和破坏。免疫球蛋白和 RF 形成的免疫复合物，经补体激活后可以诱发炎症。由此可见 RA 是由免疫介导的反应，虽然原始的抗原至今不明确。RA 滑膜组织有大量 CD4$^+$T 淋巴细胞浸润，其产生的细胞因子 IL-2、IFNY 也增多，所以认为 CD4$^+$T 细胞在 RA 发病中起重要和主要作用。TNF-α 更进一步破坏关节软骨和骨，结果造成关节畸形。IL-1 是引起 RA 全身性症状如低热、乏力、急性期蛋白合成增多而造成 C 反应蛋白和血沉升高的主要因素。凋亡是细胞生理性死亡。它用以维持机体组织器官的平衡。RA 滑膜出现过量的 Fas 分子或 Fas 分子和 Fas 配体比值的失调，这些都会抑制滑膜组织细胞的正常凋亡，使 RA 滑膜炎的免疫反应得以持续。

【病理】

类风湿性关节炎病变的组织变化虽可因部位而略有变异，但基本变化相同。其特点有：①弥漫或局限性组织中的淋巴或浆细胞浸润，甚至淋巴小结形成。②血管炎，伴随内膜增生管腔狭小、阻塞或管壁的纤维蛋白样坏死。③类风湿性肉芽肿形成。

（一）关节腔病变

早期变化是滑膜炎，滑膜充血、水肿及大量单核细胞、浆细胞、淋巴细胞浸润，有时有淋巴小结形成，常有小区浅表性滑膜细胞坏死而形成的糜烂，并覆有纤维蛋白样沉积物。滑膜炎的进一步变化是血管翳形成，其中除增生的纤维母细胞和毛细血管使滑膜绒毛变粗大外，并有淋巴小结形成，浆细胞和粒细胞浸润及不同程度的血管炎，滑膜细胞也随之增生。血管翳可以自关节软骨边缘处的滑膜逐渐向软骨面伸延，被覆于关节软骨面上，一方面阻断软骨和滑液的接触，影响其营养。另外也由于血管翳中释放某些水解酶对关节软骨，软骨下骨，韧带和肌腱中的胶原基质的侵蚀作用，使关节腔破坏，上、下面融合，发生纤维化性强硬、错位，甚至骨化，功能完全丧失，相近的骨组织也产生废用性的稀疏。

（二）类风湿结节

关节外病变有类风湿性皮下小结，见于约 20%～30%病例。在受压或摩擦部位的皮下或骨膜上出现类风湿性肉芽肿结节，中央是一团由坏死组织、纤维蛋白和含有 IgG 的免疫复合物沉积形成的无结构物质，边缘为栅状排列的成纤维细胞。再外则为浸润着单核细胞的纤维肉芽组织。少数病员肉芽肿结节可出现在内脏器官中。

（三）血管炎

类风湿性关节炎时动脉管亦常受侵犯，动脉各层有较广泛炎性细胞浸润。急性期用免疫荧光法可见免疫球蛋白及补体沉积于病变的血管壁。其表现形式有三种：

1．严重而广泛的大血管坏死性动脉炎，类似于结节性多动脉炎。

2．亚急性小动脉炎，常见于心肌、骨骼肌和神经鞘内小动脉，并引起相应症状。

3．末端动脉内膜增生和纤维化，常引起指（趾）动脉充盈不足，可致缺血性和血栓性病变；前者表现为雷诺现象、肺动脉高压和内脏缺血，后者可致指（趾）坏疽，如发生于内脏器官则可致死。

（四）肺部损害

1. 慢性胸膜渗出：胸水中所见"RA"细胞是含有 IgG 和 IgM 免疫复合物的上皮细胞。

2. Caplan 综合征：是一种肺尘病，与类风湿性关节炎肺内肉芽肿相互共存的疾病，已发现该肉芽肿有免疫球蛋白和补体的沉积，并在其邻近的浆细胞中查获 RF。

3. 间质性肺纤维化：其病变周围可见淋巴样细胞的集聚，个别有抗体的形成。

（五）淋巴结肿大

淋巴结肿大见于 30% 的病例，有淋巴小结增生，脾大尤其是在 Felty 综合征。

【临床表现】

在成人任何年龄都可发病，80% 发病于 35～50 岁，然而 60 岁以上者的发病率明显高于 30 岁以下者。女性患者约 3 倍高于男性。最常以缓慢而隐匿方式起病，在出现明显关节症状前有数周的低热、乏力、全身不适、体重下降等症状，以后逐渐出现典型关节症状。少数则有较急剧的起病，在数天内出现多个关节症状。

（一）关节表现

可分滑膜炎症状和关节结构破坏的表现，前者经治疗后有一定可逆性，但后者一经出现很难逆转。

1. 晨僵：病变的关节在夜间静止不动后出现较长时间（至少 1 小时）的僵硬，如胶粘着样的感觉；出现在 95% 以上的患者。晨僵持续时间和关节炎症的程度成正比，它常被作为观察本病活动指标之一，只是主观性很强，其他病因的关节炎也可出现晨僵，但不如本病明显。

2. 痛与压痛：关节痛往往是最早的关节症状，最常出现的部位为腕、掌指关节、近端指间关节，其次是趾、膝、踝、肘、肩等关节。多呈对称性、持续性，但时轻时重。疼痛的关节往往伴有压痛。受累关节的皮肤出现褐色色素沉着。

3. 关节肿：多因关节腔内积液或关节周围软组织炎症引起。病程较长者可因滑膜慢性炎症后的肥厚而引起肿胀。凡受累的关节均可肿，常见的部位为腕、掌指关节、近端指间关节、膝等关节，亦多呈对称性。

4. 关节畸形：常见于较晚期患者。因滑膜炎的绒毛破坏了软骨和软骨下的骨质造成关节纤维性或骨性强直的畸形，又因关节周围的肌腱、韧带受损使关节不能保持在正常位置，出现手指关节的半脱位如尺侧偏斜、天鹅颈样畸形等。关节周围肌肉的萎缩、痉挛则使畸形更为加重。

5. 关节功能障碍：关节痛肿和畸形造成了关节的活动障碍。美国风湿病学院（ARA）将因本病而影响了生活能力的程度分为四级。

Ⅰ级：胜任日常生活中各项活动（包括生活自理，职业和非职业活动）。

Ⅱ级：生活自理和工作，非职业活动受限。

Ⅲ级：生活自理，但职业和非职业活动受限。

Ⅳ级：生活不能自理，且丧失工作能力。

总之，本病的关节炎有以下特点：它是一个主要累及小关节尤其是手关节的对称性关节炎。病情多呈慢性且反复发作，如不给予恰当治疗则逐渐加重。加重的程度和速度在个体间差异甚大。

（二）关节外表现

1．类风湿结节：是本病较特异的皮肤表现，出现在 20％～30％ 的患者，多位于关节隆突部及受压部位的皮下，如前臂伸面、肘鹰嘴突附近、枕、跟腱等处。其大小不一，结节直径有数毫米至数厘米、质硬、无压痛、对称性分布。它的存在表示本病的活动。

2．类风湿血管炎：可出现在患者的任一系统。体检能观察到的有指甲下或指端出现的小血管炎，少数引起局部组织的缺血性坏死。在眼造成巩膜炎，严重者因巩膜软化而影响视力。

3．肺：

（1）肺间质性变：是最常见的肺病变，见于约 20％ 患者。虽有肺功能异常但临床常无症状，有时通过肺 X 线检查方能发现。只有少数发展为慢性纤维性肺泡炎。

（2）结节样改变：肺内出现单个或多个结节，为肺内的类风湿结节的表现。结节有时可液化，咳出后形成空洞。

（3）胸膜炎：见于约 10％ 患者。为单侧或双侧性的少量胸水，偶为大量胸水。胸水呈渗出性，糖含量很低。

4．心包炎：是最常见心脏受累的表现。通过超生心动图检查约 30％ 出现小量心包积液，多不引起临床症状。

5．胃肠道：患者可有上腹不适、胃痛、恶心、纳差、甚至黑便，但均与服用抗风湿药物所致。很少由类风湿关节炎本身引起。

6．肾：本病的血管炎很少累计肾。若出现尿的异常则应考虑因抗风湿药物引起的肾损害。也可因长期的风湿关节炎而并发淀粉样变。

7．神经系统：

（1）脊髓受压：都由颈椎骨突关节的类风湿病变而引起。表现为渐起的双手感觉异常和力量的减弱，腱反射多亢进，病例反射阳性。

（2）周围神经因滑膜炎而受压，如正中神经在腕关节处受压而出现腕管综合征。多发行单神经炎则因小血管炎的缺血性病变所造成。

8．血液系统：本病出现低血红蛋白小细胞性贫血。贫血因病本身所致或因服用非甾体类抗炎药而造成胃肠道长期少量失血所致。Felty 综合征是指类风湿关节炎者伴有脾大和中性粒细胞减少，有时甚至同时有贫血和血小板减少。

9．干燥综合征：约 30％～40％ 本病患者出现此综合征。口干、眼干的症状多不明显，必须通过各项检测方证实有干燥性结膜炎和口干燥症。

【实验室检查和其他检查】

（一）一般检查

一般都有轻度至中度贫血，为正细胞正色素性贫血，如伴有缺铁，则可为低色素性小细胞性贫血。白细胞数大多正常，在活动期可略有增高，偶见嗜酸性粒细胞和血小板增多。贫血和血小板增多症与疾病的活动相关。多数病例的红细胞沉降率在活动性病变中常增高，可为疾病活动的指标。血清铁、铁结合蛋白的水平常减低。

（二）免疫蛋白检查

血清白蛋白（清蛋白）降低，球蛋白增高。免疫蛋白电泳显示 IgG、IgA 及 IgM 增多。C 反应蛋白活动期可升高。

（三）类风湿因子及其他血清学检查

1．类风湿因子：包括 IgG 型 RF、IgM 型 RF、IgA 型 RF 和 IgE 型 RF 等类型。目前临床多限于检测 IgM-RF，IgM-RF 高滴度阳性病人，病变活动重，病情进展快，不易缓解，预后较差，且有比较严重的关节外表现。类风湿因子阴性不能排除本病的可能，须结合临床。此外 RF 为自身抗体，也可见于多种自身免疫性疾病及一些与免疫有关的慢性感染如系统性红斑狼疮、干燥综合征、慢性肝炎、结节病，传染性单核细胞增多症、麻风、结核病、血吸虫病等。此外正常人接种或输血后亦可出现暂时性 RF（＋）。RA 患者的亲属亦可发现 RF 阳性。正常人尤其是高龄者可有 5% 呈阳性，故 RF 阳性，不一定就是类风湿性关节炎，但结合临床仍为诊断 RA 的重要辅助方法。

2．抗 RANA 抗体：近来发现类风湿性关节炎患者血清中抗类风湿性关节炎协同核抗原抗体（抗 RANA 抗体）的阳性率（93%～95%），明显高于其他各种类型关节炎的患者（约 19%）及健康人（约 16%），可作为诊断类风湿性关节炎的一项有力证据。

3．抗核抗体：抗核抗体在类风湿性关节炎的阳性率约 10%～20%。血清补体水平多数正常或轻度升高，重症者及伴关节外病变者可下降。

（四）关节腔穿刺

关节腔穿刺可得不透明草黄色渗出液，其中中性粒细胞可达（10～50）$\times 10^9$/L 或更高，细菌培养阴性。疾病活动期可见白细胞胞浆中含有类风湿因子和 IgG 补体复合物形成包涵体吞噬细胞，称类风湿细胞。渗出液中补体的相对浓度（与蛋白质含量相比较）降低，RF 阳性。

（五）X 线检查

早期患者的关节 X 线检查除软组织肿胀和关节腔渗液外一般都是阴性。关节部位骨质疏松可以在起病几周内即很明显。关节间隙减小和骨质的侵蚀，提示关节软骨的消失，只出现在病程持续数月以上者。半脱位、脱位和骨性强直是更后期的现象。当软骨已损毁，可见两骨间的关节面融合，丧失原来关节的迹象。弥漫性骨质疏松在慢性病变中常见，并因激素治疗而加重。无菌性坏死的发生率特别在股骨头，亦可因用糖皮质激素治疗而增多。

【诊断和鉴别诊断】

（一）诊断标准（1987 年 ARA 修订标准）

1．晨僵：关节及其关节周围晨僵持续至少 1 小时。

2．3 个或 3 个以上关节炎：双侧近端指间关节、掌指关节、腕关节、肘关节、膝关节、距小腿关节和跖趾指关节中，至少 3 个关节区域有软组织肿胀或积液（而不是只有骨质增生）。

3．手关节炎：腕关节、掌指关节、近端指间关节中至少有一个区域肿胀。

4．对称性关节炎：同时累及左右两侧相同的关节区（如近端指间、掌指关节或跖趾关节受累）但并不要求绝对对称。

5．类风湿结节：在骨突起部位、伸肌表面或关节旁的皮下结节。

6．血清类风湿因子阳性（滴度＞1:20）：无论何种检测方法都应有对照，即该方法在正常对照组中阳性率小于 5%。

7．X 线改变：后前位手和腕 X 线片有典型的类风湿关节炎改变，必须包括侵蚀，或关节局部或其邻近有明显骨质脱钙（仅有骨性关节炎改变不够）。

其中7条中满足4条以上可诊断类风湿关节炎，第1至4条存在至少6周。

（二）鉴别诊断

1. 增生性骨关节炎：发病年龄多在40岁以上，无全身症状。关节局部无红肿现象，受损关节以负重的膝、脊柱等较常见，无游走现象，肌肉萎缩和关节畸形不显著。X线检查显示关节周围骨质有钙质沉着，关节边缘呈唇样增生或骨疣形成，血沉正常，RF阴性。

2. 风湿性关节炎：本病尤易与类风湿性关节炎起病时相混淆，下列各点可资鉴别：①起病一般急骤，有咽痛、发热和白细胞增高；②以四肢大关节受累多见，为游走性关节肿痛，关节症状消失后无永久性损害；③常同时发生心脏炎；④血清抗链球菌溶血素"O"、抗链激酶及抗玻璃酸酶均为阳性，而RF阴性；⑤水杨酸制剂疗效常迅速而显著。

3. 结核性关节炎：类风湿性关节炎限于单关节或少数关节时应与本病鉴别。本病可伴有其他部位结核病变，如脊椎结核常有椎旁脓肿，2个以上关节同时发病者较少见。X线检查早期不易区别，若有骨质局限性破坏或有椎旁脓肿阴影，有助诊断。关节腔渗出液做结核菌培养常阳性。抗结核治疗有效。

4. 其他结缔组织疾病（兼有多发性关节炎者）：

（1）系统性红斑狼疮：多发于青年女性，也可发生近端指间关节和掌指关节滑膜炎，但关节症状不重，一般无软骨和骨质破坏，全身症状明显，有多脏器损害。典型者面部出现蝶形或盘状红斑。狼疮细胞、抗 ds-DNA 抗体、Sm 抗体、狼疮带试验阳性均有助于诊断。

（2）硬皮病：好发于20～50岁女性，早期水肿阶段表现的对称性手僵硬、指、膝关节疼痛以及关节滑膜炎引起的周围软组织肿胀，易与 RA 混淆。本病早期为自限性，往往数周后突然肿胀消失，出现雷诺现象，有利本病诊断。硬化萎缩期表现皮肤硬化，呈"苦笑状"面容则易鉴别。

（3）混合结缔组织病：临床症状与 RA 相似，但有高滴定度颗粒型荧光抗核抗体、高滴度抗可溶性核糖核蛋白（RNP）抗体阳性，而 Sm 抗体阴性。

（4）皮肌炎：肌肉疼痛和水肿并不限于关节附近，心、肾病变也多见，而关节病损则少见。ANA（＋），抗 PM-1 抗体，抗 Jo-1 抗体阳性。

【治疗】

类风湿性关节炎至今尚无特效疗法，仍停留于对炎症及后遗症的治疗，采取综合治疗，多数患者均能得到一定的疗效。现行治疗的目的在于：①控制关节及其他组织的炎症，缓解症状；②保持关节功能和防止畸形；③修复受损关节以减轻疼痛和恢复功能。

（一）一般疗法

发热及关节肿痛、全身症状严重者应卧床休息，至症状基本消失为止。待病情改善两周后应逐渐增加活动，以免过久的卧床导致关节废用，甚至促进关节强直。饮食中蛋白质和各种维生素要充足，贫血显著者可予小量输血，如有慢性病灶如扁桃体炎等在病人健康情况允许下，尽早摘除。

（二）药物治疗

1. 非甾体类抗炎药（NSAIDS）：用于初发或轻症病例，其作用机理主要抑制环氧化酶使前列腺素生成受抑制而起作用，以达到消炎止痛的效果。但不能阻止类风湿性关节炎病变的自然过程。本类药物因体内代谢途径不同，彼此间可发生相互作用不主张联合应用，并应注意个体化。

（1）水杨酸制剂：能抗风湿，抗炎，解热，止痛。剂量每日 2～4g，如疗效不理想，可酌量增加剂量，有时每日需 4～6g 才能有效。一般在饭后服用或与制酸剂同用，亦可用肠溶片以减轻胃肠道刺激。

（2）吲哚美辛：系一种吲哚醋酸衍生物，具有抗炎、解热和镇痛作用。患者如不能耐受阿司匹林可换用本药，常用剂量 25mg 每天 2～3 次，每日 100mg 以上时易产生副作用。副作用有恶心、呕吐、腹泻、胃溃疡、头痛、眩晕、精神抑郁等。

（3）丙酸衍生物：是一类可以代替阿司匹林的药物，包括布洛芬（ibuprofen）、萘普生（naproxen）和芬布芬（fenbufen）作用与阿司匹林相类似，疗效相仿，消化道副作用小。常用剂量：布洛芬每天 1.2～2.4g，分 3～4 次服。萘普生每次 250mg，每日 2 次。副作用有恶心、呕吐、腹泻、消化性溃疡、胃肠道出血、头痛及中枢神经系统紊乱如易激惹等。

（4）灭酸类药物：为邻氨基苯酸衍生物，其作用与阿司匹林相仿。抗炎酸每次 250mg，每日 3～4 次。氯灭酸每次 200～400mg，每日 3 次。副作用有胃肠道反应，偶有皮疹、肾功能损害、头痛等。

2. 金制剂：目前公认对类风湿性关节炎有肯定疗效。常用硫代苹果酸金钠。用法第 1 周 10mg 肌内注射，第 2 周 25mg。若无不良反应，以后每周 50mg。总量达 300～700mg 时多数病人即开始见效，总量达 600～1000mg 时病情可获稳定改善。维持量每月 50mg。金制剂用药愈早，效果愈著。金制剂的作用慢，3～6 个月始见效，不宜与免疫抑制剂或细胞毒药物并用。若治疗过程中总量已达 1000mg，而病情无改善时，应停药。口服金制剂效果与金注射剂相似。副作用有大便次数增多，皮疹，口腔炎，肾损害等，停药后可恢复。口服金制剂金诺芬是一种磷化氢金的羟基化合物。剂量为 6mg 每日 1 次，2～3 个月后开始见效。对早期病程短的患者疗效较好。副作用比注射剂轻，常见为腹泻，但为一过性，缓解显效率 62.8%。

3. 青霉胺：是一种含巯基的氨基酸药物，治疗慢性类风湿性关节炎有一定效果。它能选择性抑制某些免疫细胞使 IgG 及 IgM 减少。副作用有血小板减少，白细胞减少，蛋白尿，过敏性皮疹，食欲不振，视神经炎，肌无力，转氨酶增高等。用法第 1 个月每天口服 250mg，第 2 个月每次 250mg，每日 2 次。无明显效果第 3 个月每次 250mg，每日 3 次。每次总剂量达 750mg 为最大剂量。多数在 3 个月内临床症状可改善，症状改善后用小量维持，疗程约 1 年。

4. 氯喹：有一定抗风湿作用，但显效甚慢，常 6 周至 6 个月才能达到最大疗效。可作为水杨酸制剂或递减糖皮质激素剂量时的辅助药物。每次口服 250～500mg，每日 2 次。疗程中常有较多胃肠道反应如恶心、呕吐和食欲减退等。长期应用须注意视网膜的退行性变和视神经萎缩等。

5. 左旋咪唑：可减轻疼痛、缩短关节僵硬的时间。剂量为第 1 周 50mg，每日 1 次，第 2 周 50mg，每日 2 次，第 3 周 50mg，每日 3 次。副作用有眩晕、恶心、过敏性皮疹、视力减退、嗜睡、粒细胞减少、血小板减少、肝功能损害、蛋白尿等。

6. 免疫抑制剂：适用在其他药物无效的严重类风湿性关节炎患者，停药情况下或激素减量的患者。常用的有硫唑嘌呤，每次 50mg，每日 2～3 次。环磷酰胺每次 50mg，每日 2 次。待症状或实验室检查有所改善后，逐渐减量。维持量为原治疗量的 1/2～2/3。连续用 3～

6个月。副作用有骨髓抑制、白细胞及血小板下降、肝脏毒性损害及消化道反应、脱发、闭经、出血性膀胱炎等。

甲氨喋呤（MTX）有免疫抑制与抗炎症作用，可降血沉，改善骨侵蚀，每周 5～15mg 肌注或口服，3 个月为一疗程。副作用有厌食、恶心、呕吐、口腔炎、脱发、白细胞或血小板减少、药物性间质性肺炎与皮疹。可能成为继金和青霉胺之后被选用的另一缓解性药物。

7．肾上腺皮质激素：肾上腺皮质激素对关节肿痛，控制炎症，消炎止痛作用迅速，但效果不持久，对病因和发病机制毫无影响。一旦停药短期内即复发。对 RF、血沉和贫血也无改善。长期应用可导致严重副作用，因此不作为常规治疗，仅限于严重血管炎引起关节外损害而影响重要器官功能者，如眼部并发症有引起失明危险者，中枢神经系统病变者，心脏传导阻滞，关节有持续性活动性滑膜炎等可短期应用，或经 NSAIDS、青霉胺等治疗效果不好，症状重，影响日常生活，可在原有药物的基础上加用小剂量糖皮质激素。如奏效不著可酌情增加，症状控制后应逐步减量至最小维持量。

8．雷公藤：经国内多年临床应用和实验研究有良好疗效。有非甾类抗炎作用，又有免疫抑制或细胞毒作用，可以改善症状，使血沉和 RF 效价降低，雷公藤多甙 60mg/d，1～4周可出现临床效果。副作用有女性月经不调及停经，男性精子数量减少、皮疹、白细胞和血小板减少，腹痛、腹泻等。停药后可消除。

昆明山海棠，作用与雷公藤相似，每次 2～3 片，每天 3 次。疗程 3～6 月以上。副作用头昏、口干、咽痛、食欲减退、腹痛、闭经。

9．其他治疗：胸腺素、血浆去除疗法等尚待探索。

（三）理疗

目的在于用热疗以增加局部血液循环，使肌肉松弛，达到消炎、去肿和镇痛作用，同时采用锻炼以保持和增进关节功能。理疗方法有下列数种：热水袋、热浴、蜡浴、红外线等。理疗后同时配以按摩，以改进局部循环，松弛肌肉痉挛。

锻炼的目的是保存关节的活动功能，加强肌肉的力量和耐力。在急性期症状缓解消退后，只要患者可以耐受，便要早期有规律地做主动或被动的关节锻炼活动。

（四）外科治疗

以往一直认为外科手术只适用于晚期畸形病例。一般说来早期即予积极的综合性治疗，恢复大多较好。起病急的优于起病缓者，男性较女性为好，仅累及少数关节而全身症状轻微者，或累及关节不属对称分布者，往往病程短暂，约有 10％～20％患者因治疗不及时而成残废。本病不直接引起死亡，但严重晚期病例可死于继发感染。

【预后】

发病呈急骤者的病程进展较短促，一次发作后可数月或数年暂无症状，静止若干时后再反复发作。发作呈隐袭者的病程进展缓慢而渐进，全程可达数年之久，其间交替的缓解和复发是其特征。约 10％～20％的病人每次发作后缓解是完全性的。每经过一次发作病变关节变得更为僵硬而不灵活，最终使关节固定在异常位置，形成畸形。据国外统计，在发病的几年内劳动力完全丧失者约占 10％。

本病与预后不良有关的一些表现为：①典型的病变（对称性多关节炎，伴有皮下结节和类风湿因子的高滴度）；②病情持续活动 1 年以上者；③30 岁以下的发病者；④具有关节外类风湿性病变表现者。

自学指导

【重点难点】

类风湿性关节炎是一种以关节病变为主的慢性全身性疾病。病因尚不明确。典型病例根据临床表现、类风湿因子阳性及典型的 X 线表现诊断不难。特别要注意的是，类风湿因子的检测是诊断本病的一项重要辅助方法，阳性率可达 70%～80%，但应结合临床考虑。本病病因未明，故无针对病因的治疗，其治疗常采取综合措施。应当特别指出，糖皮质激素并不是治疗本病的首选药。因它不能阻断疾病的发展，且副作用多，停药或减量后症状又会发作。只有病情持续进展而其他治疗无效的病例才考虑选用。

【学习思考题】

1. RA 的临床表现与诊断标准。
2. 提示类风湿关节炎病情活动的指标有哪些?

（周希乔）

第十章 中 毒

人类生活环境中某些化学性、物理性、生物性、精神性等因素可对健康造成危害，特别是工业中常遇到的毒物如一些重金属、有机溶剂、刺激性气体，窒息性气体、农药等以及在家庭环境中接触到的不少化学物，如清洁剂、有机剂、杀虫剂等被误服或故意吞服此类化学物可致中毒。本章主要讨论中毒总论及有机磷农药中毒。

第一节 中 毒 总 论

【目的要求】

1. 了解各种途径中毒的分类。
2. 掌握主要化学药物中毒的诊断要点及鉴别。
3. 掌握中毒抢救措施（一般原则和常规化学药物）。中毒的特殊解毒剂的应用。

【自学时数】

2 学时。

某种物质进入机体后，侵害机体的组织器官，并在组织上和器官内产生化学和物理作用，以致引起正常生理功能的破坏，造成机体的功能障碍，组织损伤，甚至危及生命，这种现象叫中毒。中毒可分为急性和慢性两大类，主要由接触毒物的剂量和时间来决定的。短时间内吸收大量毒物可引起急性中毒，其发病急，症状重，变化快，如不积极治疗，可危及生命。而长期吸收小量毒物可引起慢性中毒，起病缓，病程长，缺乏中毒的特异性诊断指标，易出现误诊和漏诊。

【病因】

1. 职业性中毒：在生产过程中，有些原料、中间产物和成品是有毒的，如果不注意劳动保护，在生产过程中与有毒物质密切接触会发生中毒。
2. 生活性中毒：在误食、意外接触有毒物质、用药过量、自杀或谋害等情况下，过量的毒物进入人体，可引起中毒。

【中毒机制】

1. 局部刺激、腐蚀作用：强酸、强碱可吸收组织中水分，并与蛋白质和脂肪结合，产生直接化学损伤使细胞变性、坏死。

2. 缺氧：某些毒物可使血红蛋白发生变化，使其丧失正常的携氧功能，导致组织缺氧，如一氧化碳中毒可产生碳氧血红蛋白，亚硝酸盐、苯胺、喹啉可使血红蛋白形成高铁血红蛋白，硫化物可形成硫化血红蛋白，阻碍了氧的吸收、转运或利用，而脑和心肌缺氧敏感，易发生损害。

3. 麻醉作用：有机溶剂和吸入性麻醉剂有强亲脂性，脑组织和细胞膜含脂量高，因而上述毒物可通过血－脑屏障，进入脑内，蓄积于脑细胞膜，从而抑制脑功能。

4. 抑制酶的活性：大多数毒物可通过不同途径干扰或抑制酶的活性，例如：有机磷农药抑制胆碱酯酶，氰化物抑制细胞色素氧化酶，一氧化碳可与某些酶中铁相结合，使酶失去功能，引起细胞窒息。

5. 干扰细胞膜或细胞器的生理功能：四氯化碳在体内产生三氯甲烷自由基，此种自由基可使细胞膜中脂肪酸发生过氧化而导致线粒体内质网变性、细胞死亡。二硝基酚、五氯酚、棉酚可使线粒体内氧化磷酸化作用解偶联，妨碍高能磷酸键的合成和储存而释放大量能量使体温升高。

【毒物的体内过程】

有毒物质进入人机体，必须通过生物膜才能进入血液循环，吸收的毒物可发生化学变化被解毒或增加毒性，毒物对人体的毒性是其吸收、代谢和排泄等过程综合作用的结果。

（一）毒物的吸收

1. 呼吸道：由于肺泡表面积大，肺泡膜血供丰富，所以有毒气体、粉尘、蒸气易经呼吸道吸收，再由于在未经肝解毒的情况下，就直接作用于靶器官，以致毒性作用出现早而严重。生活中一氧化碳中毒是由呼吸道进入人体。

2. 消化道：非职业性中毒，大多由误食毒物所致。脂溶性毒物多以扩散方式透过胃肠道细胞膜而被吸收，少数毒物可在肠内以主动转运方式而被吸收。胃内的酸度及肠内菌群对毒物吸收及其毒性均有一定影响。

3. 皮肤：人体皮肤对水溶性毒物有较好的屏障作用，但一些脂溶性物质（有机化合物），可通过皮肤进入血液循环。少数毒物亦可经毛囊、皮脂腺或汗腺而吸收。一般认为皮肤吸收毒物慢，但如皮肤有损伤，或温水擦洗，则吸收增加。

（二）分布

毒物在体内分布于全身，进入血液的毒物相当一部分与血浆蛋白结合，只有未与血浆蛋白结合的毒物才能产生特异的毒性作用。毒物在组织中的分布还决定其毒物对组织的亲和力，现已证明，肝、肾对毒物具有很大的亲和力，脂肪组织往往作为某些毒物的储藏库，骨髓也可积聚毒物，如铅中毒。某些毒物具有透过血脑屏障的能力，如脂溶性化合物（巴比妥、苯胺、硝基苯）易进入中枢神经系统。儿童因血－脑屏障发育不完全，某些毒物更易通过。

（三）代谢

毒物在体内代谢转化的主要场所是肝脏，毒物在肝内所进行的代谢过程可分为两个阶段，第一阶段为氧化、还原、水解反应。第二阶段为结合作用。一般来说大多数毒物经代谢后毒性降低变为极性高，活性低的产物，通过胆汁和尿液排出体外。但也有少数在代谢后毒性反而增强，如异烟肼在肝内经过去乙酰化后，分解为异烟酸和乙酰肼，造成肝细胞损害；对硫磷氧化为毒性大得多的对氧磷。

（四）排泄

大部分毒物由肾脏排泄；气体和易挥发的毒物吸收后，一部分以原形经呼吸道排出；很多重金属如铅、汞、锰等以及生物碱由消化道排出；少数毒物经皮肤排出有时引起皮炎；此外，铅、汞、砷还可由乳汁排出。有些毒物排出缓慢，蓄积在体内某些器官内或组织内可产生慢性中毒。

【临床表现】

急性中毒可产生严重的临床症状，可表现为各系统的器质性或功能性异常，也可表现为某一系统的异常突出表现。其症状和体征取决于各种毒物的毒理作用和机体的反应性。

（一）神经系统症状

1. 中毒性脑病：中毒性脑病大多表现为程度不等的意识障碍。嗜睡：但能正确回答问题。昏睡：对轻微刺激有反应，但不能正确回答问题。昏迷：知觉丧失，对强刺激有或无反应，无语言表现。临床上多见麻醉药、镇静药、阿托品类、乙醇、有机磷、异烟肼和一氧化碳等，可直接或间接致中枢神经系统损害，而发生中毒性脑病。急性中毒性脑病患者经积极抢救后大多能康复，但少数可遗留后遗症。

2. 周围神经系统症状：某些工业毒物，使周围神经系统发生结构和功能变化，引起中毒性周围神经病变，如：有机磷、氯乙烯、二硫化碳、碘可致多发性神经炎，铅中毒时的桡神经麻痹，一氧化碳中毒时的尺神经或腓神经损害。

3. 抽搐：肌纤维颤动多见有机磷农药、氨基甲酸酯农药。

4. 震颤：见于汞、锰、一氧化碳中毒。

5. 瘫痪：见于一氧化碳、可溶性钡盐、箭毒、蛇毒等中毒。

（二）呼吸系统

刺激性或腐蚀性气体由呼吸道侵入时，可产生严重的刺激性症状，如咳嗽、声嘶、胸痛和呼吸困难。某些毒物中毒后可立即出现呼吸道症状，如氨、硫酸二甲酯等。某些毒物经过一定潜伏期后才出现症状，如氮的氧化物、碳酰氯（光气）等。有些有机溶质具有特殊气味，乙醇中毒的酒味，氰化物中毒的苦杏仁味，有机磷中毒的大蒜味，来苏儿的苯酚味。神经毒物可抑制呼吸中枢或由于中毒后继发脑缺氧、脑水肿等而引起中枢性呼吸衰竭，临床上多见呼吸节律和频率的异常。

（三）循环系统

各种毒物均可引起休克，如奎宁或奎尼丁中毒可致血管平滑肌对神经和体液的反应障碍，致心源性休克。剧烈的吐泻导致血容量减少，可致低血容量性休克，见于三氧化二砷中毒。青霉素类可致过敏性休克。洋地黄、奎尼丁、锑剂、河豚鱼毒素、有机汞等农药均可直接作用于心肌，引起心律失常和心脏骤停，患者常有胸闷、无力、心悸、心音低钝和奔马律等。

（四）消化系统

毒物侵入的主要途径是消化道，也是毒物吸收和排泄的主要场所。中毒的消化症状主要为：

1．口腔炎：腐蚀性毒物可引起口腔粘膜糜烂，齿龈肿胀和出血。

2．急性胃肠炎：服用强酸、强碱、金属类可直接刺激和损害胃粘膜而引起严重的胃肠症状，重者可致胃肠穿孔。有些毒物可作用于呕吐中枢而引起呕吐。

3．中毒性肝病：肝毒性药物可引起广泛的肝细胞破坏，出现肝功能损害症状，重者可发生肝昏迷；某些血液毒物可引起溶血和变性血红蛋白形成，而使肝细胞发生缺氧损害，常见的肝脏毒性药物有无机磷、有机溶剂、黄磷、四氯化碳、三硝基甲苯等。

（五）泌尿系统

急性肾功能衰竭为主要表现，常见下列三种情况：

1．中毒性肾小管坏死：见于升汞、磺胺、四氯化碳、头孢类抗生素、蛇毒、生鱼胆、斑蝥等中毒。

2．肾缺血：任何中毒如发生休克，都可导致肾缺血而引起肾小管坏死。

3．血管内凝血：游离血红蛋白由尿中排出时阻塞肾小管，磺胺结晶也可沉积于肾小管使之阻塞。

（六）血液系统

1．溶血性贫血：多见苯胺、硝基苯、伯安喹啉等，严重者可发生血红蛋白尿和急性肾功能衰竭。

2．白细胞减少：见于苯、氯霉素、抗肿瘤等毒物。

3．出血：肝素、水杨酸制剂、敌鼠钠、蛇毒等可引起血液凝固障碍导致出血，氯霉素、抗肿瘤等药物可引起血小板质和量方面的异常，导致出血。

（七）皮肤、粘膜症状

麻醉剂和抑制呼吸中枢的毒物，以及引起氧合血红蛋白不足的毒物均可发生皮肤、粘膜发绀，一氧化碳中毒可呈樱桃红色，强酸、强碱、甲醛、苯酚和甲酚皂等腐蚀性毒物可使皮肤灼伤，硝酸呈黄色；盐酸呈灰棕色；而硫酸痂呈黑色。

（八）眼症状

瞳孔扩大见阿托品中毒，瞳孔缩小见于有机磷农药、吗啡类中毒。

【诊断】

中毒的毒物已明确，只要确定毒物的量和治疗措施，如果毒物不能肯定，明确诊断的依据主要为毒物接触史和临床表现。中毒经初步诊断后，毒物的存在以及毒物对人体的影响，可通过实验检查加以证实，也可通过环境调查了解毒物的存在。

1．毒物接触史：职业性中毒者重点询问职业、工种、生产过程中有无接触毒物，毒物的种类和量及可能侵入的途径．同一工作场所有无其他人发生类似症状等。生活中毒时要了解患者的生活情况，精神状态．经常服用药物的种类，并注意家中药物有无缺少。对一氧化碳、液化石油气中毒要了解室内通风情况，及同室其他人员的情况。食物中毒应调查同餐进食者有无同样症状发生。有时需要向患者的同事、家属、亲友或现场目睹者了解病史。对地区性流行性中毒，应进行流行病学调查，有否水源和食物污染。

2．临床表现：熟悉中毒的症状和体征，有助于中毒的诊断及判断毒物种类。当有肯定的毒物接触史时，要分析症状的特点是否符合某种毒物中毒，并进行重点的和必要的检查，对于不明原因突然出现的发绀、呕吐、惊厥、呼吸困难、休克者要考虑急性中毒的可能。

3．实验室检查：直接收集剩余的药物、呕吐物、胃内容物、血液、尿、大便及其他可疑物品。一般应根据毒物的性质、侵入途径和体内过程来决定采集样品。临床上对不易立即判断为何种毒物应尽可能广泛收集毒物标本，以免遗漏。毒物分析对明确诊断虽十分重要，但不能等待检查结果后才开始抢救治疗。同时毒物鉴定有时非常复杂，某些鉴定方法有假阳性和假阴性结果，并可受其他物质的影响，因此不能把毒物检验作为诊断的惟一依据。

【治疗】

急性中毒是危急重症，抢救应分秒必争。治疗原则是首先维护机体的功能，避免毒物继续作用于机体，如有可能，应及时使用拮抗剂或特殊解毒剂。

（一）排除毒物

1．吸入性毒物：立即脱离现场，呼吸新鲜空气，保持呼吸道通畅及时帮助吸出呼吸道分泌物。

2．接触性中毒：立即脱去污染的衣服，清水清洗体表、毛发及甲缝内毒物。皮肤接触腐蚀性毒物，可选择适当中和液或解毒液冲洗，现场如无中和剂或解毒剂，即用大量清水冲洗，以防皮肤灼伤。

3．食入性中毒：催吐、洗胃、导泻法以排除毒物。催吐：患者神志清楚又能合作时催吐，催吐方法简便易行，催吐可与洗胃结合进行。先给病人饮温水或适量灌洗液，再使之呕吐。

自己也可用手指或压舌板刺激咽后壁或舌根部，以引起呕吐。如此再饮再吐，反复进行，直至呕吐液与灌洗液的颜色澄明度相似为止。催吐的禁忌证为：昏迷者、汽油、煤油中毒者、内服腐蚀性毒物者、惊厥、休克、肺水肿者、心脏病患者、妊娠者。

（二）洗胃

催吐无效，患者神智清醒，毒物系水溶性，洗胃最为适宜。一般服毒物后 4~6 小时洗胃最佳，超过 4~6 小时，大部分毒物已吸收，但如服毒物量较大，部分毒物仍可留在胃内，多数仍有必要洗胃，洗胃通常采用胃管洗胃法，洗胃液每次 300~400mL（神志不清者可减为 100~300mL），过多则易将毒物驱入肠内。洗胃液一般采用温清水，如已知毒物种类可采用相应的洗胃液反复灌洗，直至洗出液和灌洗液颜色相同为止，一般总量在 5~10L，必要时还可增加。洗胃后，再自服或经胃管灌入适量解毒剂及泻药，须注意的是：吞服强酸、强碱腐蚀性毒物者插管可能引起胃穿孔，一般不宜洗胃，此外惊厥患者插入胃管，可能再次诱发惊厥，昏迷者插入胃管易导致吸入性肺炎，均需慎重进行。

（三）导泻

可用 25% 硫酸钠 30~60mL 或 50% 硫酸镁 40~50mL，洗胃后由胃管内注入。有中枢神经抑制时不用硫酸镁。一般不用油剂泻药（如酚类），以免促进脂溶性毒物吸收。

（四）促进已吸收毒物排出：

1．利尿排毒：大多毒物经肾脏排泄。故可积极补液如静脉输注 10% 葡萄糖液或生理盐水以增加尿量，亦可静脉注射呋塞米，最好维持每小时尿量 200~300mL，在心、肾功能正常情况下，亦可用渗透性利尿剂，如 20% 甘露醇 250mL 快速静脉滴注，大量利尿时应注意适当补充盐。

2．血液净化疗法：血液透析、腹膜透析和血液滤过对清除安眠药、异烟肼、甲醇、乙醇、镁和钾均有效，特别是对急性肾功能严重减退的患者更有指征。它是中毒的重要治疗措施之一。

（五）拮抗解毒

1. 一般解毒剂：通过与胃内存留的毒物起中和、拮抗、沉淀和氧化等作用，可改变毒物的理化性质，使其丧失毒性。如服用强酸中毒可服弱碱液，强碱中毒可用弱酸。阿托品中毒可用毛果芸香碱；碱、奎宁、士的宁、吗啡中毒可用氧化物使其失去毒性；拮抗碘中毒可用淀粉与毒物生成沉淀，以阻滞毒物的吸收。

2. 特效解毒剂：有些药物对某些中毒有特殊解毒作用（表10－1），如某些毒物汞、锑、砷进入机体后能和组织蛋白和酶中的巯基相结合，引起细胞代谢的严重紊乱，巯基络合物能与组织蛋白质和酶的巯基相竞争。从而使含巯基酶系统恢复活性。小剂量亚甲蓝（美蓝）能使高铁血红蛋白还原成血红蛋白。主要用于硝酸盐中毒、苯胺、硝基苯类中毒等，较大剂量亚甲蓝可使多量血红蛋白氧化为高铁血红蛋白，后者对氰基有较大的亲和力，结合或氰化高铁血红蛋白，而使毒物得以解救。解氟灵为氟乙酰胺及氟醋酸钠的解毒剂，有延长中毒潜伏期，减轻发病症状或制止发病的作用。解磷定、阿托品常用于有机磷农药中毒。

表10－1　　　　　　　　　　特效解毒药物及其作用和用途

特效解毒药物	治疗作用和用途
阿托品（节后抗胆碱药）	拟胆碱药中毒（毛果芸香碱、新斯的明等）及含毒蕈碱的食物中毒，锑中毒引起心律紊乱、有机磷农药中毒和神经性毒素中毒
碘解磷定、氯解磷定等	有机磷农药中毒和神经性毒气中毒
二巯丙醇（BAL）二巯丙磺酸钠	与金属盐形成较稳定的化合物排出体外，用于砷、汞、铋同二巯基丙醇，对砷、汞解毒作用更强
二巯丁二酸钠	同BAL，对铅中毒也有解毒作用
依地酸钙钠	与金属离子结合成稳定的化合物排出体外，治疗铬、锌、铜中毒
依地酸二钠	洋地黄中毒（络合钙离子）
青霉胺	慢性铅、汞中毒
二乙硫氟甲酸钠	羰化镍中毒
金精三羧酸	铍中毒
解氟灵	氟酰乙胺和氟醋酯钠中毒等
盐酸巯乙胺和水杨酸巯基乙胺	金属中毒（解除金属对细胞中酶系统的作用）。预防和治疗放射病
硫代硫酸钠	铅、砷、汞、氰化物、碘及溴等中毒
亚硝酸异戊酯和亚酸钠	氰化物中毒
亚甲蓝	小剂量治疗高铁血红蛋白血症，如亚硝酸盐中毒、苯胺中毒等；较大剂量可治疗氰化物中毒

（六）对症及支持治疗

许多急性中毒其实无特效解毒疗法，毒物经过机体自身解毒和排泄，其浓度逐渐降低和消失。因此，及时有效的对症处理和维护重要脏器的功能十分重要。

1. 低血压休克：除病因治疗外，应补充血容量，酌情输注生理盐水、右旋糖酐－40、血浆或全血。

2. 呼吸困难：给予吸氧保持呼吸道通畅，根据病情给予支气管舒张药、呼吸兴奋剂，必要时行呼吸机辅助呼吸。

3. 烦躁不安或谵妄状态：一般可肌内注射异丙嗪 12.5~25mg，轻者可口服地西泮等。

4. 惊厥：吸氧。可试用速效巴比妥类，或用水合氯醛等。

（七）并发症和后遗症的处理

中毒性肝病、肾病、神经炎、造血器官损害和继发感染等，均需及时给予相应处理。

【预防】

预防包括：①根据厂矿、农村、城市居民中实际情况，向其介绍有关中毒的预防和急救知识。在初冬宣传预防煤气中毒；②严格遵守有关毒物的防护和管理制度，防止跑、冒、滴、漏。厂矿有毒物的车间和作业面应加强局部通风和全面通风，以排除毒物。注意废水、废气、废渣的治理；③食用特殊的食品前要注意了解有无毒性。不要吃有毒或变质的动植物。有些植物如蕈类如果不易辨认有无毒性，不可进食。有些动植物如河豚鱼、木薯、附子等经过适当处理后可以解除毒性。如未上述处理，不要轻意进食；④储盛药物和化学物的容器要加贴标签。外用药不可内服。医院、家庭、托儿所的剧毒药物如消毒、杀虫剂要严格管理。医院用药和发药要进行查对，以免误服或用药过量。

自学指导

【重点难点】

中毒是指毒物进入机体后，侵害机体的组织器官，引起正常生理功能的破坏，造成机体的功能障碍，组织损伤，甚至危及生命的现象。中毒可分为急性和慢性两大类，病因有职业性中毒和生活性中毒，明确中毒机制是难点，主要有：局部刺激、腐蚀作用、缺氧、麻醉作用、抑制酶的活性、干扰细胞膜或细胞器的生理功能等。有毒物质进入人机体，必须通过生物膜才能进入血液循环，吸收的毒物可发生化学变化被解毒或增加毒性，毒物对人体的毒性是其吸收、代谢和排泄等过程综合作用的结果。注意临床表现多样，急性中毒可产生严重的临床症状，可表现为各系统的器质性或功能性异常，也可表现为某一系统的异常突出表现。其症状和体征取决于各种毒物的毒理作用和机体的反应性。急性中毒的诊断是重点，明确诊断的依据主要为毒物接触史和临床表现。中毒经初步诊断后，毒物的存在以及毒物对人体的影响，可通过实验检查加以证实，也可通过环境调查了解毒物的存在。抢救治疗是难点，急性中毒是危急重症，抢救应争分夺秒。治疗原则是首先维护机体的功能，避免毒物继续作用于机体，如有可能，应及时使用拮抗剂或特殊解毒剂。

【学习思考题】

1. 什么是中毒？中毒的途径有哪些？

2. 中毒的临床表现有哪些？

3. 如何诊断急性中毒？

4. 急性中毒的治疗原则是什么？

第二节　有机磷农药中毒

【目的要求】

　　1. 了解有机磷农药的分类、中毒途径和中毒作用机制。
　　2. 掌握本病的抢救处理。
　　3. 熟悉本病的临床特点和诊断要点。

【自学时数】

　　2 学时。

　　有机磷农药属有机磷酸酯类、硫代磷酸酯类和焦磷酸酯类化合物，是目前应用较为广泛的农药，大多数为脂溶性、易挥发、有特殊蒜臭气味，常用剂型有乳剂、油剂或粉剂。除敌百虫外，绝大多数在酸性溶液中稳定，对光、热稳定，在碱性条件下易分解失效。对人畜的毒性主要是对乙酰胆碱酯酶的抑制，引起乙酰胆碱蓄积，使胆碱能神经受到持续冲动，导致先兴奋后衰竭的一系列毒蕈碱样、烟碱样和中枢神经系统症状，严重患者可因昏迷和呼吸衰竭而死亡。

　　各种有机磷杀虫药毒性相差很大。我国生产的有机磷杀虫药的毒性按大鼠急性经口半数致死量 LD_{50} 可分以下四类：①剧毒类：$LD_{50} < 10mg/kg$，如甲拌磷（3911）、内吸磷（1059）、对硫磷（1605）；②高毒类：LD_{50} $10 \sim 100mg/kg$，如甲基对硫磷、甲胺磷、氧乐果、敌敌畏；③中毒类：LD_{50} $100 \sim 1000mg/kg$，如乐果、乙硫磷、敌百虫、久效磷、倍硫磷、亚胺硫磷等；④低毒类：LD_{50} $1000 \sim 5000mg/kg$，如马拉硫磷、氯硫磷、独效磷等。

【病因】

　　（一）中毒
　　1. 生产性中毒：生产设备不够完善或在杀虫药精制、出料和包装过程中未按操作规程进行，杀虫药经皮肤和呼吸道吸收。
　　2. 储运使用性中毒：在运输、保管过程中不注意防护或违反操作规程而中毒；使用农药时，由于不注意个人防护，不遵守安全操作规程配药和喷洒药物时人体直接接触药液而引起中毒。
　　3. 生活性中毒：主要由于误服、自服或摄入被农药污染的水源和食物，还有乱用、滥用剧毒农药防治害虫（如灭蚊、体虱等），甚至用来给人治病而发生中毒。
　　（二）毒物的吸收和代谢
　　有机磷农药可经消化道、呼吸道及皮肤粘膜侵入人体。由前两者进入人体，吸收后 $6 \sim 12$ 小时，血中浓度达高峰，吸收迅速而完全。职业中毒以皮肤吸收为主，因局部无刺激性，故常不易察觉。而经胎盘进入机体，可导致死胎、流产。有机磷农药吸收后迅速分布到全身各器官，与组织蛋白结合，在肝内浓度最高，其次为肾、脾等，肌肉及脑含量最少。体内代谢主要为氧化及分解两种形式，一般氧化产物毒性增强，而分解产物毒性减弱。有机磷农药排泄较快，24 小时内通过肾脏由尿排泄，少量随粪便排出，48 小时后完全排出体内，故在体时无明显蓄积。

【发病机制】

有机磷的中毒作用主要在于抑制体内胆碱酯酶。有机磷酸酯进入体内后，迅速与胆碱酯酶结合，形成稳定的磷酰化胆碱酯酶（图 10-1），抑制胆碱酯酶活性，导致乙酰胆碱大量蓄积，引起以乙酰胆碱为传导介质的神经，包括交感和副交感神经节前纤维，副交感神经节后纤维，部分交感神经节后纤维（如汗腺分泌）神经横纹肌血管舒张神经和运动神经。开始过度兴奋，继之转入抑制和衰竭，并在临床上出现相应的中毒症状。有机磷农药尚可与乙酰胆碱受体直接起作用。乙酯胆碱酯酶被有机磷农药抑制后，在神经末梢恢复较快，少部分被抑制的乙酰胆碱酯酶在第 2 天即基本恢复；红细胞的乙酰胆碱酯酶抑制后，一般不能自行恢复，需待数月至红细胞再生后全血胆碱酯酶的活力才能恢复。

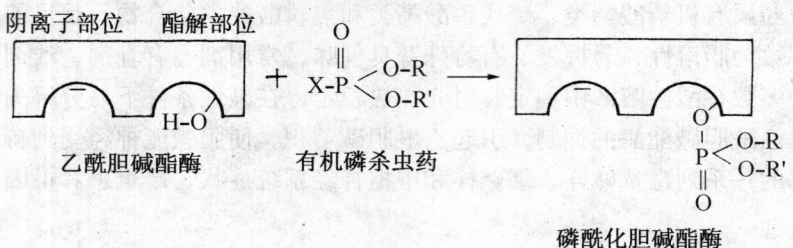

图 10-1　乙酰胆碱酯酶形成磷酰化胆碱酯酶

【临床表现】

急性有机磷中毒的临床表现视毒物的品种、剂量及进入人体的途径、机体状况、有无空腹、饮酒等不同可有较大差别。

（一）潜伏期

大多数有机磷中毒患者口中、身上或呕吐物含大蒜样臭味。经皮肤吸收后大多在 2~6 小时出现症状。经口服中毒潜伏期约为 5~10 分钟，首发症状为恶心、呕吐。病情变化迅速。

（二）中毒症状

根据其临床病理生理改变，临床表现可具有以下三类症状：

1. 毒蕈碱症状（M 样作用）：由脏器平滑肌、腺体兴奋而引起的症状。与毒蕈中毒引起的症状相似，故称为毒蕈症状。系乙酰胆碱对节后胆碱能神经的作用所致。表现为：①瞳孔括约肌和睫状肌的收缩，瞳孔缩小如针尖样；②腺体分泌增加，流涎、大汗、流泪；③支气管平滑肌的痉挛和分泌物的增加，可出现咳嗽、胸闷、呼吸困难、发绀等症状。两肺听到大量干、湿性啰音。严重者可发生肺水肿；④副交感神经兴奋导致胃肠道平滑肌蠕动增强，出现恶心、呕吐、腹痛、腹泻；膀胱逼尿肌收缩引起尿失禁。

2. 烟碱样症状（N 样作用）：是由交感神经节前纤维和横纹肌活动异常所引起的疾状，与烟碱中毒所引起的症状相似，故称为烟碱样症状。系乙酰胆碱对横纹肌神经肌肉接头和交感神经节前纤维的作用所致。主要表现肌颤动。开始常为小肌群、如面、舌、眼睑、四肢，严重时可有全身肌肉强直性痉挛。由于血管收缩还可出现一过性血压升高，心率加快，面色苍白。

3．中枢神经系统症状：中枢神经系统受乙酰胆碱的刺激后可出现先兴奋后抑制。早期有头晕、头痛、疲倦无力，以后躁动、共济失调、谵妄、精神失常、抽搐、昏迷。严重中毒时中枢神经系统症状更为突出。可因中枢性呼吸衰竭死亡。

4．局部症状：接触微量有机磷后，可能在吸收的局部引发症状，如滴入眼部可引起结膜充血和瞳孔缩小。皮肤接触后数小时可有出汗及接触性皮炎。出现红斑、水疱、糜烂等；呼吸道吸入数分钟后，有流涕、鼻粘膜充血等。

5．其他：急性有机磷中毒病人，常有暂时性血糖升高及糖尿症，但尿中无酮体存在。部分病人常可并发中毒性肝炎、中毒性心肌炎、心律失常、急性心力衰竭、猝死等。

（三）后遗症状

急性中毒一般无后遗症，个别患者在重度中毒症状消失后2～3周可发生迟发性脑病，主要累及肢体末端，且可发生下肢瘫痪，四肢肌肉萎缩等神经系统症状。现认为不是由胆碱酯酶受抑制引起的，可能是由于有机磷杀虫药抑制神经靶酯酶（NTE）并使其老化所致。少数患者在急性中毒症状缓解后和迟发性脑病发生前，在急性中毒后24～96小时突然死亡，称为"中间综合征"。其发生机制可能与胆碱酯酶受到长期抑制，影响神经－肌肉接头处突触后的功能有关。死亡前可先有颈、上肢和呼吸肌麻痹，累及颅神经者，出现睑下垂、眼外展障碍和面瘫。另外，临床发现有的患者如乐果和马拉硫磷口服中毒，经急救后临床症状好转，但在中毒后1周左右，在进餐、活动、情绪变化后病情骤然恶化、再度昏迷、出现肺水肿，甚至猝死。其原因尚未完全阐明，可能与皮肤、毛发残留毒物再吸收或解毒剂停用过早或减量过快，镇静剂的应用等有关。

（四）中毒程度分级

正确掌握分级标准是抢救成功的关键，在判断病情时，分级标准应以临床表现为主，可适当参考血胆碱酯酶活力。急性中毒可分为三级：

1．轻度中毒：有头晕、头痛、恶心、呕吐、多汗、胸闷、视力模糊、瞳孔缩小不明显。全血胆碱酯酶活力下降至70％～50％。

2．中度中毒：除上述症状外，有肌束震颤、瞳孔缩小、呼吸困难、流涎、大汗、腹痛、腹泻、神志有时模糊，血压有时升高。全血胆碱酯酶活力下降至50％～30％。

3．重度中毒：除上述症状外，并出现昏迷、肺水肿。全血胆碱酯酶下降30％以下。

【实验室检查】

1．全血胆碱酯酶（CHE）活力测定：以正常人血胆碱酯酶活力值为100％，CHE活性降至正常人的80％以下，即有诊断价值。轻度中毒患者CHE活力50％～70％，中度中毒30％～50％，重度中毒30％以下，CHE不仅有助于诊断，且对中毒程度轻重，疗效判断和预后估计也极为重要。但必须指出，此酶活性下降与病情轻重有时并不平行，故不能作为中毒病情严重度的主要分级依据。

2．尿中有机磷杀虫药分解产物测定：①敌百虫中毒时可化验尿中的三氯乙醇。②对硫磷和甲基对硫磷中毒时，化验尿中对位硝基酚，有助于有机磷杀虫药中毒的诊断。

3. 血、胃内容物和大便排泄物中有机磷检测：偶也被作为诊断手段。

4. 其他：重度中毒病人常见白细胞增多，其中以中性粒细胞增多为主并左移，嗜酸性粒细胞则常缺乏，红细胞显著减少。

【诊断】

诊断依据为：①有接触有机磷农药或服毒病史；②上述典型的三大症状（M样症状、N样症状、中枢神经系统症状及并发症）；③特征性五大体征（瞳孔缩小、肌肉震颤或痉挛、暂时性血压升高、流涎、多汗、口吐白沫、急性肺水肿）；④血中胆碱酯酶活力下降。

【鉴别诊断】

急性有机磷杀虫药中毒应与中暑、急性胃肠炎、脑炎等鉴别，必要时可做阿托品试验。

【治疗】

（一）迅速清除毒物

迅即离开现场，脱去污染衣服，用肥皂水或1%～5%碳酸氢钠彻底洗涤污染的皮肤、毛发和指甲，不可用热水擦洗皮肤，因其可使皮肤血管扩张，而促进毒物吸收。眼睛内溅有毒液时可立即用2%碳酸氢钠溶液或生理盐水冲洗。口服中毒者抢救成功的关键之一是及时有效地洗胃，洗胃液种类根据毒物种类选择，除敌百虫外（敌百虫忌用碱性溶液，因在碱性溶液中敌百虫可变为毒性更强的敌敌畏），均可用2%～5%碳酸氢钠洗胃，因为多数有机磷酯类均易在碱性溶液中分解失效。对硫磷中毒禁用高锰酸钾溶液洗胃，因可氧化为毒性更强的对氧磷。但在临床上有时很难判断有机磷的种类。故以清水或生理盐水为宜，不致因寻找特殊洗胃液而延误抢救时机。食管粘膜水肿、痉挛，插胃管困难，或饱餐后中毒，可考虑外科手术切开洗胃。洗胃力争彻底，直到抽出的胃内液体无有机磷的气味或洗清为止。洗胃后给硫酸镁（30～60g）口服，因阿托品化后，肠蠕动减弱硫酸镁量过少不足以导泻。对深度昏迷，不宜用硫酸镁，以硫酸钠为宜。

（二）解毒药的使用

1. 抗胆碱药阿托品：针对过量的乙酰胆碱采用阿托品。阿托品有阻断乙酰胆碱对副交感神经和中枢神经系统毒蕈碱受体的作用，可缓解毒蕈碱样症状和对抗呼吸中枢抑制，但不能拮抗N样作用，也不能消除神经、肌肉传导阻滞（特别是呼吸肌麻痹等），不能恢复胆碱酯酶的活性。阿托品剂量可根据病情每10～30分钟或1～2小时给药1次，阿托品静脉注射后1～4分钟开始发挥作用，8分钟达作用高峰，有机磷中毒患者对阿托品的耐受性显著增加，因此，阿托品的应用以早期、足量和维持足够的时间为原则，直到毒蕈碱样症状明显好转或患者出现"阿托品化"：临床出现瞳孔较大、口干、皮肤干燥和颜面潮红、肺湿啰音消失及心律加快，可改为维持量，继续应用数日。乐果口服中毒重症患者，维持用药时间不宜过短。如出现瞳孔扩大、神志模糊、狂躁不安、抽搐、昏迷和尿潴留等，提示阿托品中毒，应停用阿托品，给予镇静剂和毛果芸香碱（忌用毒扁豆碱和新斯的明）。

阿托品的用量及用法：①轻度中毒：开始1～2mg皮下注射，每1～2小时1次，"阿托品化"后0.5mg皮下注射，每4～6小时1次，维持用药3～5天；②中度中毒：开始2～4mg立即静脉注射，以后1～2mg静脉注射，每半小时1次，"阿托品化"后0.5mg～1mg

静脉或皮下注射，每4～6小时1次，维持用药5～7天。③重度中毒：开始3～10mg立即静脉注射，以后2～5mg静脉注射，每10～30分钟1次，"阿托品化"后0.5～1mg静脉或皮下注射，每2～6小时1次，维持用药7～10天。

以上用法并非惟一模式，要结合患者中毒程度、毒物种类、个体差异、就诊早晚、对治疗的反应等因素，并在严密观察下给予灵活调整。多数人认为重度中毒患者剂量小于300mg或大于1500mg都是不利的。

2．胆碱酯酶复能剂：肟类复能剂使被抑制的胆碱酯酶恢复活性，但对乙酰化胆碱酯酶没有复能作用，并减轻或消除烟碱样作用。复能剂对急性中毒应早期、足量应用，一般应在中毒后24小时内用足量，用药维持72小时左右。目前常用的胆碱酯酶复能剂有碘解磷定（PAM-I）、氯磷定（PAM-Cl）和双复磷（DMO$_4$）。复能剂可通过化学反应夺取磷酰化胆碱酯酶的磷酰基，对急性中毒迁延过迟或对慢性中毒疗效不显。胆碱酯酶复能剂对不同有机磷农药中毒的疗效不同。对用解磷定不佳的敌敌畏、乐果等，可用双复磷。因胆碱酯酶复能剂对解除烟碱样毒性作用较明显，所以如与阿托品合用则可发挥协同作用，提高疗效。

上述几种药物，碘解磷定为较早应用的胆碱酯酶复能剂，因水溶性低而不稳定，只能静脉注射，漏出血管可致剧痛和局部组织坏死，故使用不方便，且剂量较大时，有恶心、呕吐、心动过速、血压升高等副作用，但对内吸磷、对硫磷等急性中毒有良好的疗效。氯磷定副作用较解磷定小，使用方便，可静脉注射也可肌内注射，目前国外多用氯磷定，解磷定已不再生产，该药亦为国内最常用复能剂。双复磷复活胆碱酯酶的作用较解磷定、氯磷定强而持久，血中半衰期较氯磷定慢1倍，对敌百虫、敌敌畏、乐果等有效，能透过血-脑屏障，使中枢神经系统症状得以迅速控制。并兼有类似阿托品作用，故对毒蕈碱样症状也有效，但双复磷副作用较明显，有口周发麻、恶心、呕吐及颜面潮红等，甚至全身麻木、中毒性肝炎、心室纤颤，故临床应用受到一定限制。胆碱酯酶复能剂的用法及用量见表10-2。

表10-2　　　　　　　　　　有机磷杀虫药中毒解毒药剂量表

药名	用药阶段	轻度中毒	中度中毒	重度中毒
阿托品	开始	1～2mg，皮下注射，每1～2小时1次	2～4mg，静脉注射，立即；1～2mg每半小时1次，静脉注射	3～10mg，静脉注射，立即；2～5mg，静脉注射，每10～30分钟1次
	阿托品化后	0.5mg皮下注射，每4～6小时1次	0.5～1mg，皮下注射，每4～6小时1次	0.5～1mg，皮下注射，每2～6小时1次
氯磷定	首剂	0.25～0.5g，肌内注射	0.5～0.75g，肌内注射	0.75～1g，稀释后，缓慢静脉注射
	以后	必要时2小时后重复1次	0.5g肌内注射，每2小时1次，共3次	半小时后可重复；0.25g，每小时静脉滴注，6小时后，如病情显著好转，可停药
碘解磷定	首剂	0.4g稀释后缓慢静脉注射	0.8～1.2g，缓慢静脉注射	1.2～1.6g，稀释后缓慢静脉注射
碘解磷定	以后	必要时，2小时后重复1次	0.4g，每小时静脉滴注，共4～6小时	半小时后可视情况重复1次；0.4g，每小时静脉滴注，6小时后好转，可停药

药名	用药阶段	轻度中毒	中度中毒	重度中毒
双复磷	首剂	0.125~0.25g 肌内注射，必要时，每2~3小时后重复1次	0.5g肌内或静脉注射2~3小时后可重复0.25~0.5g	0.5~0.75g，静脉注射
	以后		原剂量酌情用药1~3次	半小时后可重复0.5g；每2~3小时给0.25g，共2~3次
解磷注射针	首剂	0.5~1支肌内注射	首次1~2支，	首次2~3支
	以后		1小时后可重复一次肌内注射或静脉注射	1小时后可重复1~2支

3. 解磷注射液的应用：解磷注射液是军事医学科学院研究制成的治疗急性有机磷农药中毒的复合制剂，具有抗胆碱、复能双重作用。对解除患者M样作用、N样作用以及中枢神经系统症状均有效，作用快而持久，避免了多次用药。

（三）对症治疗

重症有机磷中毒患者常出现肺水肿、呼吸衰竭、脑水肿、休克、继发感染等并发症，是导致患者死亡的重要原因，应及时发现并做出相应的处理。

1. 维持呼吸功能：呼吸衰竭是由于脑水肿、肺水肿呼吸肌麻痹以及延髓对呼吸中枢的抑制等多种综合因素所致。表现为呼吸困难、节律变化等。应注意维持正常呼吸功能，保持呼吸道通畅，避免窒息，给氧，使用呼吸兴奋剂。必要时行气管插管和机械通气。

2. 脑水肿：脑水肿一般发生在中毒的24小时内，表现为头痛、呕吐、视乳头水肿等颅内压增高的表现，以及意识障碍、躁动、抽搐、昏迷、血压升高，心率减慢、呼吸慢而深或不规则等。如患者阿托品化的其他表现陆续出现，但迟迟不能清醒，应考虑脑水肿的存在，可给予患者头置冰袋，使用脱水剂和糖皮质激素常可使症状改善。

3. 休克：用升压药，维持水、电解质与酸碱平衡和补充营养，在心律紊乱时应用抗心律失常药物等。

4. 感染：对重度有机磷中毒患者应使用抗生素预防和治疗肺部感染、尿路感染。

（四）其他治疗

1. 换血或输新鲜血：这对于血胆碱酯酶活性显著下降的严重病例和中毒时间较久，磷酰化胆碱酯酶"老化"而不易复活的病例尤为适宜。

2. 保护心肌：对合并心肌损害的严重中毒患者，应加用保护心肌的药物。延长卧床休息的时日。

3. 血液净化疗法：血液灌流（HP）加血液透析或腹膜透析能有效地降低有机磷农药存血中的浓度，对严重中毒患者应尽早进行，可提高治愈率。

【预防】

1. 生产和喷洒有机磷农药时，应严格执行操作规程，采取各种个人防护措施，工作完毕后对可能沾染农药的皮肤，用具、衣物进行彻底清洗。

2. 日常生活中要强化有机磷农药的管理，防止误服；不能食用近期施药的瓜果等。

3. 农药生产、运输、储存过程中，要加强劳动防护，防止跑、冒、滴、漏，严禁乱用农药原液灭虱、灭疥等。

【预后】

有机磷中毒经及时抢救大多预后良好，治疗失败的主要原因是服毒量过大、中毒严重、就诊过晚、治疗不当。部分患者遗有头晕、乏力、四肢麻木、心悸等症状。经对症治疗，常在数周内恢复。

自学指导

【重点难点】

临床上有机磷农药中毒是最常见的农药中毒，熟悉常见有机磷农药的毒性分类，有利于指导临床用药，其中毒机制的掌握是难点。有机磷的中毒作用主要在于抑制体内胆碱酯酶。有机磷酸酯进入体内后迅速与胆碱酯酶结合，形成稳定的磷酰化胆碱酯酶，抑制胆碱酯酶活性，导致乙酰胆碱大量蓄积，引起以乙酰胆碱为传导介质的神经，包括交感和副交感神经节前纤维，副交感神经节后纤维，部分交感神经节后纤维（如汗腺分泌）神经横纹肌血管舒张神经和运动神经。开始过度兴奋，继之转入抑制和衰竭，并在临床上出现相应的中毒症状。有机磷农药尚可与乙酰胆碱受体直接起作用。有机磷农药中毒的诊断和治疗是重点。诊断时应抓住接触史、三大类表现、三个特征性体征，特异性的胆碱酯酶改变等，这些均为快速诊断提供了依据。有机磷农药中毒的抢救是重点。清除中毒、解毒药的使用、对症处理是关键，注意阿托品的用量既不能少也不能过量，掌握阿托品化的指征，达到阿托品化即开始减量；同时肟类胆碱酯酶复能剂的使用越早越好，不能超过中毒后 24 小时。

另外，应了解其他农药的一些特点，农药种类很多，有些则是混合制剂。常用农药可归为：①有机磷农药；②有机氯农药、有机氮农药、有机汞农药及一些新农药如拟除虫菊脂类农药、氨基甲酸酯害农药、有机硫等多为中或低毒类，已逐步普及应用，因此中毒的报道并不少见。这类农药中毒的处理不用胆碱酯酶复能剂，可按急性中毒的一般抢救方法进行处理，也有一些特别的措施。总之，农药种类不同，中毒的抢救也常有不同，应认识其毒性反应，掌握其急救措施，不可盲目给予解磷定和阿托品。值得注意的是混配农药的大量生产与使用中，有机磷与其他杀虫剂混合剂中毒占 85.5%，提示应充分重视应用急性有机磷中毒的诊断与治疗经验，以解决混配农药的中毒的诊断与合理治疗的问题。

【学习思考题】

1. 以有机磷农药中毒为例，说明急性中毒的诊断要点。
2. 抢救急性中毒的基本措施是什么？
3. 你认为抢救有机磷农药中毒的关键是什么？

（杨继兵）

附篇：模拟试题及参考答案

模 拟 试 题（一）

一、单项选择题（在备选答案中，选择1个是最佳答案，并把它的标号填入题后的括号内。每题1分，共15分）

1. 传染病的基本特征为（　　）
   A. 有病原体、免疫性传染性　　　　　　B. 有传染性、流行性、有地方性和季节性
   C. 有传染性、传播途径和免疫性　　　　D. 有传染性、病原体、免疫性和流行性
   E. 有传染性、免疫性和流行性

2. 霍乱治疗的主要措施为（　　）
   A. 抗菌　　B. 止泻　　C. 纠酸　　D. 补液　　E. 补钾

3. 确诊慢性胃炎的主要依据（　　）
   A. 慢性上腹痛　　B. 泛酸嗳气　　C. 胃镜检查　　D. X 线检查　　E. 找到幽门螺旋杆菌

4. 下列哪项不可能引起浮肿?（　　）
   A. 肝硬化　　B. 广泛性淋巴结转移　　C. 高蛋白血症　　D. 心功能不全　　E. 静脉压增高

5. 流脑与乙脑的鉴别诊断主要依靠（　　）
   A. 季节　　B. 有无病理反射　　C. 临床表现　　D. 脑脊液　　E. 年龄

6. 在糖尿病酮症酸中毒昏迷,下列哪种电解质紊乱是最常见的（　　）
   A. 低血钾　　B. 高血钾　　C. 高血钙　　D. 高血钠　　E. 低血钠

7. 下列哪个疾病,ALT/AST 升得最高（　　）
   A. 风湿性心肌炎　　B. 肝硬化　　C. 心包炎　　D. 前壁心肌梗死　　E. 心绞痛

8. 直肠排出鲜血或粪便表面混有血时,除下列哪个疾病,其余都是可能的病因（　　）
   A. 溃疡性结肠炎　　B. 胃溃疡　　C. 乙状结肠息肉　　D. 痔　　E. 直肠癌

9. 一30岁女性患者,诉腰痛,及肾区叩击痛,伴全身中毒症状,这些表现符合下列哪种疾病（　　）
   A. 急性肾炎　　B. 急性膀胱炎　　C. 输尿管狭窄　　D. 急性肾盂肾炎　　E. 肾结石

10. 下列哪种细菌是革兰阴性球菌（　　）
    A. 乙型溶血性链球菌　　B. 脑膜炎双球菌　　C. 肺炎双球菌　　D. 白色葡萄球菌　　E. 肠球菌

11. 治疗结核病时,联合应用抗结核药物主要目的是（　　）
    A. 通过协同作用增加药效　　B. 预防重复感染　　C. 可相互抑制不良副作用　　D. 阻止发生耐药性　　E. 各种器官对药物不同的反应

12. 泌尿系统疾病中通常表现高血压及水肿是那种疾病（　　）
    A. 肾结石　　B. 肾结核　　C. 肾囊肿　　D. 急性肾盂肾炎　　E. 慢性肾炎

13. 下列哪种药物在肺心病是禁忌的（　　）
    A. 洋地黄　　B. 吗啡　　C. 利尿药　　D. 安定　　E. 奋乃静

14. 持续性发热不是下列哪个疾病中典型的症状（　　）

A. 大叶肺炎　　　B. 斑疹伤寒　　　C. 伤寒　　　D. 急性血吸虫病　　　E. 肺结核

15. 早期诊断肝癌最好的方法是下列哪一个（　　）

A. 直肠指诊检查　　　B. 直肠涂片检查　　　C. 粪便潜血试验　　　D. 粪便检查脂肪　　　E. 血清中测甲胎蛋白

二、**多项选择题**（在备选答案中，选择 2～5 个正确答案，并将它们的标号填入题后的括号内，错选或漏选均不给分。每题 1 分，共 10 分）

1. 诊断肾病综合征的主要依据（　　）

A. 明显水肿　　　B. 高血压　　　C. 高脂血症　　　D. 大量蛋白尿　　　E. 血浆蛋白减低

2. 诊断急性心肌梗死常用的酶学检查有（　　）

A. CPK-IMB　　　B. LDH_3　　　C. AST　　　D. ALT　　　E. ALP

3. 2 型糖尿病的临床表现（　　）

A. 发病年龄多在 40 岁以上　　　B. 肥胖者多见　　　C. 胰岛素水平可正常　　　D. 易发生酮症酸中毒
E. "三多一少"症状明显

4. 下列哪些疾病有肝区压痛（　　）

A. 肝外胆汁瘀积　　　B. 肝瘀血　　　C. 酒精性脂肪肝　　　D. 肝炎　　　E. 胃穿孔

5. 下列哪些情况是门静脉高压的特征（　　）

A. 水肿　　　B. 食管静脉曲张　　　C. 腹水　　　D. 痔静脉曲张　　　E. 蜘蛛痣

6. 急性胰腺炎有下列哪些并发症（　　）

A. 高血糖　　　B. 低血钙　　　C. 凝血障碍　　　D. 黄疸　　　E 高胆固醇

7. 冠状动脉粥样硬化性心脏病的易患因素有（　　）

A. 糖尿病　　　B. 高血压病　　　C. 高脂血症　　　D. 肥胖　　　E. 抽烟

8. 原发性高血压药物治疗常用药物有（　　）

A. 利尿剂　　　B. α受体阻滞剂　　　C. 血管紧张素转换酶抑制剂　　　D. 钙通道拮抗剂　　　E. 胆碱能受体拮抗剂

9. 甲亢心血管系统表现（　　）

A. 心动过速　　　B. 第二心音增强　　　C. 舒张压降低　　　D. 可出现周围血管征　　　E. 心力衰竭

10. 引起再生障碍性贫血的发病机制有（　　）

A. 造血干细胞内在的缺陷　　　B. 异常免疫反应损伤造血干细胞　　　C. 造血微环境功能缺咎　　　D. 遗传倾向　　　E. 微循环功能障碍

三、**填空题**（每空 0.5 分，共 20 分）

1. 细菌性痢疾病程超过 _____ 则为慢性菌痢。

2. 临床上按流行性脑膜炎的发展过程可分为 _____、_____ 和 _____ 三期。

3. 肺炎球菌肺炎治疗的首选药物是 _____，其疗程是 _____。

4. 肺结核的化疗原则是 _____、_____、_____、_____ 和 _____。

5. 肺癌的转移途径有直接蔓延、_____、_____ 和 _____。

6. 心房颤动的临床特点是 _____、_____、_____。

7. 急性心肌梗死的主要并发症是 _____、_____、_____。

8. 消化性溃疡的并发症有 _____、_____、_____、_____。

9. 胃癌的转移途径有 _____、_____、_____，最常见的是 _____。

10. 肝硬化的并发症有 _____、_____、_____ 等。

11. 泌尿系感染的感染途径有 _____、_____、_____、_____。

12. 急性有机磷农药中毒治疗常用 _____ 和 _____ 两种拮抗解毒剂。

四、名词解释（每题3分，共15分）

1. 原发综合征　　2. 呼吸衰竭　　3. 联合瓣膜病　　4. 肝性脑病　　5. 粒细胞缺乏症

五、判断题（每题1分，共10分）

1. 伤寒病人血中嗜酸性粒细胞增加。（　　）
2. 血吸虫病的治疗首选吡喹酮。（　　）
3. 甲型肝炎的传播途径是消化道。（　　）
4. 慢性肺心病治疗的关键措施是应用强心甙。（　　）
5. 血清脂肪酶测定有助于急性胰腺炎的早期诊断。（　　）
6. 中毒性肺炎，首选治疗是使用血管活性药物。（　　）
7. 中央型肺癌常以阵发性刺激性干咳为首发症状。（　　）
8. 左心衰时最典型的临床表现是呼吸困难。（　　）
9. 血片中找到幼稚白细胞即可诊断为白血病。（　　）
10. 原发性血小板减少性紫癜属自身免疫性疾病。（　　）

六、问答题（每小题6分，共30分）

1. 肺炎球菌肺炎临床表现及中毒性肺炎的治疗要点。
2. 蛛网膜下腔出血的处理。
3. 急性有机磷农药中毒急救措施。
4. 什么是癫痫持续状态，其处理原则如何。
5. 洋地黄中毒的处理。

模 拟 试 题（二）

一、单项选择题（在备选答案中，选择1个是最佳答案，并将它的标号填入题后的括号内。每题1分，共15分）

1. 细菌性痢疾的最主要临床表现是（　　）
   A. 里急后重及脓血便　　B. 发热　　C. 腹痛　　D. 呕吐　　E. 乏力
2. 伤寒病人血培养时间在发病后（　　）
   A. 第一周　　B. 第三周　　C. 第四周　　D. 第五周　　E. 第六周
3. 机体对结核由再感染后发生与初感染不同反应的KOCH现象，其最主要机制是（　　）
   A. 肺部首次感染结接菌后的免疫反应　　B. 结核菌侵入人体后，身体组织对结核菌及其代谢产物所发生的敏感反应　　C. 机体对结核菌已经具有免疫力的结果　　D. 人体对结核菌的自然免疫反应　　E. 说明机体对结核菌无免疫力
4. 肺炎球菌肺炎特征性临床表现为（　　）
   A. 稽留热　　B. 肺实变　　C. 湿啰音　　D. 铁锈色样痰　　E. 哮鸣音
5. 肺心病形成肺动脉高压的最重要的因素是（　　）
   A. 长期反复发作的慢性炎症　　B. 肺毛细血管床减少　　C. 肺细小动脉痉挛　　D. 血容量增多
   E. 血液粘稠度增加
6. 原发性高血压者的肾功能障碍以何种为最早表现（　　）
   A. 尿相对密度（比重）固定为1.010　　B. 尿蛋白（＋＋）　　C. 夜尿增多　　D. 尿中 β_2 - 微球蛋白增多　　E. 血尿素氮增高

7. 急性心肌梗死时，心源性休克的最主要原因是（　　）

A. 呕吐、多汗造成的低血容量　　B. 室性期前收缩　　C. 心肌收缩力减弱，心排出量降低　　D. 剧烈疼痛神经反射引起周围血管扩张　　E. 乳头肌功能不全

8. 男性，56岁，突然心悸，气促，咳粉红色泡沫痰，血压195/90mmHg，心率136次/分，应首选下列哪组药物（　　）

A. 西地兰、硝酸甘油、异丙肾上腺素　　B. 硝普钠、西地兰、呋塞米　　C. 毒毛旋花甙 K、硝普钠、心得安　　D. 胍乙啶、酚妥拉明、西地兰　　E. 硝酸甘油、西地兰、多巴胺

9. 男，25岁，因心悸气短3年，发热1个月来诊，查体：T37.6℃，睑结膜有一出血点，心率102次/分，心尖部闻及双期杂音，主动脉瓣区闻及舒张期杂音，脾大肋下1.5cm，有杵状指，Hb 80g/L，尿蛋白（+），该患者最可能诊断为风心病合并（　　）

A. 上呼吸道感染　　B. 风湿活动　　C. 贫血性心脏病　　D. 感染性心内膜炎　　E. 结缔组织疾病

10. 原发性肝癌，下列临床表现哪项最重要（　　）

A. 食欲减退，消瘦　　B. 黄疸进行性加深　　C. 肝持续性疼痛　　D. 肝硬化表现　　E. 发热

11. 急性胰腺炎常发生于（　　）

A. 暴饮暴食后　　B. 进食油腻食物后　　C. 上消化道出血后　　D. 肺部感染后　　E. 幽门梗阻后

12. 女，30岁，乏力，腰痛，夜尿增多两年，查血压150/90mmHg，尿常规：蛋白（+），红细胞管型3~4个/高倍镜下，尿素氮7mmol/L，肾盂静脉造影；两侧肾脏大小不一，表面凸凹不平，最可能诊断为（　　）

A. 慢性肾炎普通型　　B. 慢性肾炎高血压型　　C. 慢性肾盂肾炎　　D. 慢性膀胱炎　　E. 高血压病，动脉硬化

13. 女性，妊娠3个月，因怕热，多汗就诊。为确定有否甲亢，下列哪项检查结果最可靠（　　）

A. TT₃ TT₄　　B. 正丁醇提取碘　　C. TT₃ TT₄ + 甲状腺素结合球蛋白测定　　D. 血清蛋白结合碘　　E. TT₃ TT₄ + 甲状腺素结合试验

14. 确诊急性粒细胞性白血病的主要依据是（　　）

A. 全血细胞减少　　B. 白细胞计数明显增多　　C. 周围血片可见幼稚细胞　　D. 骨髓增生极其活跃　　E. 骨髓涂片原始粒细胞＞30%

15. 短暂脑缺血发作持续时间不超过（　　）

A. 数分钟　　B. 数十分钟　　C. 数小时　　D. 24小时　　E. 数天

二、**多项选择题**（在备选答案中，选择2~5个正确答案，并将它们的标号填入题后的括号内，错选或漏选均不给分。每题1分，共10分）

1. 右心功能不全的表现有（　　）

A. 肺动脉瓣区第二心音亢进　　B. 肝颈静脉反流征阳性　　C. 心浊音区向左移位　　D. 二尖瓣区舒张期奔马律　　E. 双下肢可凹性水肿

2. 用于改善支气管哮喘气道变态反应性炎症的药物有（　　）

A. 肾上腺皮质激素　　B. 舒喘灵　　C. 氨茶碱　　D. 东莨菪碱　　E. 色甘酸二钠

3. 肝硬化门静脉高压的临床表现（　　）

A. 蜘蛛痣　　B. 脾肿大　　C. 出血倾向　　D. 腹水　　E. 黄疸

4. 乙型病毒性肝炎的传染指标（　　）

A. HbsAg（+）　　B. 抗 H－Bs（+）　　C. HbeAg（+）　　D. 抗－Hbe（+）　　E. 抗－HBc（+）

5. 上、下尿路感染的鉴别（　　）

A. 膀胱冲洗后尿细菌培养　　B. 白细胞管型　　C. 尿细菌抗体包裹（+）　　D. 尿路刺激征　　E. 肋脊角疼痛和压痛

6. 肺结核化疗药物中的全杀菌剂是（　　）

A. 利福平　　B. 链霉素　　C. 异烟肼　　D. 吡嗪酰胺　　E. 乙胺丁醇

7. 抗心绞痛的药物常用（　　）

　　A. 钙通道阻滞剂　　　B. 拟交感药物　　　C. 硝酸酯类　　　D. β受体阻滞剂　　　E. 糖皮质激素

8. 甲状腺危象的主要特点是（　　）

　　A. T＞39℃　　B. P＞160 次/分　　C. 大汗　　D. 吐泻　　E. 意识障碍

9. 口服降糖药主要有（　　）

　　A. 磺酰脲类　　B. 双胍类　　C. 胰岛素　　D. 糖皮质激素　　E. 噻唑烷二酮

10. 脑桥出血的临床表现（　　）

　　A. 深昏迷　　B. 瞳孔缩小　　C. 交叉性瘫痪　　D. 发热　　E. 中枢性面瘫

三、填空题（每空 0.5 分，共 20 分）

1. 肺结核的临床分型＿＿＿＿＿、＿＿＿＿＿、＿＿＿＿＿、＿＿＿＿＿、＿＿＿＿＿。

2. 重症肝炎分为三型＿＿＿＿＿、＿＿＿＿＿、＿＿＿＿＿。

3. 慢支的临床分期＿＿＿＿＿、＿＿＿＿＿、＿＿＿＿＿。

4. 消化性溃疡常见并发症为＿＿＿＿＿、＿＿＿＿＿、＿＿＿＿＿、＿＿＿＿＿。

5. 抗心力衰竭的常用药物有三类＿＿＿＿＿、＿＿＿＿＿、＿＿＿＿＿。

6. Horner 综合征表现为＿＿＿＿＿、＿＿＿＿＿、＿＿＿＿＿。

7. 高血压心脏病的诊断依据是＿＿＿＿＿、＿＿＿＿＿。

8. 典型心绞痛的特点是＿＿＿＿＿、＿＿＿＿＿、＿＿＿＿＿、＿＿＿＿＿、＿＿＿＿＿。

9. 糖尿病的常见并发症是＿＿＿＿＿、＿＿＿＿＿、＿＿＿＿＿、＿＿＿＿＿、＿＿＿＿＿。

10. 常见的急性脑血管病有＿＿＿＿＿、＿＿＿＿＿、＿＿＿＿＿、＿＿＿＿＿。

四、名词解释（共 5 题，每题 3 分，共 15 分）

1. 肝肾综合征　　2. 肺性脑病　　3. 尖端扭转型室性心动过速　　4. 三偏症　　5. 糖尿病高渗性昏迷

五、判断题（每题 1 分，共 10 分）

1. Ⅱ型呼吸衰竭常用高浓度氧吸入疗法。（　　）

2. 血吸虫病治疗，目前多选用吡喹酮。（　　）

3. 支气管哮喘持续状态是指严重哮喘发作持续在 10 小时以上。（　　）

4. 慢性肾炎肾功能损害以肾小管功能损害为主。（　　）

5. 血清脂肪酶测定有助于急性胰腺炎的早期诊断。（　　）

6. 急性肺水肿常见于左心衰竭。（　　）

7. 心源性哮喘常见于左心衰竭。（　　）

8. 急性脑血管病脑出血好发于基底核区，并常伴有脑疝、中枢性发热、上消化道出血等严重并发症。（　　）

9. 癫痫持续状态常出现高热、脱水、酸中毒等严重并发症。（　　）

10. 有机磷中毒常表现为瞳孔散大，颜面潮红，皮肤干燥等。（　　）

六、问答题：（共 5 题，每题 6 分，共 30 分）

1. 溃疡病并发上消化道大出血应如何进行处理？

2. 急性白血病患者，各器官组织浸润的表现有哪些？

3. 试述引起继发性高血压的常见原因，并举一例说明其与原发性高血压的鉴别。

4. 什么叫呼吸衰竭？试述呼吸衰竭的血气诊断标准分型，及氧疗的原则。

5. 急性心肌梗死的抢救包括哪些措施？

模 拟 试 题 (三)

一、**单项选择题** (在各选答案中，选择 1 个最佳答案，并将它的标号填入题干后的括号内。每题 1 分，共 20 分)

1. 风湿热的主要表现是 (　　)
　　A. 发热　　B. 血沉增快　　C. 关节痛　　D. 白细胞增多　　E. 舞蹈症

2. 变异性心绞痛心电图表现 (　　)
　　A. ST 段下移　　B. ST 段升高　　C. 异常 Q 波　　D. P-R 间期延长　　E. P-R 间期缩短

3. 早期发现肺结核的检查方法是 (　　)
　　A. ESR　　B. PPD　　C. 痰查结核杆菌　　D. X 线检查　　E. 白细胞计数

4. 冠心病心绞痛典型发作部位 (　　)
　　A. 心前区　　B. 心尖部　　C. 胸骨中上段后方　　D. 胸骨下段后方　　E. 剑突下方

5. 有机磷中毒的实验检查 (　　)
　　A. 胆碱酯酶活性减低　　B. 胆碱酯酶活性升高　　C. ALT 升高　　D. AST 升高　　E. LDH 减低

6. 诊断慢性胃炎的主要依据 (　　)
　　A. 胃镜检查　　B. X 线检查　　C. 胃液分析　　D. 上腹痛　　E. 血清壁细胞抗体测定

7. 鉴别上、下尿路感染检查指标 (　　)
　　A. 白细胞尿　　B. 血尿　　C. 蛋白尿　　D. 细菌培养　　E. 白细胞管型尿

8. 下列哪项不常见于右心衰竭 (　　)
　　A. 下肢水肿　　B. 肝肿大　　C. 发绀　　D. 肺淤血　　E. 奔马律

9. 特发性血小板减少性紫癜的治疗首选 (　　)
　　A. 输血　　B. 输血小板悬液　　C. 糖皮质激素　　D. 免疫抑制剂　　E. 脾切除

10. 粒细胞缺乏症是指中性粒细胞绝对数 (　　)
　　A. $<4\times10^9/L$　　B. $<2\times10^9/L$　　C. $<0.5\times10^9/L$　　D. $<1\times10^9/L$　　E. $<10\times10^9/L$

11. 呼吸衰竭的诊断指标是 (　　)
　　A. $PaO_2<9.3kPa$ (70mmHg)　　B. $PaO_2<8.0kPa$ (60mmHg)　　C. $PaO_2<10.7kPa$ (80mmHg)
　　D. $PaO_2>8.0kPa$ (60mmHg)　　E. $PaO_2>10.7kPa$ (80mmHg)

12. 下列哪项增加右心室后负荷 (　　)
　　A. 三尖瓣狭窄　　B. 三尖瓣关闭不全　　C. 主动脉瓣狭窄　　D. 主动脉瓣关闭不全　　E. 动脉导管未闭

13. 左心衰竭的最早期表现是 (　　)
　　A. 劳力性呼吸困难　　B. 咳嗽咯血　　C. 咳粉红色泡沫痰　　D. 倦怠乏力　　E. 下肢水肿

14. 抢救大咯血窒息的关键措施 (　　)
　　A. 吸氧　　B. 口对口呼吸　　C. 应用呼吸中枢兴奋剂　　D. 应用止血剂　　E. 体位引流解除呼吸道梗阻

15. 患者，男性，30 岁，突然出现剧烈胸痛，刺激性干咳无痰，严重呼吸困难，最可能的诊断是 (　　)
　　A. 胸膜炎　　B. 肺炎球菌肺炎　　C. 气胸　　D. 心绞痛　　E. 肺栓塞

16. 再生障碍性贫血常无 (　　)
　　A. 白细胞减少　　B. 贫血　　C. 感染　　D. 出血　　E. 网织红细胞增多

17. 胃癌的转移途径 (　　)
　　A. 血行　　B. 淋巴　　C. 直接蔓延　　D. 种植　　E. 以上均可

18. 中央型肺癌的直接 X 线影像是 (　　)

A. 双侧肺门块状影　　B. 单侧肺门块状影　　C. 阻塞性肺炎　　D. 阻塞性肺不张　　E. 局限性阻塞肺气肿

19. 下列哪项是肝硬化门静脉高压的表现（　　）

　　A. 蜘蛛痣　　B. 肝掌　　C. 皮肤色素沉着　　D. 脾肿大　　E. 出血倾向

20. 判断肺结核有无传染性的主要依据（　　）

　　A. 空洞　　B. 血沉增快　　C. 结核菌素　　D. 咳嗽，咯血　　E. 痰中找到结核杆菌

二、多项选择题（在备选答案中，选择 2~5 个正确答案，并将它们的标号填入题干后的括号内，错选或漏选均不得分。每题 1 分，共 10 分）

1. 2 型糖尿病的临床表现（　　）

　　A. 年龄 40 岁以上　　B. 肥胖　　C. 三多一少症状明显　　D. 胰岛素治疗敏感　　E. 易发生心血管并发症

2. 风湿性心瓣膜病的并发症（　　）

　　A. 心力衰竭　　B. 心律失常　　C. 肺部感染　　D. 栓塞　　E. SLE

3. 常用胆碱酯酶复能剂有（　　）

　　A. 碘解磷定　　B. 氯磷定　　C. 对硫磷　　D. 双复磷　　E. 阿托品

4. 肾病综合征的主要临床表现（　　）

　　A. 蛋白尿　　B. 水肿　　C. 高脂血症　　D. 严重高血压　　E. 低蛋白血症

5. 桥脑出血的临床表现（　　）

　　A. 瞳孔缩小　　B. 深度昏迷　　C. 高热　　D. 偏瘫　　E. 交叉性瘫痪

6. 结核病化疗药物中的半杀菌剂是（　　）

　　A. 利福平　　B. 异烟肼　　C. 对氨水杨酸　　D. 链霉素　　E. 吡嗪酰胺

7. 溃疡病的并发症（　　）

　　A. 上消化道出血　　B. 穿孔　　C. 感染　　D. 肝性脑病　　E. 癌变

8. 引起全血细胞减少的疾病有（　　）

　　A. 再生障碍性贫血　　B. 白血病　　C. SLE　　D. SBE　　E. 恶性组织细胞病

9. 出血坏死胰腺炎的表现（　　）

　　A. 血糖升高　　B. 血糖降低　　C. 血钙升高　　D. 血钙降低　　E. 脐周部青紫

10. 支气管哮喘发作期的表现（　　）

　　A. 呼气性呼吸困难　　B. 桶状胸　　C. 叩诊呈过清音　　D. 吸气性哮鸣音　　E. 闻及干啰音

三、填空题（每空 0.5 分，共 18 分）

1. 慢支的分型为_____、_____，慢支的分期为_____、_____、_____。

2. 肺结核的临床类型为_____、_____、_____、_____、_____。

3. 洋地黄中毒的临床表现为_____，_____，_____，_____。

4. 心绞痛典型表现为_____、_____、_____、_____。

5. 消化性溃疡的腹痛特点为_____、_____、_____、_____。

6. 肝硬化的并发症为_____、_____、_____、_____。

7. 急性脑血管病的三偏症为_____、_____、_____。

8. 特发性血小板减少性紫癜的实验检查有_____、_____、_____、_____、_____、_____。

四、名词解释（每题 3 分，共 12 分）

1. 上腔静脉阻塞综合征　　2. 高血压脑病　　3. 癫痫持续状态　　4. 白细胞减少症

五、简答题（每题8分，共40分）

1. 休克型肺炎的处理。
2. 心绞痛与心肌梗死的鉴别诊断。
3. 溃疡病与肝硬化胃底－食管静脉出血处理的不同点。
4. 慢性肾炎与慢性肾盂肾炎的鉴别诊断。
5. 高血压脑出血的处理。

参 考 答 案

模 拟 试 题（一）

一、单项选择题

1. B　2. D　3. C　4. C　5. D　6. A　7. B　8. B　9. D　10. E　11. A　12. E
13. B　14. E　15. E

二、多项选择题

1. ACDE　2. AC　3. ABC　4. BCD　5. BCD　6. ABCD　7. ABCDE　8. AB
CD　9. ACDE　10. ABCD

三、填空题

1. 2个月
2. 败血症期　　脑膜炎期　　恢复期
3. 青霉素G　　5～7天
4. 早期　　适量　　联合　　规则　　全程
5. 淋巴转移　　血行转移　　种植转移
6. 第一心音强弱不等　　心室率绝对不齐　　脉搏短拙
7. 乳头肌功能失调或断裂　　心脏破裂　　栓塞和心室壁瘤
8. 出血　　穿孔　　幽门梗阻　　癌变
9. 直接蔓延　　淋巴转移　　血行播散　　腹腔内种植　　淋巴转移
10. 上消化道出血　　肝性脑病　　感染　　肝肾综合征　　原发性肝癌
11. 上行感染　　血行感染　　直接感染　　淋巴道感染
12. 阿托品　　胆碱酯酶复能剂

四、名词解释

1. 肺原型肺结核患者的肺部原发病灶、淋巴管炎和肺门淋巴结炎，统称为原发综合征。
2. 呼吸衰竭是各种原因引起的肺通气和（或）换气功能严重障碍以致在静息状态下亦不能维持足够的气体交换，导致缺氧伴（或）不伴二氧化碳潴留，从而引起一系列生理功能和代谢紊乱的临床综合征。
3. 联合瓣膜病是两个或两个以上的瓣膜同时或先后损害。
4. 肝性脑病是严重肝病引引的、以代谢紊乱为基础、中枢神经系统功能失调的综合征，其主要表现为意识障碍、行为失常和昏迷。
5. 外周血中中性粒细胞绝对数低于 $0.5×10_9$/L 时称为粒细胞缺乏症。

五、判断题

1. ×   2. √   3. √   4. ×   5. ×   6. ×   7. √   8. √   9. ×   10. √

六、问答题

1.

(1) 其临床表现症状有稽留热,体温在 39～40℃;胸痛(注意下叶肺炎时疼痛可放射至肩部或上腹部,有时可被误诊为急腹症);咳痰,部分病例呈铁锈色痰;可出现气急、发绀等。体征有热病面容,典型者有肺实变体征。

(2) 中毒性肺炎的治疗主要措施有:①积极抗感染治疗,大剂量青霉素应用或根据药敏试验结果选用敏感抗生素。②补充血容量:可输低分子右旋糖酐或生理盐水,有明显酸中毒者,予以 5％碳酸氢钠。注意监测中心静脉压。③血管活性药物的应用:在补充血容量和抗生素治疗下,必要时给予如间羟胺、多巴胺等以帮助恢复血压,保证重要器官的血供,在补充血容量的情况下,亦可用血管扩张剂,如酚妥拉明、多巴胺等,以改善微循环,并避免大量长期使用血管收缩剂。④糖皮质激素的应用:对病情危重,全身毒血症状严重的患者,可静脉滴注氢化可的松或地塞米松。⑤纠正电解质失衡和酸碱紊乱:随时检测并纠正钾、钠、氯紊乱及酸、碱中毒。⑥积极防治呼吸衰竭、急性肾功能衰竭、心力衰竭和脑水肿。

2.

(1) 一般处理:绝对卧床休息,注意营养及水电解质平衡。头痛剧烈者给予镇静及止痛剂。

(2) 降低颅内压:常用甘露醇,呋塞米等。亦可慎重考虑用细针做腰穿,缓慢放脑脊液 3～5mL,既可降颅内压,又有止头痛作用。

(3) 解除脑血管痉挛:多用尼莫地平 20～40mg,每日 3 次,连用 3 周。

(4) 制止继续出血:常用氨甲环酸 250～500mg 加入 5～10％葡萄糖液中静脉滴注,每日 1～2 次。用此类抗纤维蛋白溶解酶制剂的目的是防止动脉瘤周围凝血块溶解而再度出血。

(5) 动脉瘤及血管畸形的手术治疗。

3.

(1) 迅速清除毒物:迅即离开现场,脱去污染衣服,用肥皂水或 1％～5％碳酸氢钠彻底洗涤污染处等。口服中毒者及时有效地洗胃,洗胃液种类根据毒物种类选择,在临床上有时很难判断有机磷的种类,故以清水或生理盐水为宜,洗胃力争彻底,洗胃后给硫酸镁(30～60g)口服以导泻。

(2) 解毒药的使用:①抗胆碱药阿托品应用,以早期、足量和维持足够的时间为原则,剂量可根据病情每10～30 分钟或 1～2 小时给药 1 次,直到毒蕈碱样症状明显好转或患者出现"阿托品化"后可改为维持量。②胆碱酯酶复能剂(碘解磷定、氯磷定、双复磷定)应早期、足量应用,应在中毒后 24 小时内用足量,用药维持 72 小时左右。一般与阿托品合用以发挥协同作用,提高疗效。③对症治疗:重症有机磷中毒患者常出现肺水肿、呼吸衰竭、脑水肿、休克、继发感染等并发症,应及时发现并做出相应的处理。④换血或输新鲜血:对于血胆碱酯酶活性显著下降的严重病例和中毒时间较久,磷酰化胆碱酯酶"老化"而不易复活的病例尤为适宜。⑤血液净化疗法:血液灌流(HP)加血液透析或腹膜透析能有效地降低有机磷农药存血中的浓度,对严重中毒患者应尽早进行,可提高治愈率。

4.

(1) 各类癫痫若长期反复发作,而在每次发作之间不恢复者,称为癫痫持续状态。以全身强直－阵挛发作的癫痫持续状态最为严重。病人持续发作达 1 小时以上或反复发作间期缩短,病人始终处于昏迷状态。

(2) 处理原则:①一般对症处理:侧卧位,防止吸入,防止咬伤;吸氧;预防感染;注意纠正水、电解质酸碱平衡失调;有高热者给予物理降温;有脑水肿者给予 20％甘露醇降颅内压。②药物治疗:a. 地西泮 10mg 缓慢静脉注射(注射时间大于 5 分钟),有效而复发者 30 分钟后重复注射或 100mg 地西泮加

5%葡萄糖 500mL 中静脉滴注，12 小时滴完，注意地西泮抑制呼吸的副作用。无效则更换药物。b. 苯妥英钠：按 15～18mL/mg 稀释于生理盐水中静脉注射，其速度应小于每分钟 50mg。注意引起低血压、房室传导阻滞的副作用。c. 10% 水合氯醛 20～30mL（儿童 0.5mL/kg）或副醛 8～10mL（儿童 0.3mL/kg）保留灌肠。d. 严重抽搐不止者可在脑电图监护下行全身麻醉。

5.
(1) 停用洋地黄类制剂和排钾利尿剂。
(2) 频发、多源性或二联律室性期前收缩及其他快速性心律失常可适用①钾盐每日 3 次每次 1～2g；②苯妥英钠；③利多卡因；④奎尼丁或普鲁卡因胺。
(3) 缓慢性心律失常可选用阿托品、异丙基肾上腺素提高心律，加快传导。
(4) 洋地黄特异抗体治疗。

模拟试题（二）

一、单项选择题

1. A　2. A　3. C　4. D　5. C　6. B　7. C　8. B　9. D　10. C　11. A　12. C
13. C　14. E　15. D

二、多项选择题

1. ABCE　2. ACE　3. BD　4. ACE　5. ABCE　6. AC　7. ACD　8. ABCDE
9. ABE　10. ABCDE

三、填空题

1. 原发型肺结核　　血行播散型肺结核　　浸润型肺结核　　慢性纤维空洞型肺结核　　结核性胸膜炎.
2. 急性重型肝炎　　亚急性重型肝炎　　慢性重型肝炎
3. 急性发作期　　临床迁延期　　临床缓解期
4. 出血　　穿孔　　幽门梗阻　　癌变
5. 血管扩张剂　　洋地黄类正性肌力药物　　非洋地黄类正性肌力药物
6. 病侧眼睑下垂　　瞳孔缩小　　眼球内陷　　同侧额部无汗或少汗
7. 高血压病史　　左心室肥厚的客观依据
8. 位于胸骨后或心前区　　呈压迫性闷痛　　向左肩臂放射　　劳累后诱发　　持续时间短暂约数分钟
　　含服硝酸甘油可缓解
9. 糖尿病酮症酸中毒和高渗性非酮症性昏迷　　感染　　大血管病变　　糖尿病肾病　　糖尿病视　网膜病变　　神经病变
10. 脑血栓形成　　脑梗死　　蛛网膜下腔出血　　脑出血

四、名词解释

1. 肝硬化失代偿期由于有效循环血容量不足及肾内血液重新分布，可表现为自发性少尿或无尿、氮质血症、稀释性低钠血症和低尿钠，且肾却无重要病理改变，称肝肾综合征，又称为功能性肾衰竭。
2. 呼吸衰竭的病人由于二氧化碳潴留表现为精神异常意识障碍甚至昏迷的神经精神症状，称肺性脑病。
3. 室性心动过速发作时表现为 QRS 波群的振幅与波峰呈现周期性改变，宛如围绕等电位线连续扭转，称尖端扭转型室性心动过速。
4. 脑血管（大脑中动脉）病变时表现为对侧偏瘫、偏身感觉障碍和同向偏盲这样一组症状，称三偏症。
5. 糖尿病人中老年人脑血管功能差在高血糖等多因素作用下使血浆渗透压增高，脑细胞脱水，从而导致出现一系列的神经精神症状，最后陷入昏迷，称糖尿病高渗性昏迷。突出表现为血糖升高到 33.3mmol/L 以上，血钠在 155mmol/L，血浆渗透压高达 330～460mmol/L。

五、判断题

1. × 　 2. √ 　 3. × 　 4. × 　 5. × 　 6. √ 　 7. √ 　 8. × 　 9. √ 　 10. ×

六、问答题

1.

(1) 一般急救措施：禁食、监测生命体征，吸氧。

(2) 补充血容量：建立静脉通道，予平衡液或葡萄糖盐、或右旋糖酐等，紧急输血。

(3) 止血措施：①药物止血，静脉给予 H_2 受体拮抗剂或质子泵抑制剂；②内镜治疗，激光、高频电灼、微波及注射治疗；③急诊手术治疗。

2.

(1) 淋巴结和肝脾肿大；

(2) 骨骼和关节疼痛。

(3) 绿色肉瘤形成，眼球突出、复视或失明。

(4) 口腔内牙龈增生肿胀、皮肤出现紫蓝色结节。

(5) 中枢神经系统白血病。

(6) 睾丸浸润及其他器官浸润等。

3.

(1) 引起继发性高血压的常见病因有肾实质病变、肾动脉狭窄、嗜铬细胞瘤、原发性醛固酮增多症、库欣综合征、主动脉缩窄。

(2) 继发性高血压一般病因明确，发病较早，往往青年人中多见，在消除病因后病情可改善或治愈，如肾实质病变中引起高血压的急性肾小球肾炎，多见于青少年，有急性起病及链球菌感染史，有发热、血尿、浮肿史；慢性肾小球肾炎与原发性高血压伴肾功能损害者不易区别，但反复浮肿史、明显贫血、血浆蛋白低、蛋白尿出现早而血压升高相对轻、眼底病变不明显有利于慢性肾小球肾炎的诊断。

4.

(1) 呼吸衰竭是各种原因引起的肺通气和（或）换气功能严重障碍，以致在静息状态下亦不能维持足够的气体交换，导致缺氧伴有（或不伴）二氧化碳潴留，从而引起一系列生理功能和代谢紊乱的临床综合征。

(2) 呼吸衰竭根据动脉血气分析分为：Ⅰ型：缺氧而无二氧化碳潴留，$PaO_2 < 60mmHg$，$PaCO_2$ 正常；Ⅱ型：缺氧伴二氧化碳潴留，$PaO_2 < 60mmHg$，$PaCO_2 > 50mmHg$。

(3) 缺氧而无二氧化碳潴留的氧疗，应给予高浓度吸氧（>35%），缺氧伴二氧化碳潴留的氧疗宜低浓度（<35%）持续给氧。

5.

(1) 监护和一般治疗：监测生命体征、疼痛及全身情况，并应进行心电图监测。绝对卧床休息；吸氧。

(2) 对症治疗：解除疼痛可肌内注射哌替啶 50～100mg，或吗啡 5～10mg；控制休克；消除心律失常；治疗心力衰竭注意起病 24 小时内不宜使用洋地黄制剂。

(3) 挽救濒死心肌、缩小梗死范围：链激酶和尿激酶及组织型纤溶酶原激活剂（rtpa）溶血栓治疗；β 受体阻滞剂对伴有交感神经功能亢进（心动过速、高血压），而无心力衰竭者可应用；其他钙拮抗剂对预防或减少再灌注心律失常保护心肌有一定作用。葡萄糖－胰岛素－钾（极化液）心肌供能；有条件可紧急心脏介入治疗，如冠状动脉腔内血管成形术（PTCA）。

模 拟 试 题 （三）

一、单项选择题

1. E　2. B　3. D　4. C　5. A　6. A　7. E　8. D　9. C　10. C　11. B　12. E
13. A　14. E　15. C　16. E　17. E　18. B　19. D　20. E

二、多项选择题

1. ABE　2. ABCD　3. ABD　4. ABCE　5. ABCE　6. DE　7. ABE　8. ABCE
9. ADE　10. ABCE

三、填空题

1. 单纯型　　喘息型　　急性发作期　　慢性迁延期　　临床缓解期
2. 原发型　　血行播散型　　浸润型　　慢性纤维空洞型　　结核性胸膜炎
3. 胃肠症状　　心脏征象　　神经症状　　眼部症状（或血中洋地黄浓度升高）
4. 诱因作用下发病　　胸骨中上段后方压榨性疼痛　　疼痛向左肩前臂放射　　持续时间短（3～5分钟）
　　含硝酸甘油迅速缓解
5. 慢性　　周期性　　节律性
6. 上消化道出血　　感染　　肝性脑病　　癌变　　肝肾综合征
7. 对侧肢体偏瘫　　偏身感觉障碍　　对侧同向偏盲
8. 血小板计数　　出血时间　　血管脆性试验　　血块退缩不良　　骨髓检查　　血清抗血小板抗体测定

四、名词解释

1. 上腔静脉阻塞综合征为各种原因引起上腔静脉阻塞，使上腔静脉回流受阻，产生头面部、颈部和上肢水肿以及胸前部淤血和静脉曲张，可引起头痛和头昏或眩晕，常见于肿瘤。
2. 高血压脑病是指在高血压病程中发生急性脑血液循环障碍，引起脑水肿和颅内压增高而产生的临床征象。机制可能为过高的血压突破了脑血管的自身调节机制，导致脑灌注过多，液体渗入脑血管质围组织，引起脑水肿。临床表现有严重头痛、呕吐、神志改变，较轻者可仅有烦躁、意识模糊，严重者可发生抽搐、昏迷。
3. 癫痫持续状态指癫痫大发作持续1小时以上不缓解或发作间期病人的意识仍不能清醒的状态。
4. 白细胞减少症指外周血白细胞数持续低于正常值（成人 4×10^9/L）。

五、简答题

1. ①一般处理：平卧位、保暖。②补足血容量。③纠正水、电解质酸碱失衡。④应用血管活性药物。⑤糖皮质激素应用。⑥积极抗感染。⑦防治心、肾功能不全等对症处理。
2. 心绞痛和急性心肌梗死鉴别要点如下表：

鉴别诊断项目	心绞痛	急性心肌梗死
尿液培养	（-）	（+）
肾功能损害	肾小球功能为主	肾小管功能为主
影像学检查	双侧对称性缩小	双肾大小不等，外形凹凸不平，肾盂肾盏变形缩窄

3. 答：出血处理的不同点如下表

止血措施	食管－胃底静脉曲张破裂	消化性溃疡
药物	神经垂体素（血管加压素）＋硝酸甘油 生长抑素（奥曲肽）	H$_2$ 受体拮抗剂或质子泵抑制剂
内境	注入硬化剂或用皮圈套扎	注入肾上腺素、Monscll 液、凝血酶等，激光、电凝、微波等
手术	门体静脉分流术	胃大部切除术
其他	三腔二囊管压迫止血	

4. 答：慢性肾炎与慢性肾盂肾炎的鉴别要点如下表

	慢性肾炎	慢性肾盂肾炎
病因	免疫性炎症	感染性炎症
性别	男性多见	女性多见
尿路刺激症状	（－）	（＋）
尿液检查	蛋白尿、血尿	脓尿、白细胞管型尿、血尿
尿液培养	（一）	（＋）
肾功能损害	肾小球功能为主	肾小管功能为主
影像学检查	双侧对称性缩小	双肾大小不等，外形凹凸不平，肾盂肾盏变形缩窄

5. ①一般处理：检测生命体征，卧床休息，营养支持，避免搬动；加强护理（吸痰、导尿、防止褥疮等）；预防性应用抗生素。②调整血压：一般不使用降血压药物，尤其是强力降压剂。如收缩压在 100mmHg 以上时，可给予温和降压药如速尿、硫酸镁等。急性期过后，血压仍持续过高给予系统降压。急性期血压急骤下降应给升压药物以保证足够脑血供。③降低颅内压：20％甘露醇、糖皮质激素、白蛋白等。④手术治疗：CT 示血肿大于 50mL，且无手术禁忌证者。⑤恢复期：运动康复治疗，中医中药疗法（推拿、针灸）等。

参 考 书 目

1 陈灏珠，丁训杰，廖履坦，等．实用内科学．第 11 版．北京：人民卫生出版社，2001

2 王季午，戴自英，彭文伟。传染病学．第 3 版．上海：上海科学技术出版社，1998

3 彭文伟，传染病学．第 5 版．北京：人民卫生出版社，2002

4 叶任高，陆再英．内科学．第 5 版．北京：人民卫生出版社，2000

5 何礼贤，邓伟吾．我国肺部感染研究现状与思考．中华结核和呼吸杂志，2001，24（6）：322～323

6 戴元荣，蒋利多．哮喘患者抗生素使用情况调查．中华结核和呼吸杂志，2001，24（9）：575～576

7 李小鹰．最新心血管病用药．第 2 版．北京：人民军医出版社，1997

8 戴闰柱．慢性心力衰竭治疗的现代概念．中华心血管病杂志，2000，28（1）：75

9 吴宁，孙瑞龙，刘霞，等．我国心律失常研究的主要成就．中华心血管病杂志，1999，27（4）：255

10 张维忠，高血压治疗研究的回顾与展望．中华心血管病杂志，2000，28（3）：167

11 戴闰柱．世纪之交的心力衰竭．中华心血管病杂志，2001，29（11）：641

12 上海市心力衰竭调查协作组．上海市稳定性心力衰竭患者药物治疗现状调查．中华心血管病杂志，2001，29（11）：644

13 中华医学会心血管病学分会，中华心血管病杂志编辑委员会．慢性收缩性心力衰竭治疗建议．中华心血管病杂志，2002，30（1）：2

14 郭汉城．白细胞介素－13．炎症细胞因子与肾小球肾炎关系．国外医学泌尿系统疾病分册．2001，21（2）：58～59

15 王海兵．尿毒症患者残余肾功能减退机制研究及其对策．国外医学泌尿系统分册，2001，21（3）：137～139

16 王世成．内科学．上海：上海科学技术出版社．2000

17 曾诚厚．西医内科学．北京：中国中医药出版社，1995

18 王庸晋．内科学．北京：人民军医出版社．1998

19 候熙德．神经病学．北京：人民卫生出版社．1997

20 黄金祥，何凤生，鲁锡荣，等．急性混配农药中毒 78 例的临床分析．中华劳动卫生职业病杂志，2001，19（4）：247～249

21 何凤生．我国杀虫剂中毒防治研究的进展和展望．中华劳动卫生职业病杂志，2001，19（4）：241～242